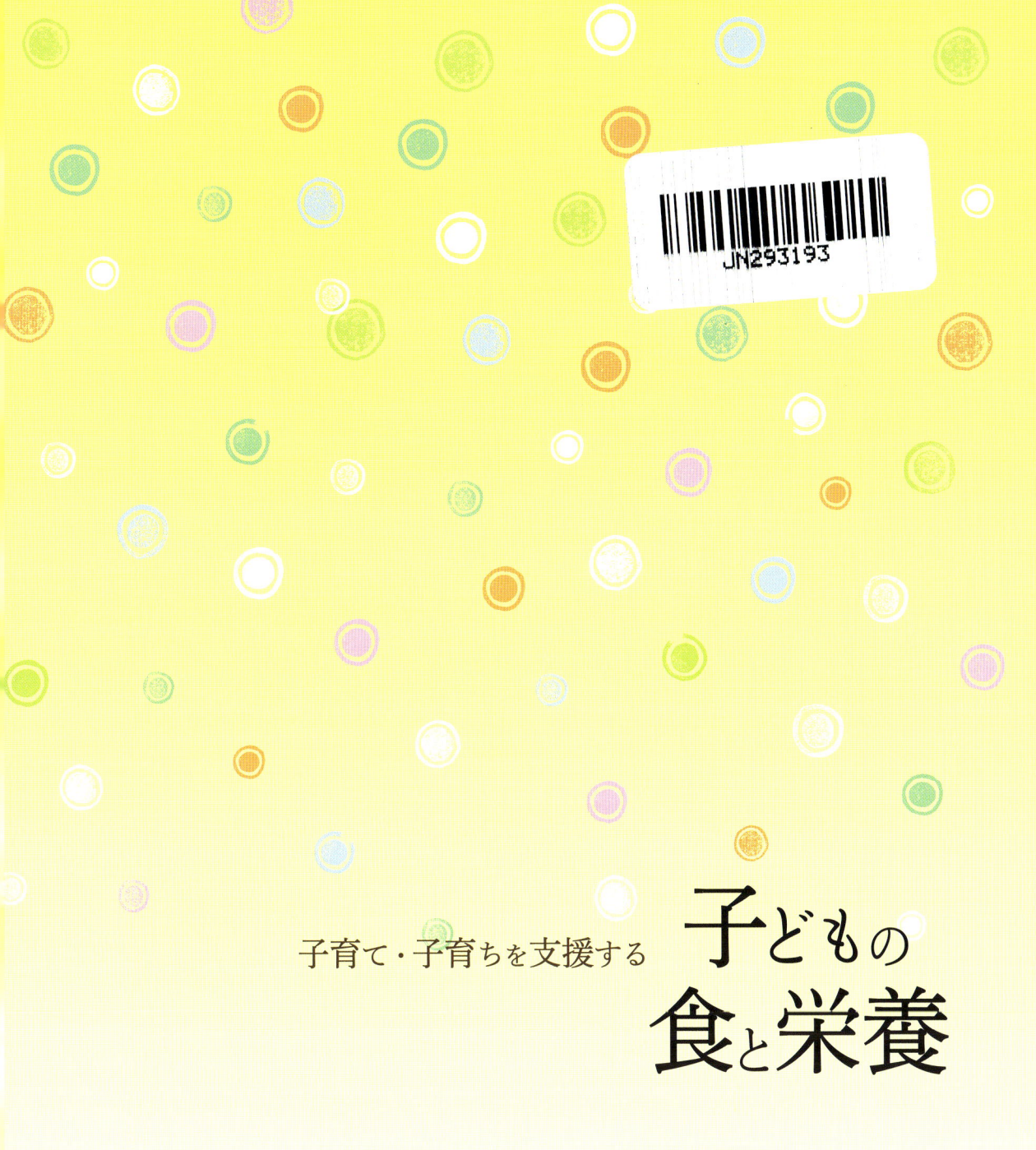

子育て・子育ちを支援する
子どもの食と栄養

堤ちはる・土井正子 編著

萌文書林

非妊娠時の食事と妊娠期の付加量（調理実習課題：第4章末参照）

朝食

	1人分分量(g)
□ライ麦パン	
ライ麦パン	75
バター	5
□オムレツ	
卵	50
プロセスチーズ	10
牛乳	10
バター	2
ケチャップ	5
ブロッコリー	20
ミニトマト	20
□グリーンサラダ	
サニーレタス	20
みずな	10
きゅうり	30
たまねぎ	10
赤ピーマン	5
ピーマン	5
A ┌酢	5
├食塩	0.3
├こしょう	少々
└サラダ油	5
□フルーツ	
オレンジ	70
□ロイヤルミルクティ	
鉄強化牛乳	70
紅茶	適宜

エネルギー	487kcal
たんぱく質	17.4g
脂質	20.1g
カルシウム	305mg
鉄	4.5mg
葉酸	214μg
食塩	2.1g

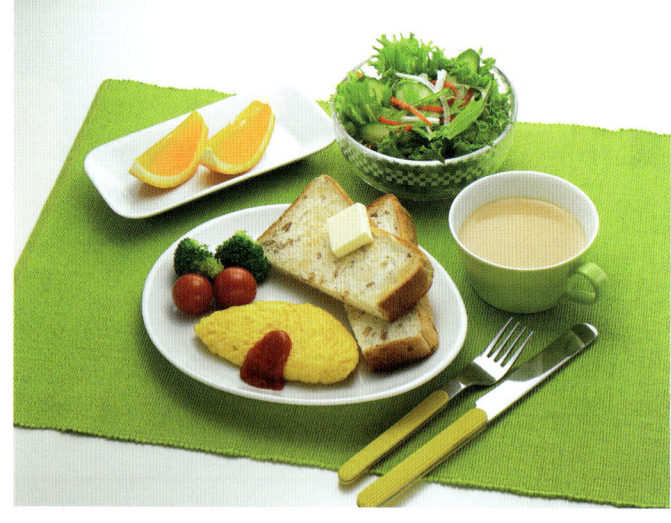

●作り方
トースト ライ麦パン厚切りを斜め半分に切る。バターを添える。
オムレツ ①プロセスチーズは1cm角に切る。②卵を溶き，牛乳を加え，①を混ぜ合わせる。③フライパンにバターを熱し，②を入れて形をととのえながら焼く。④皿に③を盛り，ケチャップをかけ，ミニトマトとゆでブロッコリーを添える。
グリーンサラダ ①サニーレタスは1口大，みずなは3cm長さに切る。きゅうり，たまねぎは薄切りにし，みずなとともに水にさらして水気を切る。赤ピーマン，ピーマンはせん切りにする。②Aを合わせてドレッシングを作る。③①を②で和えて，器に盛る。
フルーツ オレンジはくし形に切る。
ロイヤルミルクティ 紅茶の中に，あたためた牛乳を注ぐ。

昼食

	1人分分量(g)
□焼うどん	
┌豚肉	30
└食塩	0.2
┌えび	20
├酒	1
└かたくり粉	1
サラダ油	4
たけのこ水煮	30
にんじん	10
たまねぎ	30
キャベツ	50
生しいたけ	20
A ┌中華スープの素	0.7
├水	2
├しょうゆ	2
└かたくり粉	1
ゆでうどん	200
B ┌酒	2
├しょうゆ	1
└中華スープの素	0.5
サラダ油	4
さやえんどう	5
うずら卵水煮缶	20
かつお削りぶし	0.5
紅しょうが	4
レモン	10
□グレープゼリー	
もも缶	30
水	45
粉末寒天	0.5
砂糖	5
グレープ果汁（100%）	50

エネルギー	491kcal
たんぱく質	17.7g
脂質	13.9g
カルシウム	83mg
鉄	2.3mg
葉酸	111μg
食塩	2.2g

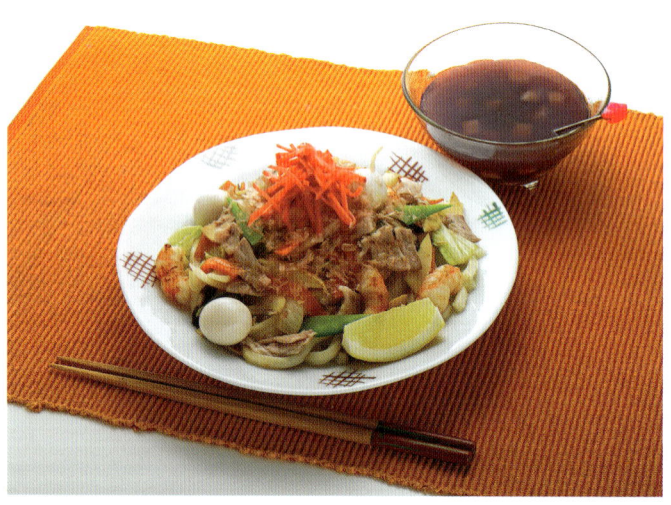

●作り方
焼うどん ①豚肉は1口大に切って，食塩で下味をつける。えびは酒を振ってかたくり粉をまぶしておく。②キャベツ，たけのこ，にんじんは4cm長さの短冊形に切り，たけのこは下ゆでする。たまねぎ，生しいたけは薄切りにする。さやえんどうは斜め半分に切り，下ゆでする。③フライパンに油の1/3量を熱し，①を炒めてとり出す。④残りの油をつぎたし，たけのこ，にんじん，たまねぎ，キャベツ，生しいたけを順に入れ炒め，Aで調味する。⑤別のなべに油を入れ，うどんとBを入れて炒める。豚肉，えび，野菜を加えて混ぜ合わせる。最後に，さやえんどうと温めたうずら卵を入れる。⑥皿に盛り，上からかつお削りぶし，紅しょうがをのせる。レモンを添える。
グレープゼリー ①もも缶は5mm角に切り，器に入れておく。②なべに水と粉末寒天を入れてよく混ぜ合わせてから火にかけて煮溶かす。③寒天が溶けたら砂糖を加えて混ぜ，火を止める。④③にグレープ果汁を入れて混ぜ合わせ，①の器に入れて冷やし固める。

間食

	1人分分量(g)		
□バナナヨーグルト		エネルギー	201kcal
プレーンヨーグルト	50	たんぱく質	6.5g
バナナ	70	脂質	4.1g
□クラッカー	15	カルシウム	247mg
□鉄強化牛乳	100	鉄	2.2mg
		葉酸	77μg
		食塩	0.4g

●作り方
バナナヨーグルト
バナナを輪切りにし、ヨーグルトをかける。

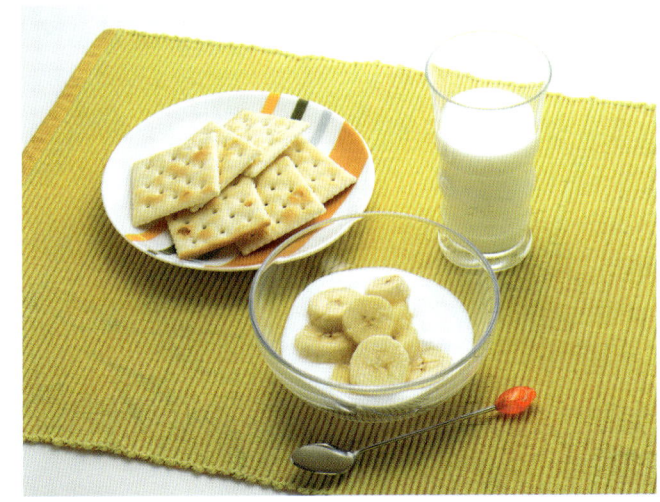

夕食

	1人分分量(g)		
□ごはん 170g		□冷拌なす	
精白米	80	なす	60
水	120	ねぎ	4
□けんちん汁		しょうが	1
だいこん	15	赤とうがらし	少々
にんじん	10	炒り白ごま	1
ごぼう	5	┌酢	4
ねぎ	5	│しょうゆ	3
油揚げ	5	A 砂糖	0.5
みそ	6	│サラダ油	1
だし汁	120	└ごま油	1
□照り焼き		トマト	40
ぶり	60		
┌みりん	3	エネルギー	529kcal
A│しょうゆ	3	たんぱく質	18.9g
サラダ油	2	脂質	14.9g
ししとう	20	カルシウム	70mg
		鉄	2.5mg
		葉酸	74μg
		食塩	1.7g

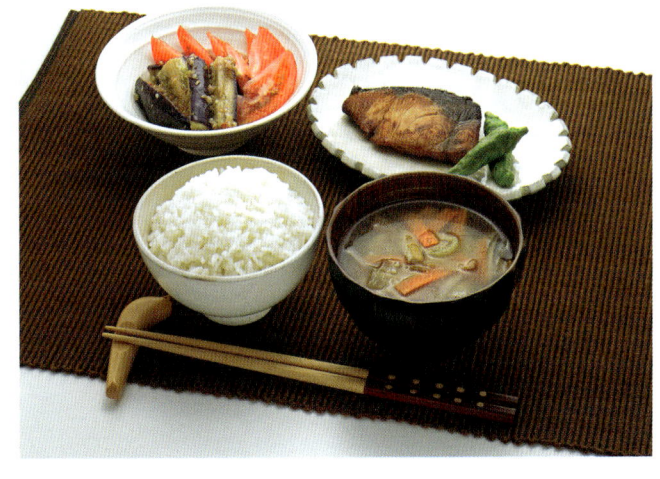

●作り方
けんちん汁 ①だいこん、にんじんは短冊切り。ごぼうは斜め薄切り、ねぎは1cm長さに切る。油揚げは縦半分に切って短冊に切る。②なべにだし汁（第5章末参照）を入れだいこん、にんじん、ごぼうに火が通ったらねぎ、油揚げを加える。最後にみそで調味する。
照り焼き ①ししとうに切込みを入れ、半量の油でフライパンで炒めとり出す。②残りの油を足し、ぶりの両面を色よく焼き弱火で蓋をし火を通す。③Aを加え中火でからめ焼き、皿に盛りししとうを添える。
冷拌なす ①なすは蒸して冷まし、食べやすい大きさに切る。②ねぎ、しょうが、赤とうがらしをみじん切りにし、炒り白ごまとAを混ぜ合わせる。③①を②に10分位つけこむ。④器に盛り、くし形に切ったトマトを添える。

妊娠期の食事—非妊娠時の食事に付加する量—

	*非妊娠時	妊娠中期	妊娠後期
朝食	ライ麦パン 75g オムレツ、グリーンサラダ オレンジ、ロイヤルミルクティ		+ライ麦パン 15g +鉄強化牛乳 30g
昼食	焼うどん うどん200g グレープゼリー	+あさり水煮缶 15g +南瓜煮物 90g	+うどん 30g +あさり水煮缶 15g +南瓜煮物 90g
間食	バナナヨーグルト、クラッカー 鉄強化牛乳		+ヨーグルト 50g
夕食	ごはん 170g けんちん汁 照り焼き ぶり60g 冷拌なす	→発芽玄米入りごはん 170gへ （発芽玄米 40g、精白米 40g、水120g） +ぶり 30g、 +キウイフルーツ 100g	→発芽玄米入りごはん 220gへ （発芽玄米 52g、精白米 52g、水156g） +ぶり 30g +キウイフルーツ 100g
1日合計	エネルギー 1,708kcal たんぱく質 60.5g 脂質 53.0g カルシウム 705mg 鉄 11.5mg 葉酸 476μg 食塩 6.4g	エネルギー 1,952kcal たんぱく質 70.3g 脂質 61.1g カルシウム 773mg 鉄 17.1mg 葉酸 557μg 食塩 6.7g	エネルギー 2,154kcal たんぱく質 75.8g 脂質 65.2g カルシウム 892mg 鉄 18.2mg 葉酸 589μg 食塩 **6.5g

*18～29歳女性 身体活動レベルⅠ（低い）。**後期のしょうゆは減塩しょうゆを使用する。

離乳期別 調理形態の変化 （演習問題：第5章末参照）

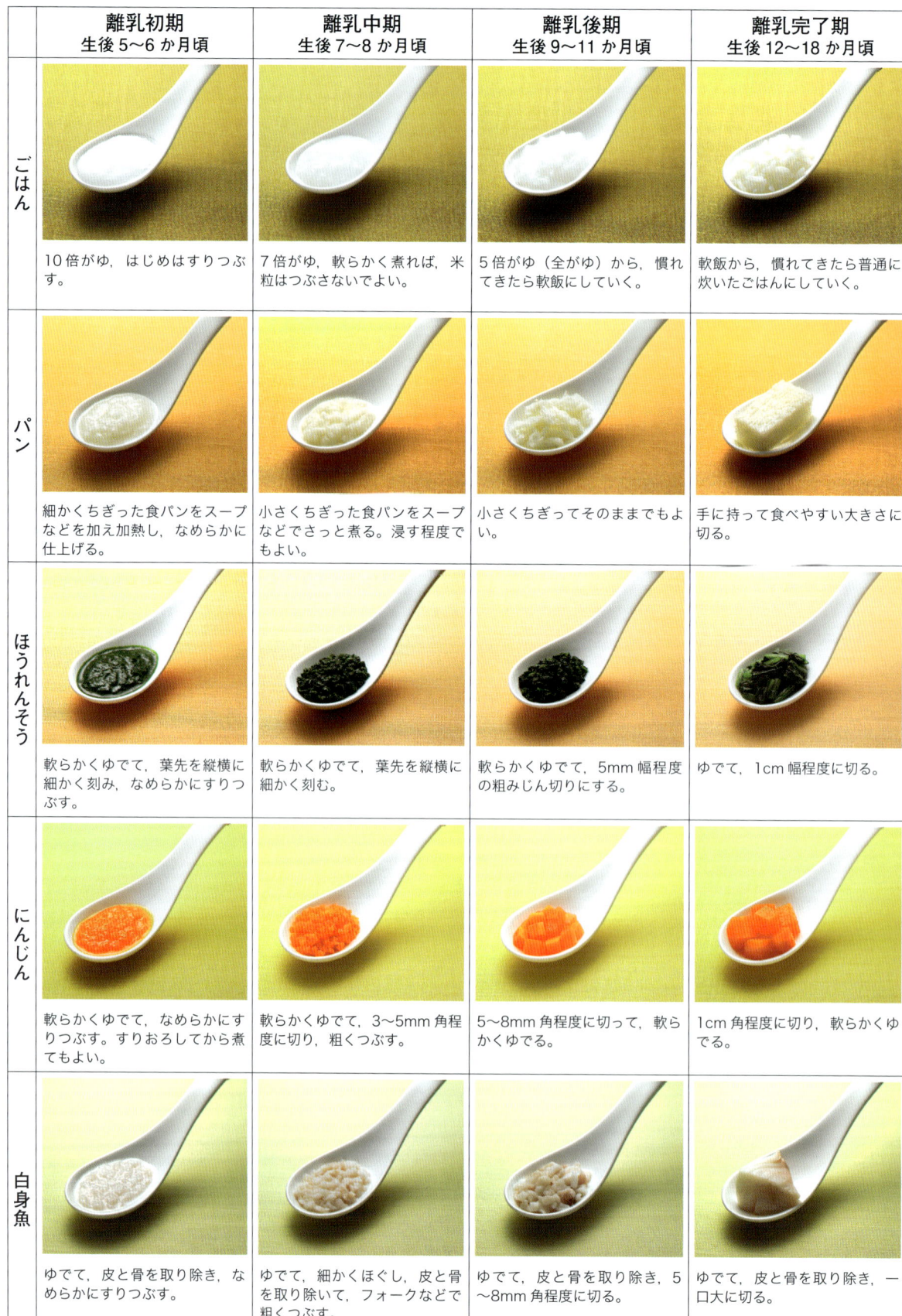

	離乳初期 生後5～6か月頃	離乳中期 生後7～8か月頃	離乳後期 生後9～11か月頃	離乳完了期 生後12～18か月頃
ごはん	10倍がゆ，はじめはすりつぶす。	7倍がゆ，軟らかく煮れば，米粒はつぶさないでよい。	5倍がゆ（全がゆ）から，慣れてきたら軟飯にしていく。	軟飯から，慣れてきたら普通に炊いたごはんにしていく。
パン	細かくちぎった食パンをスープなどを加え加熱し，なめらかに仕上げる。	小さくちぎった食パンをスープなどでさっと煮る。浸す程度でもよい。	小さくちぎってそのままでもよい。	手に持って食べやすい大きさに切る。
ほうれんそう	軟らかくゆでて，葉先を縦横に細かく刻み，なめらかにすりつぶす。	軟らかくゆでて，葉先を縦横に細かく刻む。	軟らかくゆでて，5mm幅程度の粗みじん切りにする。	ゆでて，1cm幅程度に切る。
にんじん	軟らかくゆでて，なめらかにすりつぶす。すりおろしてから煮てもよい。	軟らかくゆでて，3～5mm角程度に切り，粗くつぶす。	5～8mm角程度に切って，軟かくゆでる。	1cm角程度に切り，軟らかくゆでる。
白身魚	ゆでて，皮と骨を取り除き，なめらかにすりつぶす。	ゆでて，細かくほぐし，皮と骨を取り除いて，フォークなどで粗くつぶす。	ゆでて，皮と骨を取り除き，5～8mm角程度に切る。	ゆでて，皮と骨を取り除き，一口大に切る。

離乳期の食事 （調理実習課題：第5章末参照）

離乳初期 5～6か月食

調理形態：なめらかにすりつぶした状態

□つぶしがゆ 50g	1人分 分量(g)
精白米	5
水	50
□若草煮	
絹ごし豆腐	20
ブロッコリー	5
にんじん	5
たまねぎ	5
じゃがいも	10
だし汁	20
□フルーツ	
もも缶	10

エネルギー	48kcal	鉄	0.4mg
たんぱく質	1.8g	食塩	0g
脂質	0.7g		
カルシウム	21mg		

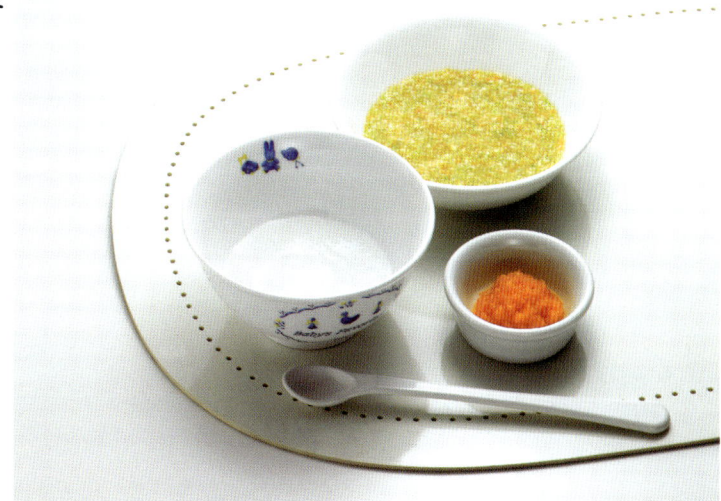

食具について　フィーディングスプーンは金属製をさけ、ボウル部が浅いものを。

●作り方
つぶしがゆ　①10倍がゆを作る（第5章末参照）。②①をつぶしてなめらかにする。
若草煮　①豆腐はすりつぶす。②ブロッコリーとにんじん、たまねぎ、じゃがいもは指で簡単につぶせるまで軟らかくゆでる。③じゃがいもはフォークかスプーンでつぶす。④ブロッコリーとにんじん、たまねぎは包丁で細かく切り、さらに包丁の腹でつぶす。⑤③と④をこし器でこす（すり鉢ですってもよい）。⑥だし汁（第5章末参照）に①と⑤を混ぜ、加熱する。
フルーツ　もも缶をすりつぶす。

離乳中期 7～8か月食

調理形態：舌でつぶせる固さ

□7倍がゆ 70g	1人分 分量(g)
精白米	10
水	70
□みそ汁	
絹ごし豆腐	10
みそ	1
だし汁	50
□吉野煮	
生鮭	10
さといも	10
にんじん	5
たまねぎ	10
こまつな	5
サラダ油	2
だし汁	40
砂糖	1
しょうゆ	1
かたくり粉	1
□フルーツ	
みかん	10

エネルギー	97kcal
たんぱく質	3.6g
脂質	2.8g
カルシウム	27mg
鉄	0.6mg
食塩	0.4g

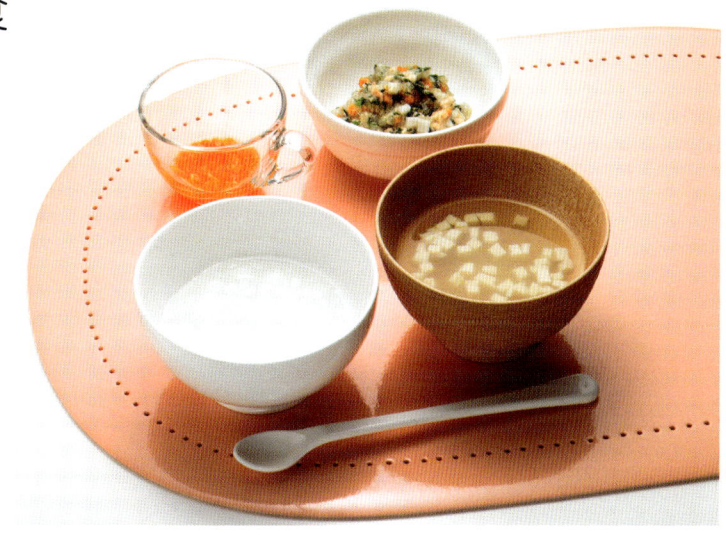

食具について　ボウル部があまり深くないものが食べさせやすい。

●作り方
7倍がゆ　7倍がゆを作る（第5章末参照）。
みそ汁　①豆腐は3mm角位に切る。②だし汁（第5章末参照）に豆腐を入れ煮立て、みそを加えて調味する。
吉野煮　①生鮭はさっとゆでてから、すりつぶす。②さといも、にんじんは軟らかくゆでて、3mm角程度に刻む。③たまねぎは、ゆでてからみじん切りにする。こまつなはゆでて水気をしぼり、葉先を繊維が残らぬよう細かく刻む。④なべに油を熱してたまねぎを炒め、だし汁を加えて煮る。⑤さけ、さといも、にんじん、こまつなを加え、砂糖、しょうゆで調味する。⑥水溶きかたくり粉を加え、とろみをつける。
フルーツ　みかんは甘皮を除き、果肉を3mm角位の大きさに切る。

離乳後期 9～11か月食

調理形態：歯ぐきでつぶせる固さ

	1人分 分量(g)
□パン	
ロールパン	20
□シチュー	
たまねぎ	5
にんじん	5
じゃがいも	10
ブロッコリー	5
合挽肉	10
サラダ油	0.5
野菜のゆで汁	60
バター	2
小麦粉	2
牛乳	20
食塩	0.2
□しらす和え	
トマト	5
ほうれんそう	10
釜揚げしらす	2

エネルギー	138kcal
たんぱく質	4.9g
脂質	6.3g
カルシウム	46mg
鉄	0.7mg
食塩	0.5g

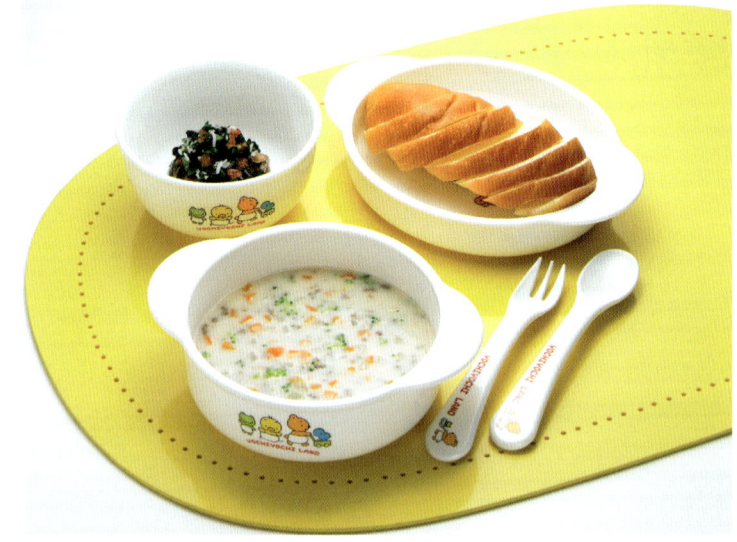

食具について　ボウル部がやや深いスプーンで口唇に力をつける。フォークは先端に丸みのあるものを用いる。

●作り方
ロールパン　1cm厚さに切る。
シチュー　①たまねぎ，にんじん，じゃがいもは5～8mm角程度に切る。②ブロッコリーの先の花の部分をゆでて5mm程度の長さに切る。③なべに，油を入れ，合挽肉を炒めてから①を加え，さらに炒めて野菜のゆで汁を加え，軟らかくなるまで煮る。④別のなべにバターを溶かして小麦粉を炒め，そこに牛乳を少しずつ加えてのばし，ホワイトソースをつくる。⑤③に④のホワイトソースを入れて混ぜ，②も加えて軟らかくなるまで煮込む。食塩で調味して仕上げる。
しらす和え　①トマトは皮と種を取り，5mm角程度に切る。ほうれんそうはゆでて粗いみじん切りにする。②釜揚げしらすは熱湯をかけて塩抜きし，粗いみじん切りにする。③①②を和える。

離乳完了期 12～18か月食

調理形態：歯ぐきでかめる固さ

	1人分 分量(g)
□おにぎり 80g	
精白米	33
水	55
焼きのり	0.4
□清(すまし)汁	
生わかめ	3
絹ごし豆腐	10
食塩	0.1
しょうゆ	0.3
だし汁	70
□かじきの唐揚げ	
めかじき	20
しょうゆ	0.5
かたくり粉	2
揚げ油	適宜
かぼちゃ	20
揚げ油	適宜
ミニトマト	10
□いんげんのごま和え	
さやいんげん	15
白ごま	1
砂糖	0.5
しょうゆ	0.5

エネルギー	218kcal
たんぱく質	6.4g
脂質	5.9g
カルシウム	39mg
鉄	0.9mg
食塩	0.4g

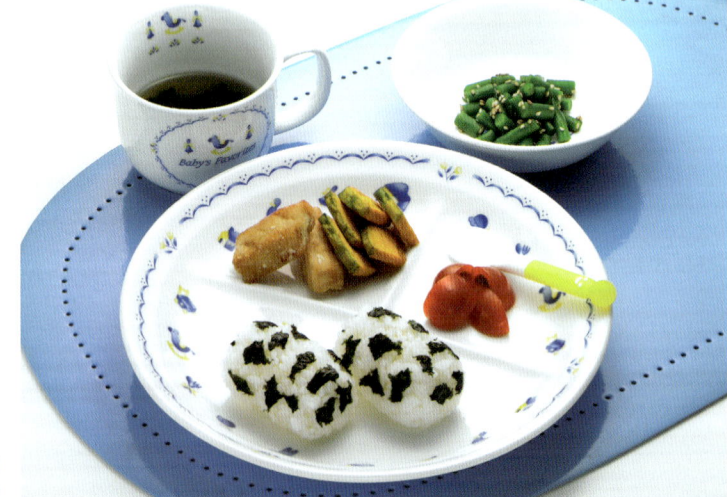

食具について　スプーンを持ちたがるときには，軽く扱いやすいものを持たせる。

●作り方
おにぎり　ごはんを2個の俵型ににぎり，のりをちぎってつける。
清汁　①生わかめはよく洗って粗いみじん切りにする。②豆腐は1cm角くらいに切る。③だし汁(第5章末参照)に①を入れ軟らかくなるまで煮てから，②を加えて一煮立ちさせて食塩，しょうゆで調味する。
かじきの唐揚げ　①かじきは手に持ちやすい3～4cmの長さの棒状に切り，しょうゆで下味をつけておく。②ミニトマトは1口大に切る。③①のかじきにかたくり粉をまぶして，油で揚げる。④かぼちゃは5mm厚さの手に持ちやすい大きさに切り油で揚げる。
いんげんのごま和え　①いんげんは，筋をとり，両端を切り落としてゆでて2～3cmの長さに切る。②ごまは炒ってからすり，砂糖，しょうゆを加え混ぜ，①を和える。

幼児期の食事（調理実習課題：第6章末参照）

1～2歳食

	1人分分量(g)
□ごはん 80g	
精白米	38
水	60
□コーンスープ	
たまねぎ	5
バター	1
コーンクリーム缶	20
スープの素（コンソメ）	0.2
食塩	0.2
水	80
□ハンバーグ	
プロセスチーズ	5
たまねぎ	10
油	0.5
合挽肉	30
パン粉	5
卵	5
ケチャップ	2
油	1.5
じゃがいも	20
食塩	0.1
ミニトマト	10
□ピーナッツバター和え	
キャベツ	10
ほうれんそう	10
にんじん	5
ピーナッツバター	2
砂糖	0.5
しょうゆ	0.5
□フルーツ	
いちご	20

エネルギー	325kcal
たんぱく質	10.3g
脂質	11.4g
カルシウム	59mg
鉄	1.6mg
食塩	1.0g

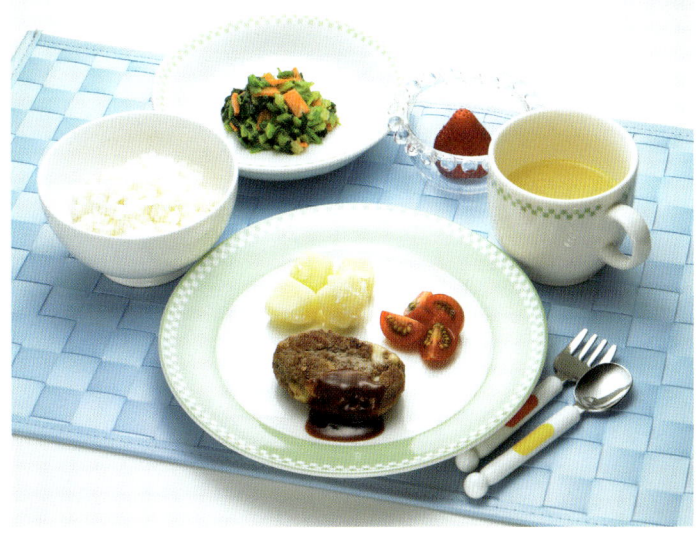

食具について スプーンですくう練習をするため、柄は細すぎず長すぎないものを。

●作り方

コーンスープ ①たまねぎは粗みじん切りにする。②バターでたまねぎをすき通るまで炒め、水を加えコーンクリーム缶とスープの素を入れ、最後に食塩で調味する。

ハンバーグ ①チーズは5mm角に切る。たまねぎはみじん切りにする。②たまねぎを油で炒め、透明になったら火からおろす。③合挽肉、②とパン粉、卵を入れよく練り合わせ、チーズも混ぜ合わせて、小判型に整える。④フライパンに油を熱し③の両面に焼き色がつくまで焼き、蓋をして火を弱め蒸し焼きにして中心まで火を通す。⑤皿に盛り、ケチャップをかける。⑥じゃがいもは1口大に切りゆでて水気をとばし、食塩をふり、粉吹いもを作る。⑦ミニトマトは1/4に切って添える。

ピーナッツバター和え ①キャベツとほうれんそうはゆでて1～2cm長さに切る。にんじんは同じ長さの短冊切りにし、ゆでる。②ピーナッツバターと砂糖、しょうゆを混ぜ合わせる。③①を②で和える。

3～5歳食

	1人分分量(g)
□ごはん 110g	
精白米	52
水	78
□みそ汁	
絹ごし豆腐	20
わけぎ	3
みそ	2
だし汁	100
□ポークピカタ	
豚ヒレ肉	35
食塩	0.1
卵	10
粉チーズ	1
小麦粉	3
油	2
いんげん	20
バター	1
食塩	0.1
にんじん	20
水	適宜
バター	1
砂糖	0.5
食塩	0.1
□はるさめサラダ	
はるさめ	4
緑豆もやし	15
きゅうり	15
赤ピーマン	5
桜えび	1.5
A ごま油	2
酢	2
しょうゆ	1.5
砂糖	1
□フルーツ	
なし	30

エネルギー	376kcal
たんぱく質	14.2g
脂質	9.9g
カルシウム	96mg
鉄	1.6mg
食塩	1.1g

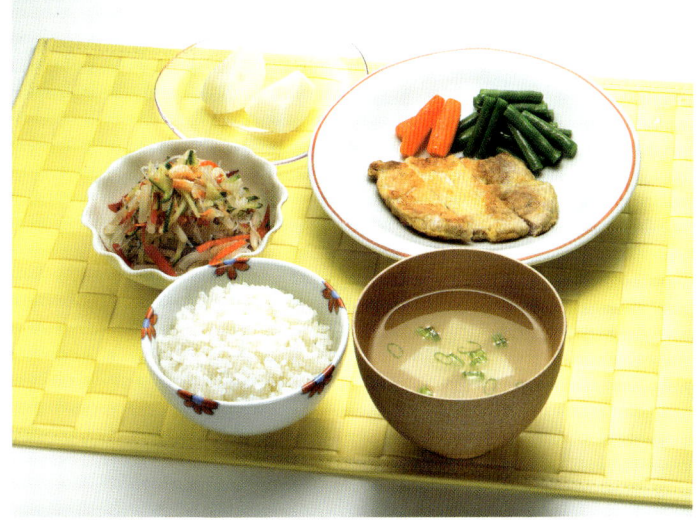

食具について スプーン、フォークを中心に、しだいにはしに移行する。

●作り方

みそ汁 ①豆腐は2cm角位に切る。②わけぎは小口切りにする。③だし汁（第5章末参照）をあたため、みそを溶き入れ、①②を加え、一煮立ちさせる。

ポークピカタ ①豚肉はたたいて薄くのばし、食塩をふり、小麦粉をつける。②とき卵に粉チーズを加えよく混ぜる。③①に②をつける。④フライパンに油を熱し、両面を色よく焼く。⑤いんげんは3cm長さに切りゆでる。バターでソテーし、食塩をふる。⑥にんじんグラッセを作る。にんじんを3cm長さのシャトー形に切って水、バター、砂糖、食塩を入れて火にかけ、軟らかくなるまで煮詰める。

はるさめサラダ ①はるさめは熱湯で数分間ゆでて水洗いし水気を切って、3cm長さに切る。②もやしはゆでて3cm長さに切る。③きゅうり、赤ピーマンは3cm長さのせん切りにする。④桜えびはさっとゆでる。⑤Aで合わせ酢を作る。⑥①～④を⑤で和える。

なし くし形に切る。

保育所給食 （演習問題：第10章末参照）

3〜5歳食

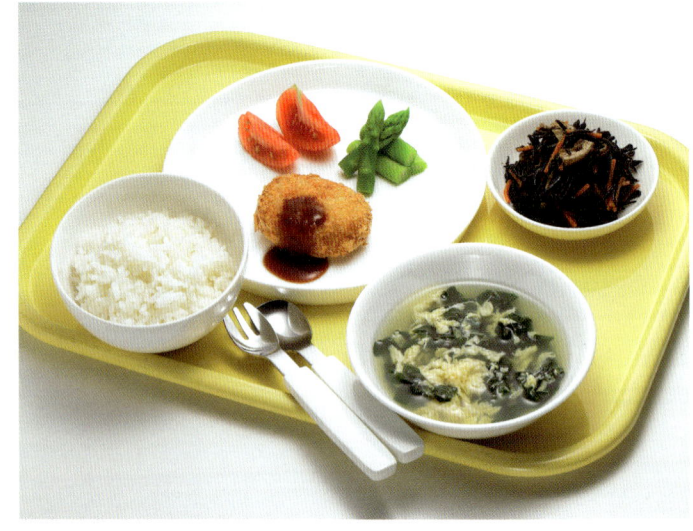

□ごはん	110g	1人分分量(g)
精白米		52
水		78
□ほうれんそうのスープ		
卵		15
ほうれんそう		15
スープの素（コンソメ）		0.2
食塩		0.2
水		100
□ツナコロッケ		
ツナ缶（水煮）		30
じゃがいも		35
たまねぎ		10
スキムミルク		1
小麦粉		2
卵		4
パン粉		3
揚げ油		適宜
ケチャップ		6
アスパラガス		20
トマト		20
□ひじきの炒り煮		
*芽ひじき（乾燥）		4
にんじん		10
油揚げ		3
油		1.5
砂糖		1.5
しょうゆ		1.5
だし汁		適宜

エネルギー	395kcal
たんぱく質	12.4g
脂質	12.2g
カルシウム	91mg
鉄	2.0mg
食塩	1.1g

＊ステンレス釜煮熱後乾燥製品

食具について スプーン，フォーク，はしを用いて1人で食べる。

●作り方
ほうれんそうのスープ ①ほうれんそうはゆでて1〜2cm長さに切る。②スープの素を加えたスープを作り，①を加え一煮立ちしたところにほぐした卵を流し入れ，食塩で調味する。
ツナコロッケ ①たまねぎはみじん切りにし，レンジにかけ火を通す。じゃがいもはゆでてからつぶす。②ツナは缶から出し油をきって，ほぐす。③①②にスキムミルクを混ぜ合わせて小判形にまとめる。④小麦粉，卵，パン粉をつけて油で揚げ，ケチャップをかける。⑤3cm長さに切ったゆでアスパラガスとくし形に切ったトマトを添える。
ひじきの炒り煮 ①ひじきは水で戻してきれいに洗う。にんじんは2cm長さのせん切り，油揚げも2cm長さの細切りにする。②なべに油を熱し，にんじんを炒める。次に油揚げ，ひじきを加えよく混ぜる。③砂糖，しょうゆを加え，ひたひたのだし汁（第5章末参照）を加え，軟らかくなるまで煮る。

1〜2歳食

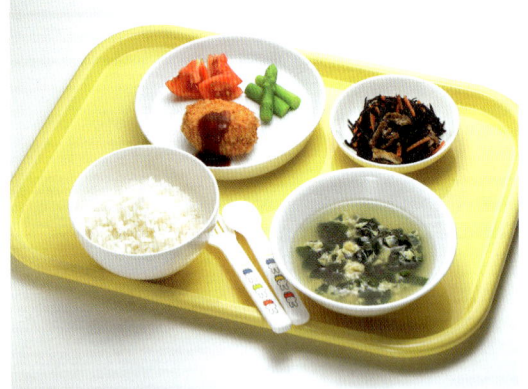

食具について スプーンやフォークで1人食べの練習をする。

1人分分量
□ごはん	80g
□ほうれんそうのスープ	3〜5歳食の80%
□ツナコロッケ	3〜5歳食の80%
アスパラガス・トマト	3〜5歳食の80%
□ひじきの炒り煮	3〜5歳食の80%

エネルギー	303kcal	脂質	9.7g	鉄	1.6mg
たんぱく質	9.7g	カルシウム	72mg	食塩	0.9g

離乳完了期　12〜18か月食

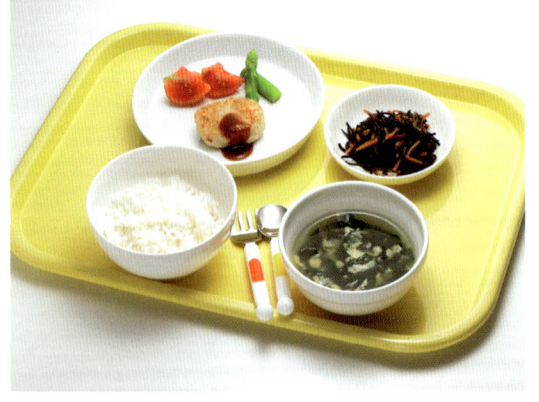

食具について 手づかみ食べが主。食具を持ちたがるときには握らせて。

1人分分量
□ごはん	80g
□ほうれんそうのスープ	3〜5歳食の70%
□焼きマッシュ	3〜5歳食コロッケの50%
アスパラガス・トマト	3〜5歳食の50%
□ひじきの炒り煮	3〜5歳食の50%

エネルギー	226kcal	脂質	5.2g	鉄	1.1mg
たんぱく質	6.8g	カルシウム	47mg	食塩	0.6g

●作り方
焼きマッシュ ツナコロッケの衣をつける前のものを油で両面を焼く。

離乳後期　9〜11か月食

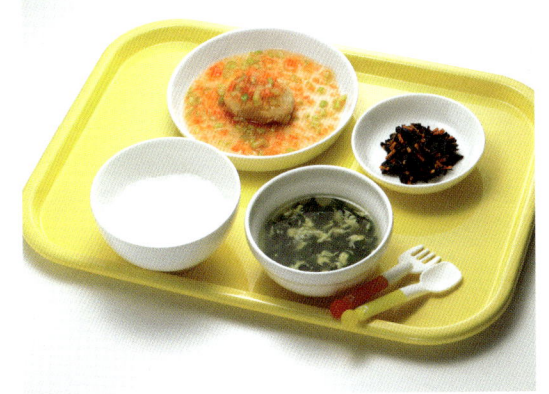

1人分分量
- □ 全がゆ　100g
- □ ほうれんそうのスープ　3〜5歳食の70%
- □ 焼きマッシュ野菜ソースかけ
  - 焼きマッシュ　3〜5歳食コロッケの40%
  - アスパラガス　5g
  - トマト　10g
  - 野菜のゆで汁　30g
  - 食塩　0.1g
  - かたくり粉　0.5g
- □ ひじきの炒り煮　3〜5歳食の40%（油揚げ抜き）

エネルギー	141kcal
たんぱく質	4.7g
脂質	4.0g
カルシウム	36mg
鉄	0.7mg
食塩	0.5g

食具について　介助食べが主。食具を持ちたがるときには軽いものを握らせて。

●作り方
ほうれんそうのスープ　具は5mm角位に刻む。
焼きマッシュ野菜ソースかけ　①3〜5歳食のコロッケに衣をつける前のものを油2gで焼く。②野菜ソースを作る。ゆでたアスパラガスと皮と種を除いたトマトを5mm角に切り、野菜のゆで汁を加え食塩で調味し、煮立ったら水どきかたくり粉でとろみをつける。③①を皿に盛り、②をかける。
ひじきの炒り煮　油揚げを抜いたものを5mm長さに刻む。

離乳中期　7〜8か月食

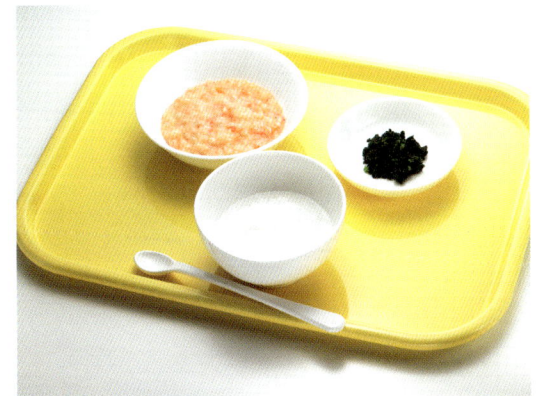

食具について　ボウル部が深くないスプーンで介助食べ。

1人分分量(g)
□ 7倍がゆ	70	野菜のゆで汁	50
□ トマト煮		食塩	0.1
ツナ缶（水煮）	10	□ ほうれん草のソテー	
じゃがいも	15	ほうれんそう	15
たまねぎ	5	油	1
トマト	10	食塩	0.05
小麦粉	2		
バター	2		

エネルギー	89kcal	脂質	2.8g	鉄	0.6mg
たんぱく質	2.7g	カルシウム	11mg	食塩	0.3g

●作り方
トマト煮　①3〜5歳食コロッケのじゃがいもとたまねぎ、湯むきし種をとったトマトのみじん切りをバターで炒め、小麦粉もふり入れて炒める。②野菜のゆで汁を加え食塩で調味する。
ほうれん草のソテー　ほうれん草は軟らかくゆでてから細かく刻み、油で炒めて食塩で調味する。

離乳初期　5〜6か月食

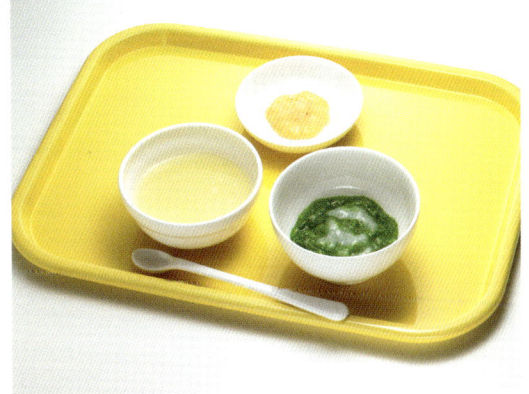

食具について　ボウル部が浅いスプーンで介助食べ。

1人分分量(g)
□ しらすがゆ		□ 野菜スープ	
10倍がゆ	50	じゃがいも	15
釜揚げしらす	5	たまねぎ	5
ほうれんそう	5	野菜のゆで汁	30
		□ フルーツ	
		バナナ	10

エネルギー	42kcal	脂質	0.1g	鉄	0.3mg
たんぱく質	1.5g	カルシウム	14mg	食塩	0.1g

●作り方
しらすがゆ　①釜揚げしらすは熱湯でさっとゆでて塩抜きし、すりつぶす。②ほうれんそうは葉先を軟らかくゆでてすりつぶす。③10倍がゆに①②を加えて一煮立ちさせる。
野菜スープ　じゃがいもとたまねぎは軟らかくゆでてすりつぶし、野菜のゆで汁を加えて一煮立ちさせる。
フルーツ　バナナをすりつぶす。

幼児期の間食（調理実習課題：第6章末参照）

□ お好みねぎ焼き　　1人分 分量(g)
- わけぎ　20
- キャベツ　30
- 桜えび　2
- 小麦粉　10
- 卵　10
- 水　5
- プロセスチーズ　5
- サラダ油　1
- かつお削りぶし　1
- ケチャップ　2
- マヨネーズ　2

□ 麦茶　100

エネルギー　お好みねぎ焼き1人分 111kcal

●作り方
①わけぎはななめ薄切りにする。②キャベツは3cm長さの細いせん切りにする。③プロセスチーズは7〜8mmの角切りにする。④ボウルに①②を入れ水分がでるまでよく混ぜ合わせ、桜えびと③を加える。⑤④によく溶きほぐした卵と水を混ぜ合わせる。⑥⑤によくふるった小麦粉をふり入れ混ぜる。⑦ホットプレートを180℃に熱し、⑥を流し、両面を焼き、中までしっかり火を通す。⑧ケチャップとマヨネーズを合わせたソースを表面にぬる。⑨かつお削りぶしをのせる。

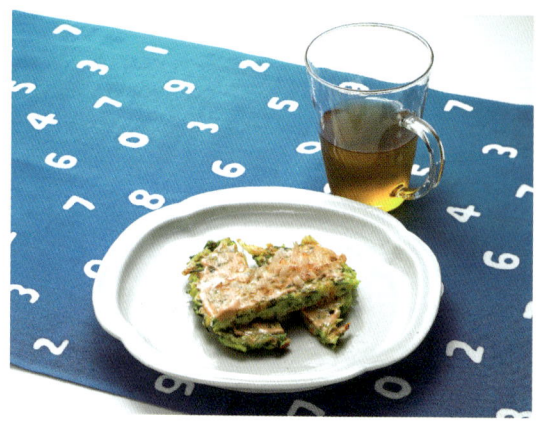

小麦アレルギー対応

□ かぼちゃのカップケーキ　1人分 分量(g)
- かぼちゃ（冷凍）　30
- 砂糖　3
- バター　3
- 卵黄　4
- 卵白　6
- アーモンド粉　3
- バニラエッセンス　少々

□ 牛乳　100

エネルギー　かぼちゃのカップケーキ1人分 90kcal

●作り方
①冷凍かぼちゃは室温に戻して皮をむきなべに入れ少々の水を加え、弱火にかけながらつぶす。②砂糖を入れて練り合わせ、バターも加え混ぜる。③なべを火から下ろし、卵黄を混ぜてから、アーモンド粉をさっくり混ぜる。④固く泡立てた卵白の1/3量を②とよく混ぜ合わせた後に、残りの2/3量の卵白をさっくりと合わせる。バニラエッセンスを入れる。⑤アルミカップに入れて160℃のオーブンで15〜20分位焼く。
（ポイント）
生のかぼちゃの場合は軟らかくなるまでゆでてから皮をむく。表面に少し焦げ目がつく程度に焼くとよい。

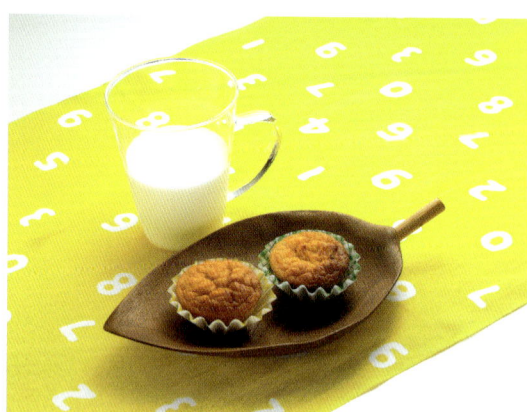

卵アレルギー対応

□ ごまのクッキー　1人分 分量(g)
- バター　6
- 砂糖　1.4
- 薄力粉　4.5
- 強力粉　4.5
- 炒り黒ごま　1.5
- バニラエッセンス　少々

□ フルーツ
- ぶどう　50

エネルギー　ごまのクッキー1人分 87kcal

●作り方
①バターは室温に戻しておき、砂糖とよく混ぜる。②粉は合わせて2度ふるって、黒ごまと①と混ぜバニラエッセンスを入れ、生地をまとめてラップに包んで少しおく。③②を1人分2個に分け丸め、真ん中をへこませる。170℃のオーブンで10〜15分位焼く。

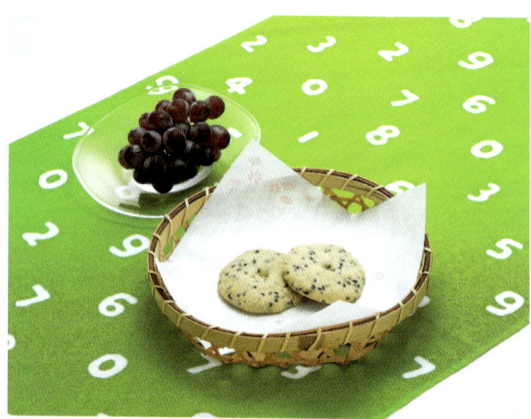

卵・牛乳アレルギー対応

□ きな粉ホットケーキ　1人分 分量(g)
- 小麦粉　10
- きな粉　7
- ベーキングパウダー　0.3
- 調整豆乳　30
- サラダ油　1
- 砂糖　3
- サラダ油　1.5
- はちみつ　3

□ ほうじ茶　100

エネルギー　きな粉ホットケーキ1人分 130kcal

●作り方
①ボウルに小麦粉、きな粉、ベーキングパウダーを合わせて茶こしでふるい、豆乳、サラダ油、砂糖を加えてさっくり混ぜる。②ホットプレートを180℃に熱し、油を敷いて丸くのばし両面を焼く。③表面にはちみつを塗る。

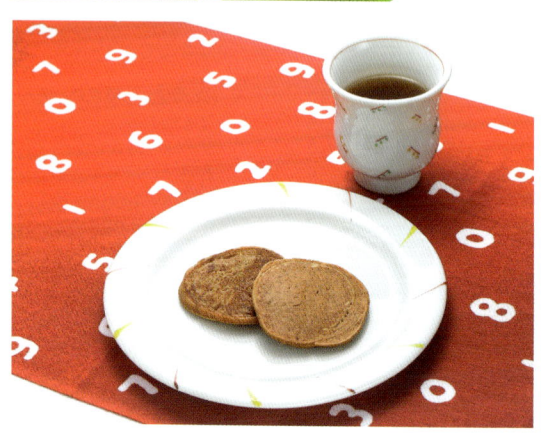

学童期の給食 （調理実習課題：第7章末参照）
学童期　8〜9歳食

	1人分
☐胚芽ごはん　150g	分量(g)
胚芽米	70
水	105
☐ハッシュドビーフ	
┌牛薄切り肉	40
│　食塩	0.2
│　こしょう	少々
└小麦粉	4
サラダ油	2
マッシュルームスライス缶	15
じゃがいも	30
たまねぎ	40
にんにく	1
バター	2
┌トマトピューレ	12
A│ケチャップ	5
└スープの素	0.6
水	70
鉄強化牛乳	30
食塩	0.2
こしょう	少々
刻みパセリ	1
☐イタリアンサラダ	
キドニービーンズ缶	20
レタス	20
トマト	20
＊芽ひじき（乾燥）	2.5
黄ピーマン	5
たまねぎ	8
┌酢	8
A│食塩	0.3
└オリーブ油	5
☐スープ	
にんじん	5
こまつな	10
スープの素	0.6
食塩	0.3
水	100
☐フルーツ	
プラム	50
☐牛乳	206 (200ml)

エネルギー	650kcal
たんぱく質	22.4g
脂質	21.8g
カルシウム	366mg
鉄	3.5mg
食塩	2.0g

＊ステンレス釜煮熱後乾燥製品

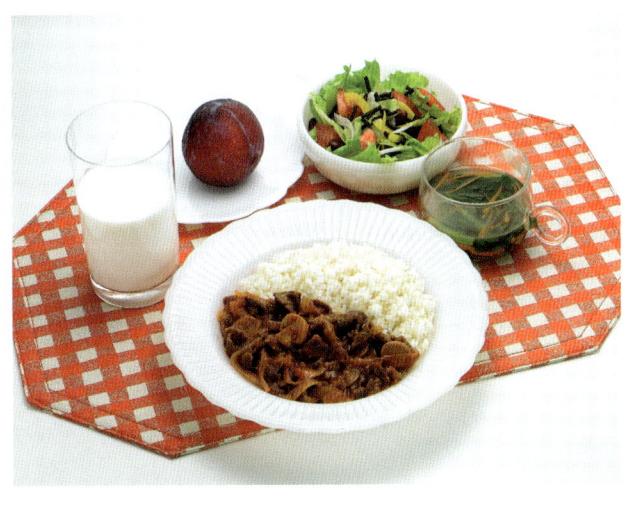

●作り方
ハッシュドビーフ　①牛肉は一口大に切り，食塩，こしょうをして小麦粉をまぶす。なべに油を熱しさっと炒めてとり出す。②たまねぎは薄切り，じゃがいもは5mm厚さのいちょう切り，にんにくはみじん切りにする。③同じなべにバターを溶かし，にんにくを炒めて香りをつけ，たまねぎ，マッシュルームを炒める。④①の牛肉を戻し入れ，じゃがいもと水を加えてふたをし，じゃがいもが軟らかくなるまで煮込む。⑤牛乳を加えてAと塩，こしょうで調味し，とろみがつくまで煮込む。⑥器にごはんと⑤を盛り，刻みパセリを散らす。

イタリアンサラダ　①キドニービーンズは缶から出して水気を切る。②レタスは食べやすい大きさにちぎる。③トマトは小口切りにする。④ひじきは水洗いして水につけて戻し，ゆでて水気をしぼる。⑤黄ピーマンは5mm幅位のせん切り。⑥たまねぎは縦半分に切り，薄切りにする。⑦Aを混ぜ合わせてドレッシングを作り，冷やしておく。⑧①〜⑥を合わせて⑦で和える。

スープ　①にんじんは3cm長さのせん切りにする。こまつなは3cm長さの短冊切りにする。②なべに水を入れ，火にかけてにんじんを加え，スープの素と食塩で調味する。③にんじんに火が通ったらこまつなを加えて彩りよく仕上げる。

学童期　12〜14歳食

	1人分
☐胚芽ごはん　210g	分量(g)
胚芽米	100
水	150
☐南蛮漬	
きゅうり	20
みずな	30
にんじん	8
はるさめ	3
ねぎ	15
赤とうがらし	少々
┌砂糖	3
│酢	15
A│しょうゆ	5
│だし汁	7
└サラダ油	2
あじ（三枚おろし）	70
かたくり粉	
揚げ油	適宜
☐切干しだいこん煮付け	
切干しだいこん	5
干ししいたけ	1
にんじん	6
油揚げ	5
刻みこんぶ	3
あさり水煮缶	5
サラダ油	2
┌砂糖	2
A│酒	2
└しょうゆ	4
だし汁	適宜
白炒りごま	1
☐村雲汁	
卵	20
かたくり粉	1.5
オクラ	15
食塩	0.3
しょうゆ	0.6
だし汁	100
☐フルーツ	
オレンジ	50
☐牛乳	206 (200ml)

エネルギー	830kcal
たんぱく質	31.3g
脂質	27.3g
カルシウム	467mg
鉄	5.1mg
食塩	2.4g

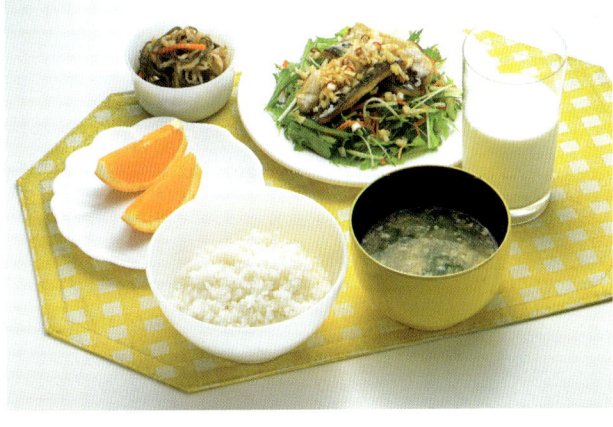

●作り方
南蛮漬　①3〜4cm長さのせん切りにしたきゅうりとみずなは水にさらし，パリッとさせて水気を切る。にんじんはせん切りにしてさっとゆでる。はるさめはゆでて冷まし，同じ長さに切る。②ねぎはみじん切り，赤とうがらしの種を除いてみじん切りにする。③Aの酢以外を合わせて火にかけ，ひと煮立ちしたら酢を加え，火を止めて冷まし，②を加える。④あじは水気をふいてかたくり粉を両面にまぶし，色よく揚げる。油をきったら熱いうちに③につける。⑤①をまぜ合わせて器に盛り，④をのせて，あじの上からつけ汁をかける。

切干しだいこんの煮付け　①切干しだいこんは水につけてもどし，水気をしぼり食べやすく切る。干ししいたけも水でもどして薄切りにする。②にんじんは太めのせん切り，油揚げは縦半分の長さのせん切り。③刻みこんぶはよく水洗いしたあと，水につけてもどし塩抜きし，ざるに上げて水気を切る。④なべに油を熱して①②③と，あさりの身を入れてさっと炒め，Aとだし汁としいたけのもどし汁を入れ，蓋をして軟らかくなるまで煮る。ごまを振る。

村雲汁　①オクラは下ゆでしてから輪切りにする。②だし汁に食塩，しょうゆを加え調味する。③②が煮立った中に水ときかたくり粉を入れ，とろみをつける。④③にときほぐした卵を流し入れる。⑤お椀に①を入れ，④を注ぎ入れる。

フルーツ　オレンジはくし形に切る。

摂食・嚥下困難食 （調理実習課題：第13章末参照）

□ さけのテリーヌの グリーンソース添え

1人分 分量(g)				
生鮭	50	脱脂粉乳	3	
卵	15	水	30	
生クリーム	10	コンソメ	0.2	
白ワイン	2	ホワイトルー	5	
食塩	0.1	有塩バター	2	
こしょう	少々	食塩	0.1	
ブロッコリー	15	うずら卵（缶）	5	
		こしょう	少々	
		にんじん	10	

エネルギー	197kcal
たんぱく質	15.4g
脂質	13.3g
カルシウム	68mg
鉄	1.0mg
食塩	1.0g

●作り方
①骨皮なしの生鮭に卵, 生クリーム, 白ワイン, 食塩, こしょうを入れて, ミキサーにかけて型に流し込んで蒸し焼きにする。②ブロッコリーに水分を少し入れてミキサーにかけてペースト状にする。③水, バター, ホワイトルー, 脱脂粉乳, コンソメを火にかけホワイトソースを作る。④②と③を合わせ, 食塩, こしょうで味を調え, ①の下に敷く。⑤にんじんを花形にしてゆでて, 盛り付ける。⑥魚型を利用して, 目にはうずら卵の輪切りを入れてもよい。

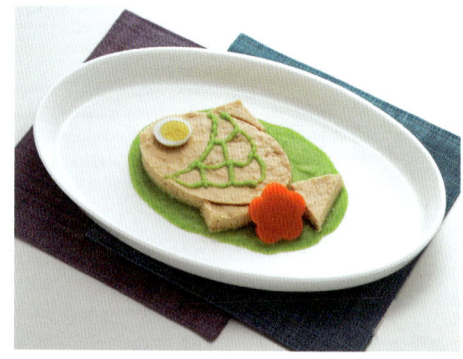

脂分が少ない魚はボソボソして食べづらいので, つなぎを用いてソフトに作る。ソースをかけ飲み込みやすくする。

□ ソフトポーク蒸しあん

1人分 分量(g)				
豚もも肉（赤身）	50	トマト	20	
やまいも	25	ケチャップ	8	
卵	10	ソース	3	
食塩	0.1	食塩	0.1	
こしょう	少々	コンソメ	0.5	
		コーンスターチ	2	
		パセリ	適宜	

エネルギー	131kcal
たんぱく質	13.4g
脂質	3.9g
カルシウム	14mg
鉄	0.9mg
食塩	0.8g

●作り方
①豚肉をコンソメスープで加熱し, ミキサーにかけペースト状にする。②冷めてからすったやまいも, 溶き卵であえて食塩, こしょうで味を調えて蒸す。③トマトの皮を剥いて, みじん切りしてトマトケチャップ, ウスターソース, 食塩で煮込んで水溶きコーンスターチでトロミをつけてソースを作り, かける。

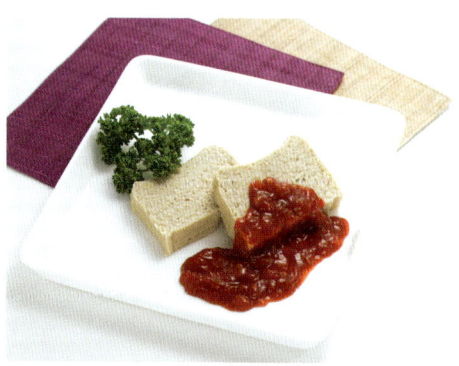

ひき肉はむせやすいのでペースト状にし, つなぎを入れ固める。

□ 洋風卵蒸し

1人分 分量(g)				
卵	50	コンソメ	0.5	
牛乳	30	有塩バター	2	
コーン（クリーム）	20	食塩	0.1	
		こしょう	少々	
		パセリ	適宜	

エネルギー	120kcal
たんぱく質	7.4g
脂質	7.9g
カルシウム	57mg
鉄	0.8mg
食塩	0.5g

●作り方
①ホールならコーン缶をミキサーにかける。②牛乳を温めバター, コンソメを溶かし冷やす。③溶き卵を裏ごしにして①と②を混ぜ, 食塩, こしょうを入れて容器に移す。④容器を蒸気の上った蒸し器に入れて弱火で10分程度蒸す（蒸し上ったか竹串で確かめる）。⑤パセリのみじん切りをトッピングする。
（ポイント）
コーンが分離しないように注意し, スがたたないよう温度管理をする（蒸し器の蓋に箸などをはさんで少し開けるとよい）。

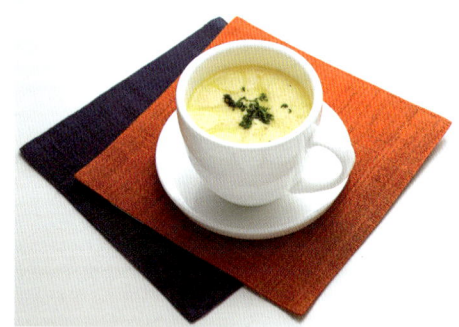

和風の茶碗蒸しよりエネルギーが高くなる。

□ ふんわり豆腐団子のあんかけ

1人分 分量(g)				
木綿豆腐	50	かたくり粉	2	
はんぺん	30	揚げ油	適宜	
にんじん	10	湯	30	
しそ	1枚	和風だし	0.3	
食塩	0.1	こいくちしょうゆ	2	
こしょう	少々	かたくり粉	0.5	
		さやえんどう	2枚	

エネルギー	106kcal
たんぱく質	6.8g
脂質	5.8g
カルシウム	55mg
鉄	1.0mg
食塩	1.0g

●作り方
①豆腐は水切りをしてから手で崩す。②はんぺんをミキサーにかける。③にんじんをゆでてから極みじん切りにする。さらにみじん切りのしそを作る。④①と②と③に食塩, こしょうとかたくり粉をよく混ぜて団子を作り, 油で揚げる。⑤湯に和風だしとしょうゆを入れ, 水溶きかたくり粉で和風トロミを作り④にかける。⑥さやえんどうを添える。

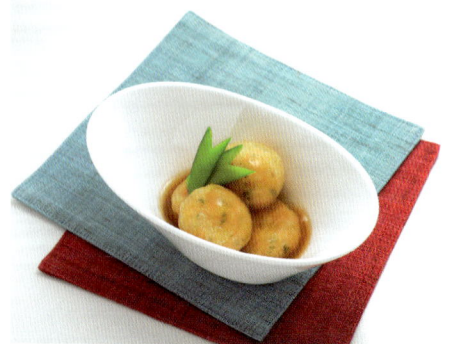

豆腐とはんぺんのすり身を合わせ, 特有な食感を味わう。

□ごま豆腐	1人分 分量(g)				
調整豆乳	50	砂糖	2	エネルギー	106kcal
粉末寒天	0.5	食塩	0.1	たんぱく質	3.8g
練りごま	10	こいくちしょうゆ	2	脂質	8.0g
		白ごま	0.1	カルシウム	81mg
		しそ	2枚	鉄	1.3mg
				食塩	0.4g

●作り方
①寒天を豆乳で温めながら溶かす。溶けてから練りごまと砂糖，食塩，しょうゆを入れて味を調えて，容器に流して冷蔵庫で固める。②白ごまをトッピングする。③しそを添えて盛り付ける。

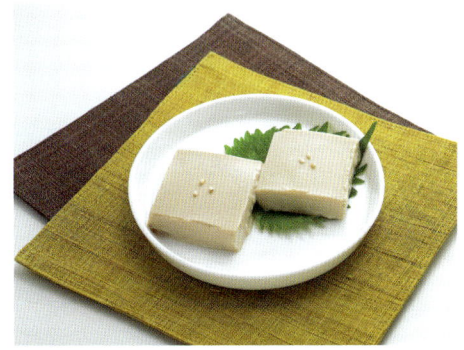

ごま特有の風味や栄養が補給でき，摂食障がい児に最適。

□焼きえびポテトの中華あんかけ	1人分 分量(g)				
むき芝えび	50	サラダ油	2	エネルギー	110kcal
じゃがいも	40	こいくちしょうゆ	2	たんぱく質	12.1g
卵	10	食塩	0.1	脂質	3.3g
脱脂粉乳	2	湯	30	カルシウム	57mg
食塩	0.1	中華だし	0.5	鉄	0.9mg
こしょう	少々	かたくり粉	2	食塩	0.9g
		わけぎ	0.5		

●作り方
①えびをゆでてミキサーにかける。②じゃがいもを蒸して裏ごしポテトを作る。③少量の水で脱脂粉乳を練る。④①と②と③を混ぜて溶き卵，食塩，こしょうを入れて練る。⑤成型してサラダ油で両面を焼き上げる。⑥湯に中華だしとしょうゆを入れ，水溶きかたくり粉で中華あんを作りかける。⑦トッピングに刻みわけぎをかける。

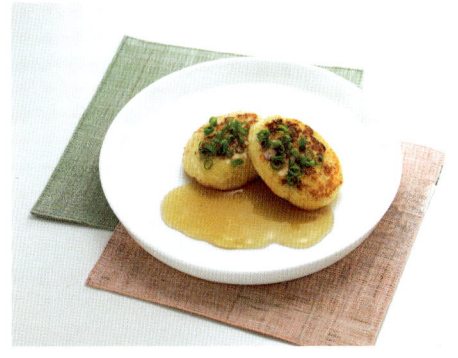

えびを加熱すると硬く食べづらいので，じゃがいもを混ぜる。

□ほうれんそうの寄せ物	1人分 分量(g)				
ほうれんそう	40	こいくちしょうゆ	1	エネルギー	19kcal
水	50	酒	2	たんぱく質	2.9g
和風だし	0.8	粉末ゼラチン	2	脂質	0.2g
食塩	0.1			カルシウム	21mg
				鉄	0.8mg
				食塩	0.6g

●作り方
①ほうれんそうをゆでて，少々の水分を入れてミキサーでペーストにする。②水に食塩，しょうゆ，酒，和風だしを加え味を調えて，なべにかけゼラチンを入れながらかき混ぜて80℃以上でゼラチンを溶かす。③②を少し冷ましてからほうれんそうのペーストを入れ，かき混ぜてから型で固める。
（ポイント）
　ゼラチンを使用するために，常温で長時間にわたり放置すると崩れてしまうので注意する。

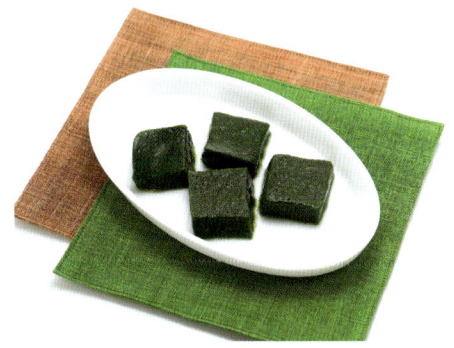

ほうれんそうのお浸しをゼラチンで固める。

□水分補給用お茶ゼリー	1人分 分量(g)				
抽出した煎茶	200ml	粉末ゼラチン	3g	エネルギー	14kcal
		（濃度：1.6～1.8％）		たんぱく質	3.0g
				カルシウム	6mg
				鉄	0.4mg

●作り方
①抽出煎茶を鍋に入れ60～70℃ぐらいまで沸かす。ゼラチンを加えて良く溶かし，かき混ぜ，沸騰直前に火を止める（沸騰し過ぎると固まりにくいので注意する）。②型に入れて冷水で冷やし，余熱を除去してから冷蔵庫で固める。
（ポイント）
　①の主材料に応用できるものとして，麦茶，果物ジュース類，コーヒー，ココア，ポカリスエットなどがある。
　ゼラチンの濃度は1.6～1.8％が一番良い。
　酸味が強いジュース類は固まりにくい場合があるのでゼラチンの濃度調整が必要である。

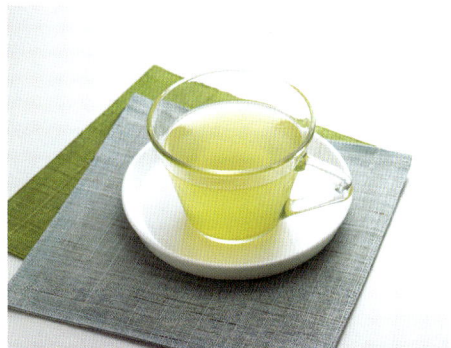

誤嚥防止のため水分をゼラチンで適度な硬さに固める。

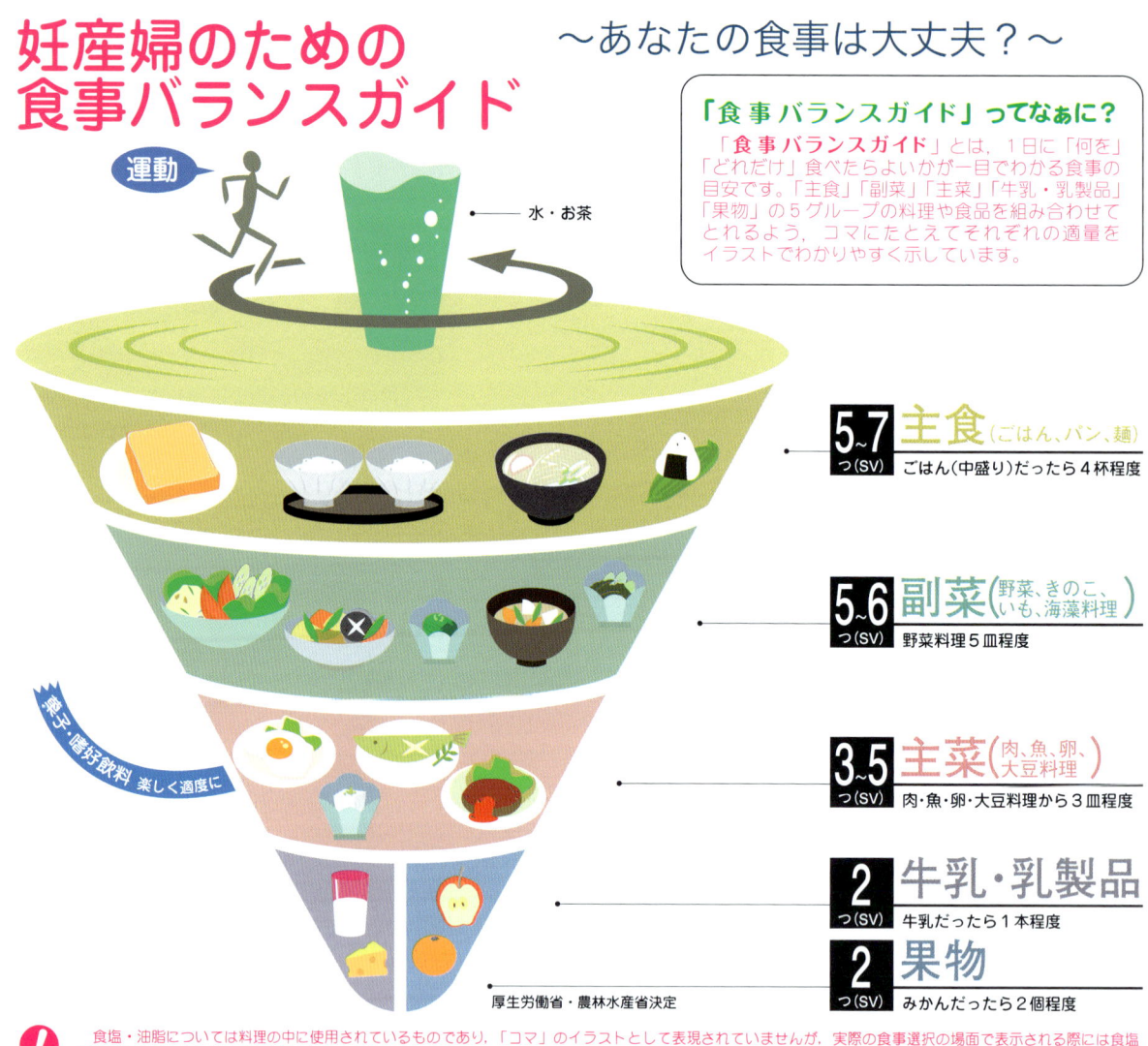

「主食」を中心に,エネルギーをしっかりと

炭水化物の供給源であるごはんやパン,めん類などを主材料とする料理を主食といいます。妊娠中,授乳中には必要なエネルギーも増加するため,炭水化物の豊富な主食をしっかり摂りましょう。

不足しがちなビタミン・ミネラルを,「副菜」でたっぷりと

各種ビタミン,ミネラルおよび食物繊維の供給源となる野菜,いも,豆類(大豆を除く),きのこ,海藻などを主材料とする料理を副菜といいます。妊娠前から,野菜をたっぷり使った副菜でビタミン・ミネラルを摂る習慣をつけましょう。

「主菜」を組み合わせてたんぱく質を十分に

たんぱく質は,からだの構成に必要な栄養素です。主要なたんぱく質の供給源の肉,魚,卵,大豆および大豆製品などを主材料とする料理を主菜といいます。多様な主菜を組み合わせて,たんぱく質を十分に摂取するようにしましょう。

妊産婦1日分付加量

非妊娠時	妊娠初期	妊娠中期	妊娠後期授乳期
5〜7つ(SV)	—	—	+1
5〜6つ(SV)	—	+1	+1
3〜5つ(SV)	—	+1	+1
2つ(SV)	—	—	+1
2つ(SV)	—	+1	+1

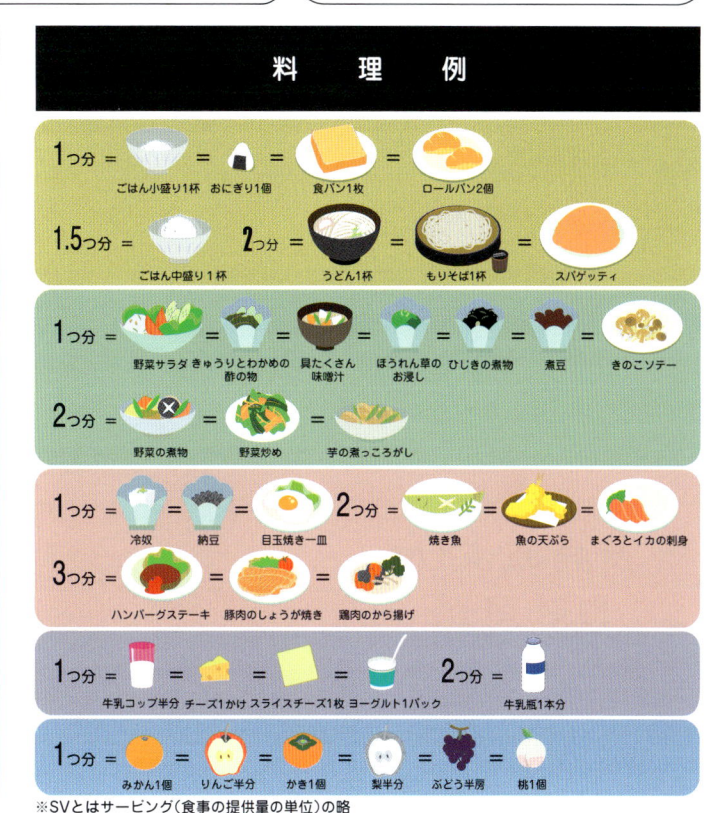

料理例

1つ分 = ごはん小盛り1杯 = おにぎり1個 = 食パン1枚 = ロールパン2個
1.5つ分 = ごはん中盛り1杯　2つ分 = うどん1杯 = もりそば1杯 = スパゲッティ

1つ分 = 野菜サラダ　きゅうりとわかめの酢の物　具たくさん味噌汁　ほうれん草のお浸し　ひじきの煮物　煮豆　きのこソテー
2つ分 = 野菜の煮物　野菜炒め　芋の煮っころがし

1つ分 = 冷奴　納豆　目玉焼き一皿　2つ分 = 焼き魚　魚の天ぷら　まぐろとイカの刺身
3つ分 = ハンバーグステーキ　豚肉のしょうが焼き　鶏肉のから揚げ

1つ分 = 牛乳コップ半分　チーズ1かけ　スライスチーズ1枚　ヨーグルト1パック　2つ分 = 牛乳瓶1本分

1つ分 = みかん1個　りんご半分　かき1個　梨半分　ぶどう半房　桃1個

※SVとはサービング(食事の提供量の単位)の略

厚生労働省及び農林水産省が食生活指針を具体的な行動に結びつけるものとして作成・公表した「**食事バランスガイド**」(2005年)に,食事摂取基準の妊娠期・授乳期の付加量を参考に一部加筆

乳製品,緑黄色野菜,豆類,小魚などでカルシウムを十分に

日本人女性のカルシウム摂取量は不足しがちであるため,妊娠前から乳製品,緑黄色野菜,豆類,小魚などでカルシウムを摂るよう心がけましょう。

葉酸について

妊娠前から妊娠初期にかけて,葉酸というビタミンをしっかりとることで,赤ちゃんの神経管閉鎖障害の予防につながります。神経管閉鎖障害とは,胎児の神経管ができる時(受胎後およそ28日)に起こる先天異常で,無脳症・二分脊椎・髄膜瘤などがあります。妊娠を知るのは神経管ができる時期よりも遅いため,妊娠を希望する女性は緑黄色野菜を積極的に摂取し,サプリメントも上手に活用しながら,しっかり葉酸を摂取しましょう。

母乳育児もバランスのよい食生活のなかで

授乳中に,特にたくさん食べなければならない食品はありません。逆に,お酒以外は,食べてはいけない食品もありません。必要な栄養素を摂取できるように,バランスよく,しっかり食事をとりましょう。

妊娠中の体重増加はお母さんと赤ちゃんにとって望ましい量に

妊娠中の適切な体重増加は,健康な赤ちゃんの出産のために必要です。不足すると,早産やSGA(妊娠週数に対して赤ちゃんの体重が少ない状態)のリスクが高まります。不安な場合は医師に相談してください。日本産婦人科学会が提示する「妊娠中の体重増加指導の目安」を参考に適切な体重増加量をチェックしてみましょう。

無理なくからだを動かしましょう

妊娠中に,ウォーキング,妊娠水泳,マタニティビクスなどの軽い運動をおこなっても赤ちゃんの発育に問題はありません。新しく運動を始める場合や体調に不安がある場合は,必ず医師に相談してください。

たばことお酒の害から赤ちゃんを守りましょう

妊娠・授乳中の喫煙,受動喫煙,飲酒は,胎児や乳児の発育,母乳分泌に影響を与えます。お母さん自身が禁煙,禁酒に努めるだけでなく,周囲の人にも協力を求めましょう。

お母さんと赤ちゃんのからだと心のゆとりは,周囲のあたたかいサポートから

お母さんと赤ちゃんのからだと心のゆとりは,家族や地域の方など周りの人々の支えから生まれます。不安や負担感を感じたときは一人で悩まず,家族や友人,地域の保健師など専門職に相談しましょう。

妊娠前からはじめる妊産婦のための食生活指針　厚生労働省,2021

子どもの発達と食事の様子

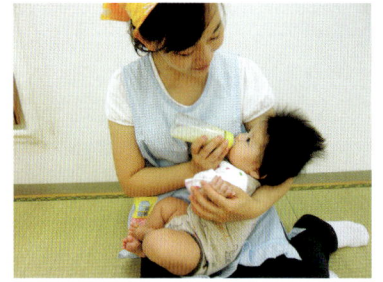
授乳

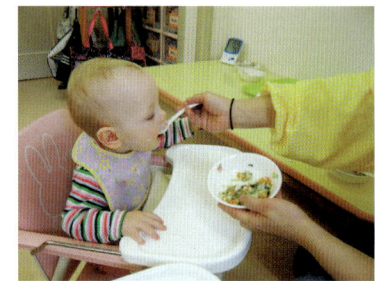
介助食べ

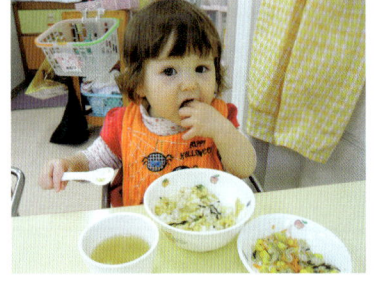
手づかみ食べ

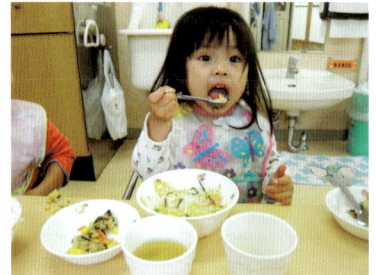
スプーン食べ

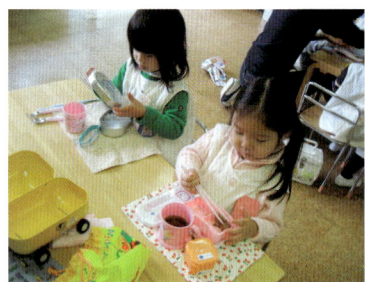
はしの使用（食事の自立）

食具および自助具類

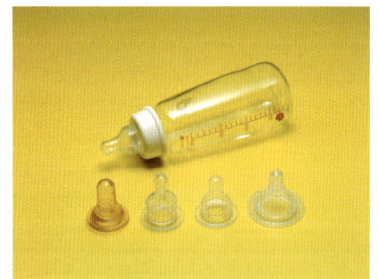
哺乳瓶と乳首

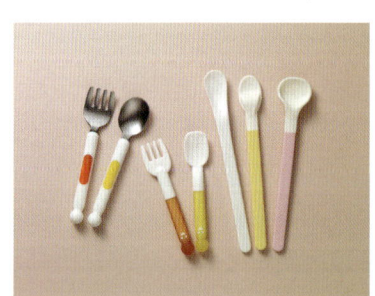
幼児用スプーン・フォーク（左2本）／ソフトスプーン・フォーク

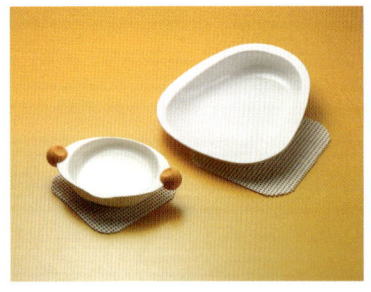
すべり止めマットと縁高のすくいやすい食器

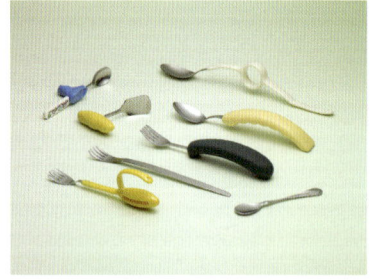
工夫されたスプーン・フォーク類

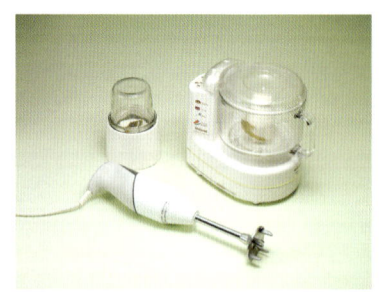
フードプロセッサー

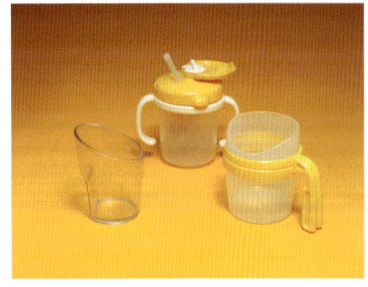
ストロー付コップ（奥）／訓練用カットアウトコップ

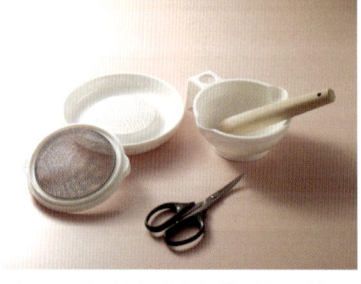
裏ごし器（左）／すり鉢／調理鋏み

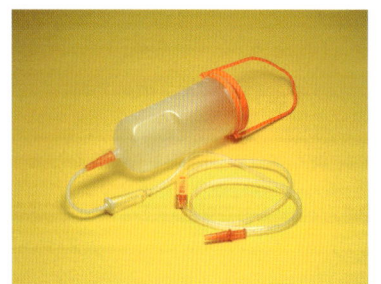
栄養点滴セット

はじめに

　心身の成長・発達が急速に進む乳幼児期の栄養状態は，その後の肥満，2型糖尿病，高血圧や循環器疾患などと関連があることが近年報告されている。そのうえ，乳幼児期には味覚や食嗜好の基礎も培われ，それらは将来の食習慣にも影響を与えるために，この時期の食生活や栄養については，生涯を通じた健康，とくに生活習慣病予防という長期的な視点からも考える必要がある。また，何を食べるかとともに，食べるという行為を通じてつくられる人間関係も子どもの心の育ちに影響することから，乳幼児期には適切な食事を，好ましい人的・物的環境のもとに提供することがきわめて重要である。

　しかし，今日，私たちをとりまく生活環境，社会環境は複雑多岐にわたり，女性の就労の増加による食の外部化，夜型化の進行による朝食欠食，不適切なダイエットに起因する若い女性の栄養不足による低体重（やせ）の増加や，孤食や個食などの食習慣の乱れ，団らんの欠如など，心身の健康を阻害する要因も多く存在し，これらの影響は大人のみならず子どもにまで及んでいる。

　そこで，将来保育に携わろうとする人たち，および現在，保育に携わる人たちは，これらの様々な要因の存在を認識し，整理し，解決していくために，総合的，多角的な視野をもちつつ，多くの基礎的知識を身につけていくことが要求される。

　本書はこのような観点に立脚し，構成にあたっては厚生労働省の「保育所保育指針」（2018年度施行），「授乳・離乳の支援ガイド（2019年改定版）」，「日本人の食事摂取基準（2025年版）」にも準拠し，保育士として子どもの身体状況や栄養状態に応じた食生活の支援ができるように配慮した。多くの図表を用いて，ライフステージごとに，身体的，精神的特徴を十分理解したうえで，食生活・栄養の課題を明確にし，実際の生活に展開できる内容を豊富に記載している。さらに，現場の保育士には何が求められるのか，また，その求めに応じられる保育士となるための保育士養成課程における学びについて，保育所施設長経験者が，生活の様々な場面を取り上げた「保育の現場から」のコラムを通して，読者にわかりやすく解説している。そこで，保育士養成校の学生のみならず，保育士として勤務している方にも，常に傍らに置き，読み返していただける実践的な学びの多いテキストとして，体裁を整えることができたのではないかと考えている。

　今後，子育て，子育ち支援の必要性が増すなかで，保育士に対する社会の期待や要望はますます大きくなるものと思われる。本書が，保育士養成教育における学習の成果を高めるために役立つことを願う次第である。また，より多くの方々から，本書に対するご批判やご意見をいただければ幸いである。

　最後に本書の編集・出版にあたって多大なご尽力をいただいた萌文書林の服部直人氏に感謝の意を表し，厚く御礼申し上げる。

　2025年1月

編者：堤　ちはる，土井　正子

目　次

口絵カラー
　非妊娠時の食事と妊娠期の付加量　ii／離乳期別　調理形態の変化　iv／離乳期の食事　v／幼児期の食事　vii／保育所給食　viii／幼児期の間食　x／学童期の給食　xi／摂食・嚥下困難食　xii／妊産婦のための食事バランスガイド　xiv／子どもの1日の食事量の目安　xiv／子どもの発達と食事の様子　xvi／食具および自助具類　xvi

はじめに　xvii

第1章　子どもの健康と食生活の意義 —————————————— 1
§1　「子どもの食と栄養」を学ぶ目的　1
　1.　「子どもの食と栄養」で学ぶ範囲と目的　1
　2.　「子どもの食と栄養」と「保育の現場から」　1
　　● 保育の現場から ―「子どもの食と栄養」と保育実践との学びについて　1
§2　子どもの心身の健康と食生活　3
　1.　日本人の健康問題　3
　　(1) 平均寿命の延伸，疾病構造の変化と健康寿命　3／
　　(2) 増える不健康な国民―メタボリックシンドローム対策　4／
　　(3) 食をめぐる社会の健康政策　6
　2.　日本人の食生活上の問題　8
　　(1) 栄養素の摂取状況―食の洋風化　8／
　　(2) 家庭の食事を変えた食ビジネス―外食，中食の増加　8／
　　(3) 日本人の食生活上，注意すべき点　8
　3.　日本型食生活のすすめ　10
　4.　子どもの生活と食習慣の形成プロセス　10
　5.　親世代の食生活の子どもの食習慣形成への影響　10
　6.　子どもの心の発達と食生活　11
　7.　世界の食生活（栄養不足と栄養過剰の偏在）　12
　　(1) 栄養不足　12／(2) 栄養過剰　12
§3　子どもの食生活の現状と課題　12
　1.　基本的な生活習慣の乱れ　13
　　(1) 社会の変化と子どもの生体リズムの乱れ　13／(2) 朝食の欠食とその影響　13
　　● 保育の現場から ―生活リズムの乱れ（朝食欠食など）と保護者への対応　14
　2.　小児期における肥満の増加と思春期やせの発現　14
　3.　子どもの貧困が食生活に与える影響　14

第2章　子どもの発育・発達と食生活 —————————————— 17
§1　身体発育，精神・運動機能発達と栄養・食生活　17
　1.　子どもの発育の特徴　17
　　(1) 子どもの発育とは　17／(2) 発育の5原則　17

2. 身体発育　18
　　　（1）体重　18／（2）身長　18／（3）頭囲・胸囲　18／（4）骨年齢　18／
　　　（5）身長のプロポーション　18
　　3. 脳神経・免疫機能の発達　20
　　　（1）脳神経　20／（2）免疫機能　20
　　4. 精神・運動機能の発達　21
　　5. 発育と栄養状態の評価　21
　　　（1）身長・体重等の実測値による発育・栄養状態の評価　22／（2）成長曲線による発育の評価　22／● 保育の現場から —成長曲線で確かめる　23／
　　　（3）医学的および生化学的検査による栄養状態の評価　25
　§2　食べる機能・消化吸収機能の発達と栄養・食生活　25
　　1. 子どもの食べる（摂食・嚥下）機能の発達　25
　　　（1）哺乳能力は胎児期に発達する　25／（2）摂食・嚥下のメカニズム　26／
　　　（3）咀しゃくの発達過程　27／（4）摂食・嚥下機能と食行動の発達　27／
　　　（5）食欲，味覚，嗜好の発達　29
　　2. 子どもの消化・吸収，排泄機能の発達　29
　　　（1）消化器の仕組みと消化吸収機能　29／（2）排泄機能　32／
　　　● 保育の現場から —排泄，排便　33

第3章　栄養に関する基本的知識　35
　§1　栄養素・栄養生理・代謝に関する基本的知識　35
　　1. 食品の分類　35
　　2. 栄養の意味と栄養素の体内での機能　35
　　3. 糖質　35
　　　（1）糖質の種類と含有食品および特徴　35／
　　　（2）糖質の消化と吸収（消化管内と膜消化）　37／（3）糖質の働き　37／
　　　（4）糖質のとり方の留意点　38／（5）機能性非栄養成分　38
　　4. 脂質　39
　　　（1）脂質の種類と主な脂肪酸の働き　39／（2）脂質の消化・吸収（乳化作用受け小腸にて）　39／（3）脂質の働き　40／（4）脂質のとり方の留意点　41
　　5. たんぱく質　41
　　　（1）たんぱく質の種類　41／（2）アミノ酸　42／（3）たんぱく質の消化・吸収（消化管内と膜消化）　42／（4）たんぱく質の働き　43／
　　　（5）たんぱく質のとり方の留意点　43
　　6. ビタミン　44
　　7. 無機質（ミネラル）　44
　　8. フィトケミカル（ファイトケミカル）　44
　　9. 水分　44／● 保育の現場から —水分摂取　47
　　10. 人体における食品からのエネルギーの産生の仕組み　47
　　　（1）糖質のエネルギー代謝　47／（2）脂質のエネルギー代謝　47／
　　　（3）たんぱく質のエネルギー代謝　47
　　11. 人体におけるエネルギーの消費　48
　§2　日本人の食事摂取基準の意義とその活用　49

§3　献立作成・調理の基本　49
　1．献立作成　49
　　　（1）献立と食品構成　49／（2）献立の作り方の基本　49／（3）献立の条件　50／
　　　● 保育の現場から —献立　50／（4）食事バランスガイドの活用と献立作成　50
　2．調理　55
　　　（1）調理の目的と調理方法　55／（2）食中毒　55／
　　　● 保育の現場から —衛生配慮，感染防止　56
　3．食品表示による購入と選択　56
　　　（1）鮮度のよいものを選ぶ　56／（2）食品の表示を見て購入する　57／
　　　● 保育の現場から —食の安全，添加物など　59
　章末資料3-1　日本人の食事摂取基準（2025年版）（抄）　62

第4章　子どもの発育・発達と食生活　妊娠期（胎児期）の食生活 ── 74
§1　妊娠のメカニズムと正常な妊婦の食生活　74
　　　（1）妊娠の経過　74／（2）胎盤の発育と胎児の栄養　74／（3）妊娠前の健康状態の
　　　妊娠・出産への影響　76／（4）妊娠に伴う母体の生理的変化　77
§2　妊娠期・授乳期の栄養・食生活　78
　1．妊娠期・授乳期の栄養・食生活の重要性　78
　2．妊娠前からはじめる妊産婦のための食生活指針　79
　　　（1）「妊娠前からはじめる妊産婦のための食生活指針」の基本的考え方　79／
　　　（2）「妊娠前からはじめる妊産婦のための食生活指針」の内容　79
　3．妊娠期・授乳期の食事摂取基準　79
　4．妊娠期の魚介類の摂取と水銀・リステリア菌について　81
§3　妊娠期にみられる主なトラブルと栄養・食生活　82
　1．つわりと食生活　82
　2．鉄欠乏性貧血　82
　3．低栄養・やせ　83
　4．肥満　84
　5．糖代謝異常妊娠　84
　6．妊娠高血圧症候群　85
§4　母乳分泌と食生活　86
　1．母乳分泌の機序　86
　2．授乳期の食事と母乳分泌　87
　　　● 保育の現場から —マタニティーブルー　87
§5　妊娠期・授乳期の嗜好品　88
　　　（1）たばこ　88／● 保育の現場から —喫煙　88／（2）アルコール　89／
　　　（3）カフェイン　89

第5章　子どもの発育・発達と食生活　乳児期の授乳・離乳の意義と食生活 ── 91
§1　乳児期の心身の特徴と食生活の関係　91
　1．乳児の生理的特徴　91
　　　（1）乳児の身体的特性　91／（2）乳児の精神・運動機能の発達　91／
　　　（3）咀しゃく・嚥下機能の変化　91／（4）食行動の変化　92

2. 乳児期の栄養状態の評価と食生活　92
　　（1）乳児期の食事摂取基準　92／（2）エネルギー，栄養素摂取状況と栄養状態の評価　92／（3）低出生体重児のエネルギー，栄養素摂取状況と栄養状態の評価　92

§2　乳汁栄養　93
　1. 母乳栄養　93
　　（1）母乳栄養の利点　93／●保育の現場から─SIDS　95／（2）母乳成分の経時的変化　96／（3）母乳育児の支援　96／●保育の現場から─母乳不安　101／─卒乳　101／（4）母乳の搾乳，保存，解凍，加温　101／
　　●保育の現場から─母乳　103／（5）母乳栄養の留意点　103
　2. 人工栄養　104
　　（1）育児用ミルクの栄養　104／（2）育児用ミルクの種類と特徴　104／
　　（3）フォローアップミルク　106／（4）哺乳瓶と乳首の選択　106／
　　●保育の現場から─乳首の選択　107／（5）哺乳瓶・乳首の洗浄と消毒　107／
　　（6）調製粉乳の調乳法　107／（7）授乳の手順　108／（8）授乳回数と授乳量　110
　3. 混合栄養　110

§3　離乳の意義とその実践　111
　1. 離乳の定義　111
　2. 離乳の必要性　111
　3. 離乳開始前の留意点　112
　　（1）授乳時刻の調整　112／（2）健康状態の観察　112
　4. 離乳の開始　112
　5. 離乳の進行　112
　6. 離乳の完了　113
　7. 食品の種類と調理　113
　8. 成長の目安　115
　9. 離乳食作りの留意点　116
　10. ベビーフード　116
　11. 保育士による離乳食供与上の留意点　120
　　（1）子どもの咀しゃく力を発達させる与え方をする　120／（2）窒息事故を防ぐための安全な食べさせ方　120／（3）食事中の見守りや安全な食べ方　121／
　　●保育の現場から─離乳食についての心配　124／─離乳食の食事場面　125／
　　（4）誤嚥・窒息につながりやすい食べ物の調理について　125

§4　乳児期の栄養上の問題と健康への対応　127
　　（1）ミルク嫌い　127／（2）粒状の離乳食を拒絶する　127／（3）食欲不振　127／
　　（4）乳汁と離乳食の割合の不均衡　127／（5）便秘　127

第6章　子どもの発育・発達と食生活　幼児期の心身の発達と食生活 ── 131

§1　幼児期の心身の特徴と食生活の関係　131
　1. 幼児期の身体発育の特徴　131
　　（1）身体発育の安定期　131／（2）脳の発育・発達が目覚しい　131
　2. 幼児期の運動機能の発達と精神発達の特徴　131
　　（1）運動機能の発達　131／（2）精神発達　132／
　　●保育の現場から─反抗期への対応　132／─赤ちゃんがえり　132

    3. 幼児期の食機能の発達　133
        （1）生歯と咀しゃく機能の発達　133／（2）食具食べの発達　133
§2　幼児期の食生活の特徴とその実践　135
    1. 食事と生活リズム　135
        （1）起床時刻，就寝時刻　135／（2）朝食欠食の問題　136
    2. 幼児期の食事摂取基準と食事バランスガイドおよび食生活指針　136
        （1）幼児期の食事摂取基準　136／
        （2）エネルギーの配分比例と1食の目安量　136／（3）食生活指針　137
    3. 幼児の献立および調理上の注意点　137
        （1）献立および調理上の注意点　137／
        （2）調理済み食品（中食）や外食への依存　138
    4. 供食上の注意点　138
        （1）孤食　138／（2）幼児の食事支援の方法　139／
        （3）食事の仕方とマナー　140／（4）乳幼児の窒息事故　140／
        ● 保育の現場から —窒息防止，行事（豆まき）を例に　142／—魚の骨　142
§3　間食の意義とその実践　142
    1. 間食の役割と必要性　142
    2. 間食の分量と内容　143
        （1）間食の適量と回数　143／（2）間食の材料　143／（3）保育所における間食の組み合わせ例　143／（4）望ましい間食の与え方の注意点　143／
        （5）間食の実態　143／● 保育の現場から —おやつ　145
    3. むし歯（う蝕）と間食　145
        （1）むし歯の成因　145／（2）むし歯の発生　145／（3）3歳児のむし歯の実態　146
    4. むし歯予防　146
        （1）口腔保健の意義　146／（2）むし歯（う蝕）の予防　146／
        （3）歯みがきの方法と習慣づけ　147／● 保育の現場から —歯みがき　147
§4　お弁当　147
    1. 栄養バランスのよいお弁当　147
        （1）お弁当箱の大きさ　147／（2）3・1・2弁当箱ダイエット法　148／
        （3）よいお弁当の条件　148
    2. 衛生的に安全なお弁当の作り方　148
§5　幼児期の食生活上の問題と健康への対応　149
    1. 偏食　149
        （1）味覚の発達の仕組みを理解する　149／（2）嗜好の発達を理解する　150／
        （3）偏食の内容と理由　150／（4）偏食の対策　151／
        ● 保育の現場から —偏食児への対応　152
    2. 遊び食べ・むら食い・食べるのに時間がかかる　152
        ● 保育の現場から —2歳くらいになっても自分で食べようとしない子ども　153
    3. 小食・食欲不振　153
        （1）食欲の仕組み　153／（2）小食・食欲がないときの対策　153／
        ● 保育の現場から —食事が全量食べられないとき　154
    4. 咀しゃくの問題　154
    5. 肥満　155

第7章 子どもの発育・発達と食生活
学童期・思春期の心身の発達と食生活 ————— 157

§1 学童期・思春期の心身の特徴と食生活 157
  1. 学童期・思春期の身体発育の特徴 157
   (1) 身体発育の特徴 157／(2) 最大骨量(ピークボーンマス)を高める時期 158／
   (3) 二次性徴が現れる 158／(4) 永久歯への生え変わり 158
  2. 学童期・思春期の運動機能と精神機能の発達 159
   (1) 運動能力の発達とその低下 159／(2) 精神機能の発達と食行動の問題 159
§2 学童期・思春期の具体的な食生活 159
  1. 食事摂取基準と食生活指針 159
   (1) 食事摂取基準 159／(2) 学童期および思春期の食生活指針 160
  2. 学童期および思春期の食生活の実態 160
   (1) 子どもの食生活に対する保護者の意識 160／(2) 好きな料理・嫌いな料理とその対応 160／(3) 児童生徒の間食および夜食の実態 160
§3 学童期・思春期の栄養上の問題と健康への対応 162
  1. 朝食欠食 162
  2. 孤食と個食 162
  3. 小児生活習慣病(小児期メタボリックシンドローム) 163
   (1) 小児生活習慣病とは 164／(2) 生活習慣病予防健診結果について 164／
   (3) 肥満 164
  4. ダイエット 165
  5. 不健康やせと神経性やせ症 166
  6. 不定愁訴と起立性調節障がい(OD) 167
  7. 思春期貧血(鉄欠乏性貧血) 167
  8. 亜鉛欠乏による味覚異常 167
  9. ペットボトル症候群(清涼飲料水ケトアシドーシス) 167
§4 学校における食育 168
  1. 学校における食育推進の必要性 168
  2. 食に関する指導 168
   (1) 食に関する指導の内容と目標 168／(2) 食育の視点 168
  3. 栄養教諭の職務 170
  4. 学校給食 170
   (1) 学校給食法における目的と目標 170／(2) 学校給食の現状 171／
   (3) 学校給食の摂取基準と食品構成 171／
   (4) 学校給食時間における食に関する指導 173

第8章 子どもの発育・発達と食生活 生涯発達と食生活 ————— 174

§1 生涯発達と加齢変化 174
  1. 生涯発達 174
  2. 加齢変化(成人期,高齢期) 174
§2 成人期(働きざかり層)の食生活上の問題と健康への対応 175
  1. 肥満を予防・治療するための食生活 175
  2. 糖尿病を予防・治療するための食生活 175

3. 脂質異常症を予防・治療するための食生活　175
　　4. 高血圧を予防・治療するための食生活　176
　　5. 慢性腎臓病を予防・治療するための食生活　176
§3　高齢期の食生活上の問題と健康への対応　176
　　1. 低栄養と食生活　177
　　2. 認知症と食生活　177
　　3. 骨粗しょう症予防と食生活　178
　　4. 歯の欠損と食生活　179
　　5. 摂食・嚥下困難時の食生活　179
　　6. 脱水の予防　179

第9章　食育の基本と内容 ―――――― 180
§1　保育における食育の意義・目的と基本的考え方　180
　　1. 食は育つことの基礎　180
　　　（1）食べることは生きること　180／（2）人と人をつなぐ力　181／（3）食べることへの関心の育ち　181／（4）食と心との関係　181
　　2. 保育における食育の連携　182
　　　（1）保育士の役割　182／（2）調理員（師），栄養士の役割　182／
　　　（3）保護者の役割　182／（4）地域の役割　183
　　3. 発育・発達に応じて育てたい「食べる力」　183
　　　（1）授乳期・離乳期　183／（2）幼児期　183／（3）学童期〜思春期　183
　　4. 食育基本法　185
　　　● 保育の現場から―保育所での食育とは　187
§2　就学前の子どもに対する食育の推進　187
　　1. 保育所における食育　187
　　　（1）保育所保育指針の改定　187／
　　　（2）保育所保育指針における食育の推進の強調　188／
　　　（3）食育における養護と教育の一体性　188／
　　　● 保育の現場から―保育所保育指針について学びを深める　190
　　2. 幼稚園における食育　190
　　3. 認定こども園における食育　190
§3　食育の内容と計画および評価　190
　　1. 保育所における食育に関する指針と目標　190
　　2. 食育の内容　191
　　3. 食育の計画　191
　　　（1）PDCAサイクルを活用して　191／（2）保育所での食育の計画づくり　196
　　4. 保育所における食育の実践　202
　　　（1）給食の提供　202／（2）食事時間における声かけとかかわり　202／
　　　（3）調理保育　202／（4）菜園活動　202／（5）行事食を通して　204／
　　　（6）保育時間における絵本の読み聞かせや種々の媒体（教材）の使用　204／
　　　● 保育の現場から―食育実践例その1："げんき号"　204／
　　　　―食育実践例その2：調理保育（クッキング保育）　204／
　　　　―食育実践例その3：食育カルタ　205

5. 食育の評価　205
§4　食育のための環境づくり　206
   1. 人的環境　206
   2. 物的環境　206
   3. 自然環境　207
   4. 情報環境　207
§5　地域の関係機関や職員間の連携　207
   1. 地域の関係機関との連携　207
   2. 小学校との連携　210
   3. 子どもたちを取り巻く人々や職員・職種間の連携　210
§6　食生活指導および食を通した保護者への支援　211
   1. 食に関する指導　211／● 保育の現場から —連絡ノートの活用　211
   2. 食に関する相談・支援　212

第10章　家庭や児童福祉施設における食事と栄養　――― 214
§1　家庭における食事と栄養　214
   1. 家庭における食事と栄養の現状および課題　215
      (1) 食生活の現状および課題　215／(2) 栄養摂取上の問題点　215
   2. 保育所の献立の活用方法　216
      (1) 保育所の献立の基本　216／(2) 保育所給食活用のポイント　216
   3. 家庭における食生活のあり方　217
      (1) 年齢による違いを把握　217／(2) 献立の立て方　218／
      (3) 食生活の簡便化　219
§2　児童福祉施設における食事と栄養　220
   1. 児童福祉施設の種類と特徴　220
      (1) 児童福祉施設の種類　220／(2) 児童福祉施設の食事の役割　220
   2. 児童福祉施設給食の基本方針　221
      (1) 給食の運営　221／(2) 栄養管理と給与栄養量の目標設定　221／
      (3) 献立作成および調理の留意点　222／(4) 食育の実践　222／
      (5) 食事を通したコミュニケーション　222／(6) 衛生管理　222／
      (7) 第三者評価基準における給食の評価　223
   3. 保育所給食の概要　226
      (1) 保育所給食の運営　226／(2) 保育所給食の目標　226／
      (3) 保育所給食における調乳および食事の計画　227／(4) 保育所給食の特徴　228／
      ● 保育の現場から —文化の違いが食事にもたらすもの　231／
      —バイキング形式の食事　231
   4. 保育所給食の実際　232
      (1) 保育所給食と保育者のかかわり　232／
      ● 保育の現場から —入所時の面接・面談　232／—視診　233／
      —盛り付けるときの対応　235／—配膳・片付け　236／—あいさつの意味　238／
      —食事の言葉かけ　238／—「言葉かけ」の考え方　238／—保育所ではいすに座って
      食べるが家では立ち歩きで困っていると言われた事例　239／—食べる順序　239／
      (2) 家庭への給食情報の提供　240／

- ● 保育の現場から—献立,サンプル掲示 240／園だよりの活用 241／
- (3) 保育所給食に対する多様なニーズへの対応 241／
- ● 保育の現場から—延長保育 242／—地域への取り組み（その1） 242／
—地域への取り組み（その2） 242
5. 児童養護施設の給食 243
    (1) 対象者の特徴 243／(2) 給食の役割 243／(3) 給食で給与する栄養量の決定 243／(4) 児童養護施設の食生活の特徴 243
6. 児童養護施設における食生活の自立支援 244
    (1) 食生活の自立支援の重要性 244／(2) 食生活の自立支援システム 245／
    (3) 食生活の自立支援組織と資源（例） 245
7. 行事と行事食 245

第11章　特別な配慮を要する子どもの食と栄養
疾病および体調不良の子どもへの対応 ──── 248

§1　子どもの疾病の特徴と食生活　248
1. 子どもの疾病の特徴　248
2. 病児の食事と留意点　249
    (1) 消化のよいものを与える　249／(2) 脱水症を予防する　250／
    - ● 保育の現場から—具合の悪くなった子どもの対応　250

§2　小児に多い疾病・症状と食生活　251
1. 発熱と食生活　251
    (1) 水分摂取　251／(2) 授乳と食事　251
2. 下痢と食生活　252
    (1) 水分摂取　252／(2) 食事　252
3. 便秘と食生活　252
    (1) 水分摂取　253／(2) 食事　253
4. 嘔吐と食生活　253
    (1) 水分摂取　253／(2) 食事（嘔吐のあと）　254
5. 咳・喘鳴（呼吸時にヒューヒュー,ゼーゼーする）と食生活　254
    (1) 水分摂取　254／(2) 食事　254
6. 口内炎,鵞口瘡と食生活　254
    (1) 水分摂取　254／(2) 食事　254
7. 体調不良児に対する保育所での対応　255

§3　食事療法　256
1. 先天性代謝異常症の食事療法　256
2. 小児生活習慣病（小児期メタボリックシンドローム）の食事療法　257
    (1) 肥満の食事療法　257／(2) 脂質異常症の食事療法　258
3. 小児腎臓病の食事療法　258
    (1) 急性腎炎症候群の食事療法　258／(2) 慢性腎炎症候群の食事療法　258／
    (3) ネフローゼ症候群の食事療法　259／(4) 慢性腎不全の食事療法　259
4. 小児糖尿病の食事療法　259
    (1) 糖尿病の種類　259／(2) 小児1型糖尿病の食事療法　260／
    (3) 小児2型糖尿病の食事療法　260

第12章 特別な配慮を要する子どもの食と栄養
食物アレルギーのある子どもへの対応 —————— 261

§1 食物アレルギーとは　261
　1. 食物アレルギーの定義と症状　261
　2. 食物アレルギーの疫学　262
　3. 食物アレルギーの臨床型分類　263
　4. 妊娠期・授乳期の食物除去による食物アレルギー予防について　263
　5. 離乳期の食物アレルギー予防について　264
　　● 保育の現場から —アレルギー発症　264

§2 食物アレルギーの治療　265
　1. 食物アレルギーの食事指導　265
　　(1) 必要最小限の原因食物の除去　265／(2) 完全除去の食事　265
　2. 保育所，幼稚園および学校での対応　265
　　(1) アレルギー疾患生活管理指導表による対応　265／
　　(2) 保育所給食の特徴と食物アレルギー　265／
　　● 保育の現場から —食物アレルギー対応　269／
　　(3) 緊急時の対応（アナフィラキシーが起こった時の「エピペン®」の使用）　271

第13章 特別な配慮を要する子どもの食と栄養
障がいのある子どもへの対応 —————— 272

§1 障がいの特徴と食生活　272
　1. 障がい児とは　272
　2. 摂食行動や摂食・嚥下機能発達を障がいする疾患や障がい　272
　　● 保育の現場から —統合保育（障がい児等の保育）　272／
　　—統合保育における食事場面　274／—気になる子　274

§2 摂食・嚥下機能障がい児の食生活の実際　275
　1. 摂食・嚥下機能障がいについて　275
　　(1) 障がい児に摂食・嚥下機能障がいが起こる原因　275／
　　(2) 摂食機能障がいの特徴的な症状　275／(3) 摂食・嚥下機能の障がいとは　275
　2. 摂食・嚥下困難児の食事　277
　　(1) 栄養摂取量の考え方　277／(2) 摂食・嚥下困難食に適した食事形態　277／
　　(3) 食べやすくするための献立と調理上の工夫　279／
　　(4) 摂食・嚥下困難者への水分量管理　281／
　　(5) 摂食・嚥下障がいから起こる低栄養（PEM）の防止　281
　3. 食事介助の方法　281
　4. 摂食機能訓練の実際　282
　5. 経口摂取ができない障がい児の栄養管理　283

　巻末資料1　保育所保育指針（抄）　285
　巻末資料2　幼稚園教育要領（抄）　286

引用・参考文献　287
索引　290

第1章
子どもの健康と
　　食生活の意義

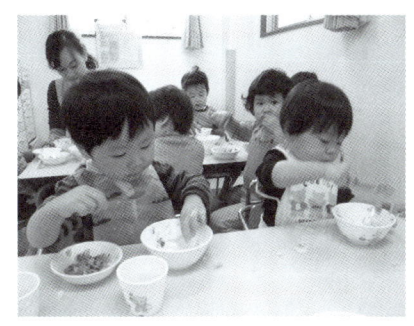

§1 「子どもの食と栄養」を学ぶ目的

1. 「子どもの食と栄養」で学ぶ範囲と目的

　日本は少子・高齢社会となり，健康問題に対する関心が高く，健康は，食生活，運動，休養により左右されると考えられている。食生活の中でも，子どもの栄養と食生活は，生涯にわたる健康の基礎が形成され，その後の心と身体の健康を大きく左右する。

　この科目では，妊娠期（胎児期），乳児期，幼児期，学童・思春期を対象として各段階に応じた健全な発育・発達を促すために必要な事柄を栄養と食生活の面から学び，子どもの現状を把握し，その後の生涯発達（成人期，高齢期）の健康および食生活と，子どもの食生活との関係を理解する。

　また，家庭や児童福祉施設における食生活の現状や課題，特別な配慮を要する子ども（疾病や体調不良，食物アレルギー，障がいのある）への対応も学ぶ。子どもが健康な生活を営むために，食生活や栄養に関する基本的知識を学ぶことは，今後の食育や自己の食生活を改善するという目標達成にぜひ必要である。これは保護者に対して育児不安を軽減するための指導・援助する力を身に付けることになる。

　その上，保育所保育指針でも，食育を家庭とともに保育所で取り組む必要性が強調され，保育に食育の視点をとり入れることが重要であるとしている。食育の基本と内容を的確に理解し，実践できるようになることも，この科目を学ぶ目的である。

2. 「子どもの食と栄養」と「保育の現場から」

　「子どもの食と栄養」の学びが，実際の保育の現場でどのように生かされているのかを「保育の現場から」に例示した。保育の現場での状況を知り，知識の理解と応用力を深めることができる。

> ● 保育の現場から——「子どもの食と栄養」と保育実践との学びについて
>
> 　これから保育士になるみなさん，いろいろな期待と不安でいっぱいでしょう。「子どもの食と栄養」といっても，それが，保育実践とどうつながってくるのか，今一つイメージが湧かないかもしれません。これからみなさんが「子どもの食と栄養」を学ぶにあたっては，大まかな視点でいえば以下のような点から，「基本」をしっかり学んで，実習や他教科の学び，自分自身の健康管理（栄養や体調管理）も含めて，できるだけイメージをクリアにして，保育の現場に来て下さい。

① 自分自身の健康管理；栄養管理・体調管理をしっかりする

　何事も，まず基本は自分自身です。みなさんは「自分の体が自分が食べたものでしか作られないという現実」を本当に理解して，食事や日々を送っていますか。若いみなさんにはちょっとピンとこないかもしれません。保育科の学生さんから聞く声の中には，朝食は食べないとか，昼食はカップラーメン，ジャンクフード，極端な例ではお菓子などというケースがあります。飲み会やファッションなど，交遊目的のお金のためについつい食費を削ってしまうとか，そのような食生活にもかかわらず，ダイエットの話に花が咲くなどということも聞きます。それで，本当に大丈夫？と正直心配です。女性の場合，将来元気な子どもを出産できる健康な体であることが大切なのは言うまでもありません。しかし，上述の食生活を送っているようでは，怖いことです。

　実際，保育現場の毎日は大変です。繊細ですぐに体調や気持ちが変化しやすい乳幼児を責任もって日々預かり，無事に成長・発達を遂げていくよう，常に世話し，面倒をみつづけるのです。「気がつきませんでした」「知りませんでした」では済みません。保育士は人を助ける立場ですから，機敏に対応し動ける健康な心と体を作って維持するために，自分で自分を守り自らを"運営"できなければなりません。多忙な現代社会，一人暮らしや核家族の夫婦などでは共働きがほとんどですから，食生活で他人が助けてくれる環境を期待するのは難しいといえます。自分の体調と栄養は自分で正しく判断し，食材を選び，調理し，しっかり食べる。それができるようになってください。

② 健康上，子どもにとっての食の意義は，成長した大人とは異なる

　保育現場での乳幼児，そして，今保育を勉強しているみなさん，そしてこれを書いている私。みなそれぞれ，年齢（発達段階）が違い，身体にとっての健康上の食と栄養の意義が異なります。私よりみなさん，そしてみなさんより，乳幼児の方が，一食のエネルギーや栄養素が体の細胞一つひとつに与える影響は大きく，効果（それゆえにリスクも）がはるかに高いということです。乳幼児は自分で自分の食事を選べません。急速に体が成長変化する乳幼児の一食の重みと意義を，栄養学的にもしっかりと学んだうえで，保育現場に来てください。

③ 地域の子育て支援のために，保護者の方に「食」についてしっかり話ができる

　保育士は"子守り"ではありません。"子育ての専門職"です。厳しい物言いですが，卒業後，保育現場でみなさんが対応する保護者（多くは母親）はみなさんより年上で，結婚や妊娠・出産経験が既にある方たちがほとんどです。そのような経験ある方たちの子育ての悩みや問題だけでなく，生活一般のこと，夫婦や親子（祖父母や近隣）関係まで，幅広いお話や相談内容について対応し，支援，指導していくのがみなさんの仕事になります。実際，食事（栄養）や体調（生活リズムなど）に関する話も大変多いです。さて，あなたはきちんと対応できますか？

　最初はもちろんできません。保育士はみな苦労しながら試行錯誤で経験を積み，成長していきます。実務経験は就職後の話ですが，その前に，専門職として必要な「基礎的な知識」は学校で学んでおくことができます。食生活や栄養についてはその柱の一つです。上述の自身の健康管理の意味も含め，しっかり学んでください。みなさんの2，3年先輩の保育士はよく言います。「真面目に授業を聞いておけばよかった」と。現場に出て，初めて知らないことが多すぎると後悔し，学ぶ大切さを自覚するのです。保育士は時代や社会の変化にそって一生勉強していく必要があります。先輩として「しっかり学んで！」のエールを送ります。

§2 子どもの心身の健康と食生活

1. 日本人の健康問題

(1) 平均寿命の延伸，疾病構造の変化と健康寿命

わが国の**平均寿命**は，昭和22（1947）年では男50.1歳，女54.0歳であったが，戦後急速に延伸（図1-1）し，今では「人生100年」といわれるようになり，それとともに**乳児死亡率**の減少もめざましく（図1-2）世界でトップクラスとなっている（厚生労働省の令和5年簡易生命表によると2023年平均寿命は男が81.09歳，女が87.14歳）。これは医学の発達，公衆衛生の向上，国民皆保険制度，紛争のない環境などによる部分が多い。

また，死因からみると，戦前では国民病といわれていた結核や肺炎などの感染症が上位を占めていたが，戦後とくに高度成長期から変化し，最近の日本人の死亡原因は，1位**悪性新生物**（がんや肉腫），2位**心疾患**，3位**老衰**，4位**脳血管疾患**などの**生活習慣病**が占めている（図1-3）。これらの治療方法の進歩は，平均寿命の伸びにつながっている反面，後遺症としての機能障がいや，手術等による体力の減退，筋力の萎縮，認知症の進行をもたらす。また関節疾患，骨折や転倒などの**運動器の障がい（ロコモティブシンドローム）**も原因となり要介護状態となる。自立して生活できる期間を**健康寿命**というが，わが国では要介護期間は，2022年で男約8.49年，女約11.63年に及んでいる。現在，健康寿命を平均寿命に近づけることが，最重要課題といえる。令和元年に健康寿命延伸プランが策定され，2016年から2040年までに健康寿命を3年以上伸ばすことを目標とした。

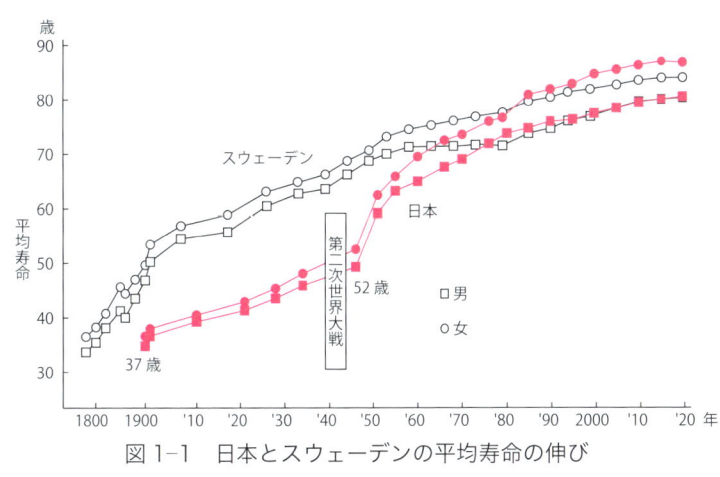

図1-1　日本とスウェーデンの平均寿命の伸び

人口動態統計，Demographic Yearbook，簡易生命表による

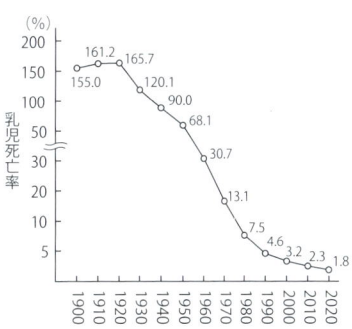

図1-2　乳児死亡率の年次推移
（人口動態統計より）

乳児死亡は生後1年未満の死亡をいう。1年間の出生1,000に対する割合を乳児死亡率といい，乳児の健康指標であり，地域社会の健康水準を示す重要な指標である。

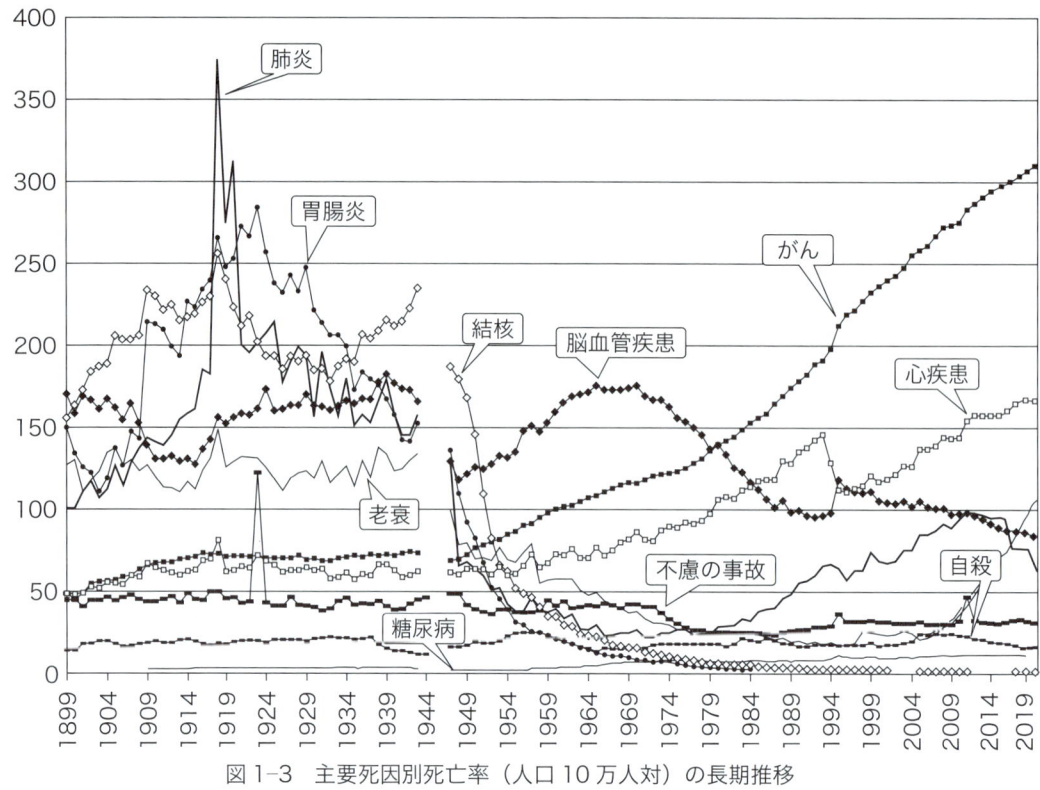

図1-3 主要死因別死亡率（人口10万人対）の長期推移

(注) 災害、事故などによる病気外の死因は「自殺」を除いて略。1994年の心疾患の減少は、新しい死亡診断書(死体検案書)(1995年1月1日施行)における「死亡の原因欄には、疾患の終末期の状態としての心不全、呼吸不全等は書かないでください」という注意書きの事前周知の影響によるものと考えられる。2017年の「肺炎」の低下の主な要因は、ICD-10(2013年版)(平成29年1月適用)による原死因選択ルールの明確化によるものと考えられる。最新年は概数。

社会実情データ図録(honekawa2.sakura.ne.jp/) 資料：人口動態統計 厚生労働省

(2) 増える不健康な国民—メタボリックシンドローム対策

　国民健康・栄養調査結果（図1-4）では，男性は女性に比較して肥満者が多い。一般的に男性の肥満は，腹部の中央の**内臓脂肪**（内臓や血液中にある脂肪）が多く，女性は腰周りに**皮下脂肪**がつくことが多い。脂肪のつく場所により，**りんご型肥満**と**洋なし型肥満**に分類されることもある。内臓や周辺に蓄えられた脂肪は，体に悪影響を及ぼすことが多いことから，**内臓脂肪症候群**（**メタボリックシンドローム**）の診断基準（表1-1）において腹囲を測定している。コレステロール，高血圧，糖尿病が動脈硬化を促進し，心筋梗塞や脳卒中につながっていく。

　平成20年4月から，生活習慣病増加の予防に取り組む体制として，医療保険者（健康保険組合や市町村など）に**特定健診・特定保健指導**が義務付けられた。これは，40～74歳までの人を対象に健診を義務化し，メタボリック症候群の人などを早期発見し，保健指導や早期治療対策を施すなど生活習慣病発症を低減化させる取り組みである。

　生活習慣病に悪影響を与える喫煙状況は，年々減少傾向にあるが，令和5年の国民健康・栄養調査では，男性25.6％，女性6.9％である。令和2年の千葉市小学4年生を対象とした調査では，たばこの煙を吸って体内に入ったニコチンの尿中の代謝産物（コチニン）の濃度が高かった児童の90％以上に同居家族に喫煙者がいることが判明し，受動喫煙の影響が明らかになった（第4章§5参照）。

　一方，若い女性に多いやせは，成長期から食べ物を制限したことによる**低骨密度**や，**やせた妊婦**は低出生体重児出産のリスク増加が心配されている（第4章§3の3参照）。

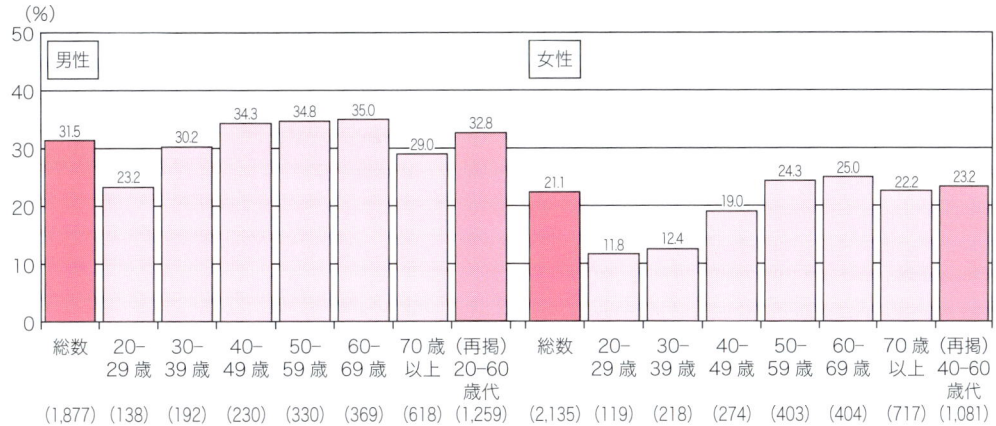

図1-4-① 肥満者（BMI≧25kg/m²）の割合
（20歳以上，性・年齢階級別） ※妊婦除外。

令和5年国民健康・栄養調査報告
厚生労働省，2023

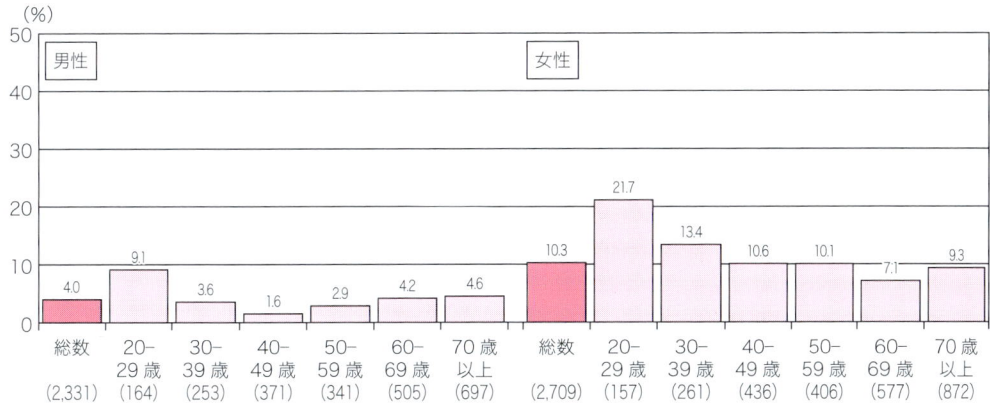

図1-4-② やせの者（BMI＜18.5kg/m²）の割合（20歳以上，性・年齢階級別） ※妊婦除外。

肥満度：BMI (Body Mass Index) を用いて判定
BMI＝体重 [kg]／(身長 [m])² により算出

BMI＜18.5　低体重（やせ）
18.5≦BMI＜25　普通体重（正常）
BMI≧25　肥満
（日本肥満学会肥満症診断基準検討委員会，2000年）

令和元年国民健康・栄養調査報告
厚生労働省，2020より著者作成

図1-4　肥満およびやせの状況（20歳以上）

表1-1　メタボリックシンドロームの診断基準

必須項目	選択項目　これらの項目のうち2項目以上
内臓脂肪蓄積 　　ウエスト周囲径　男性≧85cm 　　　　　　　　　　女性≧90cm 　　（内臓脂肪面積　男女とも≧100cm²に相当）	高トリグリセライド血症　　　　　≧150mg/dl かつ／または 低HDLコレステロール血症　　　＜40mg/dl
	収縮期（最大）血圧　　　　　　　≧130mmHg かつ／または 拡張期（最小）血圧　　　　　　　≧85mmHg
	空腹時高血糖　　　　　　　　　　≧110mg/dl または ヘモグロビンA1c（NGSP値）　　6.0%以上

＊CTスキャンなどで内臓脂肪量測定を行うことが望ましい
＊ウエスト周囲径は立ったまま，軽く息をはいた状態で臍周りを測定する
＊脂質異常症の診断基準では，
　≧150mg/dl（空腹時採血），
　≧175mg/dl（随時採血）となっている。

日本肥満学会，日本動脈硬化学会ほか，2005，厚生労働省，2021

(3) 食をめぐる社会の健康政策

国民全体が生活習慣病発症予防の食生活を実践できるように，以下のような健康政策が行われている。

① 平成2年「健康づくりのための食生活指針（対象特性別）」，平成12年「食生活指針」の策定

近年では，がん，心臓病，糖尿病などの生活習慣病が健康問題として大きな課題であり，その予防のための食生活の改善は重要である。国民が日々の生活のなかで「何をどれだけ，どのように食べたらよいのか」，具体的に実践できる目標として，昭和60年に**健康づくりのための食生活指針**（厚生省）が策定された。また，この内容をライフステージ別の目標として平成2年**健康づくりのための食生活指針**（対象特性別）が策定され，成人病（生活習慣病）予防，成長期（表1-2），女性（母性を含む），高齢者のための食生活指針が発表された。その後，平成12年に新たに**食生活指針**が策定され，平成28年に一部改正された（表1-4）。

②「21世紀における国民健康づくり運動（健康日本21）」平成12（2000）年施行

国民の健康維持は，次世代の社会の活力に大きく影響する。健康状態の改善が，壮年期死亡の減少や，健康寿命の延伸および生活の質の向上を実現させるものとし施行されたが，2012年度末で終了となった。2024年度からは新たな施策「21世紀における**第3次国民健康づくり運動（健康日本21（第3次））**」が始まり，開始から10年後（令和15年）をめどとした目標を示している。栄養・食生活に関する目標を表1-3に示す。

③「健やか親子21」平成13（2001）年施行

母子の健康水準向上のための国民運動計画である。未来を担う子ども達を健やかに育てるためのさまざまな取り組みを提示している。平成27（2015）年からは，現状の課題を踏まえ，健やか親子21（第2次）の計画（〜令和6年度）が始まっている。重点課題として①育てにくさを感じる親に寄り添う支援，②妊娠期からの児童虐待防止対策をあげている。

④ 妊産婦のための食事バランスガイドなどの施行

平成18年2月に，食事の望ましい組み合わせや量を示した**妊産婦のための食事バランスガイド**および**妊娠中の体重増加指導の目安**（第4章§1表4-3参照）を盛り込んだ**妊産婦のための食生活指針**が発表され，妊産婦に対する健康診査や各種教室等における保健・栄養指導での活用を図っていたが，令和3年3月に「**妊娠前からはじめる妊産婦のための食生活指針〜妊娠前から健康なからだづくりを**」（口絵カラー参照）に改定された。

⑤こども大綱

政府全体のこども施策の基本的な方針等を定めるもので，こども基本法（令和5年4月施行）に基づき，令和5年12月に閣議決定された。学童期・思春期の重要事項として「学校給食の普及・充実や，栄養教諭を中核とした，家庭，学校，地域等が連携した食育の取組を推進する」ことをあげている。

表1-2　成長期のための食生活指針

1　子どもと親を結ぶ絆としての食事（乳児期）	2　食習慣の基礎づくりとしての食事（幼児期）
① 食事を通してのスキンシップを大切に ② 母乳で育つ赤ちゃん，元気 ③ 離乳の完了，満1歳 ④ いつでも活用，母子健康手帳	① 食事のリズム大切，規則的に ② 何でも食べられる元気な子 ③ うす味と和風料理に慣れさせよう ④ 与えよう，牛乳・乳製品を十分に ⑤ 一家そろって食べる食事の楽しさを ⑥ 心掛けよう，手づくりおやつの素晴らしさ ⑦ 保育所や幼稚園での食事にも関心を ⑧ 外遊び，親子そろって習慣に
3　食習慣の完成期としての食事（学童期）	4　食習慣の自立期としての食事（思春期）
① 1日3食規則的，バランスのとれた良い食事 ② 飲もう，食べよう，牛乳・乳製品 ③ 十分に食べる習慣，野菜と果物 ④ 食べ過ぎや偏食なしの習慣を ⑤ おやつには，いろんな食品や量に気配りを ⑥ 加工食品，インスタント食品の正しい利用 ⑦ 楽しもう，一家団らんおいしい食事 ⑧ 考えよう，学校給食のねらいと内容 ⑨ つけさせよう，外に出て体を動かす習慣を	① 朝，昼，晩，いつもバランス良い食事 ② 進んでとろう，牛乳・乳製品を ③ 十分に食べて健康，野菜と果物 ④ 食べ過ぎ，偏食，ダイエットにはご用心 ⑤ 偏らない，加工食品，インスタント食品に ⑥ 気をつけて，夜食の内容，病気のもと ⑦ 楽しく食べよう，みんなで食事 ⑧ 気を配ろう，適度な運動，健康づくり

平成2年　対象特性別食生活指針　厚生省

表1-3 栄養・食生活の改善に関する目標

目標	指標	目標値
適正体重を維持している者の増加（肥満，若年女性のやせ，低栄養傾向の高齢者の減少）	BMI18.5以上25未満（65歳以上はBMI20を超え25未満）の者の割合（年齢調整値）	66%（令和14年度）
児童・生徒における肥満傾向児の減少	児童・生徒における肥満傾向児の割合	令和5年度から開始する第2次成育医療等の提供に関する施策の総合的な推進に関する基本的な方針に合わせて設定
バランスの良い食事を摂っている者の増加	主食・主菜・副菜を組み合わせた食事が1日2回以上の日がほぼ毎日の者の割合	50%（令和14年度）
野菜摂取量の増加	野菜摂取量の平均値	350g（令和14年度）
果物摂取量の増加	果物摂取量の平均値	200g（令和14年度）
食塩摂取量の減少	食塩摂取量の平均値	7g（令和14年度）

健康日本21（第3次）「国民の健康の増進の総合的な推進を図るための基本的な方針」厚生労働省，2023

表1-4 食生活指針

食生活指針	食生活指針の実践
食事を楽しみましょう。	・毎日の食事で，健康寿命をのばしましょう。 ・おいしい食事を，味わいながらゆっくりよく噛んで食べましょう。 ・家族の団らんや人との交流を大切に，また，食事づくりに参加しましょう。
1日の食事のリズムから，健やかな生活リズムを。	・朝食で，いきいきした1日を始めましょう。 ・夜食や間食はとりすぎないようにしましょう。 ・飲酒はほどほどにしましょう。
適度な運動とバランスのよい食事で，適正体重の維持を。	・普段から体重を量り，食事量に気をつけましょう。 ・普段から意識して身体を動かすようにしましょう。 ・無理な減量はやめましょう。 ・特に若年女性のやせ，高齢者の低栄養にも気をつけましょう。
主食，主菜，副菜を基本に，食事のバランスを。	・多様な食品を組み合わせましょう。 ・調理方法が偏らないようにしましょう。 ・手作りと外食や加工食品・調理食品を上手に組み合わせましょう。
ごはんなどの穀類をしっかりと。	・穀類を毎食とって，糖質からのエネルギー摂取を適正に保ちましょう。 ・日本の気候・風土に適している米などの穀類を利用しましょう。
野菜・果物，牛乳・乳製品，豆類，魚なども組み合わせて。	・たっぷり野菜と毎日の果物で，ビタミン，ミネラル，食物繊維をとりましょう。 ・牛乳・乳製品，緑黄色野菜，豆類，小魚などで，カルシウムを十分にとりましょう。
食塩は控えめに，脂肪は質と量を考えて。	・食塩の多い食品や料理を控えめにしましょう。食塩摂取量の目標値は，男性で1日8g未満，女性で7g未満とされています。 ・動物，植物，魚由来の脂肪をバランスよくとりましょう。 ・栄養成分表示を見て，食品や外食を選ぶ習慣を身につけましょう。
日本の食文化や地域の産物を活かし，郷土の味の継承を。	・「和食」をはじめとした日本の食文化を大切にして，日々の食生活に活かしましょう。 ・地域の産物や旬の素材を使うとともに，行事食を取り入れながら，自然の恵みや四季の変化を楽しみましょう。 ・食材に関する知識や調理技術を身につけましょう。 ・地域や家庭で受け継がれてきた料理や作法を伝えていきましょう。
食料資源を大切に，無駄や廃棄の少ない食生活を。	・まだ食べられるのに廃棄されている食品ロスを減らしましょう。 ・調理や保存を上手にして，食べ残しのない適量を心がけましょう。 ・賞味期限や消費期限を考えて利用しましょう。
「食」に関する理解を深め，食生活を見直してみましょう。	・子供のころから，食生活を大切にしましょう。 ・家庭や学校，地域で，食品の安全性を含めた「食」に関する知識や理解を深め，望ましい習慣を身につけましょう。 ・家族や仲間と，食生活を考えたり，話し合ったりしてみましょう。 ・自分たちの健康目標をつくり，よりよい食生活を目指しましょう。

平成12年3月23日付け文部省決定，厚生省決定，農林水産省決定
平成28年6月一部改正

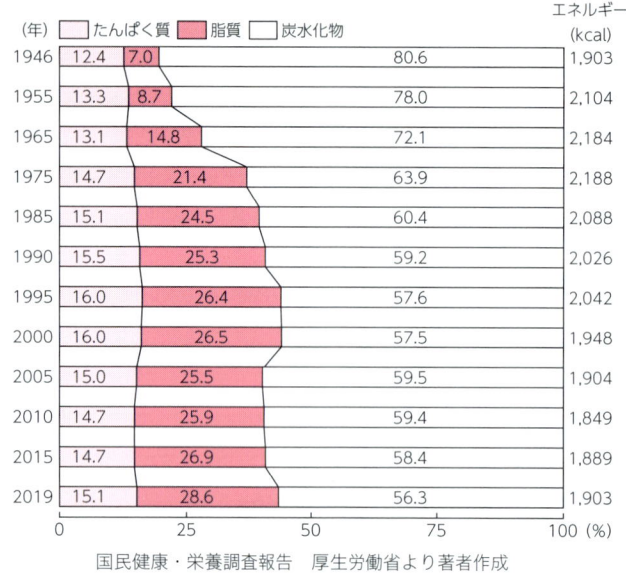

図1-5 日本人の食事内容の変遷（全国1人1日あたり）

2. 日本人の食生活上の問題

(1) 栄養素の摂取状況―食の洋風化

国民健康・栄養調査結果をみると図1-5に示すように，脂質の摂取量が増加するにつれ，炭水化物の摂取量が減少傾向にあることがわかる。

高度成長期からみられる洋風化の傾向は，高たんぱく質，高脂肪で，エネルギー源としてのご飯やパンなどの穀類の摂取量は減少する傾向にある。たんぱく質のとり方は穀物等からの植物性たんぱく質は減り，動物性の脂肪を含む肉類が多い。肉類だけでなく肉類を使った加工品が多いことは，動物性脂肪と調理に使う油と合わせて摂取することになり，これらの洋風化した食生活は，日本人の遺伝的な体質には適合せず，内臓脂肪型肥満を増やし，健康寿命を短くしていることにつながっている。

(2) 家庭の食事を変えた食ビジネス―外食，中食の増加

少子・高齢化，結婚年齢の上昇などによる単身者世帯の増加や，24時間営業・開店時間の延長など多様化した就業時間，女性の就業率の上昇は家族の食事に大きな影響を及ぼしている。

戦後，夜営業する食品店も飲食店もなかった時代では，家族が夕食をそろって囲む姿と，出かけるときの手づくり弁当は当たり前であった。

ところが，高度成長期（昭和30～48年）以降，24時間営業の出現は，残業ずくめのモーレツ社員を助長し，家で家族がそろって食事をする機会を極端に減少させた。「一つ屋根の下」に生活している家族は，それぞれの生活時間が異なり，できたてのあつあつ料理をみなで食べる機会が少なくなった。家族の間で違った種類のおかず（個食）を，1人で食べる（孤食）姿も増加した。今後もこれらの増加傾向は否めない。外食，中食（なかしょく：調理済み食品や惣菜，弁当など）では油や揚げ物使用によるエネルギーや塩分の摂取が多くなることに注意が必要である。

令和元年国民健康・栄養調査によると，外食および持ち帰り弁当・惣菜を週1回以上利用している者の割合は，男性41.6％と47.2％，女性26.7％と44.3％であり，外食では男女とも20歳代で最も高く，持ち帰り弁当等の利用は，20～50歳代でその割合が高く，70歳代で最も低かった。また定期的に利用している者は，主食・主菜・副菜を組み合わせた食事の頻度が有意に低い傾向といわれている。

(3) 日本人の食生活上，注意すべき点

日本人の食生活における欠点は野菜不足，食塩過剰といわれている。20歳以上の年齢別野菜類の摂取量を図1-6に示す。実際の野菜摂取量目標量は，1日350g食べることが望ましいとされるが，20歳代から30歳代，40歳代も少なく，子どもの母親である世代で少ない傾向がみられる。食塩摂取量は図1-7のように，男性は，多くの年代で10g以上であり，佃煮や漬

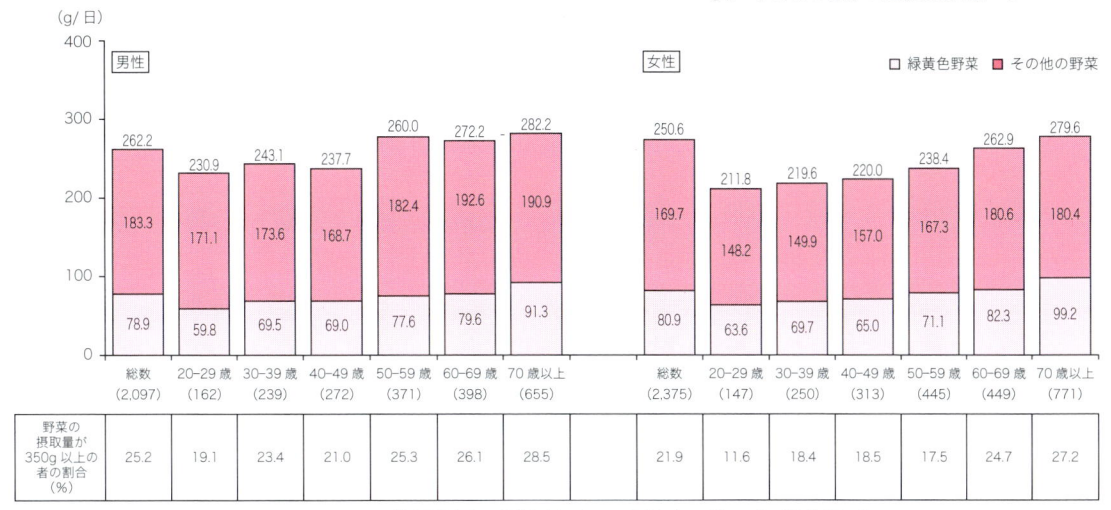

図1-6 野菜摂取量の平均値（20歳以上，性・年齢階級別）

令和5年国民健康・栄養調査結果の概要　厚生労働省，2023

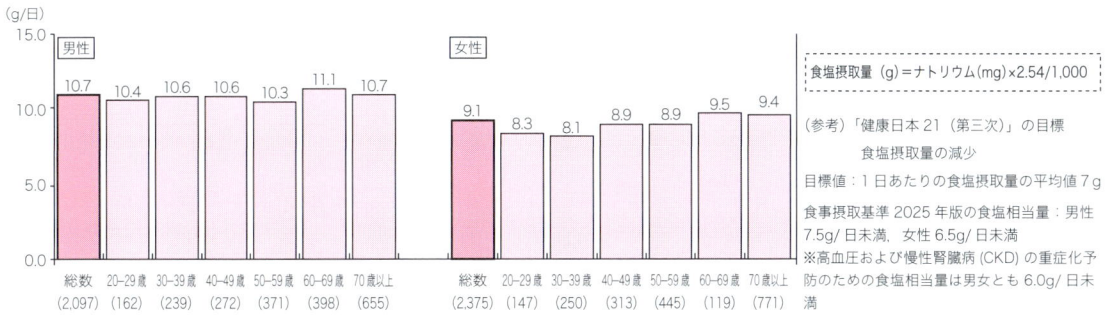

図1-7 食塩摂取量の平均値（20歳以上，性・年齢階級別）

食塩摂取量 (g) ＝ ナトリウム(mg) × 2.54/1,000

(参考)「健康日本21（第三次）」の目標
　食塩摂取量の減少
目標値：1日あたりの食塩摂取量の平均値 7g
食事摂取基準2025年版の食塩相当量：男性7.5g/日未満，女性6.5g/日未満
※高血圧および慢性腎臓病（CKD）の重症化予防のための食塩相当量は男女とも6.0g/日未満

令和5年国民健康・栄養調査結果の概要　厚生労働省，2023を一部修正

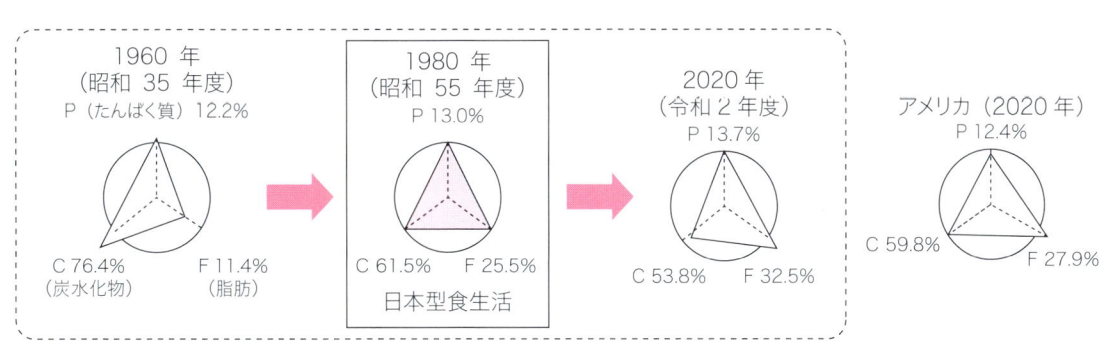

1960年（昭和35年度）
P（たんぱく質）12.2%
C 76.4%（炭水化物）　F 11.4%（脂肪）

1980年（昭和55年度）
P 13.0%
C 61.5%　F 25.5%
日本型食生活

2020年（令和2年度）
P 13.7%
C 53.8%　F 32.5%

アメリカ（2020年）
P 12.4%
C 59.8%　F 27.9%

＊PFCバランス
　供給エネルギーに対するたんぱく質（P：Protein），脂肪（F：Fat），炭水化物（C：Carbohydrate）の比率をPFCバランスまたは栄養供給比という。
適正比率：P（たんぱく質）13%，F（脂肪）27%，C（炭水化物）60%
食料・農業・農村基本計画における平成22年度の目標値（供給ベース）

図1-8 日本型食生活のすすめ

平成18年食育白書，令和2年食糧需給表，FAOSTATより著者作成

け物や味噌汁，塩蔵品などが多いと，食塩の摂取量は多くなる。食塩摂取量の増加は胃がんや脳血管疾患の多発原因との関係が注目されている。

3. 日本型食生活のすすめ

日本型食生活とは図1-8に示すようにPFCバランス*が適正に近かった食事，すなわち，日本の気候風土に適した米飯を主食とし，主菜に魚，肉，だいず製品，卵等を摂取し，副菜として，野菜，果物，海藻，きのこ，いも類などから構成された栄養バランスのとれた食事をいう。この食生活は煮物や焼き物など油脂の使用の少ない調理法で脂質の摂取量は適度であり，野菜やいも，海藻などの食品を多く使うおかずと主食の穀物を食べるために，植物性たんぱく質，ビタミンやミネラル，食物繊維の摂取量が多いという特徴をもっていた。国民健康・栄養調査に基づいて作成した1960年，1975年，2005年頃の食事をマウスの飼料として与える実験がある。その結果，1975年頃の日本食群が，肥満，糖尿病，脂肪肝の発症リスクが低く，健康維持に有益であることが示唆されている。また，食事バランスガイドに沿った食生活が日本人の平均寿命の延伸に寄与しているという研究も発表されている（第3章§3の1(4)参照）。健康日本21（第3次）では，主食・主菜・副菜を組み合わせた食事の目標を示している（表1-3）。

4. 子どもの生活と食習慣の形成プロセス

食習慣は，乳幼児期から成人に至るまでの各ライフステージにおける人的，物的な多様なかかわりを通して形成される。食習慣の育成期である乳幼児期に身につけるべき大きな目標には，楽しく食べることがあげられる。学童期までには食具を上手に使い，よくかんで食べることを学ぶ。食事の準備や片付けなども大人やほかの子どもとかかわりながら行い，ともに食事をすることで，楽しく食べる機会の経験が始まるのである。

また，食べることは心の交流の場であり，心を育成する場である。ごく自然に食卓に人が集い，心を満足させる食事の場の経験は，生きる原動力になる。学童期からは学習能力の発達により，食品の知識などを理解し，食べ物とかかわるようになる。とくに，小学校高学年は友だちとの遊びや塾など，親の目の届かないところで食べる機会が多くなり，自分で判断して食べるトレーニングの時期となる。中学生や高校生では，成長が促進され，部活動など体力が増す。部活動では競技成績の面から食べ方への興味をもち，勝つための食事など，自分で目標にそった選択機会がさらに多くなる。高校生は行動範囲がさらに広がるので，コンビニエンスストアなどでの食品購入，外食の利用など，食べたいもの，食べるべきものを判断し，**食物選択の経験**を増やしていく。やがて，大学生や社会人となり，一人暮らしなどで身体に必要な食品や食べ方が身についていなければ，肥満やスリム志向などによる将来の生活習慣病の発症因子が現れることは珍しくない。

5. 親世代の食生活の子どもの食習慣形成への影響

子どもの食べ物は，大人が与えるものであり，大人の食事の規則性や食事内容，食事の価値観が食環境をつくり，各家庭の食生活の傾向を子どもは受け継いで育つ。

家族は子どもにとって最初の小さな社会である。家族という小社会で経験する食事のパターンや味付け，1人分の分量などは，子どもの毎日の経験となり，生涯にわたる食習慣形成に影

響する。親の生活は子どもの成育環境であり，親の行動を子どもはそのままインプリントする。たとえば，自然食品が健康増進によいという考え方は，子どもたちへの食事内容や言葉かけで刷り込まれ，子どもたちの食物の選択に影響するということも知られている。また洋風化した食事習慣はそのまま子どもに受けつがれ，子どもの時から動脈硬化の芽が発現しているといわれる。

子育て環境は，家庭だけでなく保育所や託児所，家庭的保育者など，地域の様々な大人と関係しながら毎日を過ごす機会が多くなる。子どもは，それぞれの食環境のなかで，大人とかかわりながら自らの食習慣が確立されていく。保育士をめざす者には，生涯の健康の基は，乳幼児期の食生活にあることを知り，目の前の子どもたちに，食習慣の基盤となる柱がしっかり立つようにサポートする責任を認識してほしい。

6. 子どもの心の発達と食生活

子どもを育てるには体や脳を成長・発達させるエネルギー源や栄養素の補給と，子どもへの慈しみのある育て方が必要である。

母親が子どもにお乳を飲ませるとき，やさしい声で話しかけ，抱いてにっこりと笑顔で**アイコンタクト**をする行動は，子どもにとって安らぎの気持ちを感じるポジティブな刺激である。生後3か月くらいではアイコンタクトにより笑う反応を示し，ますます大人は，子どもの笑顔を見たい一心であやすという行動を繰り返し，刺激を与える頻度が多くなる。このようにお互いの五感を通したやりとりによる**母子相互作用**によって，子どもに，親に対する信頼感と情愛の絆である**愛着**（アタッチメント）が形成される。初めはアイコンタクトにより笑うだけであったが，やがて親やそのほかの人に興味を示し，言葉を発し，コミュニケーションをとるようになるのが一般的な発達プロセスである。

しかし，これらの刺激を受けた経験がない，またはある時から途切れているような場合は，子どもは他者や外界に興味を示さなくなり，無表情や内にこもる行動がみられる。とくに飢餓や長期のネグレクト（育児放棄）により栄養不足の子どもでは，極端な栄養不良の状態で成長が止まり，同時に脳の成長も停滞する。この場合には，子どもの心の活性は鈍くなり，人とかかわることへの反応が鈍くなることが確認されている。このとき，栄養不良が一応改善されても，精神状態については，健全に回復する子どもと，完全に回復しない子どもがいる。前者では行動上の欠陥は少ないが，後者では行動上に母親に興味を示さず，長時間泣かず，無表情になるなどの難問が起こる場合がある。

保育環境の不適切な施設の児童において，エネルギーや栄養素が十分であっても子どもの欲求不満から成長ホルモンの分泌不良による身体発育の遅れや，無関心，無表情などの情緒的障がいを伴う**ホスピタリズム**（施設症候群）が指摘されていた。近年，保育環境の改善により乳児院などではみられなくなったが，家庭におけるネグレクトなどによりこれらの症状がみられるようになり，子どもが十分な愛情を感じないまま育った場合，エネルギーや栄養素は適正でも心身両面に発育障がいを起こす**愛情遮断症候群**が問題とされている。

脳は心を形作っている。成長するためには，食物が必要であると同時に，親や保育者からの受容の表情や声かけなど社会的刺激が心の成長に及ぼす影響は大きい。成長のプロセスにおいて適切な保育と食生活は，後戻りして修正することができない。

7. 世界の食生活（栄養不足と栄養過剰の偏在）

(1) 栄養不足

　南アジアとアフリカの開発途上国では，現在もなお約8億人以上もの人々が栄養失調に苦しみ，しばしば飢餓状態にある。出生率は先進国の何倍も高いが，乳幼児死亡率も高く5歳までも生きられない子どもが多い。食料不足に起因する栄養不良は，たんぱく質とエネルギー摂取不足による低栄養状態 **PEM**（protein energy malnutrition）とよばれ，はしか，下痢といった感染症の発症が多く，早死の原因となっている。このうち**クワシオルコル**は，たんぱく質が著しく少ない栄養欠乏で，大きくふくれたお腹に特徴がある。**マラスムス**はエネルギーが著しく欠乏している状態で，極度のやせ，老人様顔貌がみられる。またビタミンAやヨウ素，亜鉛の欠乏問題も深刻であり，妊産婦や子どもの死亡，感染症の罹患（りかん），生活習慣病などの，世界が抱えている健康上の課題は栄養問題と深くかかわっている。

　そのうえ，教育も重要な要因としてあげられている。すなわち，**非識字率**（文字の読み書きができない人の比率）が50％に近い国もあるなど教育レベルが低いために，妊娠時の栄養の問題，子育てと栄養の問題解決などが遅れている。

　世界で生産される穀物は，世界の人々に平等に分配されるならば，十分な食料が生産されている。しかし，先進国がバイオ燃料として穀物を確保してしまうこともあり，アフリカ，アジア，中南米諸国の国々では，1人あたりの平均エネルギー摂取量は，健康維持に必要とするよりかなり低くなっている。

(2) 栄養過剰

　一方，日本の食生活は飽食の時代といわれ，代金さえ支払えば好きな食べ物が手に入り，食品工業や家庭での食べ残しなどで，大量の食品を廃棄している。しかし，カロリーベースの**食料の自給率は38％（令和5年度，農林水産省）**と，2030年度45％の政府目標と比較して非常に少ない。

　先進工業国の人々は，座りっきりのライフスタイルが多く，運動不足になりやすいので，エネルギーの摂取過剰の傾向がある。そのため，肥満の発症率が増加し，生活習慣病の要因となることから，世界的に肥満の予防に取り組んでいる。近年では先進国だけでなく開発途上国においても，肥満に起因する様々な生活習慣病などの健康問題，また，動物の福祉問題などが食料にかかわる大きな問題として浮かび上がってきている。現在，目覚ましい開発の進んでいる中国では，欧米から導入されたファストフードへの嗜好の増加，金銭的に豊かになったための外食の増加などにより，肥満をはじめとする生活習慣病の人が増加してきているという。1980年以降，北米，中南米，英国，東欧，太平洋諸島，オーストラリア，中国では，肥満に伴う糖尿病や心臓疾患などの生活習慣病が増えてきている。また，インド，ブラジル，中国のような経済が急速に発展している国々では，裕福な食生活を営んでいる階層がいる反面，貧困の階層も多い。

§3　子どもの食生活の現状と課題

　現代の子どもの食生活における現状と課題は，**食育白書**（食育についての政策や現状の報告で毎年発行される）においても取り上げられているように，①基本的生活習慣（睡眠，食事など）

の乱れと②肥満とやせが将来の健康問題を引き起こしているおよび③子どもの貧困問題が食生活上に与える影響があげられる。

1. 基本的な生活習慣の乱れ

　子どもに必要な基本的生活習慣として，バランスのよい食事をよく食べ，運動や遊びでよく体を動かし，十分に休養し，よく眠ることがあげられる。規則正しい食事や早寝早起きの習慣で生体リズムが整っていく。これらの生活習慣は子どもの時にその基礎を身につけ，生涯を通して健康づくりを続けていく必要がある。しかし社会の変化にともない，子どもの生活習慣の乱れが心配されている。

(1) 社会の変化と子どもの生体リズムの乱れ

　両親の共働きや残業，テレビ，習い事などで生活の夜型化が進行し就寝時間が遅くなり，**睡眠時間**が減少している。なかでも，幼児期や思春期の睡眠時間の確保は，健やかな心身の発育のために重要である。睡眠時間の減少により朝起きても身体の機能は活性化せず，夜間に成長のために多量に分泌される**成長ホルモン**の分泌量は夜更かしにより低下する。図1-9に示すように成長ホルモンの分泌は午後10時から早朝の睡眠中に高まり，骨や筋肉の成長のための細胞増殖を促進する。夜尿で睡眠が途中妨げられたり，睡眠時間が短いと分泌が悪くなり，身長の伸びに影響する可能性もある。また，遅い就寝は慢性の時差ぼけを引き起こし，自分を抑える機能を低下させることなどから，キレる症状，うつ状態，摂食障がいなど様々な健康障がいを招く。睡眠は単なる休息ではなく，健やかな心身の発育には不可欠なものである。不規則な生活習慣は，**就寝時刻**と**起床時刻**を遅くし朝食欠食を招き，日中の集中力や身体活動を低下させることにつながる（第6章§2参照）。

(2) 朝食の欠食とその影響

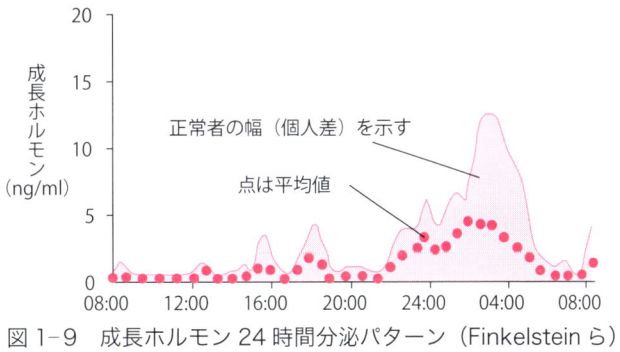

　朝食をとらない子どもが増えていることは，全国的に問題となっている。

　朝食欠食の大きな影響は脳が受ける。他の臓器は，糖質，脂質，たんぱく質をエネルギー源として利用できるが，基本的に脳は，糖質から得られる**ぶどう糖**を利用する。脳は人間が眠っている間も常に血糖で運ばれたぶどう糖を消費しているので，朝食によるぶどう糖補給の意義は大きい。

図1-9　成長ホルモン24時間分泌パターン（Finkelsteinら）
成長ホルモンは，運動後と睡眠中に分泌が増える。

　脳の低血糖は集中力や注意力を欠き，いらいら感を高める。毎日朝食を欠かさず食べている場合には，疲れる，いらいらするなどの不定愁訴を訴えることも少ない（第7章§3の1 図7-8参照）。朝食は，睡眠中に下がった体温を上げ，体を眠りから覚ますとともに血糖値を上げ，活動のためのエネルギー源を確保するので，心身ともに健康な生活を過ごすことができる。

　以上のような点から，身につけるべき生活習慣として文部科学省は**早寝早起き朝ごはん**という国民運動（平成18年）を提唱している。

● **保育の現場から──生活リズムの乱れ（朝食欠食など）と保護者への対応**

　現代は社会全体が夜型にシフトしていることもあり，親の勤務時間に合わせて，子どもも同じような生活リズムになっています。夜遅くまで起きていて，朝は遅くまで寝ている。やっと起こされて登園するので心も体もまだ目覚めていない。朝食も欠食。したがって，保育所に登園しても午前中はボーッとしているので友だちとの遊びも今一つのれず…。ほかの子どもが昼寝に入るころになってやっとぱっちり目が覚めて元気になり，夕方はそれも通り越してハイになっている。そのような子どもが結構多いのが保育所の現状です。眠ったり，食べたりすることは生きていくうえでの基礎となること，そこが狂ってしまわないようにすることを「生活リズムを整える」といいます。子どもは自分では時間管理ができませんから，これらのことはすべて大人の責任です。大人の時間に合わせるのではなく，子どもの時間を大切にしてあげる責任があります。保護者の方と話し合って最善の方法を見つけていく必要があります。

　実際に保護者の方に話をするときは，最初から直接的に生活リズムの乱れについて指摘したり，注意したりすることはしません。その保護者によって「子どもが責められてしまう」という危険性があるためです。ここに保護者対応の難しさがあります。まずは，園での子どもの様子をそのまま保護者に伝えるようにします。「今日は○○くん，病気とかではないようですけれど，ちょっと元気がない様子でした。どうしたんでしょう？」「○○ちゃん，朝から活気がありませんでしたが，何か思い当たること，ありませんでしたか？」などと，それとなく，保護者の方に子どもの生活時間とそのリズムを改善してもらえるように促します。生活リズムのあり方は子どもの姿にはっきりと表れます。親が気をつけるようになると，子どもはすぐに活気を取り戻します。しかしここで終わりません。生活は繰り返しであるため，また元に戻ってしまうことが往々にしてあるからです。常に，継続的に気をつけて，対応していきます。

　気づいたことについての対応は，その子とその家庭の生活時間（リズム）全体のあり方から考える視点が大切です。部分（その時，その場）だけの話や対応をしても，その場限りの繰り返しで，育ちの保障にはつながりにくいからです。当然，園と家庭でともに連携することが必要です。

2. 小児期における肥満の増加と思春期やせの発現

　小児期における肥満はこの30年間に2～3倍に増加したが，2000年頃からはゆるやかな減少がみられる（第7章§3の3 図7-13参照）。しかし，肥満児の中には小児の生活習慣病などで何らかの管理を必要とする小児もおり（第7章§3の3 図7-12参照），子どもの時から適切な食事や運動の習慣を身につけることが大切である。また思春期においてはやせの問題が心配されており，心の問題が密接に関与する摂食障がいの発症もみられる。このやせは，骨量の減少を引き起こし，さらに体重減少性の無月経は将来の不妊という問題へと結びつく。現実の体重への評価においても，体格区分が「ふつう」や「低体重（やせ）」の女子に，なおやせたがる傾向があるという問題が指摘されている。また，やせの女性が妊娠すると，DOHaD説（developmental origins of health and disease）との関連が指摘されている（第4章§3の3参照）。

3. 子どもの貧困が食生活に与える影響

　子どもの貧困率とは，平均的な所得の半分以下で暮らしている17歳以下の子どもの割合と定義されている。ひとり親世帯の増加などにより，子どもの7人に1人が貧困といわれ，近年社会的問題となっている。

2014年1月には,「子どもの貧困対策の推進に関する法律」が施行された。その基本理念は,子どもの将来がその生まれ育った環境によって左右されてはならない。国や自治体は,貧困対策を策定し,教育や生活を支援する責務があると明記されている。その一つとして,学校給食は子どもの食生活に対して影響も大きい（第7章§4参照）ところから,第3次食育推進基本計画に,学校給食実施率の向上がうたわれている（第9章§1の4参照）。

　子どもの貧困率は年々増加していたが,2015年から改善がみられ,2021年の国民生活基礎調査では11.5%であった。

　貧困世帯の子どもの食生活では,朝食の欠食率が高い,休日に朝食を食べない,家庭で野菜を食べる頻度が低い,炭水化物が多く,その他の栄養素が不足していること等が指摘されていた。平成27年の社会経済的要因別の主要な食物の摂取頻度の調査によると,経済的な暮らし向きにおいて,有意な差がみられている。すなわち,魚,大豆・大豆製品,野菜,果物は,経済的な暮らし向きが「ゆとりあり」で摂取頻度が高い傾向がみられ,菓子（菓子パンを含む）,インスタントラーメンやカップ麺は,経済的な暮らし向きが「ゆとりなし」で摂取頻度が高い傾向がみられた（図1-10）。

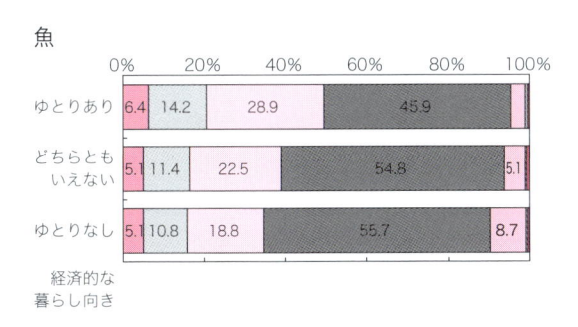

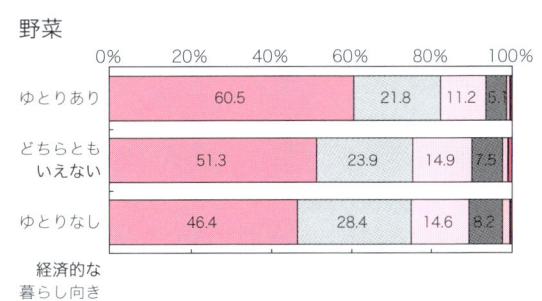

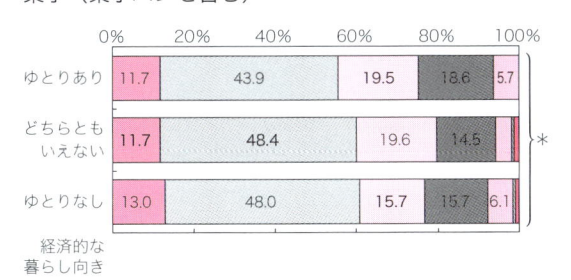

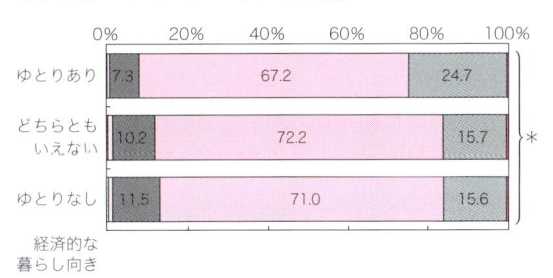

図1-10　社会経済的要因別　主要食物の摂取頻度（回答者：2～6歳児の保護者）

＊：カイ2乗検定を行い,P値＜0.05

平成27年度 乳幼児栄養調査結果の概要　厚生労働省,2016

🌲 演習問題

1. あなたの家族と，あなた自身の食生活が同じ部分をあげ，家庭の食事環境がつくる食習慣について話し合ってみよう（生活時間，食事内容，調理の有無など）。
2. 子育て家庭が購入する食品に加工品や惣菜，冷凍食品がどのくらいあるかを予想し，スーパーマーケットに行って観察してみよう。
3. クラスの朝食摂食状況を把握し，欠食者の比率をあげ，何％程度いるか調べてみよう。また，朝食を食べた人でも朝食で食べた食品の数が何品程度であるか（10品程度が理想）数え，穀物・野菜・肉類などどんな食品が多いかまとめてみよう。
4. あなたの食生活を「食生活指針」（表1-4）に沿って評価し，10項目のうちでどの項目が達成しにくいか，原因を考えてみよう。
5. 子どもの心身の健康に影響する食生活上の問題を年齢別にまとめてみよう。
6. あなたの食生活を日本型食生活にするには，どうすればよいか考えてみよう。
7. 幼いころの「食卓の思い出」をあげてみよう。その時誰がそばにいて，どんな気持ちだったか思い出してみよう。

第2章
子どもの発育・発達と食生活

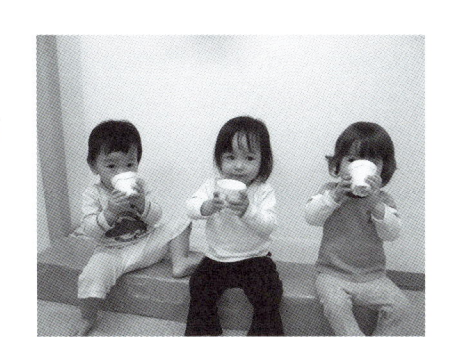

§1　身体発育，精神・運動機能発達と栄養・食生活

1. 子どもの発育の特徴

(1) 子どもの発育とは

子どもの身長や体重が増加して，身体的に形態が変化することを**成長**という。**発達**とは，精神，運動，生理機能が成熟していくことをいう。**発育**とは，成長と発達の両者を合わせた広い概念を示すものであり，受精卵から成熟に至る形態と機能の変化のすべてであるといえる。子どもの発育には，遺伝や自然環境，社会的要因などが影響を与える。

(2) 発育の5原則

① **第1原則—順序性**

発育の過程には秩序と順序があり，「首すわり→お座り→一人立ち→歩行」と進む。これらは遺伝的に規定されているが，環境因子も影響する。

② **第2原則—速度の多様性**

身体の各臓器は発育の速度が異なる。20歳の時点の諸臓器の重量を100%として年齢ごとに各臓器の重量を百分率で示し，4つのパターンに分類したのが**スキャモンの臓器別発育曲線**（図2-1）である。乳幼児期は脳や脊髄などの神経系の発達が最も急速で，扁桃・リンパ組織・胸腺などのリンパ系型も発育がめざましい。

③ **第3原則—臨界期の存在**

成長や発達に決定的な時期（**臨界期**）がある。成長の急進期での低栄養状態は，発育が妨げられて永続的な欠陥や機能障がいとなる。

④ **第4原則—方向性**

成長には基本的方向性がある。頭部に近いところから下肢の方へ（首がすわり歩く），身体の中心から末端の方向へ（首・肩・腰から腕や手指へ），粗大から微細な（身体全体から手指を使った細かい）運動へと向う。発育が進むと個人的な違いが大きくなるという個別化の方向性を示す。

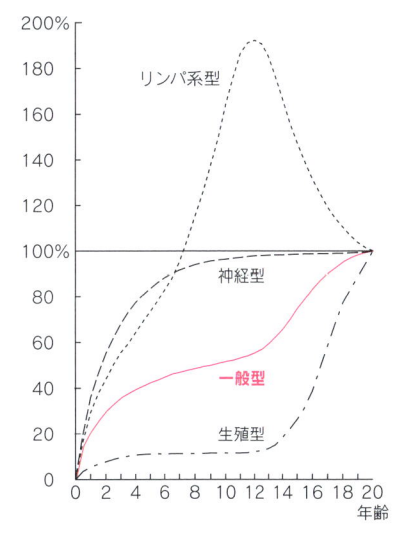

図2-1　スキャモンの臓器別発育曲線
リンパ系型：リンパ節，扁桃など
神　経　型：脳，脊髄，視覚器などの中枢神経系
一　般　型：身長，体重，呼吸器，心臓・血管，骨，筋肉，血液，消化器，脾臓，腎臓など（頭囲は除く）
生　殖　型：精巣，卵巣，子宮など

Scammon (1930)

⑤ **第5原則—相互作用**
発育は，細胞，組織，器官，個人レベルで相互作用によって進み，体全体の秩序が保たれる。

2. 身体発育

乳幼児の身体発育を評価するには，身長と体重の関係や胸囲，頭囲を示した厚生労働省の**乳幼児身体発育曲線**（図2-4）を目安にするとよい。

(1) 体重

出生時の体重は約3kgで男児が女児よりやや重い。出生後3〜4日は，体重減少がみられる。これは不感蒸泄と哺乳力が不十分のために起きるもので，**生理的体重減少**という。体重は，7〜10日で出生体重に復帰する。出生後，初めの3か月で体重は1日に約30g増加し，その後は，1日に約10〜20g増加する。体重の増加は，表2-1に示すとおりである。

表2-1 身長・体重とその成長

	出生時	3〜4か月	1歳	4歳	12歳
身長	約50cm	—	1.5倍	2倍	3倍
体重	約3kg	2倍	3倍	5倍	13倍

著者作成

(2) 身長

出生後の身長の伸びは，表2-1に示すとおりである。思春期は，性ホルモンの分泌が増加することにより急激な発育を示す時期で，身長も急速に伸びる。この成長スパートの開始は，女子が男子より2年早いので，10〜11歳ごろは女子の平均身長のほうが男子より高い（第7章§1の1 表7-1参照）。

(3) 頭囲・胸囲

新生児の**頭囲**は平均33cmで，1歳で45cm，3歳で50cmとなる。出生時の**胸囲**は平均32cmで頭囲より小さく，生後1か月で等しくなり，1歳で45cmとなる。2歳以降は胸囲が頭囲より大きくなる。

(4) 骨年齢

骨の発育は全体の発育の目安となる指標である。**骨年齢**は，X線にみられる化骨核の数と大きさ，骨端部の大きさ・形などにより判断する（図2-2）。**手根骨**の骨核は全部で10個あり，生後2〜6か月ごろから現れる。

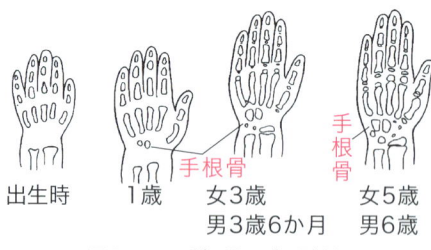

図2-2 手根骨の出現状況
手根部X線写真による骨年齢評価のための模式線図「諏訪原図」より著者作成

(5) 身長のプロポーション

頭長と身長の比率は成長に伴って変化する。出生時は4頭身，2歳で5頭身，6歳で6頭身，12歳で7頭身，成人は8頭身である（図2-3）。

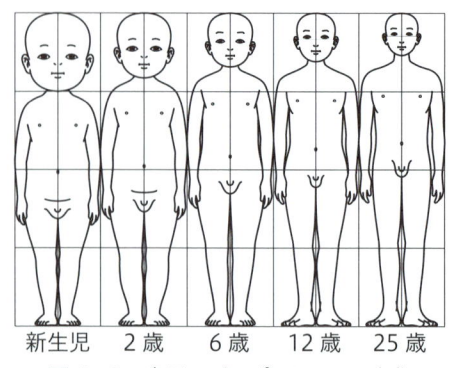

図2-3 身長のプロポーションの変化
Straz, C. H (1903)

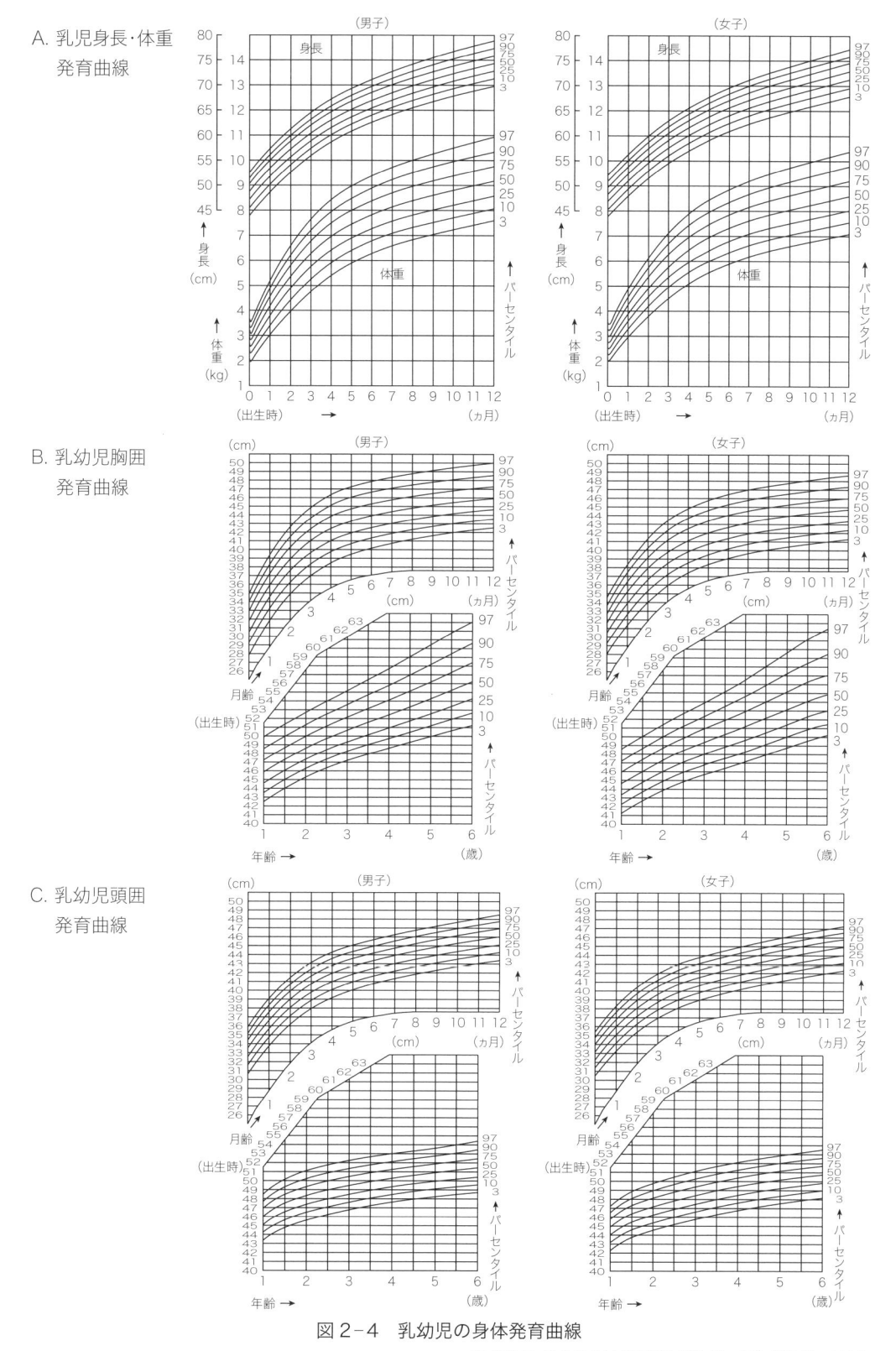

§1 身体発育，精神・運動機能発達と栄養・食生活　19

A. 乳児身長・体重発育曲線

B. 乳幼児胸囲発育曲線

C. 乳幼児頭囲発育曲線

図2-4　乳幼児の身体発育曲線

平成22年 乳幼児身体発育調査報告書　厚生労働省，2011

20　第2章　子どもの発育・発達と食生活

3. 脳神経・免疫機能の発達

(1) 脳神経

　新生児の脳重量は350〜400gであるが、その後急速に増加して、3歳で1,000g、4〜6歳で成人の脳重量1,200〜1,500gの95％に達する。出生後、**脳の神経細胞**（図2-5）の突起は分岐し、**脳神経細胞間のネットワーク形成**や刺激伝達の制御機構が発達する（図2-6）。第6章幼児期§1を参照する。

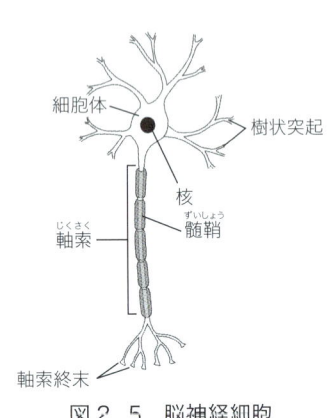

図2-5　脳神経細胞

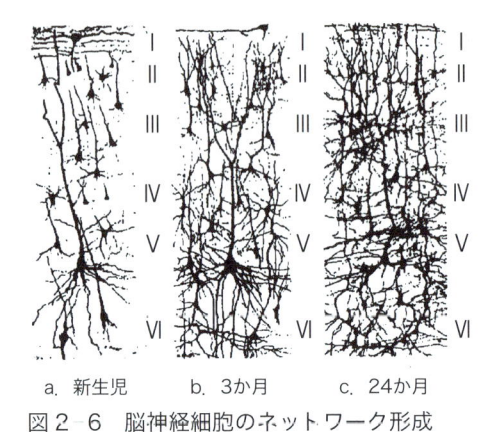

図2-6　脳神経細胞のネットワーク形成
　a. 新生児　b. 3か月　c. 24か月

澤田淳　編『最新小児保健』日本小児医事出版社、2010、p.69

(2) 免疫機能

　免疫の仕組みには、免疫臓器、免疫細胞と免疫液性因子（グロブリン、サイトカインなど）が関与している。

　新生児の免疫機能は、体内の免疫臓器系（胸腺、脾臓、リンパ節、腸管リンパ組織、骨髄組織系）によって作られるリンパ球、好中球などの白血球（**能動免疫**）により細菌やウイルスなどの外敵から守る働きと、胎児のときに胎盤を通って移行してきた母親の免疫グロブリンIgGの働き（**受動免疫・母子免疫**）によって行われる（図2-7）。新生児の体内で作られるIgGは生後3〜4か月から盛んになるが、それと合わせた総IgG（実線で示す）は生後3か月ごろが最も低く、**生理的免疫不全状態**となり感染症にかかりやすい。母乳の免疫物質（受動免疫・母子免疫）はこれを補助する（第5章§2参照）。

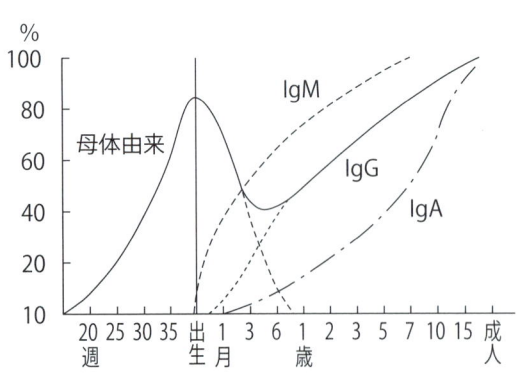

図2-7　血清免疫グロブリン値の年齢による変化
　　　（矢田順一より）

注）図は成人値を100とする相対値だが、成人の実数値はIgM95、IgG1,100、IgA250mg/dlとIgGが多く、主体である。
森川昭廣・内山聖・原寿郎　編『標準小児科学』（第6版）医学書院、2006、p.295、図11-5

4. 精神・運動機能の発達

精神機能とは，大脳の高次機能が複合した活動であり，認知，言語，情緒，社会性など人間らしさが示される機能である。

運動は粗大運動と微細運動に分けられる。粗大運動はからだの重心の移動にかかわる大きな運動で，首のすわり，寝返り，四つん這い，一人歩きなどである。微細運動は，手先の細かい協調運動で，手で小さいものをつまんだり，手で物を持つ・使うなどの運動である。

乳幼児の各月（年）齢での精神・運動機能と言語発達，社会的発達の目安を表2-2に示す。

5. 発育と栄養状態の評価

小児の発育に影響を及ぼす因子は，**遺伝的・内的要因**（遺伝，人種，性差，先天異常，ホルモンの異常など）と，**環境・外的要因**（栄養，精神心理的因子，社会経済的因子，季節・気候，疾患など）に分類され多様である。なかでも食物を適切に摂取することは重要であり，胎児期から3歳ごろまでの乳幼児の発育は栄養状態に大きく影響される。小児の発育が正常であるかどうかを評価するには，身体計測値が暦年齢に応じた範囲にあるかどうか，またその発育の経過が適切であるかどうかによって評価される。

表2-2 各月（年）齢での粗大運動，微細運動，言語発達，社会的発達の目安

月(年)齢	適応	粗大運動	微細運動	言語発達	社会的発達
1か月			両手とも握りしめている		
2か月	玩具を中央に持ってくると見る	頭をもち上げる		単一の発音（アーやウーなど）が出る	あやすと笑う
4か月	玩具を見ると手や体を動かす	首が完全に座る	指をもて遊ぶ	高笑いをする	哺乳びんがわかる
6か月	両手を近づけて物をつかむ	かろうじて座れる	ものを手でつかむ	ブーブー，ウーウーなどと言う	他人と親の区別がつく
10か月	示指でものをつく	立ち上がろうとする	手を放して物を落とす	マーマ，ダーダ，など言う	赤ちゃん芸をする
12か月		片手を支えて，あるいは一人で歩く		言葉を1～2語まねる	"ちょうだい"に反応する
1歳半	なぐり書きをする	ぎこちないが走る	本をめくる	聞かれると絵を指す	人形をかわいがる
2歳	まねて円を書く	階段の昇り降りができる	積み木を6～7個重ねる	2語文を話す	ままごと遊びをする
3歳	まねて線を書く	両足跳びができる	指でクレヨンを持つ	姓と名を言う	"ボク"など代名詞を使う
4歳	まねて十字形を書く	階段を片足ずつ降りる	小さい物をつまんでびんなどに入れる		協同遊びに加わる
5歳	人間の形に見える絵を描く	スキップが完成する		10円や100円などと言える	着衣が完全にできる

飯沼一宇ほか 編『小児科学・新生児学テキスト』診断と治療社，2007，p.22

(1) 身長・体重等の実測値による発育・栄養状態の評価

① 標準偏差（SD）

小児の身長や頭囲などは測定値が統計学的に正規分布するので，±2 標準偏差（SD）の範囲内に 95.5％，±3（SD）の範囲内に 99.7％の子どもが含まれる。身長や頭囲が平均値に比べて＋2 SD 以上大きいか－2 SD 以上小さい場合は異常として精密検査をする必要がある。

低身長のみられる疾患は，内分泌や代謝性の疾患，骨系統の疾患などである。頭囲が－2 SD 以上小さい状態を**小頭症**という。頭囲が大きい場合は，**巨脳症**や**水頭症**，硬膜下液体貯留などを疑う。

② パーセンタイル値

体重のように測定値が正規分布しない場合はパーセンタイル値を用いる。体重の測定値の小さいほうから順番に並べ，全体を 100 としたときに小さいほうから何番目に当たるかを示したものが**パーセンタイル**である。97 パーセンタイル以上または 3 パーセンタイル以下は異常として精密検査をする必要がある。

③ カウプ指数　　計算式（BMI）：〔体重（g）／ 身長（cm）^{2}〕×10

カウプ指数は，3 か月以後の乳幼児の発育指数としてよく用いられる。上記の計算式によって得られた数値を目安にして**やせ**や**普通**，**太りぎみ**などを判定する。図2-8 は，2000 年の乳幼児の発育値を参考に作成された発育の判定基準である。

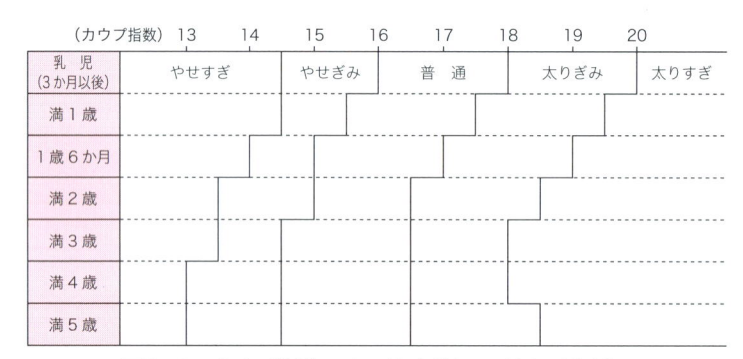

図2-8　カウプ指数による発育状況の判定（今村）

今井栄一・巷野悟郎 編著『子どもの保健 第 7 版』診断と治療社，2017，p.30

④ ローレル指数　　計算式：〔体重（kg）／ 身長（cm）^{3}〕×10^7

ローレル指数は，小・中学生に用いられ，これまで主に肥満の判定に用いられてきた。身長が低いと指数が高く出るため，身長 110～129cm では 180 以上，130～149cm では 170 以上，150cm 以上では 160 以上を肥満とする場合もある。

⑤ 肥満度（％）　計算式：〔実測体重（kg）－身長別標準体重（kg）〕／身長別標準体重（kg）×100

身長体重曲線は，幼児期以上の体重の発育評価に広く用いられる（図2-9）。乳幼児では ±15％以内を，学童期以降は ±20％以内をふつうとする。**肥満度**は，本来は皮下脂肪組織の厚さを測定して評価すべきだが，測定方法や標準値が定まっていないので，上記の方法による肥満度（％）を目安として評価している。

(2) 成長曲線による発育の評価

① 成長曲線を用いる意義

子どもの心身の変調や障がいは，身長や体重の変化として現れる。小児の成長を評価することは，成長障がいをもたらす疾患の診断のみでなく子どもの心身の健康状態や栄養状態を把握

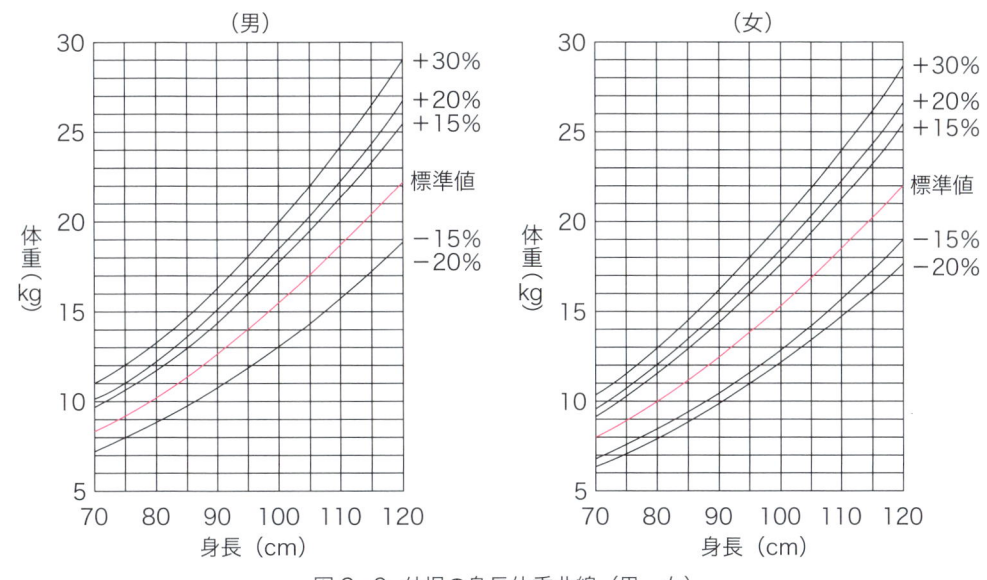

図2-9 幼児の身長体重曲線（男・女）

平成22年乳幼児身体発育調査報告書　厚生労働省，2011

するためにも重要である。子どもは常に成長・発達を続けているので，身長と体重の経時的な変化を評価する必要がある。

　子どもの発育の記録は，母子健康手帳をはじめ保育所・幼稚園・小学校・中学校・高等学校の健康記録まで縦断的なものが存在する。これらの記録を活用し成長曲線に当てはめて評価することにより，疾患の早期発見・早期治療や子どもの家庭環境の問題を早期に発見することができる。乳幼児の保育や子育て支援に携わる者は，成長曲線を用いる意義を理解して子どもの養育環境を改善する効果的な支援を行うことが必要である。

② 成長曲線にみる成長障がいのパターン

　図2-10は，女子成長曲線上に患者のデータをプロットして示したものである。幼児虐待による成長障がいやアレルギー児の極端な食事療法による体重増加不良などの場合も，標準成長曲線に記入することにより，早期発見に役立てることができる。さらに，治療的介入の経過を引きつづき記入することにより，鑑別診断と治療の評価にも役立てることができる。

● 保育の現場から——成長曲線で確かめる

　成長曲線は，母子健康手帳にも記載されています。このラインから大幅にずれる場合（太りすぎ，やせすぎなど）はその原因を探ったり，対応したりする必要があります。保育の現場では，食欲旺盛な子もいれば，食の細い子もいます。しかし，バランスの悪い食生活（好むからといって揚げ物などで油を多く摂取しすぎたり，だらだらとおやつを食べていたり，市販のジュースなどを飲みすぎていたりなど）がなければ，それ程心配はいりません。食事場面での対応としては，食べ過ぎで，太りすぎが心配な子どもには「おかわり」を止めるのではなく，エネルギーの低い，野菜，汁物などを主にするなどして，食べ過ぎにならないように配慮しながらも食の満足感はあるように工夫します。逆に食欲のない子には（食べ過ぎの子も含めてみなにいえますが），保育内容の工夫をします。全身を使った戸外での遊び，散歩など，食事前に汗をかいて筋肉をたくさん使って遊ぶ楽しさを知れば自然に体が動き，お腹もすいてきます。まずは自然な食欲がわくように配慮しましょう。「食べ

女子成長曲線（0〜17.5歳）

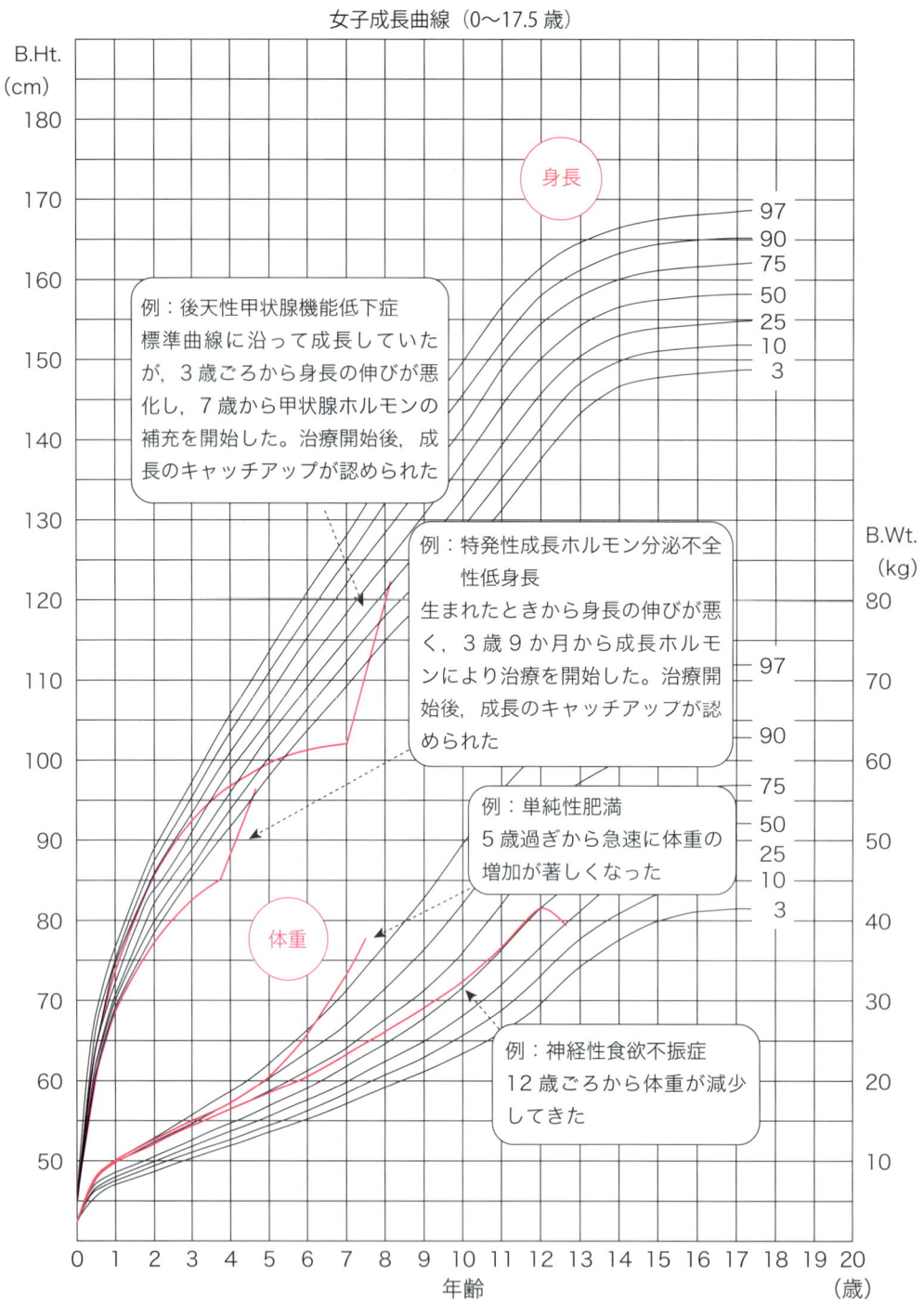

例：後天性甲状腺機能低下症
標準曲線に沿って成長していたが，3歳ごろから身長の伸びが悪化し，7歳から甲状腺ホルモンの補充を開始した。治療開始後，成長のキャッチアップが認められた

例：特発性成長ホルモン分泌不全性低身長
生まれたときから身長の伸びが悪く，3歳9か月から成長ホルモンにより治療を開始した。治療開始後，成長のキャッチアップが認められた

例：単純性肥満
5歳過ぎから急速に体重の増加が著しくなった

例：神経性食欲不振症
12歳ごろから体重が減少してきた

成長曲線は，上が身長，下が体重の曲線である。それぞれ7本の線のうち，真ん中の50パーセンタイルの線がその年齢における標準的な成長を示す。個々の小児の身長と体重の成長曲線を描くことにより，各種の成長障がいを早期に発見することができる。（村田光範ら）

飯沼一宇ほか 編『小児科学・新生児学テキスト』診断と治療社，2007，p.16

図2-10　成長障がいのパターン

なさい」という言葉ではない保育内容の工夫が大切です。

　一方，著しい低身長の子どもや成長・発達に不審や懸念を感じるようなケースについては，おおむね定期健診で見つかりますが，注意が必要です。疾病や障がいの可能性に加え，何らかの強いストレスを受けていたり，虐待の可能性もあります。成長曲線だけでなく，子どもの栄養状態（表情，顔色，体つきなど全体観），とくに皮膚の状態（カサカサしている等）などにも気をつけます。ふだん，服の外からは見えない体の部分について，着替えのときなどに複数の痣があるケースなど，気になる点には，日々の保育の場面で常に注意する必要があります。

（3）医学的および生化学的検査による栄養状態の評価
① 問診
家族歴，分娩妊娠歴，栄養法，排便，嘔吐の有無，精神・運動発達，家族環境など。
② 一般状態
顔色，皮下脂肪・皮膚の緊張の程度，筋肉の弾力，機嫌，睡眠，食欲など。
③ 運動機能
栄養障害による運動機能の遅れの有無。
④ 生化学検査（血液，尿）
血液構成（赤血球数，ヘモグロビン，白血球数など），総たんぱく，総脂肪，中性脂肪，アルブミン，尿素，クレアチニン，尿酸値，電解質，尿素窒素など。

§2　食べる機能・消化吸収機能の発達と栄養・食生活

1．子どもの食べる（摂食・嚥下）機能の発達

（1）哺乳能力は胎児期に発達する
胎児はすでに子宮の中で羊水を飲み込み，指しゃぶりをして出生後の哺乳行動の準備を始めている。これにより新生児は生まれた直後から乳汁を飲むことができる。

① 胎児期
哺乳のための器官である口やその周囲は胎生の早期から発達する。胎生8週で口の周囲の刺激に反応し，12週ごろには口唇を閉じ，嚥下反応を示すようになり，24週ごろからは吸啜が認められる。胎生32週以降は吸啜と嚥下の反射が完成し出生時に乳汁を吸う準備ができる。

② 哺乳期
乳児の口はあごが小さく，上あごには哺乳に適した窪み（吸啜窩）がある。生後1，2か月ごろまでの乳児は，哺乳に関連する哺乳反射（原始反射）（表2-3）により乳汁を摂取する。原始反射は，大脳の機能が未熟な新生児期から乳児期にみられる反射的な運動である。そのため，この時期の乳児では乳汁の飲み過ぎによる嘔吐や，胃から乳汁が流れ出る溢乳がよくみられる（第5章§2の1参照）。2か月以降，哺乳量を調節できる自立哺乳能力が発達する。乳を舌で圧出，吸引する蠕動様運動で飲むが，哺乳反射は4，5か月ごろより少しずつ消え始め（哺乳反射消失），生後6，7か月ごろには乳汁摂取は意思による動きとなる。

　哺乳反射による動きが少なくなってきたら，離乳食を開始する。なおこのころの乳汁の嚥下は乳児型嚥下とよばれ，乳首をくわえたまま口唇・あごを閉じることなく，また呼吸を止めず

に乳汁の嚥下が可能である。これは図2-11に示す呼吸を止める成人の嚥下と異なる。

表2-3 哺乳反射の種類

探索反射	口角や頬に軽く触れると、反射的に刺激された方向に頭を回し、触れたものを探すように口を開く反応。これにより、新生児は母親の乳首を求める。
捕捉（口唇）反射	口唇に触れると、口唇をすぼめて前に突きだし、触れたものを口唇ではさみ込むようにして、口を閉じる反応。乳首をくわえる。
吸啜反射	口の中に入ってきた乳首などを、舌で上顎の吸啜窩に押し付けて、包み込むようにしながらリズミカルに吸う動き。
嚥下反射	乳汁が口腔後方に送り込まれると、飲み込む運動が起きる。

表2-4 摂食・嚥下機能

捕食	食物を口唇でスプーン等から取り込む。
咀しゃく	食物を歯ぐきや歯ですりつぶして唾液と混ぜ、飲み込みやすい食塊を作る動き。
嚥下	食塊を嚥下反射の起きる位置に送り、食道を通過させる。離乳食を口を閉じて飲み込むときは、成人型嚥下となる。

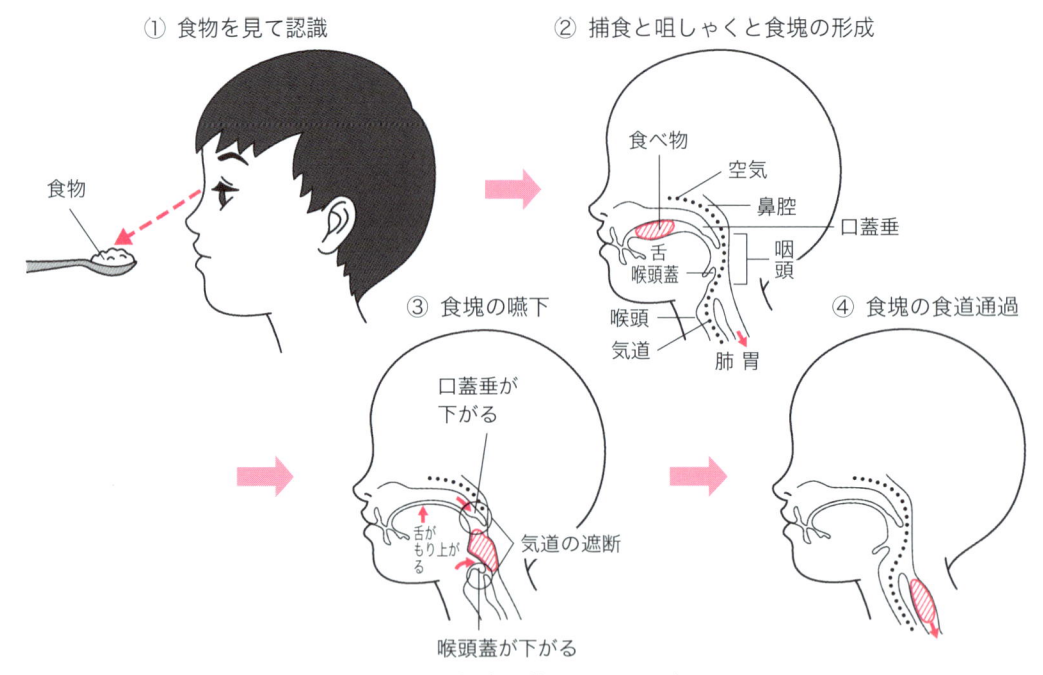

図2-11 摂食・嚥下のメカニズム

(2) 摂食・嚥下のメカニズム

摂食・嚥下機能には表2-4に示すように捕食，咀しゃく，嚥下の一連の動作がある。その摂食・嚥下のメカニズムは図2-11に示すように，
① 食物を認知し，どのような食物をどのように食べるかを決める過程，
② 食物を口腔に取り込み（捕食），その後咀しゃく（押しつぶし，すりつぶし，かみつぶし）し，唾液と混ぜて食塊を作り，咽頭に送られるまでの過程，
③ 食塊が嚥下反射により咽頭を通過する過程，口蓋垂と喉頭蓋が下がり舌が盛り上がり，食

塊が食道へ送り込まれる過程。気道がふさがれ食物が気道に入る誤嚥を防ぐ成人の嚥下，
④ 食塊が食道を通過し胃に送り込まれ，口蓋垂と喉頭蓋が開き呼吸が再開する過程，
より成り立つ。摂食・嚥下の障がいは第13章§2を参照する。

(3) 咀しゃくの発達過程

哺乳は舌の運動が主体で行われていたが，その後の咀しゃくの発達も舌の運動（口蓋や頰側への押しつけ，食塊の形成と咽頭への移動）の発達（次頁表2-5）が中心となる。咀しゃくは舌，口唇，あご，ほおなどの各器官の複雑な協調運動である。その発達状況は口唇と口角の動きで確かめることができる。また歯の萌出も重要な役割を果たし，乳歯の生えそろう3歳ごろには，乳臼歯による咀しゃく機能が獲得される。乳歯の「芽」である歯胚の形成は胎生7週ごろから始まり，胎生4か月ごろには母体からカルシウムやリンを吸収して歯胚の石灰化が始まる。乳歯は生後7か月ごろから生え始め，3歳ごろまでには臼歯も生えて上下10本ずつの乳歯が生えそろう。また，永久歯の歯胚形成も胎生4か月ごろから始まる。乳歯が永久歯に生え変わるのは6歳ごろからである（図2-12）。咀しゃく機能の発達と食事の進め方を表2-5に示す。咀しゃく機能の発達は，個人の咀しゃく力に沿った調理形態の離乳食を与えることで促される。

このようにヒトの"食べる機能"は，胎児期から乳幼児期にかけて実に数年間にわたって準備・獲得されるものであり，口腔・咽頭・喉頭領域の形態と機能全般の発達が密接に関連している。

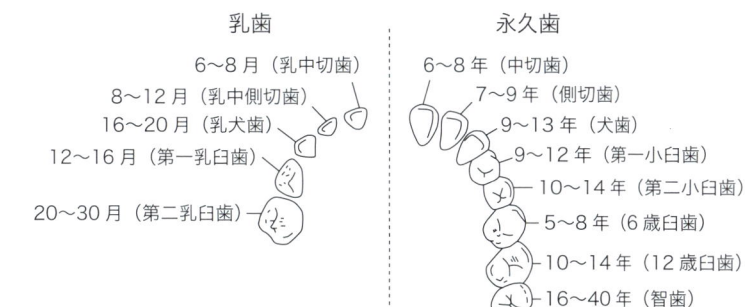

図2-12　乳歯，永久歯の生える年齢

乳歯
6～8月（乳中切歯）
8～12月（乳中側切歯）
16～20月（乳犬歯）
12～16月（第一乳臼歯）
20～30月（第二乳臼歯）

永久歯
6～8年（中切歯）
7～9年（側切歯）
9～13年（犬歯）
9～12年（第一小臼歯）
10～14年（第二小臼歯）
5～8年（6歳臼歯）
10～14年（12歳臼歯）
16～40年（智歯）

飯沼一宇ほか 編『小児科学・新生児学テキスト』診断と治療社，2007，p.9

(4) 摂食・嚥下機能と食行動の発達

摂食・嚥下機能の獲得は次々頁表2-6に示すように8段階に分けることができる。次々々頁表2-7に保育所での食事行動と食器の使い方についての一例を示す。

① 乳児期

乳児期は，乳汁栄養から固形栄養へ移行する重要な時期である。運動機能の発達に伴って，母乳を飲む「哺乳」から食物を食べる「摂食」機能へと発達し，食物の形態は乳汁から固形食へと劇的に変化する。

② 離乳期

離乳期は，子どもの成長・発達に伴って摂食・嚥下機能も著しく発達する時期である。離乳食は，子どもの発達に合わせて離乳の開始（5～6か月ごろ）から完了期（12～18か月ごろ）まで，調理形態を変化させる必要がある（口絵；離乳期別 調理形態の変化，および離乳期の食事参照）。また，この時期は食べることの楽しさを十分味わうことが重要なので，子どもの状態に合わせてゆっくりと離乳を行い，表2-7のようにコップやスプーン，はしなどの食具の使い方を子どもに教えて，"食べさせてもらう"時期から"自分で食べる"ことができるようになるまで子どもの食べる意欲が育つように支援することが大切である。

表2-5 乳幼児期の咀しゃく機能の発達と食事の進め方

	乳汁栄養	離乳の開始	離乳の進行		離乳の完了	幼児食
月齢	0〜4か月	5〜6か月	7〜8か月	9〜11か月	12〜18か月	〜5歳
咀しゃく機能	・哺乳反射により乳汁を飲める ・液体を飲める	・なめらかにすりつぶした状態のものを飲み込める	・舌が上下に動くようになり、舌で口蓋に押しつけて数回もぐもぐして咀しゃくする	・舌が左右に動くようになり、歯ぐきの上でつぶして咀しゃくする ・軟らかめのものを前歯でかじりとる	・歯ぐきでかみつぶす ・前歯を使って自分に合う一口量をかみとる	・乳臼歯でかむ
舌とあごの動きの特徴	・舌の前後運動	・舌の前後運動	・舌の上下運動 ・あごの上下運動	・舌の左右運動 ・あごの左右運動	・舌は自由に動く ・あごは自由に動く	
くちびると口角の動きの特徴	・半開き ・舌をだす ・半開き,舌突出	・舌の前後運動にあごの連動運動 ・口唇を閉じて飲む ・嚥下するとき,上唇の形は変わらない ・口唇閉じて飲む	・食物処理中に左右の口角が同時に伸縮する ・嚥下するとき、上下唇がしっかり閉じて薄く見える ・左右同時に伸縮	・咀しゃく側の口角が縮む ・上下唇がねじれながら協調する ・片側に交互に伸縮	・咀しゃく側の口角が縮む ・意識的に自由に形が変えられる	
口腔の発達	吸啜窩が哺乳を助ける	下の乳歯生え始める（7〜8か月） ・歯ぐきが高くなり舌の突出を止め、食物の喉への送りを促進	上下の前歯4本（8〜9か月） ・下の前歯が生え、口の容積が広がり押しつぶす動作を促進する	前歯が8本生えそろう（1歳前後） ・歯槽骨の成長で歯ぐき（歯槽堤）が広くなる	第一乳臼歯が生え始め（1歳4か月前後） ・奥歯が生え始める	第二乳臼歯が生えそろう（2歳6か月〜3歳6か月） ・乳歯列が完成する
調理形態	液体	なめらかにすりつぶした状態（ポタージュくらい）	・舌でつぶせる固さ（豆腐くらい） ・つぶした食物をひとまとめにしやすいようにとろみをつける	歯ぐきで押しつぶせる固さ（バナナくらい）	歯ぐきでかみつぶせる固さ（肉団子くらい）	奥歯でかめる固さ
支援のポイント（※口絵；子どもの発達と食事の様子参照）		・姿勢を少し後ろに傾け、食物の移動を支援	・平らなスプーンを下唇に乗せ、上唇が閉じるのを待つ	・丸いくぼみのあるスプーンを下唇に乗せ、上唇が閉じるのを待つ	・手づかみ食べを十分にさせる ・一口量を覚えさせる	・スプーン、フォーク、はしで食べることを覚えさせる

二木武ほか 編著『小児の発達栄養行動』新版（第2版）医歯薬出版、1995、pp.58-59、〈授乳・離乳の支援ガイド〉厚生労働省、2007、柳澤正義 監修『授乳・離乳の支援ガイド実践の手引き』母子保健事業団、2008より著者作成

表2-6　摂食機能獲得段階とそれぞれの期の特徴的な動き

① 経口摂取準備期	哺乳反射，指しゃぶり，オモチャなめ，舌突出（安静時）など
② 嚥下機能獲得期	下唇の内転，舌尖の固定（閉口時），舌の蠕動様運動での食塊移送（姿勢の補助）など
③ 捕食機能獲得期	あご・口唇の随意的閉鎖，上唇での取り込み（すり取り）など
④ 押しつぶし機能獲得期	口角の水平の動き（左右対称），扁平な赤唇（上下唇），舌尖の口蓋皺襞への押し付けなど
⑤ すりつぶし機能獲得期	頬と口唇の協調運動，口角の引き（左右非対称），あごの偏位など
⑥ 自食準備期	歯がため遊び，手づかみ遊びなど
⑦ 手づかみ食べ機能獲得期	頸部回旋の消失，前歯咬断，口唇中央部からの捕食など
⑧ 食具（食器）食べ機能獲得期 　(1) スプーン使用 　(2) フォーク使用 　(3) はし使用	頸部回旋の消失，口唇中央部からの食器の挿入，口唇での捕食，左右の手の協調など

柳澤正義 監修 母子衛生研究会 編集『授乳・離乳の支援ガイド 実践の手引き』母子保健事業団 発行，2008，p.80

③ 幼児期

　幼児期の摂食・嚥下機能は精神・運動発達と深く関連して個人差が大きい。"食べる"行動は，口唇や舌，咽頭の筋肉などの働きと手の技巧性がともに発達することで獲得される。保育所や児童養護施設等の集団給食においては，月齢や年齢のみで一律の食事を提供するのではなく，子ども一人ひとりの摂食・嚥下機能を正確に評価し，それぞれに適した調理形態を工夫するとともに適切な食事の支援を行うことが重要である。

　1歳ごろには，子どもは自分でスプーンやフォークなどの食具を使って食べるようになる。3歳ごろまでは食べこぼしが多く遊び食べもみられるが，自分で食べることを楽しむ時期なので，子どもの食べる意欲を活かして適切に支援すると生活リズムや食事の習慣の確立に繋がる。3歳6か月ごろになるとはしが使えるようになる（第6章§1の3参照）。この時期に幼稚園や保育所などの子どもの集団で生活すると社会性が発達して食事を楽しむことができるようになる。

(5) 食欲，味覚，嗜好の発達

　食欲，味覚，嗜好の発達は第6章幼児期§5を参照。

2．子どもの消化・吸収，排泄機能の発達

(1) 消化器の仕組みと消化吸収機能

　消化器とは食べ物を細かく砕いて体に吸収するための臓器の集まりである。消化器は消化液を分泌して食べた物を分解し消化を行っている。消化・吸収に関係する主な臓器は，胃，腸，肝臓・胆嚢・膵臓である（図2-13）。消化器の仕組みと機能を表2-8に示す。

　食べた物は口で咀しゃく・嚥下されて食道を通過して胃に送り込まれる。胃の形態を表2-8内に示す。生後3か月ごろまでは，胃の入り口である噴門部のはたらきが未発達なために胃の内容物が逆流しやすく，溢乳を起こしやすい。学童期ごろには胃の形態が成人に近づく。

表2-7 食事行動と食器の使い方

年齢	食行動目標	食器具	食べ方	保育者の援助，介助
5～6か月	ゴックン期	＊あまり深さのないスプーン ＊保育者がとりやすい，量に見合った大きさの食器を用意する。	介助にて食べる。口からこぼれることが多い。	ゆったりと落ち着いた気持ちで，無理強いしない。
7～8か月	もぐもぐ期（舌を横に動かす）	＊スプーン ＊食器　同上	スプーンに手を出す。	右手にスプーンを持たせておくと満足する姿がある。
9か月	かみかみ期（歯肉と舌で食べる）	＊スプーン ＊食器　同上	スプーンを口の中に入れようとする。介助で水分のカップ飲みができる。（1回飲み）	かむことを促す言葉かけをする。
10～12か月	かみかみ期	＊スプーン ＊手づかみ ＊手づかみしやすい食器を用意する。（大きめで重みがあり動きにくいもの）	食べたいものを指さす。 食品を手でつかみ食べようとする。（わしづかみが多い） 前歯で噛み切ることができる。 介助で水分のカップ飲みが続けて飲める。	手で持って食べるものも準備する。一品ずつ出すのではなく，食事はすべて子どもの目の前に出す。
1歳～1歳半	乳切歯，歯肉で噛む	＊子どもの手に持ちやすいスプーン ＊両手付きカップ ＊食器　同上 おかず皿は立ち上がりのある深めのものがよい。茶碗，汁椀は陶磁器で小さめのものを用意する。（自分で持って食べる）	＊スプーンも使おうとするがまだまだ手づかみが多い。（スプーンの持ち方は順手持ち） ＊スプーンを食べ物の中に突っ込み，時々口に入れることができる。 ＊遊び食べが始まる。（手でこねる。落とす。食べ物を口に入れたり出したりする） ＊こぼすこともあるが，水分をカップで1人で飲むことができる。	自分で食べようとするがまだ介助が必要，さりげなく口に入れてあげる。 スプーンに食べ物をのせてあげると自分で口まで持っていき上手に口に入れる。 遊び食べが始まったらそれとなくたしなめる。（マナーを伝える）
1歳半～2歳	乳臼歯で噛む	＊スプーンのほかフォークも使う。 ＊食器　同上	＊たいていのものは1人で食べる。 ＊スプーンやフォークの持ち方は順手持ちから逆手持ちになる。 ＊フォークで食べ物を付き刺し，口に運ぶ。 ＊遊び食べ（食器をたたく，人に食べさせようとする）	食器での遊びを禁止する。 ある程度までは1人で食べさせ，途中から介助して食べ終えるようにする。
2歳～2歳半	乳歯全体を使って噛む	＊スプーン　フォーク ＊片手つきコップ ＊食器　同上	＊コップを片手で安定して持ち，飲むことができる。 ＊片手で食器を押さえ，一方の手でスプーンを持って食べる。 ＊スプーン，フォークは，逆手持ちから鉛筆持ちになり安定してくる。	遊び食べは減るものの食べることに飽きてくるので，見計らって介助して食べ終えるようにする。 一方の手で食器を押さえることを伝える。
3歳	スプーンやフォークを使って1人で食べる	＊スプーン　フォーク ＊食器　同上	＊1人で食べ終えられる。 ＊食べにくいものなどはまだ手で食べる。	1人で食べ終えられたことをほめる。 こぼさないように言葉かけする。
3歳半	箸への移行	＊箸 ＊スプーン　フォーク ＊食器　同上	＊箸を使うが正しい持ち方をする子どもが少ない。（にぎり箸，スプーンのように使う） ＊犬食いのようになることが多い。	正しい箸の持ち方を心がけるように導入していく。
4歳	噛む楽しさを体験する。味覚を広める。	＊箸 ＊食器　立ち上がりのないお皿，大きな丼も使用する。	＊個人差はあるが，たいていの子どもは箸で食べる。（丼もののときはスプーン，スパゲティのときはフォークを使う） ＊食器を持って食べる。	正しい箸への啓蒙は遊びやゲームを通じて伝える。
5・6歳	噛む楽しさ，味覚の広さを伝える。	＊箸 ＊食器　同上	＊1人でこぼさずに食べる。 ＊箸の持ち方も言葉かけで正しく直すことができる。 ＊バイキングなどで大皿から1人分を盛り分けられる。（トング，大スプーンを使う） ＊食事の挨拶，マナーが身につく。	楽しく食べることを伝える。

たかさご保育園（東京都葛飾区）
保育所における食育研究会 編『子どもがかがやく 乳幼児の食育実践へのアプローチ』児童育成協会 児童給食事業部 発行／日本児童福祉協会 編集・販売，2004，p.133

表2-8 消化器の仕組みと機能

消化器	仕組みと機能	消化液・腸管免疫
口腔	・歯，舌，咽頭が食べる機能に関係する。 ・咀しゃく運動により固形の食べ物を砕いて唾液と混ぜ合わせる。食べ物が半固形の"食塊"になると嚥下する。 ・唾液は耳下腺，舌下腺，顎下腺から分泌される。	〔唾液の分泌量〕 生後6か月ごろから急増する。 生後1年 50～150ml/日 学童期 500ml/日 成人 1,000～1,500ml/日
食道	・口腔から胃まで食べ物が通過する通り道。 ・口腔で咀しゃくした食塊を嚥下すると食道の下部食道括約筋が緩み，次に食道の最上部から筋肉が順番に収縮して（蠕動運動）食べ物を胃に送り込む。下部食道括約筋は，胃に入った食塊が逆流するのを防ぐ。 〔食道の長さ〕 出生時は約10cm，その後成長とともに伸びる。体幹と食道の長さの比は，乳児 1：0.53，2～4歳 1：0.48，成人 約25cm。	なし
胃	・胃液を分泌し，食べ物を消化する。 〔胃の容量〕　乳児の噴門部は閉鎖不完全 新生児平均34ml， 1か月 90ml 1歳 295ml 2歳 500ml 成人 1,200～1,400ml	〔胃液の分泌量〕 新生児 1.1～1.2ml/kg/時間 2～12歳 1.82ml/kg/時間 成人 約1.5ℓ/日
十二指腸 小腸	・胃から送り込まれた食べ物と膵液・胆汁が混じり合い栄養素に分解される。 ・十二指腸から送り込まれた食べ物から各種の栄養素や水分を吸収する。長さ；新生児 身長の7倍，幼児 身長の6倍，成人 6.5～7.5m	膵液と胆汁が十二指腸に分泌される。 小腸からも腸液が分泌され消化を助ける。 大腸は消化液を分泌しない。 人間の免疫細胞の約7割は腸に集中しており，腸内細菌は免疫細胞を活性化させて免疫力を高める働きがある。
大腸	・小腸で消化・吸収された残渣物から水分を吸収し便となる。便は，直腸に溜まり肛門から排泄される。 〔小腸と大腸を合わせた長さ〕 新生児 300～350cm，1歳 500～700cm	
肝臓	・肝臓の主な働きは，①栄養素の貯蔵と加工，②解毒作用，③胆汁の生成，など。	胆汁の元になる胆液を作る。
胆嚢	・肝臓から分泌された胆液を濃縮して胆汁を作る。胆汁は，胆管を通り十二指腸に分泌される。	胆汁
膵臓	・膵液を作る。膵液は，膵管を通り十二指腸に分泌。	膵液

(2) 排泄機能
① 尿の産生と排尿の仕組み

尿は**腎臓**でつくられる。腎臓には体内の血液が流れ込み、ろ過・濃縮・再吸収などの段階を経て、栄養素の代謝・分解によって生じた終末物質や過剰な水分および電解質（ナトリウム，カリウム，塩化物など）が尿中に排出される。乳児は腎臓の濃縮機能が未熟なので、たんぱく質が分解されてできる尿素や過剰な電解質を排泄するために多量の水分が必要である（第13章§2の2表13-7参照）。小児の1日の排尿量と回数は表2-9のとおりである。

新生児は神経系の発達が未熟なため、排尿は反射的に起こる。乳児期になると睡眠時に排尿が抑制され覚醒時に排尿するようになる。1歳を過ぎると神経系が発達し大脳皮質レベルで尿意が知覚されるようになる。また、膀胱容量も増加し排尿の抑制ができるようになる。幼児期には、言語発達に伴い排尿したことを知らせたり尿意を伝えることができるようになる。

② 排便の仕組みと便の性状

食物は胃・小腸で消化・吸収されたのち大腸に送り込まれ、水分が吸収されて糞便となる。食物が肛門に達するまでには通常24時間かかる。

排便は、胃に食物が入ると起こりやすい。これは、**胃結腸反射**とよばれている。大腸の運動によりS状結腸に便がたまると、大腸の総蠕動により直腸に送り込まれ直腸壁が伸展する。この刺激が延髄の排便中枢に伝えられ排便反射が起こる。新生児期から乳児期までは脊髄レベルの反射による排便が行われているが、1歳を過ぎると大脳皮質レベルで便意を知覚し、幼児期になると自分で意識して外肛門括約筋を弛緩させて排便したり、排便が不適切な場合に排便を抑制することができるようになる。

新生児は、生後4日間くらい無臭で暗緑色の**胎便**を排出する。これは、胎児期の消化管分泌液や分娩時に嚥下した羊水などが排泄されたもので粘稠度が高い。その後、便の性状は変化する。母乳栄養児と人工栄養児では便の性状が異なる（第5章§2乳汁栄養の項参照）。人工栄養児に緑便が多くみられる。便が黄色をしているのは、胆汁のビリルビンによるもので、これが体内やおむつで酸素と結びつくと**ビリベルジン**という成分に変化し緑色になる。また白い**顆粒**

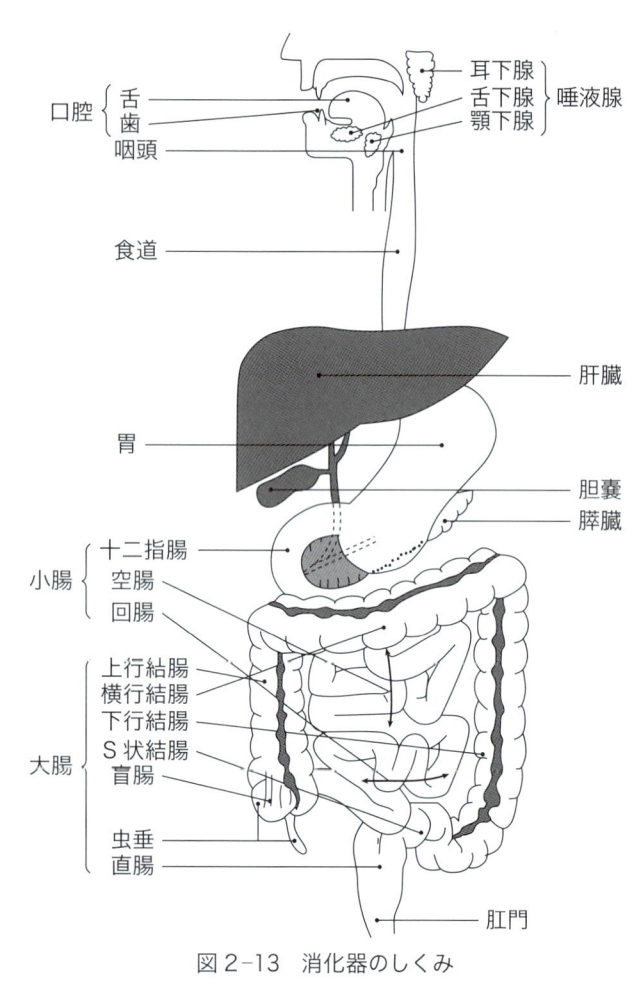

図2-13 消化器のしくみ

菅沼安嬉子『簡単にわかる体のしくみと病気の起こり方』慶應義塾大学出版会、2001、p.149を一部改変

表2-9 小児の尿量と尿回数の目安

年齢	尿量（ml）	排尿回数
生後1〜2日	30〜60	
新生児	100〜300	13
乳児	300〜500	14〜20
幼児	500〜950	7〜10

小林登『子ども学』日本評論社、1999より著者作成

はミルクの脂肪の変化したものといわれている。**粘液**は腸の表面から分泌され腸を守る役目をしているが、それが便に混ざって少量出ることがある。離乳食が進むにつれて、次第に成人の便性に近づく。乳児期の排便回数は1日数回程度で、生後1～2年でほぼ成人と同じ1回から3回くらいとなる（図2-14）。

　離乳食を開始すると便の中に、ほうれんそう、にんじん、トマトの皮、のりやひじきがそのまま出てくることがある。またバナナ、いちご、ももなどのすりおろしの繊維も長いため、虫と間違えることもある。消化・吸収されているのか心配されるが、便がゆるく、不消化の分量が多くなければそのままでよい。またすいかやトマトで便が赤く見えることもある。主に、以下のような異常便は受診の必要がある。

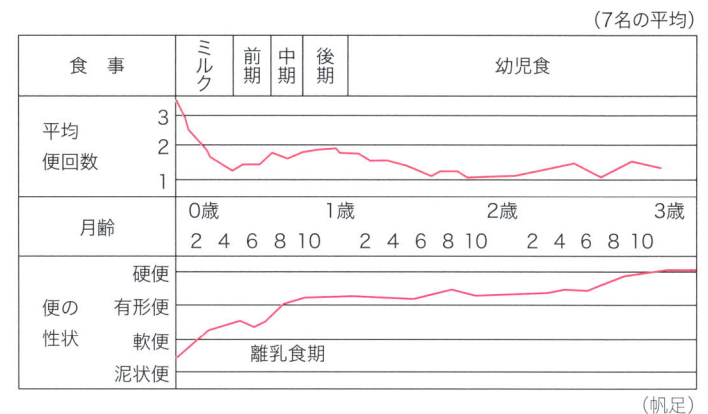

図2-14　便の回数と性状の変化図
二木武ほか　編著『小児の発達栄養行動』新版（第2版）医歯薬出版, 1995, p.212

㋐ **血便**：鮮血は直腸や肛門の動脈からの出血と考えられ、血便は時間の経過により黒く変色する。下痢便に血液が混ざるときは、腸に感染症があるとも考えられる。
㋑ **タール便**：胃や小腸上部からの出血は黒褐色のタール便となる。
㋒ **粘液便**：風邪や炎症などの刺激で普段より粘液が増えた場合は、便にも変化がみられるので、受診する。また、水様便に粘液や顆粒（灰白色のつぶつぶ）が混ざっているときは異常である。
㋓ **白色便**：ロタウイルスの感染による下痢症は、下痢便の色が米のとぎ汁のように白く、すっぱいにおいがするといわれている。また肝臓の働きの衰えや胆道の閉鎖により、胆汁が腸に分泌されないときにも白色便となる。

● 保育の現場から――排泄，排便

　「食べて出す」これは、健康な証拠ですから、保育士となれば子どもの「食べる（口に入れる）」状態の把握、「出す（尿と便）」状態の把握は必須です。健康なときの尿と便、受診した方がよいと思われる症状（いやなにおいがする便、血便、白色便、黒い便）などの様子は覚えておき、観察を怠らないようにしましょう。たとえば、夏場の尿で、色が濃く、おむつに黄色や茶色の色が付くなどということがありますが、汗をかくことにより尿が濃くなるせいです。そういう場合は、水分を十分に飲ませることに注意して脱水症などに気をつけなければなりません。便も、食事内容で違いがあります。たとえば、便が赤っぽいとか赤いものが混じっているなどというときは、まず前の食事内容を見て、トマトやすいかを食べていないか確認し、血便であるか否かの見極めをつけます。異常が感じられるときは、疾病の疑いがあるため、受診を勧めるなど保護者に対しての指導も必要です。

　子どもの体調は急変しやすいため、小さな変化にも敏感に反応し対応します。排泄物の状態はそれを読み取るシグナルとして重要ですので、保育士として、日常的にしっかり普通の状態を把握しておき、子どもの生活場面の中で配慮ができることが大切です。また、少しでも疑わしいことを発見したら、すぐに園長や主任に相談し、保護者や医療関係者とも連携します。

演習問題

1. あなたの母子健康手帳を調べ，誕生から18歳までの身長と体重を成長曲線上に記入してみよう。
2. あなたのBMIを計算し，エネルギー摂取量と消費量（活動量；第3章　章末資料3-1の表6参照）について検討してみよう。
3. 食物が口から入って，排泄されるまでの過程を5歳児にわかりやすく説明してみよう。
4. 便秘や下痢が食物と関係したことがあるか，その原因を考えてみよう。

第3章
栄養に関する基本的知識

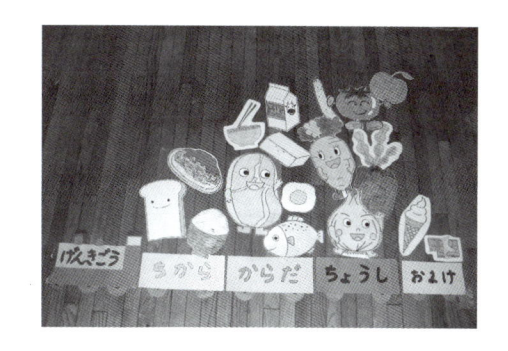

§1 栄養素・栄養生理・代謝に関する基本的知識

1. 食品の分類

人は生命を維持し，発育や活動するために食物を日々摂取している。食物中には糖質，脂質，たんぱく質，無機質（ミネラル），ビタミンなどの栄養素が含まれている。私たちが摂取している多数の食品を栄養成分の類似した食品ごとに6群に分類するとわかりやすく，厚生労働省は**6つの基礎食品**（表3-1）を栄養教育に活用することを勧めている。また文部科学省では，小中学生向けの食生活学習教材で**食べ物の3つのはたらき**を表3-2に示すように3つのグループに分け指導している。

2. 栄養の意味と栄養素の体内での機能

食品を摂取すると人体内では表3-3に示すように，**消化**，**吸収**，**代謝**，**排泄**という過程を経て利用される。私たちが物質を体外から取り入れて利用し，発育，発達して生命を維持し，健全な生活を営むことを**栄養**といい，取り入れる物質を**栄養素**とよんでいる。

栄養素の体内での主な働きは，図3-1に示すように，エネルギー産生，身体の構成，生体機能調節の3つとなる。なお**糖質**，**脂質**，**たんぱく質**は摂取量が多く**三大栄養素**（三大熱量素）とよばれている。また，**無機質**と**ビタミン**を合わせて**五大栄養素**という。食物中にはそのほかに食物繊維や**フィトケミカル**（ファイトケミカル）（主に食物の色素，香り，アクの成分で，抗酸化作用をもつ**ポリフェノール**が代表）を始め様々な有効成分が含まれている。

3. 糖質

糖質は主に6つの基礎食品のうち5群の食品が供給する。

(1) 糖質の種類と含有食品および特徴

炭素，水素，酸素の三元素から構成されている**単糖類**や**多糖類**の総称を**炭水化物**といい，**炭水化物**から**食物繊維**を除いたものを**糖質**という。糖質は消化されるが，食物繊維は消化されない。糖質の最小単位は単糖類であり，単糖類が2～10個程度結合したものを**少糖類**という。多糖類は数百から数千分子の単糖が結合した高分子化合物である（表3-4）。

表3-1 6つの基礎食品

食品の類別		食品の例示	主な栄養素
1群	魚, 肉, 卵	魚, 貝, いか, たこ, かまぼこなど 牛肉, 豚肉, 鶏肉, ハムなど 鶏卵, うずら卵など	主として良質たんぱく質の供給源。副次的に脂肪, 鉄, カルシウム, ビタミンA, B_1, B_2 の供給源となる
	だいず	だいず, 豆腐, 納豆, がんもどきなど	
2群	牛乳, 乳製品	牛乳, スキムミルク, ヨーグルト, チーズなど	主としてカルシウムの供給源。ほかに良質たんぱく質, ビタミンB_2, 鉄の供給源
	骨ごと食べられる魚	めざし, わかさぎ, しらす干しなど (注:わかめ, こんぶ, のりなど海藻を含む)	
3群	緑黄色野菜	にんじん, ほうれんそう, こまつな, かぼちゃ, トマトなど	主としてカロテンの供給源。ほかにビタミンC, B_2, カルシウム, 食物繊維, 鉄の供給源
4群	その他の野菜	だいこん, はくさい, キャベツ, きゅうり, たまねぎ, もやしなど	主としてビタミンCの供給源。ほかにビタミンB_1, B_2, カルシウム, 食物繊維の供給源
	果物	みかん, りんご, なし, いちごなど	
5群	米, パン, めん	飯, パン, うどん, そばなど	主として糖質性エネルギーの供給源。いも類は糖質のほかにビタミンB_1, Cを含む
	いも	さつまいも, じゃがいも, さといもなど (注:砂糖, 菓子類を含む)	
6群	油脂	天ぷら油, サラダ油, ラード, バター, マーガリンなど (注:マヨネーズ, ドレッシングなど脂肪の多い食品が含まれる)	主として脂肪性エネルギーの供給源、ビタミンEを供給する

厚生労働省

表3-2 食べ物の3つのはたらき

赤のグループ	緑のグループ	黄のグループ
1群と2群	3群と4群	5群と6群
主に体をつくる	主に体の調子を整える	主に体を動かすエネルギー源となる

文部科学省

表3-3 栄養の意味

栄養とは	解説
消化と吸収	食物は消化管や小腸粘膜で消化され、最小単位の栄養素となり、小腸から吸収されて血液やリンパ液に入る
代謝	栄養素が体内で働き、化学変化を受けることを代謝という(エネルギー産生・体構成成分の合成・生体機能の調節)
排泄	食物残渣や代謝で生じた不必要な物質は便・尿・汗・呼気として排泄される

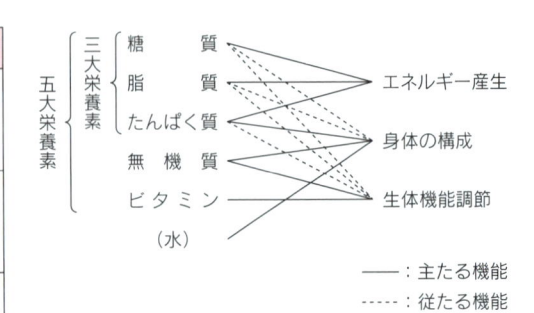

図3-1 栄養素の体内での機能

五大栄養素 { 三大栄養素 { 糖質 / 脂質 / たんぱく質 } / 無機質 / ビタミン / (水) } → エネルギー産生 / 身体の構成 / 生体機能調節

——:主たる機能
……:従たる機能

表 3-4 糖質の種類と含有食品および特徴

分類		種類	構造	含有食品	特徴
単糖類		ぶどう糖（グルコース）	グルコース	ぶどうなどの果実，はちみつ	・糖の最小単位で速やかに消化・吸収される ・血液中に血糖として一定量含む
		果糖（フルクトース）	フルクトース	果物，はちみつ	・糖類のなかで最も甘味が強い
		ガラクトース	ガラクトース	乳汁	・ガラクトースは乳児の脳の発達に必要
少糖類	二糖類*	しょ糖（砂糖）（スクロース）	グルコース+フルクトース	砂糖きび 甜菜（砂糖大根）	・茎の搾り汁や根からしょ糖をつくる
		麦芽糖（マルトース）	グルコース+グルコース	麦芽，水あめ	・唾液や膵臓のアミラーゼがでん粉に作用すると生じる
		乳糖（ラクトース）	ガラクトース+グルコース	乳汁	・乳児の貴重なエネルギー源
多糖類		でん粉	グルコース	穀類，いも類，豆類	・ぶどう糖の結合の仕方で直鎖状のアミロースと枝分かれしたアミロペクチン（水を加えて加熱すると粘性を生じる）がある
		グリコーゲン	グルコース	肝臓や筋肉中に貯蔵	・ぶどう糖が多数結合したもの
		デキストリン	グルコース		・でん粉の加水分解で生じる。糊精

＊単糖類が2個結合したものを二糖類という。

（2）糖質の消化と吸収（消化管内と膜消化）

でん粉は消化酵素により麦芽糖（表3-5）になる。この麦芽糖やしょ糖および乳糖は小腸粘膜上の微絨毛において，膜消化酵素によって膜消化され，単糖類に分解されると同時に，上皮細胞の毛細血管に吸収され，門脈（消化管で吸収された単糖類，アミノ酸，水溶性ビタミン，無機質などの水溶性の栄養素を肝臓に運ぶ血管）を通って肝臓に達する（表3-5）。

表 3-5 消化液と消化酵素の作用

	消化管	消化液	消化酵素	栄養素	分解生成物
管腔内消化[中間消化]	口腔	唾液	アミラーゼ	でん粉	デキストリン，麦芽糖
	胃	胃液	ペプシン レンニン（乳児）	たんぱく質 カゼイン	プロテオース，ペプトン カード（凝乳）*
	小腸	膵液	アミラーゼ	でん粉 デキストリン	麦芽糖
			トリプシン キモトリプシン	たんぱく質 プロテオース ペプトン	ポリペプチド
			カルボキシペプチダーゼ	ポリペプチド	ジペプチド，アミノ酸
			リパーゼ	脂質	脂肪酸，モノグリセリド
膜消化・終末消化	小腸	小腸粘膜	マルターゼ	麦芽糖	ぶどう糖
			スクラーゼ	しょ糖	ぶどう糖，果糖
			ラクターゼ	乳糖	ぶどう糖，ガラクトース
			アミノペプチダーゼ	ポリペプチド	ジペプチド，アミノ酸
			ジペプチダーゼ	ジペプチド	アミノ酸

＊アミノ酸に分解される途中の分解物。プロテオースが分解されペプトンになる。
　アミノ酸が2個結合したものをジペプチド，多数結合したものをポリペプチドという。

（3）糖質の働き

① エネルギー源

糖質は，エネルギー源として利用され，1gあたり4kcalを供給する。摂取後すぐに利用されない糖質は肝臓や筋肉においてグリコーゲンや脂肪に変化してエネルギー貯蔵物質として貯えられる。

② 血糖の調節

血液中のぶどう糖濃度すなわち血糖値は，ホルモンで調節され，約0.1％に保たれている。脳，神経系，赤血球はぶどう糖などをエネルギー源として利用するので，血糖値の維持は重要である。絶食後は肝臓のグリコーゲン分解で血糖値を維持するが，それが枯渇後は，アミノ酸，グリセロール，乳酸からグルコースが作られる糖新生を利用する（本章§1の10 図3-3）。

③ 体構成成分となる

リボース（5つの炭素をもつ単糖類）は，細胞の核酸や補酵素の構成成分であり，ガラクトースは乳糖の成分である。脳の脂質にも含まれ重要な機能を果たしている。

(4) 糖質のとり方の留意点

① 炭水化物が少ないと動物性脂質の摂取量が増加し，食事が欧米化する傾向がある。食事摂取基準では1日の総エネルギーの50～65％が適量とされる。
② 砂糖や果糖は，大量にとると脂肪酸や中性脂肪の合成に利用され，肥満の原因となる。
③ しょ糖（砂糖）はむし歯の原因になりやすい。
④ 糖質がエネルギーとなるときには，ビタミンB_1を必要とするため，B_1を豊富に含む食品をとることが必要である。

(5) 機能性非栄養成分

食物中の五大栄養素は，消化管で消化・吸収される。しかし食物中には，消化管内の酵素で消化を受けない，食物繊維，難消化性オリゴ糖，糖アルコールなどの成分がある。これらは栄養生理学的機能をもつため，機能性非栄養成分とよばれる。

① 食物繊維とは

食物繊維はヒトの消化酵素で消化されない食品中の難消化性の炭水化物である。しかし，一部は大腸内の腸内細菌による発酵を受け，生じた短鎖脂肪酸，メタン，水素などが吸収され，体内でエネルギー源として利用される。水に溶けない不溶性食物繊維，水に溶ける水溶性食物繊維に分類され，その生理作用は異なる（表3-6）。

食物繊維の摂取量は食事の欧米化に伴い漸減する傾向にあり，とくに若年層ほど摂取量は少

表3-6 食物繊維の分類

		種類（含有食品）	生理作用
不溶性食物繊維	植物性	セルロース（穀類・野菜） ヘミセルロース（野菜・ふすま） リグニン（野菜・ココア） アガロース（寒天） アガロペクチン（寒天）	細胞壁を作っている成分で水に溶けないが，水を吸着保持し，腸を刺激するので消化管通過が短縮する ・便重量を増加し，便秘の予防と解消 ・満腹感の維持 ・有害物質の排泄作用 ・大腸がんの予防 ・よくかむ必要があるため唾液分泌量が増加
	動物性	コラーゲン（動物の腱・肉） キチン（かに・えびの殻） キトサン（かに・えびの殻）	
水溶性食物繊維	植物性	ペクチン（果物，とくにりんごやかんきつ類の皮，野菜） グルコマンナン（こんにゃく） イヌリン（きくいも・ゆり根・ごぼう・にんじん） グアーガム（マメ科の植物） カラギーナン（紅藻類），アルギン酸（こんぶ，わかめ）	細胞のなかに貯蔵されている成分で水に溶け，粘性をもつ。胃内で栄養素を包み込み，小腸への移動が遅れる ・血清コレステロール低下作用 ・食後血糖値の上昇抑制 ・血圧上昇抑制 ・膨潤して満腹感を与える ・便の水分量を増やし，排便を助ける
	動物性	コンドロイチン（さめのひれ）	
	化学的合成品	ポリデキストロース（繊維入り飲料） カルボキシメチルセルロース（増粘剤，安定剤）	

著者作成

ない。含有量の多い食品として，精白度の低い穀類（玄米，麦飯，全粒粉のパン，ライ麦パン），野菜，海藻，果実，乾物，豆類，種実類などがある。

② 難消化性オリゴ糖と糖アルコール

難消化性オリゴ糖はでん粉，しょ糖などから工業的に製造され，フルクトオリゴ糖，乳果オリゴ糖，ガラクトオリゴ糖，イソマルトオリゴ糖，だいずオリゴ糖などがある。糖アルコールは，単糖類，二糖類から工業的に製造され，ソルビトール，マンニトール，キシリトール，マルチトールなどが知られている。

難消化性オリゴ糖と糖アルコールは，消化酵素による作用を受けずに大腸に達し，腸内細菌で発酵され，短鎖脂肪酸やメタンガスに分解され，一部は体内で利用され約2kcal／gのエネルギーを産生する。これらは低エネルギー甘味料，低う蝕性甘味料として，また難消化性オリゴ糖はビフィズス菌の栄養源になるため整腸作用をもち，お腹の調子を整える，むし歯の原因になりにくい等の特定保健用食品（本章§3の3 表3-24）に利用されている。

4. 脂質

脂質の主な供給源は6つの基礎食品のうち6群であるが，1群の肉や魚も種類の異なった脂質の供給源となる。

(1) 脂質の種類と主な脂肪酸の働き

脂質は糖質と同様に炭素，酸素，水素から構成され，一般にエーテルなどの有機溶媒に溶け，水に溶けない性質をもっている。栄養学的に重要な脂質は脂肪酸（表3-8)，表3-7に示す中性脂肪，リン脂質，糖脂質，およびステロール類である。中性脂肪（トリグリセリド）はグリセロール1個と脂肪酸3個が結合したものである。この脂肪酸には炭素鎖が水素で飽和され，二重結合のない飽和脂肪酸と炭素鎖が完全に水素で飽和されず，炭素原子同士が二重結合している不飽和脂肪酸があり，それぞれ異なった生理作用を示す。また，主な脂肪酸の種類，含有食品，生理作用を表3-8に示す。

表3-7 脂質の種類

種類	名称	構造	特徴
単純脂質	中性脂肪 ろう	脂肪酸＋グリセロール 脂肪酸＋高級一価アルコール ステロールエステル脂肪酸＋その他のアルコール	中性脂肪（トリグリヤリド）は食品中の油脂の大部分を占め，「脂肪」とよばれる。生体の脂肪組織として存在し，中性脂肪として蓄積。主にコレステロールエステルで血漿中に存在
複合脂質	リン脂質 糖脂質	単純脂質の一部にリン酸や糖質が結合	リン酸を含むリン脂質の代表がレシチン（卵黄やだいずに多い。水になじみやすい乳化剤として，チョコレート，アイスクリーム，マーガリンに使用）で，細胞膜の構成成分。ガラクトースを含む糖脂質は，脳・神経組織の細胞膜を構成
誘導脂質	ステロール類	脂肪酸コレステロール，エルゴステロール，胆汁酸，性ホルモン	単純脂質や複合脂質の分解物。細胞膜の構造成分などとして体内に広く分布

著者作成

(2) 脂質の消化・吸収（乳化作用受け小腸にて）

食物中の脂質の大部分は中性脂肪であり，十二指腸において胆嚢（たんのう）から分泌された胆汁（たんじゅう）で乳化作用を受け，脂肪分解酵素リパーゼの作用により，脂肪酸とモノグリセリドに分解されて吸収

表3-8 脂肪酸の種類・含有食品・生理作用

分類	炭素数（二重結合数）	脂肪酸の種類	含有食品	生理作用と特徴
飽和脂肪酸	4 6 8 10 12 14 16 18	酪酸 カプロン酸 カプリル酸 カプリン酸 ラウリン酸 ミリスチン酸 パルミチン酸 ステアリン酸	バター バター，やし油 バター，やし油 バター，やし油 やし油，鯨油 やし油，パーム油 豚脂，牛脂 豚脂，牛脂	・常温で固体のことが多く，安定した性質なので酸化しにくい ・高LDLコレステロール血症，循環器疾患，及び肥満のリスク因子
一価不飽和脂肪酸（オメガ9）	18 (1)	オレイン酸	オリーブ油，なたね油	・常温で液体，加熱しても酸化されにくい ・HDLコレステロールを下げずに，LDLコレステロールを低下させる作用があり，動脈硬化を予防する ・多価不飽和脂肪酸に比較して，体内で有害な過酸化脂質を作りにくい
多価不飽和脂肪酸 n-6系脂肪酸（オメガ6）	18 (2) 18 (3) 20 (4)	リノール酸 γ-リノレン酸 アラキドン酸	大豆油，とうもろこし油，ごま油 たらのあぶら，こんぶ類 レバー，卵黄，やつめうなぎ，さば，ぶり，うに	・常温で液体，不安定で加熱で酸化されやすい ・リノール酸にはコレステロール低下作用があり，冠動脈疾患を予防する ・アラキドン酸はDHAとともに脳の学習や記憶の働きを担う海馬の細胞膜に含まれ重要な作用を担う
多価不飽和脂肪酸 n-3系脂肪酸（オメガ3）	18 (3) 20 (5) 22 (6)	α-リノレン酸 エイコサペンタエン酸（EPA） ドコサヘキサエン酸（DHA）	えごま油，あまに油，チアシード 養殖はまち，まいわし，マグロ脂身，さば，ぶり マグロ脂身，ぶり，さば，さんま，うなぎ	・常温で液体，不安定で酸化されやすい ・α-リノレン酸，EPA，及びDHAは冠動脈疾患を予防する ・DHAは網膜や脳神経に含まれる。記憶・学習能力の向上効果がある。 ・妊娠・授乳期の摂取不足は胎児や乳児の視覚反応低下に関連する

著者作成

表3-9 リポたんぱく質の種類と働き

種類	働き
カイロミクロン	中性脂肪を脂肪組織に運ぶ
超低比重リポたんぱく質（VLDL）	肝臓で合成された脂質を組織へ運ぶ
低比重リポたんぱく質（LDL）	肝臓で合成されたコレステロールを末梢組織へ運ぶ悪玉コレステロール。酸化LDLは血管壁に沈着し，動脈硬化を進行させ，心筋梗塞，狭心症，脳血管疾患の原因となる
高比重リポたんぱく質（HDL）	末梢組織からコレステロールを肝臓へ運ぶ善玉コレステロール

著者作成

される（表3-5）。吸収後，小腸で再結合して中性脂肪になる。その後，コレステロールやリン脂質とともにたんぱく質の膜で包みこまれたカイロミクロンというリポたんぱく質粒子（表3-9）となって，腸のリンパ管（リンパ管には水分からなるリンパとリンパ球が含まれる。吸収された脂質と脂溶性ビタミンはリンパ管で輸送される）から胸管（全身のリンパは胸管という太いリンパ管に集められ，静脈と合流する）を経て血液に入り身体各部に送られる。

(3) 脂質の働き

① 効率のよいエネルギー源

糖質やたんぱく質と比較し，脂質は1gあたり9kcalとエネルギーが多い。また，脂質がエネルギーとなるときには糖質のようにビタミンB_1を必要としない。

② 細胞膜の構成成分となる

体内の約60兆個ともいわれる細胞は細胞膜に包まれており，栄養素や老廃物がこの細胞膜を出入りしている。脂質は細胞膜の主要な構成成分として細胞の働きを活性化しているが，活性酸素により過酸化脂質になると，細胞膜が変質し働きが悪くなる。コレステロールも細胞膜の構成成分であると同時に，胆汁酸に作り変えられ，性ホルモン，副腎皮質ホルモン，ビタミ

ンDの前駆体となる。また血液中にはリポたんぱく質の形で存在する（表3-9）。
③ 必須脂肪酸と脂溶性ビタミンの供給源
n-6系脂肪酸，n-3系脂肪酸は体内で合成できない必須脂肪酸で，食物からとる必要がある。欠乏は成長不良，皮膚異常をおこす。また脂溶性ビタミンは食品の脂質部分に含まれる。
④ 貯蔵脂肪となる
エネルギーとして利用されずに過剰となった脂肪酸は，中性脂肪の形で皮下，腹腔内，筋肉などに蓄えられ，貯蔵脂肪となり，体温の放散を防ぎ，外的な衝撃から内臓を守る。
⑤ 脂溶性ビタミンの吸収を助ける
脂溶性ビタミン（A, D, E, K）やカロテノイドなどの吸収を助ける。

(4) 脂質のとり方の留意点
① エネルギー
食事摂取基準では脂質のエネルギー比率は20～30％を適量とした。過不足なく摂取する必要がある。エネルギー（食品のkcalの表示）だけを気にする傾向がある。やせの女性で，エネルギーは超過せずとも，脂質を取りすぎていることもある。様々な食品を食べ，栄養をバランスよくとりたい。
② 脂肪酸
脂肪酸のバランスも重要となる。飽和脂肪酸やリノール酸の含有量の多い食品を控えめにする。一方，一価不飽和脂肪酸（オリーブ油やなたね油），およびn-3系脂肪酸であるα-リノレン酸（えごま油）やDHA・EPA（魚油）を増やすことが望ましい。
③ 肥満
脂質を過剰に摂取した場合，皮下や内臓に貯蔵されて肥満となる。
④ 食事性コレステロール
血中コレステロールは，体内でも合成され調節されているが，コレステロールの過剰摂取は循環器疾患危険因子となる。コレステロールはレバー，卵，魚卵，うなぎなどに多い。コレステロールを多く摂取した場合，虚血性心疾患などの増加が危惧される（第8章§2の3参照）。
⑤ 抗酸化物質
多価不飽和脂肪酸は過酸化脂質を生成しやすい。抗酸化物質（ビタミンA，C，Eやポリフェノールなど）をあわせてとるとよい。
⑥ トランス脂肪酸
トランス脂肪酸は工業的に水素添加を行い，不飽和脂肪酸（液状油）を飽和脂肪酸（固形油）に変える副産物として生じる。含有量の多い食品（マーガリン，ドーナツ，ポテトチップなど）は心筋梗塞を増加させる危険性があるので控えめにとる。

5. たんぱく質

たんぱく質の主な供給源は，6つの基礎食品のうち1群と2群の，魚，肉，卵，乳製品，だいず製品などがあげられる（本章§1の1 表3-1，§3の1 表3-16）。日本人のたんぱく質の供給源として，5群の米類や小麦とその他の穀類も寄与している。

(1) たんぱく質の種類
たんぱく質はアミノ酸が鎖状に多数結合した高分子化合物である。糖質や脂質と異なり，炭素，水素，酸素のほかに，窒素を約16％含む。たんぱく質の種類を表3-10に示す。

(2) アミノ酸

① 不可欠アミノ酸

たんぱく質には多くの種類があるが、それらは20種類の**アミノ酸**からできている。これらのアミノ酸のうち、体内で合成できないか、合成速度が遅いために食事からとらなければならないものを、**不可欠アミノ酸**（必須アミノ酸）とよび、9種類となる。それ以外のアミノ酸を可欠アミノ酸とよび体内で合成される（表3-11）。

② 体たんぱく質の合成と分解

人体では、体たんぱく質の分解と合成が繰り返されており、成長期には、分解より合成が盛んである。しかし、成人では分解と合成の量が等しく、体全体のたんぱく質は約80日で半分が新しく置き換わっている。そのため成長をしていない成人でも毎日たんぱく質をとる必要がある。

表3-10　たんぱく質の種類

種類	特徴	たんぱく質と含有食品
単純たんぱく質	アミノ酸のみで構成	・アルブミン（卵白・乳汁・血液） ・グロブリン（卵白・筋肉・乳汁） ・コラーゲン（骨・皮・腱の軟骨） ・ケラチン（毛髪・爪）
複合たんぱく質	単純たんぱく質に核酸、燐酸、糖、色素などが結合したもの	・オボムコイド（卵白）—糖と結合 ・カゼイン（乳汁）—燐酸と結合 ・ヘモグロビン（血液）—色素と結合 ・ミオグロビン（筋肉）—色素と結合 ・フェリチン（肝臓）—金属と結合 ・ヌクレオヒストン（胸腺）—核酸と結合
誘導たんぱく質	天然のたんぱく質が加熱や酸で変性したもの	・ゼラチン（コラーゲンを含む物質を長時間石灰液中に浸すか酸で処理し、温水で抽出する）

表3-11　食品中のアミノ酸

不可欠アミノ酸	可欠アミノ酸
ヒスチジン、イソロイシン、ロイシン、リシン、メチオニン、フェニルアラニン、トレオニン、トリプトファン、バリン	グリシン、アラニン、セリン、アスパラギン酸、グルタミン酸、アルギニン*、シスチン、システイン、チロシン、プロリン、オキシプロリン

＊アルギニンは、乳幼児の体内では十分に合成できないので不可欠アミノ酸である。成人は体内で十分に合成できるので可欠アミノ酸となる。

食物が消化・吸収されたアミノ酸と体たんぱく質が分解されたアミノ酸は、**アミノ酸プール**（血液、細胞）に合流する。そこで体たんぱく質が合成される。分解されたアミノ酸の一部は再利用されるが、不足する分を食物から摂取しなければ、体内のたんぱく質が減少してしまう。

③ 良質のたんぱく質とは

良質のたんぱく質とは、人体で効率よく**体たんぱく質**合成に利用されるものをいう。不可欠アミノ酸の理想のバランス（**アミノ酸評点パターン**）と比較し、最も充足率の低いものを、**第一制限アミノ酸**とよび、その充足率を**アミノ酸スコア**という。制限アミノ酸のない場合を100とする。すなわち、アミノ酸スコアの高いものを良質のたんぱく質という。動物性のものはアミノ酸スコアが100のものが多いが、植物性たんぱく質では制限アミノ酸を含むものが多い（大豆100、精白米65、ジャガイモ68、トマト48）。アミノ酸スコアの桶モデルでアミノ酸の利用を説明できる（図3-2）。たとえば小麦たんぱく質はリシンが第一制限アミノ酸でアミノ酸スコアは75なので、75％までしか水を貯めることができない。すなわち75％しか体たんぱく質合成に利用できない。栄養価の低い植物性のたんぱく質に、動物性のたんぱく質を組み合わせて不可欠アミノ酸を補い、体たんぱく質合成の効率を上げることを**たんぱく質の補足効果**という。

(3) たんぱく質の消化・吸収（消化管内と膜消化）

たんぱく質は**胃液**に含まれる塩酸とペプシンの作用を受け、プロテオースとペプトンに分解される。乳児の胃には**凝乳酵素**レンニンが含まれており、カゼインを凝固させてカードを生成し、消化を助ける作用がある。小腸では膜消化酵素で膜消化作用を受け（表3-5）、アミノ酸

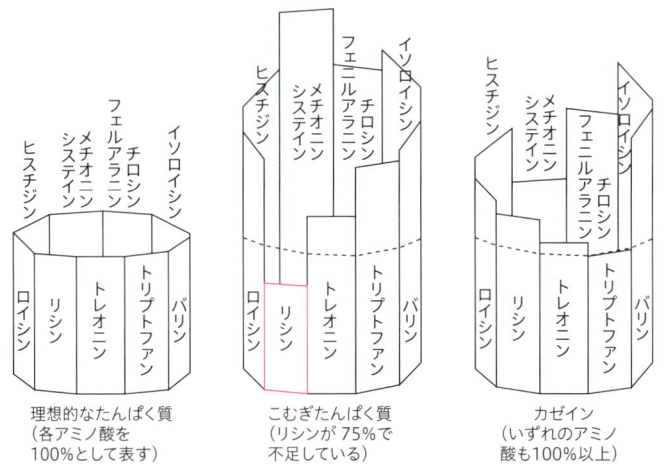

中屋豊・宮本賢一　編著『エッセンシャル 基礎栄養学』医歯薬出版，2005，p.92を
もとに日本人の食事摂取基準（2020年版）に基づいて著者一部変更

図3-2　アミノ酸スコアの桶モデル

（桶の図：左から「理想的なたんぱく質（各アミノ酸を100％として表す）」、「こむぎたんぱく質（リシンが75％で不足している）」、「カゼイン（いずれのアミノ酸も100％以上）」）

に分解されて吸収され，毛細血管内の血液に入り，門脈を経て肝臓に入る。

(4) たんぱく質の働き

① 体構成成分となる

人体内の**筋肉**，**内臓**，**皮膚**，**毛髪や爪**，**血液**，**血管結合組織**，**じん帯**，**腱**などはたんぱく質で作られている。吸収されたアミノ酸は各組織で目的に合ったたんぱく質に再合成される。半分の量が置き換わる時間を半減期とよび，体全体の半減期は約80日といわれている。

② 酵素，ホルモン，免疫体の材料となる

体内の代謝反応に関与する酵素や，生体の恒常性維持に関与するペプチドホルモンやアミノ酸誘導体ホルモンになる。また，免疫反応物質のひとつである免疫グロブリン（γ-グロブリン）になる。

③ 体液の中性保持と浸透圧の調節

たんぱく質は分子内にプラスとマイナスのイオンをもち，代謝過程で酸が産生されても，体液を中性か弱アルカリ性に保つ作用をする。また血液や組織中の血清アルブミンなどは，無機質とともに，浸透圧の調節を行い，健康を保つ。

④ エネルギー源になる

糖質，脂質の摂取量が不足し，エネルギーが供給されない場合に，1gあたり4kcalを生じる。疾病時や飢餓時に利用され，筋肉の減少や疲労感を生じる（本章§1の10　図3-3）。

(5) たんぱく質のとり方の留意点

① 良質のたんぱく質をとる

米や小麦などの，植物性たんぱく源の給源となる穀類と動物性のたんぱく源か，だいず製品を組み合わせることで，たんぱく質の補足効果が上がる。発育期にはできれば1食ごとに良質のたんぱく質をバランスよく含む食事が望ましい。

② 摂取不良

食事摂取基準では，たんぱく質の総エネルギーに対する比率は1～49歳までは13～20％を適量としている（その他は食事摂取基準のたんぱく質（第3章　章末資料3-1）を参照）。

たんぱく質の摂取が不足すると，体たんぱく質の崩壊がおこり，体重減少や**貧血**が生じる。肝臓で合成されるアルブミンは疾病や栄養状態の指標（血中基準値は3.7〜5.5g／dl）とされる。たんぱく質の強い欠乏状態は，発展途上国にみられる**クワシオルコル**が知られている。

高齢期の不足は，フレイルやサルコペニアのリスクを高める（第8章§3参照）。

6．ビタミン

三大栄養素の代謝に不可欠な微量栄養素で体内で合成できないか，または合成が十分でないため，食物としてとる必要のある有機化合物である。**ビタミン**は，三大栄養素の代謝を補酵素（酵素の働きを助ける）として助けたり，体の機能を正常に働かせることに関与している。不足すると特有の**欠乏症**が知られている。**脂溶性ビタミン**と**水溶性ビタミン**に大別される。脂溶性ビタミンは，多量にとりすぎると**過剰症**の心配がある。水溶性ビタミンは体内に蓄積されず，過剰のものは尿中に排泄されるので，必要量は毎日とらなければならない。主なビタミンの働きと生理作用を表3-12に示す。

7．無機質（ミネラル）

人体に存在する元素は約60種類知られているが，人体の95％は炭素，酸素，水素，窒素の4元素で占められ，これらは，炭水化物，脂質，たんぱく質，水などの有機化合物を構成する。残りの5％にあたる元素を**無機質**（ミネラル）とよび，焼いたときに灰となって残るので**灰分**（かいぶん）ともいう。無機質は水や土壌に存在し，動植物は合成できない。

無機質には次のような働きがある。①**酵素**の成分となり化学反応を助ける，②カルシウム，マグネシウム，リン，ヨウ素，亜鉛，鉄などは**体の構成材料**となる，③体液中に溶けて，細胞の浸透圧を保ち，神経伝達を正常に保ち，筋肉の運動，心臓の筋肉の収縮，体液の弱アルカリ性の保持などを行う。主な無機質の働きと生理作用を表3-13に示す。

8．フィトケミカル（ファイトケミカル）

フィトケミカル（ファイトケミカル）とは，野菜や果物などの植物性食品に含まれている非栄養素系の物質で，色素，香り，味（辛味，渋味），アクなどの成分である。活性酸素（酸素から作られるが，ストレス，過労，喫煙などで過剰に発生すると，不飽和脂肪酸を酸化し過酸化脂質を作る。そのため細胞はサビたり，傷つけられる）の除去に重要な役割を果たしており，がん，生活習慣病，老化を予防する働きが注目されている。

フィトケミカル（ファイトケミカル）は，栄養素性抗酸化成分であるビタミンA，E，Cと同じように，高い**抗酸化力**をもち，免疫力も高めるといわれている。代表的なものに**ポリフェノール**類がある。数百種類以上あるといわれているポリフェノール類には，**アントシアニン**（ぶどう，紫キャベツ，ブルーベリー），**フラボノイド**（かんきつ類），**カテキン**（緑茶），**ケルセチン**（たまねぎ，りんご），**イソフラボン**（だいず）などがある。その他のファイトケミカルに，緑黄色野菜の色素成分である**カロテノイド**類があり，**リコペン**（トマト，すいか），**カロテン**（緑黄色野菜），**ルテイン**（ほうれんそう，ブロッコリー，かぼちゃ）などが知られている。

9．水分

水分は栄養素には含まれないが，栄養素の消化・吸収，老廃物の運搬や排泄，その他の生命

表 3-12 主なビタミンの生理作用（出典は表 3-13 と同じ）

		主な働き	不足・欠乏症と過剰症	多く含む食品
脂溶性ビタミン	ビタミン A	皮膚や目・鼻・のど・胃腸等の粘膜を正常に保ち、免疫力を維持。ロドプシンの主成分となり暗所でものを見ることを助ける。強い抗酸化力をもつβ-カロテンは、体内でビタミンAに変わる肝臓に蓄積される	胎児や小児の発育阻害。免疫低下。暗闇での暗順応が低下し夜盲症に。乳児の角膜乾燥症。皮膚の乾燥、肥厚、角質化（過剰症は成人の過剰蓄積による肝臓障がい、乳児の頭痛。妊娠初期に胎児の先天性異常症）	ビタミンAは動物性食品に多い。レバー、あんこう肝、銀むつ、卵黄、うなぎ。緑黄色野菜にはカロテンが多い。モロヘイヤ、にんじん、かぼちゃ
	ビタミン D	カルシウム、リンの腸管からの吸収を促進し骨へ沈着させ、骨形成と成長を促進。日光浴で体内のビタミンD活性化。免疫細胞を増やす	小児ではくる病。大人は骨の軟化、低Ca血症と副甲状腺機能充進症による骨粗しょう症や骨折。（過剰摂取は高Ca血症、腎障害、軟組織の石灰化障がい）	くろかじき、べにざけ、さんま、いわし丸干、うなぎ、きくらげ、干ししいたけ、卵黄
	ビタミン E	抗酸化力強く、生体膜の不飽和脂肪酸の酸化を防ぎ、過酸化脂質の生成を抑える。コレステロールの酸化を予防し動脈硬化を防ぐ。血行促進。性ホルモン生成	溶血性貧血、および神経脱落症状。細胞膜の変質。冷え症や肩こりなどの血行障がい。女性不妊、肌のしみ。（過剰症は出血傾向上昇）	アーモンド、ヘーゼルナッツ、落花生、ヒマワリ油、サフラワー油、にじます、うなぎ蒲焼き、かぼちゃ、モロヘイヤ、アボカド
	ビタミン K	血液凝固の促進。骨形成の調節。動脈の石灰化抑制。腸内細菌により合成	新生児の頭蓋内出血症や消化管の出血である新生児メレナ。血液凝固の遅延。骨折リスクの増大。	納豆、海藻、モロヘイヤ、かぶの葉、ほうれんそう
水溶性ビタミン	ビタミン B_1	糖質代謝を促進。神経細胞内に存在し、神経を正常に保つ	疲労感（夏バテ）、脚気、食欲不振、多発性神経炎、腱反射の減退、ウェルニッケ脳症	豚肉、うなぎ、たらこ、ナッツ類、胚芽、米糠、玄米、だいず
	ビタミン B_2	三大栄養素のエネルギー代謝の補酵素。とくに脂質代謝に必要。成長の促進、皮膚・爪・髪の細胞新生に必要。過酸化脂質を分解し老化防止	成長抑制。口内炎、口角炎、舌炎、脂漏性皮膚炎。眼精疲労、目の充血	レバー、うなぎ、牛乳、納豆、卵
	ナイアシン	エネルギー代謝の補酵素として作用。二日酔いのもとになるアセトアルデヒドの分解	皮膚炎や下痢を伴うペラグラがとうもろこし常食地帯（トリプトファン不足）で発生。二日酔い	まぐろ、かつお、あじ、たらこ、レバー、豚肉、とりむね肉、落花生
	ビタミン B_6	補酵素としてたんぱく質代謝に関与。神経伝達物質の合成。つわりや月経前症候群を軽減。大腸がんの予防。免疫系の維持	肌荒れ・湿疹などの皮膚炎。貧血。神経系の障害。リンパ球減少症。うつ状態、錯乱、脳波異常	まぐろ、かつお、さんま、さけ、さば、あじ、レバー、ささみ、牛豚肉、バナナ
	ビタミン B_{12}	赤血球の合成。神経細胞中の核酸、たんぱく質、脂質の合成を助け、神経伝達を円滑にする。睡眠のリズムを整える	巨赤芽球性貧血。神経障がい。倦怠感、不眠症や時差ボケ。脊髄及び脳の白質障害	レバー、さんま、いわし、さば、あさり、かき、しじみ（動物性食品のみ）
	葉酸	赤血球生成。細胞の再生を助ける。核酸合成。ホモシステインを分解し動脈硬化予防	巨赤芽球性貧血。胎児の神経管閉鎖障がい。血清ホモシステイン値を高くし動脈硬化症の引き金	レバー、緑黄色野菜、えだまめ、果物、納豆
	パントテン酸	エネルギー代謝の補酵素であるコエンザイムAの材料となる。善玉コレステロールHDLを増加させる。副腎皮質ホルモンを助けストレスに抵抗	成長停止や副腎障害、手足のしびれ、頭痛、疲労、食欲不振、免疫力が低下し風邪をひきやすい。ストレスに弱くなる。	レバー、納豆、鶏ささみ、ししゃも、うなぎ、子持かれい、たらこ、牛乳、アボカド
	ビタミン C	皮膚や細胞のコラーゲンの生成。免疫力を上げ、ストレスに抵抗。鉄の吸収促進。活性酸素を消去して細胞を保護する抗酸化力が強い	疲労倦怠感、血管がもろくなり歯茎や皮下の出血する壊血病。免疫力の低下。メラニン色素の沈着	赤ピーマン、ブロッコリー、芽キャベツ、アセロラジュース、柿、キウイ、かんきつ類、いも類

注）表に示していないが日本人の食事摂取基準（2025 年版）においてはビオチンの値が示されている。

表3-13 主なミネラルの生理作用

		主な働き	不足・欠乏症と過剰症	多く含む食品
多量ミネラル	ナトリウムNaと塩素Cl	細胞外（血中）のNaが増加すると細胞から水分を引きつけ血液をうすめ，血流量がふえ，高血圧となる。神経の興奮，伝達，筋肉の収縮に関与する。浸透圧，酸と塩基平衡の調節	日常の食生活ではほとんど不足しないが，疲れやすく，意欲減退する。（過剰摂取は高血圧，胃がん）	ナトリウムと塩素が結びついたものが食塩（塩化ナトリウム），みそ，しょうゆ，漬物
	カリウムK	細胞内液に多く分布し浸透圧を維持。過剰なナトリウムの排泄を促進し血圧を下げる。Naとともに心臓や筋肉の働きを調節	筋力低下。不整脈，血圧上昇，心臓病。（過剰摂取は腎臓障がいや糖尿病に伴う高カリウム血症）	野菜，いも類，果物（アボカド，バナナ），だいず
	カルシウムCa	骨や歯の構成成分。筋肉を収縮させて心臓の鼓動を保つ。血液凝固作用の促進。浸透圧の調整に関与する	くる病，骨軟化症，骨粗しょう症や腰痛。神経過敏になる。高血圧や動脈硬化。（過剰摂取は高Ca血症，軟組織の石灰化，泌尿器系結石，高Ca尿症，鉄・亜鉛の吸収障がい，便秘）	牛乳・乳製品，煮干し，干しえび，ししゃも，だいず製品，みずな，こまつな，だいこんの葉，海藻類
	マグネシウムMg	骨の構成成分。骨や歯にカルシウムを定着。筋肉や神経細胞の興奮の調整。多くの酵素反応やエネルギー産生に関与	骨形成の障がい。高血圧，不整脈，狭心症，心筋梗塞。低マグネシウム血症（吐き気，脱力感，筋肉のけいれん，こむら返り）	穀類（玄米，そば），葉菜類，ナッツ，だいず，海藻類，にがり，魚介類
	リンP	骨や歯の構成成分。核酸やATPの材料。リン脂質として細胞膜を構成。エネルギー代謝に不可欠	不足の心配はないが骨や歯の脆弱化。（加工食品の多食による過剰摂取は腸管でのCa吸収を抑制する）	肉類，小魚，穀類，卵など食品全般と食品添加物
微量ミネラル	鉄Fe	ヘモグロビンの成分として，酸素を運搬。ミオグロビンの成分として筋肉に酸素を貯蔵。肝臓の解毒作用の酵素を作る。鉄吸収率は鉄の栄養状態で変動	鉄欠乏性貧血。疲れやすい。運動機能や認知機能の低下。（過剰摂取は胃腸症状，組織に蓄積すると細胞を損傷，特に慢性肝臓疾患を悪化させる）	あさり水煮缶，レバー，赤身肉，だいず，葉菜類，海藻類，ごま，かつお
	亜鉛Zn	インスリンの合成。遺伝情報の入ったDNAやたんぱく質の合成などの300種以上の酵素の成分。細胞の新生に必要で，味蕾の形成に不可欠。免疫反応や精子形成に関与	皮膚炎や味覚異常。慢性下痢。発育不良。免疫機能障害，性腺発育障害	かき，牛肉，ラム肉，レバー，貝類，かに
	銅Cu	酵素としてエネルギー生成，鉄代謝やヘモグロビン合成を調節。活性酵素除去。メラニン色素やコラーゲンの生成に関与	鉄投与に反応しない貧血。白血球減少，脊髄神経異常に伴う歩行障がい。白髪や皮膚の脱色。（銅過剰症のウィルソン病）	レバー，葉菜類，魚介類，ナッツ類，ココア，ごま，卵黄
	マンガンMn	骨代謝，たんぱく質・糖質・脂質代謝に補酵素として関与。性ホルモンの生成に必要	骨の脱石灰化と成長不良。生殖機能低下（過剰摂取は脳に蓄積し神経毒性を生じる）	くり，ヘーゼルナッツ，松の実，玄米，そば，豆類，果物などの植物性食品
	ヨウ素I	甲状腺ホルモンの材料として生殖，成長，発達等の生理的プロセスを制御し，エネルギー産生を促進	発育不全「クレチン症」。甲状腺機能低下により，基礎代謝が下がり，心身ともに疲れやすく無気力になる（過剰摂取は甲状腺腫）	海藻類（特に昆布），魚介類

注）表に示していないが日本人の食事摂取基準（2025年版）においてはセレン，クロム，モリブデンの値が示されている。

中村丁次 監修『栄養素図鑑と食べ方テク』朝日新聞社，2017，五十嵐脩 ら『精選栄養学』実教出版，2016や日本人の食事摂取基準（2025年版）などを参考に著者作成

現象すべてに水分は関与している。水分の体内に占める割合は大きく，成人で約 65％，乳幼児期には 70〜75％ となっている。体重 1kg あたりの水分必要量（第 13 章 §2 の 2　表 13-7 参照）は，低年齢ほど大きく，発汗，下痢，嘔吐などで水分が多量に失われると脱水症が起きやすくなる。

> ● 保育の現場から——水分摂取
>
> のどの渇きなどが自分から訴えられない乳児にとって，水分補給に十分気をつけることは脱水症などに配慮する保育士の大事な役割です。そのために，ある一定の時間に水分補給の機会を設けます。おやつや食事などの時間では，牛乳，麦茶などで対処していることも多いでしょう。しかし，忘れてはいけないのが，散歩や戸外遊びの前後，プールや水遊びの前後などです。また，夕方，おやつ後，降園までの間なども意識して水分摂取するよう配慮する必要があります。幼児になれば，自分から渇きを訴えることができますから，その都度用意をする，あるいは新鮮な麦茶などを子どもが好きなときに自由に飲めるように準備（環境構成）しておくことも大事です。なお，麦茶は傷みやすく 1 日複数回は作り直す（1 回作ったものを 2 時間以上放置しない）ことを忘れずに行ってください。

10．人体における食品からのエネルギーの産生の仕組み

植物は光合成によって，太陽の光エネルギーをでん粉の化学エネルギーに変換して蓄え消費しているが，動物は食物として取り入れた栄養素（糖質，脂質，たんぱく質）を分解してエネルギーを得ている。このエネルギーを人間は生体内の代謝に使用し，生命活動を行う。

(1) 糖質のエネルギー代謝

糖質はぶどう糖となって吸収され，エネルギーを発生する。体内でエネルギーとなるのは，ATP（アデノシン・3・リン酸）という高エネルギー物質である。ATP の産生は，①解糖系，②TCA サイクル，③電子伝達系の 3 つで行われ，ぶどう糖を中心とする代謝が基本となっている。

解糖系はぶどう糖（グルコース）がピルビン酸になるまでの代謝である。生成されたピルビン酸はアセチル CoA に変わり，さらにオキザロ酢酸と結合してクエン酸となり，ATP を産生し，TCA サイクルを回転しながら，再びオキザロ酢酸に戻る。これが TCA サイクルという反応である。ぶどう糖を構成している元素は炭素（C），酸素（O），水素（H）であるが，ぶどう糖が完全に分解されると炭素は二酸化炭素（CO_2）になり，水素はミトコンドリアの電子伝達系で呼吸により取り入れた酸素と結合し，水になる。この過程で高エネルギー物質 ATP が産生される（図 3-3）。

(2) 脂質のエネルギー代謝

体内ではグリセロールと脂肪酸に分解され，グリセロールはピルビン酸に，脂肪酸はアセチル CoA に分解され，それぞれが TCA サイクルで，多量の ATP を産生する（図 3-3）。

(3) たんぱく質のエネルギー代謝

糖質と脂質の不足時に，体たんぱく質はアミノ酸に分解され，糖質や脂質の代謝に合流してエネルギーを産生する（図 3-3）。

11. 人体におけるエネルギーの消費

すべての生物が生命を維持し続けるためには、エネルギーを獲得し、それを消費していく必要がある。発生したエネルギーは人体内の代謝、すなわち、**体温の保持、神経の伝達、筋肉運動**などに利用され、車のガソリンのように人体を動かしている。人体におけるエネルギーの消費について、表3-14に示す。

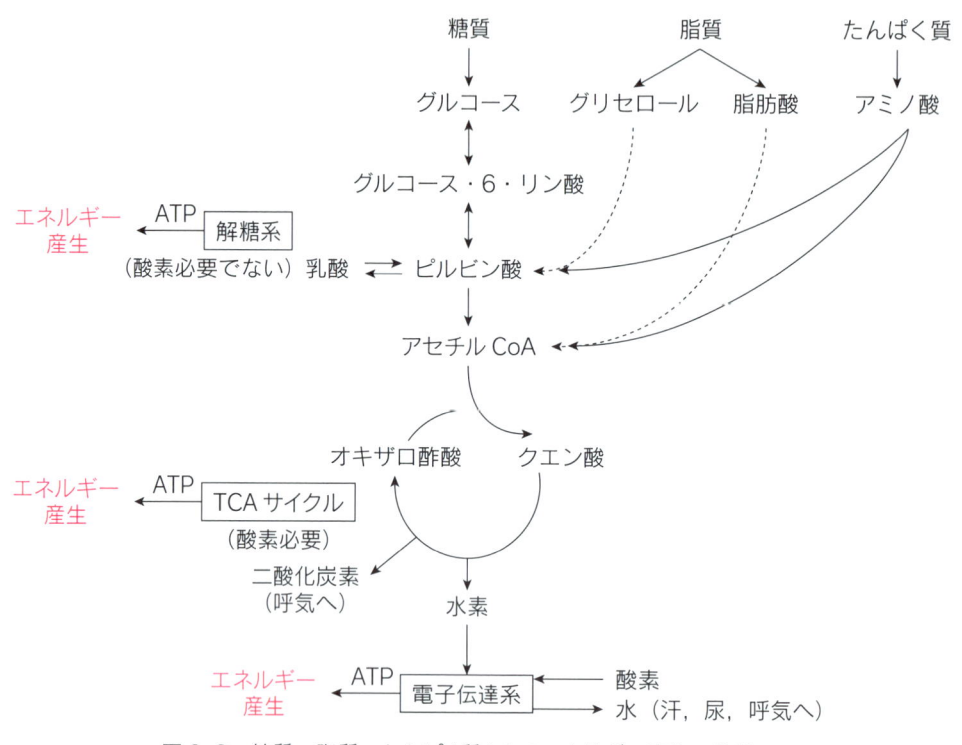

図3-3 糖質・脂質・たんぱく質からのエネルギー産生の仕組み

表3-14 人体におけるエネルギー消費

基礎代謝量	身体的・精神的な安静状態において、生命を維持するために必要な最低限のエネルギー代謝量。早朝空腹時に安静仰臥位で測定。筋肉の発達で上がり、低栄養状態や冷え性では低く、月経中に最低となる。（本章 章末資料3-1の表5参照）
活動代謝量	身体活動のためのエネルギー代謝量。空腹時にはまずグリコーゲンが分解され、次に脂肪が分解されてエネルギー源として利用される。運動時には、糖質と脂質の両者が燃焼する。しかし脂質は糖質と異なり、酸素がないと燃焼しない。すなわち、十分に呼吸し酸素を体に取り込みながらできる有酸素運動（ウォーキング、ジョギング、スクワットなど）により体脂肪が燃焼し、運動時間が長くなるほど脂肪のエネルギーとしての利用割合が高まるので、減量効果が大となる。
食事誘発性体熱産生	食後の栄養素の消化、吸収、運搬、合成などに必要とされるエネルギー量。食事後の熱産生現象である。総エネルギー消費量の10％程度に相当する。

著者作成

§3 献立作成・調理の基本 49

§2 日本人の食事摂取基準の意義とその活用

　従来「栄養所要量」という名称が使用されていたが，平成17年から平成21年まで使用された「日本人の食事摂取基準（2005年版）」において，初めて設定指標の総称を「食事摂取基準」と改めた。令和7年から令和11年までの5年間使用される**日本人の食事摂取基準**（2025年版）を本章末に章末資料3-1としてまとめて示す。食事摂取基準として示されているエネルギーならびに栄養素のうち，特に「子どもの食と栄養」に関係あると思われるものを掲載した。

§3 献立作成・調理の基本

1．献立作成

(1) 献立と食品構成

　多数の食品の中から数種類を選び，分量を決定し料理を作る食事計画を**献立**という。章末資料3-1に示した食事摂取基準を満たし，栄養バランスのとれた献立を作成するためには1日にとる食品群ごとの目安量を示す食品構成（一例を表3-15に示す）を参考にするか，後述する食事バランスガイドに沿って料理を選択するとよい。

　日本食品標準成分表（八訂）増補2023年では，2,538種の食品を18食品群に分けて記載し，栄養価が分析されている。この食品群に属する主な食品の特徴を表3-16，牛，豚，鶏の部位別名称と用途および米の部位名称を図3-4に示す。

(2) 献立の作り方の基本

　まず**主食**を決め，それに合わせて**主菜・副菜**を決める。適宜に汁物，デザート，飲み物を考慮する。

- 主食を決める：ご飯，パン類，めん類などの穀類。精白度の低い発芽玄米，雑穀，そば，全粒パン，ライ麦パンなどを選択すると食物繊維，ビタミンB_1，ビタミンE，鉄，亜鉛，マグネシウムなどの含有量が上がる（図3-4-③）。

⇩

- 主菜を決める：主食に合わせて主菜を考える。
　　　　　　　：主材料は肉，魚，卵，だいず製品などのたんぱく質を多く含む食品を選ぶ。肉，魚，卵は利点と欠点をもつので偏らないようにする。

⇩

- 副菜を決める：野菜，海藻，きのこ類。1/3以上を**緑黄色野菜**にすると，カロテン，ビタミンC，食物繊維，葉酸，カリウムなどの含有量が高まる。

⇩

- 汁物・スープ：主菜，副菜と同材料はなるべく避けることが望ましい。

　以上のように食材を決め，調理方法と味付けを考え，和食，中華，洋食と変化をつける。献

表 3-15　18〜29 歳女子（身体活動レベル I *）の食品構成

	食品	g	目安量
1群	魚または肉	60	小1切（肉なら薄切り3枚）
	卵	50	1個
	豆類（豆腐として）	100	1/3丁
2群	牛乳・乳製品	220	200ccカップ1杯強
3群	緑黄色野菜	350〜400	うち1/3を緑黄色野菜
4群	他の野菜・海藻・きのこ		
	果物	100〜200	1個
5群	ごはん	150	中茶碗1杯
	パン	90	6枚切1.5枚
	めん	240	ゆでうどん1玉
	いも類	70	じゃがいも2/3個
	砂糖	10	大さじ1杯
	菓子	20	ビスケット2枚
6群	油脂	20	大さじ1.5杯

＊1700kcal

社会福祉法人恩賜財団母子愛育会総合母子保健センター愛育病院栄養科

立は一汁三菜が基本となるが，汁はなくてもよい。また，複合料理として，主食，主菜，副菜を一皿にしてもよい。

(3) 献立の条件

献立は，栄養の充足，嗜好の満足，経済性，季節の食品の使用，安全性，調理技術や調理時間などの条件を満たす必要がある。

> ● 保育の現場から――献立
>
> 保育所では，献立は栄養士が作成し，栄養バランスを考えたものになっています。もちろん，見た目や旬の食材を使い経済的にも，安全面でも満足のいくものをできるだけ配慮して提供しています。離乳食における段階，アレルギー対応，体調不良の子どもの配慮食，宗教食など様々な配慮項目があります。なかには「うちの子はこれが嫌いだから食べさせないで欲しい」などという保護者からの要望もありますが，これは当然受け入れかねます。これらのことも，頭に入れて子どもが喜びそうな，あるいは大好きな献立は，積極的に栄養士と話し合いながら魅力あるメニュー作成に参加しましょう。

(4) 食事バランスガイドの活用と献立作成

食事バランスガイドとは1日に「何を」「どれだけ」食べたらよいかについて，主食，主菜，副菜，牛乳・乳製品，果物の5つの料理群別に示したものである（口絵参照）。各料理の1回あたりの標準量を「○つ（サービング：SV）」という単位で数えている（表3-17）。イラストは「コマ」をイメージしており，5区分が食事にうまく組み込まれず，バランスが悪くなると倒れてしまう。また，十分な水分を軸に回転（運動）することで，健康な生活が送れることを表し

表 3-16　食品の分類と特徴

	分類	食品の特徴
1	穀類	うるち米は米飯，かゆ，上新粉などに，もち米はもち，赤飯，だんご，道明寺粉，白玉粉に使用。発芽玄米のγ-アミノ酪酸には血圧低下作用がある。小麦粉はたんぱく質のグルテン含有量により，薄力粉（菓子），中力粉（うどん，ラーメン），強力粉（パン，パスタ）に分類。大麦は押麦に加工して麦飯に。えん麦は加工してオートミールに。その他，あわ，ひえ，きび，とうもろこし，そば等の雑穀がある。
2	いもおよびでん粉類	じゃがいも，さつまいも，さといも，やまいもはでん粉質が多くエネルギー源となり，ビタミンCは安定している。じゃがいもの発芽部分には有毒のソラニンを含む。かたくり粉はほとんどがじゃがいもでん粉である。やまいもは消化酵素が組織に存在するので生食できる。
3	砂糖および甘味類	黒砂糖は未精製の砂糖でカルシウムやカリウムを含む。上白糖は高純度の精製糖。はちみつは各種のミネラルを含む。黒砂糖，はちみつは1歳までは与えない。
4	豆類	豆類のうち，だいずはたんぱく質と脂質，カルシウム，鉄，ビタミンB_1に富み，卵胞ホルモン様物質イソフラボンを含む。豆腐，高野豆腐，納豆，ゆば，きな粉，豆乳に加工。納豆にはビタミンKやナットウキナーゼを含む。あずき，いんげんまめ，えんどう，ささげはたんぱく質は少なく，炭水化物に富む。
5	種実類	落花生，ごま，アーモンド，くるみ，カシューナッツなど。脂質，カルシウム，カリウム，銅，マグネシウム，ビタミンB_1やビタミンEに富む。
6	野菜類	水分を約90%含有し，カロテンとビタミンCやE，カリウム，カルシウム，鉄，食物繊維が多い。カロテン含有量の多い野菜を緑黄色野菜，少ない野菜をその他の野菜と分類。色素やアクなどの成分であるポリフェノールは強い抗酸化作用で生活習慣病や老化を防ぐ。にんにく，ねぎ，にらのアリシンはビタミンB_1と結合し，持続性の高いアリチアミンとなる。食用部位により，葉菜類，茎菜類，根菜類，果菜類，花菜類に分類。
7	果実類	ビタミンC，カリウム，食物繊維の給源。しょ糖や果糖，有機酸，芳香成分を含む。かんきつ類のフラボノイドは高血圧，動脈硬化を予防。
8	きのこ類	食物繊維が多く，ビタミンB_1，B_2，カリウムを含む。旨味成分グアニル酸を含有。きのこ類のβ-グルカンは免疫力を高める。
9	藻類	海藻類はヨウ素，カルシウム，鉄，食物繊維に富む。フコイダンはがんや生活習慣病に有効。
10	魚介類	n-3系脂肪酸の給源。20%前後のたんぱく質を含む。たら，たい，ひらめ，かれいなどの筋肉が白色で水分含有量多く，脂肪含有量の少ない淡白で消化のよい底生性魚を**白身魚**。赤黒色でミオグロビンの多い血合い肉を含むまぐろ，かつお，あじ，さんま，さばなどの回遊魚を**赤身魚**とよび，たんぱく質は多く，水分は少ない。さけは例外で赤い色素アスタキサンチンを含む白身魚である。**青皮魚**は背の青い魚をよび，まぐろ，あじ，いわし，さば，さんまなどの回遊する赤身の魚。いか，えび，貝類はコレステロールを含むが，タウリンも含み血中コレステロールを上げにくい。骨ごと食べられるしらす干し，めざし，たたみいわし，ししゃもなどの小魚はカルシウム，鉄に富む。筋線維が細く消化しやすいはんぺんやかまぼこ，ちくわなどの練り製品は塩分が多いので注意が必要。
11	肉類	20%前後の良質なたんぱく質を含み，ヘム鉄の給源。肝臓は鉄やビタミンを含み，組織が軟らかい。豚肉はビタミンB_1のよい給源だが，寄生虫の心配があるのでよく加熱する。ハム，ソーセージ，ベーコンに加工される。鶏肉は比較的脂肪が少なく，ブロイラーが流通。カンピロバクター菌による食中毒を防ぐため十分加熱する。
12	卵類	良質のたんぱく質，鉄，ビタミンの優れた給源だが，卵黄にコレステロールが多い。安価。サルモネラ菌に汚染されていることもあるので，生食は避ける。卵白に比較し卵黄のアレルゲン性は低い。
13	乳類	牛乳と乳製品（バター，生クリーム，チーズ，ヨーグルト，アイスクリーム）が主で鉄とビタミンCが少ない。そのほかはたんぱく質，脂質，ビタミンおよびミネラルなどの栄養素を補給。カルシウムの吸収率が高い。
14	油脂類	だいず油，コーン油，なたね油，ごま油，サフラワー油，オリーブ油などの植物油にはビタミンEを，バター，ラードの動物脂にはコレステロールを含む。ごま油のセサミノールは抗酸化力が強い。マーガリンやショートニング等の加工油脂は植物油に水素を添加した硬化油で，トランス脂肪酸を含む。
17	調味料および香辛料類	しょうゆはだいずに麴菌を作用させ食塩水中で熟成させたもの。濃口しょうゆは塩分14～15%に対し，薄口しょうゆは16%だが色は薄い。食酢は穀物や果実に酵母を加えて糖分解し，酢酸菌を加えて酢酸発酵させる。みりんは蒸したもち米と米麴とを焼酎またはアルコールに混和して醸造し，かすを搾り取った酒である。みりん風調味料もある。

注）ここでは割愛したが，15 菓子類，16 し好飲料類，18 調理済み流通食品類の分類がある。

日本食品標準成分表（八訂）増補 2023 年の区分を基に著者作成

52　第3章　栄養に関する基本的知識

牛肉の部位別名称と用途

- かた（肩）：前足を中心に運動する筋肉でやや硬いがうま味やゼラチンが多く、煮込み用
- かたロース：軟らかく適度な霜降りで幅広い料理向き
- リブロース：きめが細かく軟らかい。ステーキ、しゃぶしゃぶ、すき焼き
- サーロイン：適度な霜降りで最も美味。最上級ステーキ、ローストビーフ、すき焼き
- ヒレ：最高部位とされ高価。棒状。軟らかく脂肪少なく淡白。ステーキ、ビーフかつ
- ランプ（らんいち）：脂肪少なく軟らか。生用のたたき、タルタルステーキ、ユッケに利用
- そともも：ももの表面に近い部分でやや硬く煮込み向き。コンビーフに加工
- もも（点線部）：脂肪少なくたんぱく質の多い赤身肉でヘルシー。焼き肉、ステーキ
- ばら：赤身と脂肪が層になり三枚肉ともいう。焼き肉のカルビ、角煮、シチュー
- すね：硬いのでスープストック用や煮込み

豚肉の部位別名称と用途

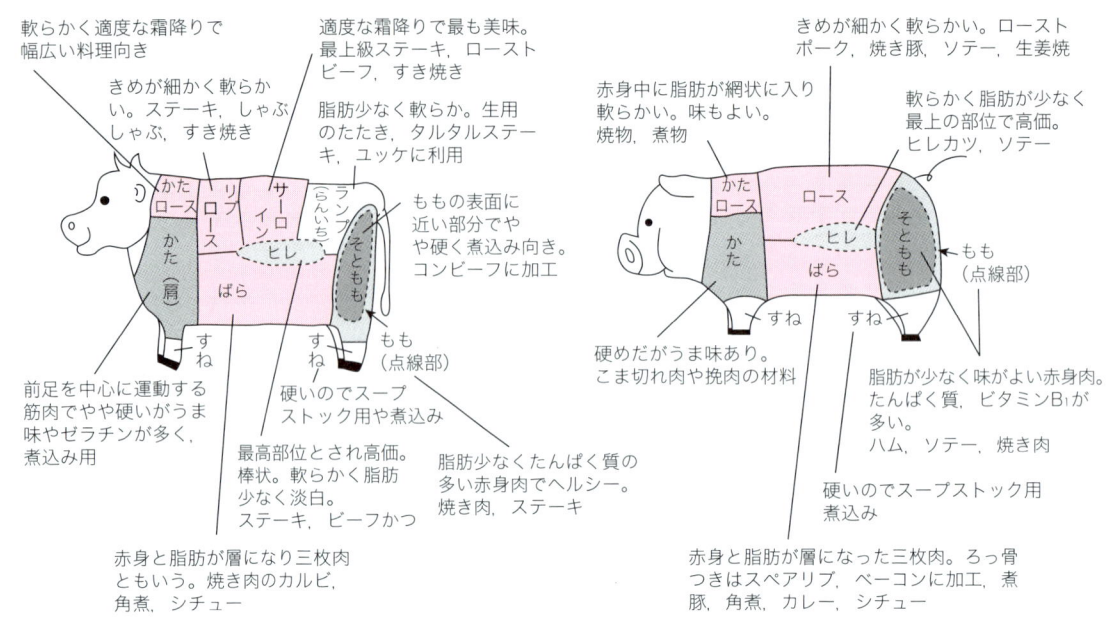

- かた：赤身中に脂肪が網状に入り軟らかい。味もよい。焼物、煮物
- ロース：きめが細かく軟らかい。ローストポーク、焼き豚、ソテー、生姜焼
- ヒレ：軟らかく脂肪が少なく最上の部位で高価。ヒレカツ、ソテー
- そともも：軟らかく脂肪が少なく最上の部位で高価。ヒレカツ、ソテー
- もも（点線部）：脂肪が少なく味がよい赤身肉。たんぱく質、ビタミンB₁が多い。ハム、ソテー、焼き肉
- ばら：赤身と脂肪が層になった三枚肉。ろっ骨つきはスペアリブ、ベーコンに加工、煮豚、角煮、カレー、シチュー
- すね：硬だがうま味あり。こま切れ肉や挽肉の材料／硬いのでスープストック用煮込み

図3-4-①　牛肉と豚肉の部位別名称と用途（栄養価は第11章§3の2表11-7参照）

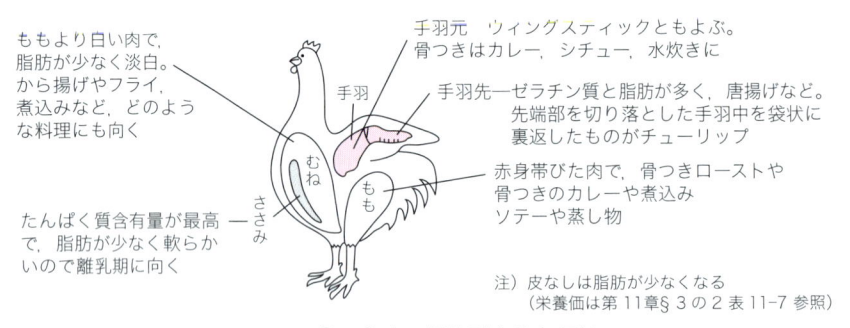

鶏肉の部位別名称と用途

- むね：ももより白い肉で、脂肪が少なく淡白。から揚げやフライ、煮込みなど、どのような料理にも向く
- ささみ：たんぱく質含有量が最高で、脂肪が少なく軟らかいので離乳期に向く
- 手羽：手羽元—ウィングスティックともよぶ。骨つきはカレー、シチュー、水炊きに／手羽先—ゼラチン質と脂肪が多く、唐揚など。先端部を切り落とした手羽中を袋状に裏返したものがチューリップ
- もも：赤身帯びた肉で、骨つきローストや骨つきのカレーや煮込みソテーや蒸し物

注）皮なしは脂肪が少なくなる
（栄養価は第11章§3の2表11-7参照）

図3-4-②　鶏肉の部位別名称と用途

米の各部位別栄養価

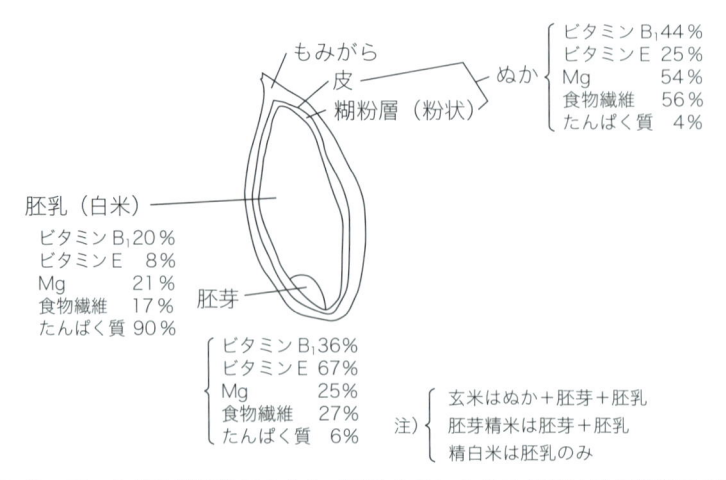

- もみがら
- 皮
- 糊粉層（粉状）
- ぬか：ビタミンB₁ 44%、ビタミンE 25%、Mg 54%、食物繊維 56%、たんぱく質 4%
- 胚乳（白米）：ビタミンB₁ 20%、ビタミンE 8%、Mg 21%、食物繊維 17%、たんぱく質 90%
- 胚芽：ビタミンB₁ 36%、ビタミンE 67%、Mg 25%、食物繊維 27%、たんぱく質 6%

注）玄米はぬか＋胚芽＋胚乳
　　胚芽精米は胚芽＋胚乳
　　精白米は胚乳のみ

図3-4-③　米の各部位別栄養価の分布（米粒全体に占める各部位別栄養価の相対比）

表 3-17 料理例に示した料理と量の目安*

料理区分		料理と量の目安	1つ(SV)分にあたる重量
主食	炭水化物の供給源であるごはん，パン，めん，パスタなどを主材料とする料理	●1つ（SV）分 ・ごはん小盛り1杯（100g） ・おにぎり1個（100g） ・食パン1枚（4～6枚切り，60～90g） ・ロールパン2～3個（30g×2～3） ●1.5つ（SV）分 ・ごはん中盛り1杯（150g） ●2つ（SV）分 ・うどん1杯（300g） ・もりそば1杯（300g） ・スパゲッティ（乾100g）※具が少なめのもの	主材料に由来する炭水化物 おおよそ40g
副菜	ビタミン，ミネラル，食物繊維の供給源である野菜，いも，豆類（だいずを除く），きのこ，海藻などを主材料とする料理	●1つ（SV）分 ・野菜サラダ（大皿） ・きゅうりとわかめの酢の物（小鉢） ・具だくさん味噌汁（お椀に入ったもの） ・ほうれんそうのお浸し（小鉢） ・ひじきの煮物（小鉢） ・煮豆（うずら豆，小鉢） ・きのこソテー（中皿） ●2つ（SV）分 ・野菜の煮物（中皿） ・野菜炒め（中皿） ・いもの煮っころがし（中皿）	主材料となる野菜等 おおよそ70g
主菜	たんぱく質の供給源である肉，魚，卵，だいずおよびだいず製品などを主材料とする料理	●1つ（SV）分 ・冷奴1／3丁（100g）・油揚1枚（30g） ・納豆小鉢1杯（40g）・ウインナー2本（45g） ・目玉焼き1皿（卵50g）・はんぺん1枚（60g） ・ハム2枚（40g）　　　・豆乳（170g） ・ちくわ50g　　　　　・エビフライ1個（30g） ●2つ（SV）分 ・煮魚・焼き魚（魚1匹分60～80g程度） ・魚の天ぷら（きす2匹，えび1匹分） ・まぐろといかの刺身（まぐろ40g，いか20g） ●3つ（SV）分 ・ハンバーグステーキ（肉重量100g程度） ・豚肉のしょうが焼き（肉重量90～100g程度） ・鶏肉のから揚げ（肉重量90～100g程度）	主材料に由来するたんぱく質 おおよそ6g
牛乳・乳製品	カルシウムの供給源である牛乳，ヨーグルト，チーズなどが含まれる	●1つ（SV）分 ・牛乳コップ半分（90ml） ・チーズ1かけ（20g） ・スライスチーズ1枚（20g程度） ・ヨーグルト1パック（100g） ●2つ（SV）分 ・牛乳瓶1本分（180ml）	主材料に由来するカルシウム おおよそ100mg
果物	ビタミンC，カリウムの供給源であるりんご，みかんなどの果実およびすいか，いちごなどの果実的な野菜が含まれる	●1つ（SV）分 ・みかん1個　　　・りんご半分 ・かき1個　　　　・なし半分 ・ぶどう半房　　　・もも1個	主材料の重量 おおよそ100g

*料理と量の目安の注（5つの料理区分における量的な基準の考え方）
① 水・お茶は料理や飲み物として，食事や間食で十分とる。
② 菓子類や菓子パン，嗜好飲料（甘味飲料，酒）は楽しく適度に。
③ 果汁100％ジュースや野菜100％ジュースは飲んだ重量の半分量を果物や野菜として扱う。通常1回で飲みきるような量のパック，ペットボトルや缶の場合は副菜「1つ（SV）」とするのが適当。
④ 複合料理は次のように考える。外食料理の平均としてエビピラフ（主食2つ，主菜1つ，副菜1つ），握りすし（主食2つ，主菜2つ），カレーライス（主食2つ，主菜2つ，副菜2つ），クリームシチュー（主菜2つ，副菜3つ，牛乳・乳製品1つ），肉じゃが（主菜1つ，副菜3つ）など。

「食事バランスガイド健康増進のしおり」日本栄養士会，2005，武見ゆかり・吉池信男『「食事バランスガイド」を活用した栄養教育・食事実践マニュアル』第一出版，2018などを参考に著者作成

ている。

　栄養素や食品についての細かな知識がなくても「料理レベル」で，1つ（SV）に相当する料理の目安量を把握し，組み合わせをすればバランスのよい献立を作ることができる。まず日本人の食事摂取基準または対象の特性（表3-18）により適量を把握する。なお，栄養バランスのとれた1食は次のとおりと考える。①1食に主食，副菜，主菜がそろっている。または②1食に主食，牛乳・乳製品，果物がそろっている。日本人の平均寿命と健康寿命は世界のトップクラスに位置している。その原因のひとつに，日本人の食生活があげられている。全国の保健所を中心に約8万人を約15年間追跡したところ，食事バランスガイドの遵守度が高い人ほど総死亡や循環器疾患死亡のリスクが低下している。以下の図3-5のように，「食事バランスガイドの遵守得点が10点増加するごとに，総死亡リスクが7％減少した」と報告され，食事バランスガイドに沿った食生活をすることの重要性が確かめられている。

　表3-19に4歳児の献立例を示す。

表3-18　食事摂取基準（2010年版以降）による対象者特性別，料理区分における摂取の目安

2005年版からの変更点は下線
単位：つ（SV）

対象者	エネルギー(kcal)	主食	副菜	主菜	牛乳・乳製品	果物
・6〜9歳男女 ・10〜11歳女子 ・身体活動量の低い12〜69歳女性 ・70歳以上女性 ・身体活動量の低い70歳以上男性	1,400〜2,000	4〜5	5〜6	3〜4	2	2
・10〜11歳男子 ・身体活動量の低い12〜69歳男性 ・身体活動量ふつう以上の12〜69歳女性 ・身体活動量ふつう以上の70歳以上男性	2,200（基本形）	5〜7	5〜6	3〜5	2	2
・身体活動量ふつう以上の12〜69歳男性	2,400〜3,000	6〜8	6〜7	4〜6	2〜3	2〜3

「食事バランスガイド」厚生労働省および農林水産省，2010

表3-19　東京都幼児向け食事バランスガイドのコマに掲載した献立例
（単位：つ（SV）1,250〜1,400kcal）

	主食	副菜	主菜	牛乳・乳製品	果物
朝食	食パン 1 （6枚切り）	レタスときゅうりのサラダ 1	目玉焼き 1	牛乳 1 （1/2本）	
昼食	かけうどん 1 （おとなの半分）	切り干しだいこんの煮物 1	鶏肉のから揚げ 1 （1ヶ）		
間食				ヨーグルト 1	みかん 1
夕食	ごはん 1 （子ども用茶碗1杯分）	こまつなの炒め煮 1 根菜のみそ汁 1	さんまの塩焼 1 （1/2本）		なし 1
計	3	4	3	2	2

「東京都幼児向け食事バランスガイド 指導マニュアル」東京都福祉保健局，平成18年，p.6より引用

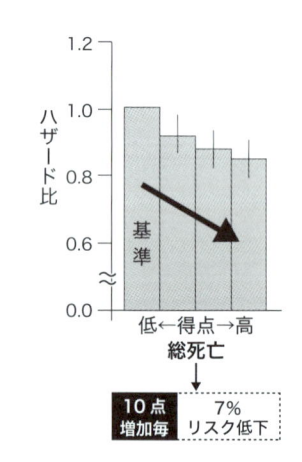

図3-5　食事バランスガイドの遵守得点と死亡との関連
（国立研究開発法人 国立がん研究センター 社会と健康研究センター予防研究グループ「多目的コホート研究（JPHC研究）」からの成果報告より作成）

10点増加毎　7％リスク低下

2. 調理

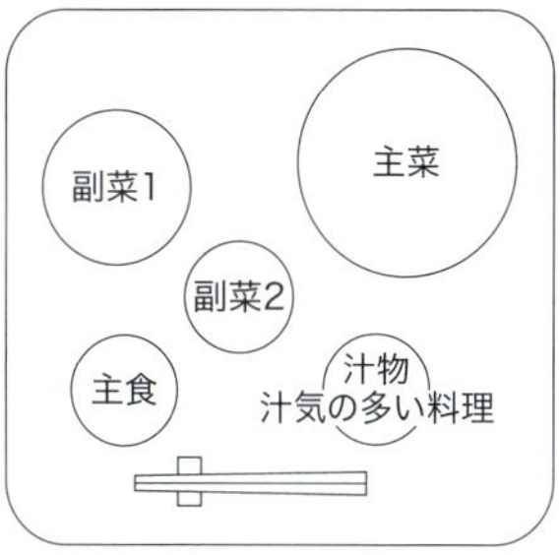

(1) 調理の目的と調理方法

調理方法は，**加熱調理**と**生食調理**に大別される。加熱調理は熱により，①病原菌や寄生虫卵を殺菌し安全な食物にする，②食品の組織や成分を変化させる（組織の軟化，でん粉の糊化，たんぱく質の熱変性，脂肪の溶融），③消化吸収率の増加，④風味の増加などが加わる。生食調理では，加熱によって失われる栄養素（ビタミン類など）が少ないという利点はあるが，食中毒の危険もある。盛り付け後の配膳の例を図3-6に示す。

図3-6 配膳の例

(2) 食中毒

食中毒の原因には，①食品や器具，包装容器あるいは健康保菌者からの細菌によるもの（表3-20），②ウイルスによるもの（近年ノロウイルスによる食中毒の患者数が増加している。患者の汚物からの感染に注意が必要），③食品自体に毒性がある自然毒によるもの（ふぐの内臓，有毒化した貝，毒かます，毒きのこ，じゃがいもの芽など），④食品に含まれる化学物質によるもの（有機塩素系や有機リン系の残留農薬，メチルアルコール，法定外の食品添加物，水銀，ヒ素，PCBな

表3-20 主な微生物による食中毒の概要

微生物		原因物質と微生物の分布		潜伏時間（通常）	主症状
細菌性食中毒（感染型）	サルモネラ	卵，生肉	牛，豚，鶏，ペット，ねずみ	6～48時間（12～24時間）	発熱，下痢，腹痛，吐気
	カンピロバクター	鶏肉，生肉，牛乳	鶏や牛，豚の腸，ペット，ねずみ	1～7日（2～3日）	下痢，腹痛，発熱，吐気
	ウェルシュ菌（芽胞）	カレー，シチュー，煮魚，野菜煮付け	肉類，魚介，土壌	6～8時間	下痢，腹痛
	腸管出血性大腸菌O157	ハンバーガー，ローストビーフ，レバー，生肉，井戸水	家畜，食肉	1～7日	下痢，腹痛，発熱（ベロ毒素による溶血性尿毒症候群）
	その他の病原大腸菌[1]	食品，飲料水	人，肉，魚介，井戸水，河川	6～72時間	下痢，腹痛，発熱
	腸炎ビブリオ	海産魚介類の生，さしみ	海水，海泥	4～48時間（12～18時間）	腹痛，下痢，発熱，吐気，嘔吐
細菌性食中毒（毒素型）	黄色ブドウ球菌	おにぎり，和菓子，弁当，サンドイッチ	人，化膿巣，動物	2～6時間（3時間）	吐気，嘔吐，腹痛，下痢
	セレウス菌（芽胞）[2]	米飯，スパゲッティ，ピラフ	土壌，豆類，めん類	1～5時間（2～3時間）	吐気，嘔吐，腹痛，下痢
	ボツリヌス菌（芽胞）[3]	いずし，からしれんこん，缶詰，びん詰	土壌，魚介，動物	12～96時間（18～36時間）	複視，嚥下困難，失声，呼吸困難など
ウイルス性食中毒	ノロウイルス	かき，汚物	二枚貝，人，糞便，吐瀉物	8時間～4日（24～48時間）	吐気，嘔吐，下痢，発熱

1) 毒素原性大腸菌，組織侵入性大腸菌，病原大腸菌（血清型）。
2) セレウス菌食中毒は毒素型食中毒のほかに，下痢を主症状とし，潜伏時間が12～24時間の感染型食中毒に分類されるものもある。
3) はちみつの中のボツリヌス菌が1歳以下の乳児の腸内で増殖して毒素を産生するため，まひが生じ，便秘，泣き声が弱い，まぶたがおちるなどの症状が生じる「乳児ボツリヌス症」がある。国内初の死亡事例も発症。

田島眞ほか 編著『食べ物と健康 ガイドラインまるごと理解』医歯薬出版，2005，p.169を参考に著者作成

> ● 保育の現場から――衛生配慮，感染防止
>
> 　集団給食ですから，とくに衛生，安全面での配慮は徹底しなければなりません。大人を介して乳幼児に感染することは何としても避けなければなりません。月に一度の細菌検査（サルモネラ，赤痢，病原性大腸菌O157，腸チフス，パラチフス等）や，手洗いの励行は当然の配慮です。園児に下痢症状が出たときの後始末は，保育士を通してほかの子にうつさないように慎重に配慮しながら，手袋をしての対応となります。
>
> 　そして，保育所に勤めている身としては自身の食生活においても注意が必要です。たとえば，生ものの食材の摂取を控えたり，ノロウイルス感染防止のため，牡蠣（かき）などの貝類などを食するときは生の状態は避けたりするなどがあげられます。

ど）などがある。その他にアニサキス，トキソプラズマなどの寄生虫によるものがある。令和4年食中毒統計調査では，総患者数 6,856 人で細菌 51.7％，ノロウイルス 31.7％，寄生虫（アニサキス）8.4％，自然毒 2.5％ となっている。細菌性食中毒予防の三原則は，①細菌をつけない，②細菌を増やさない，③細菌をやっつける（殺菌する）である。これを守って調理することが大切である。幼児のお弁当の衛生的な作り方（第6章§4の2）と児童福祉施設の衛生管理（第10章§2の2）を参照する。

3. 食品表示による購入と選択

　献立と調理法を決定後は，食品の購入を行う。日本の食料自給率は40％を下回り，輸入食品も増大している。食の安全のためには，表示からその食品についての情報を見極め，選択する。

(1) 鮮度のよいものを選ぶ

　生鮮食品は名称と原産地の表示の義務がある。

表 3-21　期限表示の種類

	適用	例
消費期限	定められた方法によって保存した場合において，腐敗・変敗その他の食品の劣化に伴う衛生上の危害が発生する恐れがないと認められる期限を示す年月日をいう。劣化しやすく，製造後，製造日を含めておおむね5日以内に消費すべき食品に表示が行われる。	弁当，調理パン，惣菜，生菓子類，食肉，生めん類など
賞味期限	定められた方法によって保存した場合，食品のすべての品質が十分保たれていると認められる期限を示す年月日である。 ただし，当該期限を越えた場合であっても，これらの品質が保持されていることがあるものとしている。また，製造日から賞味期限までの期間が3か月を超えるものについては，「年月」で表示してもよい。 賞味期限は消費期限表示の食品に比べ，品質が比較的劣化しにくい食品につけられる。	清涼飲料水，即席めん類，冷凍食品，ハム，ソーセージ，牛乳，乳製品など

辻英明・小西洋太郎 編『栄養科学シリーズNEXT 食品学 食べ物と健康』講談社，2007，p.196

(2) 食品の表示を見て購入する

① 保存期間について

期限表示の種類には**消費期限**と**賞味期限**の2種類がある（表3-21）。

② 品質表示と食品添加物

加工食品の包装容器には，原材料名が多い順に記載され，次に**食品添加物**が重量順に表示される。表3-22に表示例を示しているが，食品表示法施行変更により，原材料と添加物はスラッシュ（／）記号などで区分するようになった。食品添加物の使用目的には，加工上必要不可欠なものもある（豆腐凝固剤，乳化剤，膨張剤，ガムベースなど）。それ以外のものについてはその食品にとっての必要性を考え，選択する。主な指定添加物例と使用食品例（表3-23）のように様々な食品添加物が使用されているが，色鮮やかに見せる**着色料**や**発色剤**などは必要性が低い。脳には**血液脳関門**が存在し，不要な物質の侵入を防いでいるが，これは1～2歳までは開いて無防備といわれている。とくに1歳までは食品添加物を使用しないことが望ましい。

表3-22 加工食品の品質表示例

名　称	洋菓子
原材料名	小麦粉，植物油脂，卵黄（卵を含む），砂糖，生クリーム（乳成分を含む），ごま，油脂加工品（大豆を含む）／加工でん粉，香料
内容量	100グラム
賞味期限	欄外上部記載
保存方法	直射日光，高温多湿を避けてください
製造者	森田食品株式会社　東京都千代田区消費者町1の1の1

製造所 FOOCOM食品(株)福岡県福岡市東区○町1の1

消費者庁

表3-23 主な指定添加物例と使用食品例

種類		物質名	目的	食品例
色	着色料	食用赤色102号（別名ニューコクシン），β-カロテン	着色，色の強化	氷いちごのシロップ，ゼリーなどの冷菓，清涼飲料水，マーガリン
	発色剤	亜硫酸ナトリウム，硝酸カリウム	色調・風味の改善	ハム，ソーセージ，ベーコン，コンビーフ，イクラ，たらこ
	漂白剤	次亜硫酸ナトリウム，亜硫酸ナトリウム	色の漂白	かんぴょう，乾燥果実，こんにゃく粉，天然果汁，びん詰めチェリー
味	甘味料	アスパルテーム，サッカリンナトリウム	甘味を与える	清涼飲料水，冷菓，菓子，農畜産加工食品など全般
	酸味料	クエン酸，乳酸，二酸化炭素	酸味の強化	清涼飲料水，冷菓，ゼリー，キャンデー，漬け物など
	調味料	L-グルタミン酸ナトリウム	味の強化	一般食品
香り	香料	酢酸エチル，バニリン	香りの強化	菓子類，清涼飲料水など

種類		物質名	目的	食品例
舌ざわり・歯ざわり	増粘安定剤	アルギン酸ナトリウム	粘性の増強，安定性の向上	アイスクリーム，フルーツゼリー，プリン，かまぼこ
	乳化剤	グリセリン脂肪酸エステル	水と油の乳化	パン，ケーキ，マーガリン，アイスクリーム
	膨張剤	炭酸アンモニウム，焼ミョウバン	材料の膨張	パン，ケーキ類
変質・腐敗防止	保存料	ソルビン酸	食品の腐敗防止	ソーセージ，かまぼこ
	殺菌料	次亜塩素酸ナトリウム	食品細胞の殺菌	野菜，果実，飲料水
	酸化防止剤	dl-α-トコフェロール，アスコルビン酸	脂質の酸化防止	油脂含有食品，バター，魚肉ソーセージ
	防かび剤	オルトフェニルフェノール	防かび	かんきつ類
栄養強化	強化剤	L-リシン塩酸塩，ビタミンA・B，炭酸カルシウム	栄養素の強化	めん類，強化米，粉ミルク

新しい食生活を考える会 編著『食品解説つき 八訂準拠ビジュアル食品成分表』大修館書店，2021，p.290

③ 栄養成分表示

平成27年4月に施行された食品表示法により，エネルギー（熱量），たんぱく質，脂質，炭水化物，ナトリウム（食塩担当量で表示）の5つの栄養成分の表示が義務化された。栄養バランスのよい食品選択に活用する。平成27年国民健康・栄養調査によると，ふだん食品購入時に栄養成分表示を参考にしている者の割合は男性26.1％，女性53.0％であった。

④ 特別用途食品と保健機能食品の表示

医薬品と**一般食品**との間に**特別用途食品**（図3-7）と機能性の表示ができる**保健機能食品**（特定保健用食品，栄養機能食品と機能性表示食品）が位置づけられている。**特定保健用食品**は，個別の食品ごとに，その保健の用途に係る科学的根拠が明らかであるかどうかなどを審査し，保健の効果を表示できる内容を許可している（表3-24）。**栄養機能食品**とは，高齢化やライフスタイルの変化などで，通常の食生活を行うことが難しく，1日に必要な栄養成分を取れない場合に，その補給に利用したり，過剰摂取による健康被害の防止も目的としている食品である。指定されたビタミン12種類とミネラル5種類について，規格基準（上限値，下限値），表示基準が設けられ，適合した場合，その栄養成分の機能表示ができる。**機能性表示食品**とは，事業者の責任において，科学的根拠に基いて，機能性を表示した食品である。販売前に安全性および機能性の根拠を消費者庁長官に届ける必要がある。

サプリメントとよばれる栄養補助食品やいわゆる健康食品，健康補助食品，栄養調整食品とよばれているものは，一般食品に分類される。

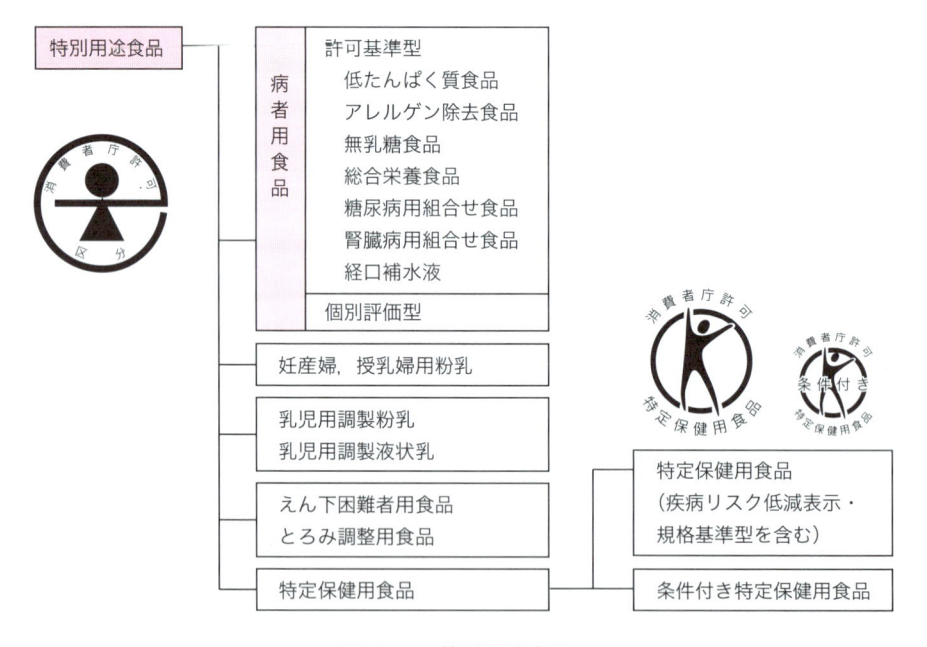

図3-7 特別用途食品

「健康や栄養に関する表示の制度について」「特別用途食品とは」消費者庁を基に作成

⑤ アレルギー食品表示など

アレルギー表示対象品目については，第12章§1の2 表12-3を参照する。そのほか，有機食品表示，遺伝子組み換え食品の表示などがある。

⑥ 放射性物質について

厚生労働省は，より一層の食品の安全と安心のために，食品中の放射性物質の新たな基準値

表 3-24 特定保健用食品に表示できる保健の用途

保健の用途の表示内容	表示できる保健の用途（例）	食品の種類（例）	代表的な関与成分	許可件数等（件）	既許可1210件に対する割合（%）
お腹の調子を整える，便通改善等	お腹の調子を整えます。お通じの気になる方に適しています。	粉末清涼飲料 卓上甘味料 乳酸菌飲料	各種オリゴ糖，ラクチュロース，ビフィズス菌，各種乳酸菌，食物繊維（難消化性デキストリン，ポリデキストロース，グアーガム，サイリウム種皮等）等	408	33.7
血糖値関係	糖の吸収を穏やかにします。食後の血糖値が気になる方に適しています。	粉末清涼飲料 茶系飲料 乾燥スープ	難消化性デキストリン，小麦アルブミン，グアバ葉ポリフェノール，L-アラビノース等	210	17.4
血圧関係	血圧が高めの方に適しています。	錠菓 清涼飲料水	ラクトトリペプチド，カゼインドデカペプチド，杜仲葉配糖体（ゲニポシド酸），サーデンペプチド等	126	10.4
コレステロール関係	コレステロールの吸収を抑える働きがあります。コレステロールが高めの方に適しています。	粉末清涼飲料 調製豆乳	キトサン，大豆たんぱく質，低分子化アルギン酸ナトリウム	125	10.3
歯，歯茎関係	歯を丈夫で健康にします。	チューインガム	パラチノース，マルチトース，エリスリトール等	102	8.4
脂肪関係	体脂肪が気になる方に適しています。食後の血中中性脂肪の上昇を抑えます。	食用調整油 コーヒー飲料	グロビン蛋白分解物，コーヒー豆マンノオリゴ糖等	131	10.8
コレステロール&お腹の調子,コレステロール&脂肪関係等	コレステロールが高めで気になる方，おなかの調子が気になる方の食生活の改善に役立ちます。	粉末ゼリー飲料 清涼飲料水	低分子化アルギン酸ナトリウム，サイリウム種皮の食物繊維等	36	3.0
脂肪&お腹	体脂肪が気になる方，おなかの調子が気になる方の食生活の改善に役立ちます。	清涼飲料水	コーヒー豆マンノオリゴ糖	5	0.4
脂肪&血糖値	血中中性脂肪が高めの方，食後の血糖値が気になる方の食生活の改善に役立ちます。	茶系飲料	難消化性デキストリン	4	0.3
骨関係	カルシウム吸収に優れ，丈夫な骨をつくるのに適した食品です。	清涼飲料水 納豆	大豆イソフラボン，MBP（乳塩基性タンパク質）等	25	2.1
ミネラルの吸収関係	貧血気味の人に適しています。	清涼飲料水	クエン酸リンゴ酸カルシウム，カゼインホスホペプチド，ヘム鉄等	5	0.4
疾病リスク低減	骨粗鬆症になるリスクを低減するかもしれません。	魚肉ソーセージ	カルシウム	30	2.5
ミネラル&お腹	おなかの調子を良好に保つとともに，カルシウムの吸収を促進します。	卓上甘味料	フラクトオリゴ糖等	3	0.2

平成 27 年 11 月末現在「特定保健用食品に係る通知改正等について」消費者庁，2016

● 保育の現場から──食の安全，添加物など

　消毒薬の過度の使用や肉類の病気をもっているものの使用，それらを加工したものなど，口に入れるものの安全性については，とくに成長期の子どもたちにかかわる身としては，心配せずにはいられません。マスコミで騒がれるころは，もう手遅れの感もありますが，私たち保育士としては常日ごろから，何が正しいのか考え，アンテナを張り巡らせている責任があります。保育所の実際では，これらのことは主に栄養士が情報収集やチェックをしています。コスト面の問題も含め，市販品の仕入れにおいては，「無農薬」といってもどこまでかの追及には限界はありますが，できるだけ新鮮で化学物質の少ないものであるように心掛けています。添加物についても同様に，間食でのクッキーやケーキなども市販のものではなく手作りにし，必要性のない添加物の入っているものは選ばないようにしています。

を設定した（表3-25）。

基準値を超える食品が市場に流通しないよう出荷制限している。新基準値設定の考え方は次の通りである。

年間の線量の上限値1ミリシーベルトから，飲料水による線量（約0.1ミリシーベルト）を引き，残りの線量を「一般食品（乳児用食品，牛乳を含む）」に割り当てる。「一般食品」の摂取量と体格や代謝を考慮した係数を使って限度値を算出した。その結果，すべての人に安全な基準として，100ベクレル／kgを決定した。なお，「乳児用食品」と「牛乳」は子どもへの配慮から，「一般食品」の半分の基準値とした。「乳児用食品」には，乳児用調製粉乳やベビーフード，乳幼児向けの飲料やおやつ等が含まれる。

また，それを受けて消費者庁では，乳児向け（1歳未満）の食品に関して新たな表示基準を設定した。一般食品より低い基準値（50ベクレル／kg）が適用される食品には，消費者が容易に判断できるよう，「乳児用規格適用食品」である旨の表示が義務付けられている。ただし乳児規格適用食品であることが容易に判別できる食品にあっては，その旨の表示を省略できるとしている。

表3-25 食品中の放射性物質の新たな基準値（概要）

放射性物質を含む食品からの被ばく線量の上限を，年間5ミリシーベルトから年間1ミリシーベルトに引き下げ，これをもとに放射性セシウムの基準値を設定しました。

○放射性セシウムの新基準値

食品群	基準値 （単位：ベクレル／kg）
一般食品	100
乳児用食品	50
牛乳	50
飲料水	10

※放射性ストロンチウム，プルトニウムなどを含めて基準値を設定

シーベルト：放射線による人体への影響の大きさを表す単位　　ベクレル：放射性物質が放射線を出す能力の強さを表す単位

厚生労働省，2012

🎄 演習問題

1. 小児期に不足しがちな，カルシウム，鉄，ビタミンDについて，子どもの好む料理で効果的に補給する方法を考えてみよう．
2. 4歳児に，「食べ物の3つのはたらき」をわかりやすく説明する方法を考えてみよう．
3. 5歳児に，給食の時間の料理を想定して，食事バランスガイドを説明する方法を考えてみよう．
4. あなたが日常的に食べている加工食品や惣菜の表示を調べ，何種類の食品添加物が使用されているか，またその使用目的を調べてみよう．
5. 子どもは脱水症にかかりやすい．5歳児の1日に必要な水分量を調べてみよう．
6. 食事バランスガイド（口絵参照）を用いて，あなたの食生活の現状を下記の食事バランスガイド記入表に記入し，その合計でコマを塗りつぶしてみよう．またあなたの身体活動を調べて推定エネルギー必要量を決定し表3-18の摂取の目安と比較し，どの料理が不足し，どの料理が多すぎているかあなたの食事の傾向を検討しよう．そしてその改善策を考えてコピーした食事バランスガイド記入表に記入してみよう．
7. 市販されている特定保健用食品，栄養機能食品，機能性表示食品にどのようなものがあるのか，調べてみよう．

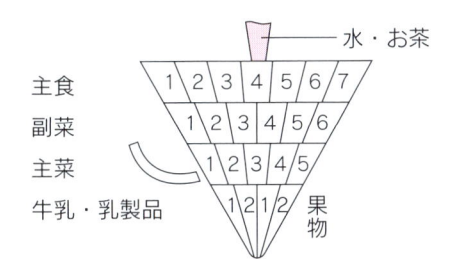

図演習―食事バランスガイド記入表

食事	料理名	主食 つ（SV）	副菜 つ（SV）	主菜 つ（SV）	牛乳・乳製品 つ（SV）	果物 つ（SV）
朝食						
昼食						
夕食						
間食						
計						

章末資料 3-1　日本人の食事摂取基準（2025年版）（抄）

厚生労働省健康・生活衛生局健康課栄養指導室

はじめに
1　食事摂取基準の改定の趣旨

　食事摂取基準は，健康増進法第16条の2に基づき厚生労働大臣が定めるものとして，国民の健康の保持・増進，生活習慣病の発症予防を目的として，食事によるエネルギー及び各栄養素の摂取量について，「食事による栄養摂取量の基準」（平成27年厚生労働省告示第199号）として示すものである。

　この食事摂取基準は，科学的根拠に基づく栄養政策を推進する際の基礎となるものとして，また，事業所給食，医療・介護施設等の管理栄養士，医師等が健常者及び傷病者の栄養・食事管理，栄養指導等に活用できるものとして，2005年版の策定以降，5年ごとに改定を行ってきた。

　厚生労働省は，令和7年度から適用する食事摂取基準を策定するため，「日本人の食事摂取基準（2025年版）」策定検討会及びワーキンググループを設置し，栄養に関する国内外の最新の知見，各種診療ガイドラインの改定内容等を参照しつつ，科学的な検討を重ねてきた。

　令和6年度から開始した健康日本21（第三次）では，その方針として，生活習慣の改善，主要な生活習慣病の発症予防・重症化予防の徹底を図るとともに，社会生活を営むために必要な機能の維持・向上等の観点も踏まえた取組を推進することが掲げられている。今回の食事摂取基準は，こうした健康・栄養政策の動向を踏まえた内容としており，この一環として，「生活習慣病及び生活機能の維持・向上に係る疾患等とエネルギー・栄養素との関連」の節では，生活機能の維持・向上の観点から，生活習慣病に加えて，新たに骨粗鬆症とエネルギー・栄養素との関連も整理した。

2　「日本人の食事摂取基準（2025年版）」策定検討会報告書の活用について

　「日本人の食事摂取基準（2025年版）」策定検討会報告書は，総論と各論で構成される。総論では，食事摂取基準で設定した指標及びその活用に関する基本的な事項を整理した。各論では「エネルギー・栄養素」，「対象特性」及び「生活習慣病及び生活機能の維持・向上に係る疾患等とエネルギー・栄養素との関連」の節から成る。

　「エネルギー・栄養素」の節には，エネルギー及び各栄養素の各指標の値を定めるに当たっての定義とその策定方法について示し，最新の知見や今後の改定に向けた課題も整理した。「対象特性」の節には，妊婦・授乳婦，乳児，小児，高齢者の対象者別に，食事摂取基準の活用に当たって特に留意すべき点について記述した。「生活習慣病及び生活機能の維持・向上に係る疾患等とエネルギー・栄養素との関連」の節では，習慣的な栄養素等の摂取量が深く関連し，かつ，現在の日本人にとってその発症予防と重症化予防が特に重要であると考えられる生活習慣病（高血圧・脂質異常症・糖尿病・慢性腎臓病）及び生活機能の維持・向上に係る疾患等（骨粗鬆症）について，エネルギー・栄養素摂取との関連について整理している。今回の改定においては，本節で扱う疾患等の考え方を整理し，それに合致する疾患等として骨粗鬆症を追加した。

　食事摂取基準の活用に当たっては，エネルギー及び各栄養素の摂取量について設定された値だけでなく，この「日本人の食事摂取基準（2025年版）」策定検討会報告書で整理する策定の基本的事項や策定の考え方，留意事項等を十分に理解す

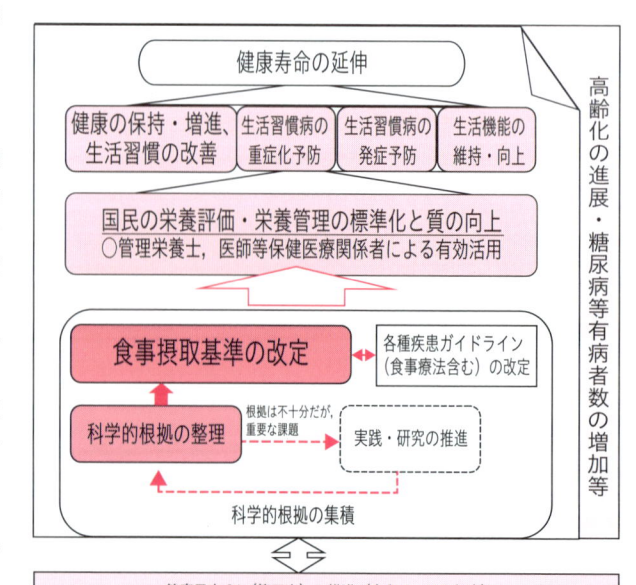

図1　日本人の食事摂取基準（2025年版）策定の方向性

> 1 国民がその健康の保持増進を図る上で摂取することが望ましい**熱量**に関する事項

> 2 国民がその健康の保持増進を図る上で摂取することが望ましい次に掲げる栄養素の量に関する事項
>   イ 国民の栄養摂取の状況からみてその欠乏が国民の健康の保持増進に影響を与えているものとして厚生労働省令で定める栄養素
>   ・たんぱく質
>   ・n-6系脂肪酸、n-3系脂肪酸
>   ・炭水化物、食物繊維
>   ・ビタミンA、ビタミンD、ビタミンE、ビタミンK、ビタミンB_1、ビタミンB_2、ナイアシン、ビタミンB_6、ビタミンB_{12}、葉酸、パントテン酸、ビオチン、ビタミンC
>   ・カリウム、カルシウム、マグネシウム、リン、鉄、亜鉛、銅、マンガン、ヨウ素、セレン、クロム、モリブデン
>   ロ 国民の栄養摂取の状況からみてその過剰な摂取が国民の健康の保持増進に影響を与えているものとして厚生労働省令で定める栄養素
>   ・脂質、飽和脂肪酸、コレステロール
>   ・糖類（単糖類又は二糖類であって、糖アルコールでないものに限る。）
>   ・ナトリウム

図1 健康増進法に基づき定める食事摂取基準

ることが重要である。

3 今後の食事摂取基準の在り方

我が国の食事摂取基準の改定も回を重ね、指標の考え方や栄養素ごとの策定方法が標準化されてきた。今般の「日本人の食事摂取基準（2025年度版）」の策定を通して、今後、より標準化された質の高い見直しを行うための課題についても議論を行った。

その中で、これまで我が国の食事摂取基準については、厚生労働省が行政政策として検討会を設置し、5年ごとの改定を行ってきたが、社会背景の変化や科学的知見の集積状況等によっては、適切な改定時期が異なる場合も想定される。加えて、今後も引き続き質の高い見直しを行うためには、最新の科学的知見や諸外国の動向等の情報を常時確実に収集・検証することが前提である。必要な時機を逸せずに見直し作業を行うための体制の検討及びその構築が急務であることが指摘された。

厚生労働省においては、本検討会で示された方向性を踏まえて、次回以降の改定に向けて、上記の指摘について具体の検討が行われることを期待する。

1 総論
1 策定方針
1-1 対象とする個人及び集団の範囲

食事摂取基準の対象は、健康な個人及び健康な者を中心として構成されている集団とし、生活習慣病等に関する危険因子を有していたり、また、高齢者においてはフレイルに関する危険因子を有していたりしても、おおむね自立した日常生活を営んでいる者及びこのような者を中心として構成されている集団は含むものとする。具体的には、歩行や家事などの身体活動を行っている者であり、体格〔body mass index：BMI、体重（kg）÷身長（m）^{2}〕が標準より著しく外れていない者とする。なお、フレイルについては、現在のところ世界的に統一された概念は存在せず、フレイルを健常状態と要介護状態の中間的な段階に位置づける考え方と、ハイリスク状態から重度障害状態までをも含める考え方があるが、食事摂取基準においては、食事摂取基準の対象範囲を踏まえ、前者の考え方を採用する。

また、疾患を有していたり、疾患に関する高いリスクを有していたりする個人及び集団に対して治療を目的とする場合は、食事摂取基準におけるエネルギー及び栄養素の摂取に関する基本的な考え方を必ず理解した上で、その疾患に関連する治療ガイドライン等の栄養管理指針を用いることになる。

1-2 策定するエネルギー及び栄養素

食事摂取基準は、健康増進法に基づき、厚生労働大臣が定めるものとされている**図1**に示した

〈目的〉　〈指標〉

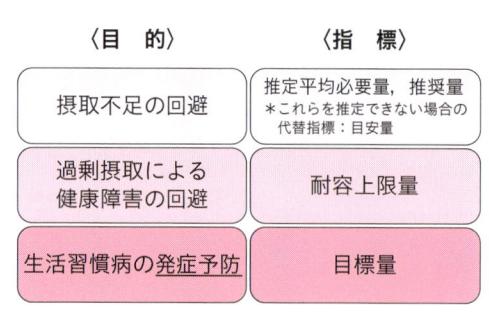

目的	指標
摂取不足の回避	推定平均必要量, 推奨量 ＊これらを推定できない場合の代替指標：目安量
過剰摂取による健康障害の回避	耐容上限量
生活習慣病の発症予防	目標量

図2　栄養素の指標の目的と種類

※十分な科学的根拠がある栄養素については，上記の指標とは別に，生活習慣病の重症化予防及びフレイル予防を目的とした量を設定する。

エネルギー（熱量）及び栄養素について，その摂取量の基準を策定するものである。

あわせて，国民の健康の保持・増進を図る上で重要な栄養素であり，かつ十分な科学的根拠に基づき，望ましい摂取量の基準を策定できるものがあるかについて，諸外国の食事摂取基準も参考に検討する。（後略）

1-3　指標の目的と種類

●エネルギーの指標

エネルギーについては，エネルギー摂取の過不足の回避を目的とする指標を設定する。

●栄養素の指標

栄養素の指標は，3つの目的からなる5つの指標で構成する。具体的には，摂取不足の回避を目的とする3種類の指標，過剰摂取による健康障害の回避を目的とする指標及び生活習慣病の発症予防を目的とする指標から構成する（図2）。なお，食事摂取基準で扱う生活習慣病は，高血圧，脂質異常症，糖尿病及び慢性腎臓病（chronic kidney disease：CKD）を基本とするが，我が国において大きな健康課題であり，栄養素との関連が明らかであるとともに栄養疫学的に十分な科学的根拠が存在する場合には，その他の疾患も適宜含める。また，脳血管疾患及び虚血性心疾患は，生活習慣病の重症化に伴って生じると考え，重症化予防の観点から扱うこととする。

摂取不足の回避を目的として，「推定平均必要量」（estimated average requirement：EAR）を設定する。推定平均必要量は，半数の者が必要量を満たす量である。推定平均必要量を補助する目的で「推奨量」（recommended dietary allowance：RDA）を設定する。推奨量は，ほとんどの者が充足している量である。

十分な科学的根拠が得られず，推定平均必要量と推奨量が設定できない場合は，「目安量」（ade-quateintake：AI）を設定する。一定の栄養状態を維持するのに十分な量であり，目安量以上を摂取している場合は不足のリスクはほとんどない。

過剰摂取による健康障害の回避を目的として，「耐容上限量」（tolerable upper intake level：UL）を設定する。十分な科学的根拠が得られない栄養素については設定しない。

一方，生活習慣病の発症予防を目的として食事摂取基準を設定する必要のある栄養素が存在する。しかしながら，そのための方法論に関する議論はまだ十分ではない。そこで，これらの栄養素に関して，「生活習慣病の発症予防のために現在の日本人が当面の目標とすべき摂取量」として「目標量」（tentative dietary goal for preventing life-style related diseases：DG）を設定する。なお，生活習慣病の重症化予防及びフレイル予防を目的として摂取量の基準を設定できる栄養素については，発症予防を目的とした量（目標量）とは区別して示す。

参考1　食事摂取基準の各指標を理解するための概念

推定平均必要量や耐容上限量などの指標を理解するための概念図を図4に示す。この図は，単独の栄養素の習慣的な摂取量と摂取不足又は過剰摂取に由来する健康障害のリスク，すなわち，健康障害が生じる確率との関係を概念的に示している。この概念を集団に当てはめると，摂取不足を生じる者の割合又は過剰摂取によって健康障害を生じる者の割合を示す図として理解することもできる。

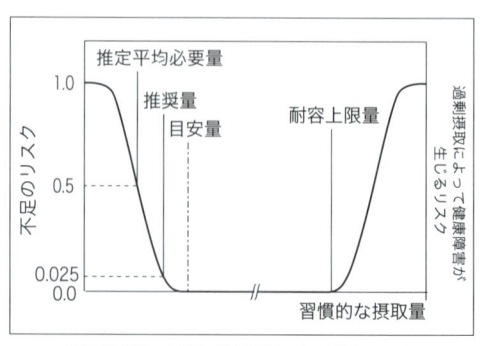

図4　食事摂取基準の各指標（推定平均必要量、推奨量、目安量、耐容上限量）を理解するための概念図

表3 参照体位（参照身長，参照体重）[1]

性　別	男　性		女　性[2]	
年齢等	参照身長 (cm)	参照体重 (kg)	参照身長 (cm)	参照体重 (kg)
0～5 (月)	61.5	6.3	60.1	5.9
6～11 (月)	71.6	8.8	70.2	8.1
6～8 (月)	69.8	8.4	68.3	7.8
9～11 (月)	73.2	9.1	71.9	8.4
1～2 (歳)	85.8	11.5	84.6	11.0
3～5 (歳)	103.6	16.5	103.2	16.1
6～7 (歳)	119.5	22.2	118.3	21.9
8～9 (歳)	130.4	28.0	130.4	27.4
10～11 (歳)	142.0	35.6	144.0	36.3
12～14 (歳)	160.5	49.0	155.1	47.5
15～17 (歳)	170.1	59.7	157.7	51.9
18～29 (歳)	172.0	63.0	158.0	51.0
30～49 (歳)	171.8	70.0	158.5	53.3
50～64 (歳)	169.7	69.1	156.4	54.0
65～74 (歳)	165.3	64.4	152.2	52.6
75 以上 (歳)	162.0	61.0	148.3	49.3
18 以上 (歳)[3]	（男女計）参照身長 161.0cm，参照体重 58.6kg			

[1] 0～17歳は，日本小児内分泌学会・日本成長学会合同標準値委員会による小児の体格評価に用いる身長，体重の標準値を基に，年齢区分に応じて，当該月齢及び年齢区分の中央時点における中央値を引用した。ただし，公表数値が年齢区分と合致しない場合は，同様の方法で算出した値を用いた。18歳以上は，平成28年国民健康・栄養調査における当該の性及び年齢区分における身長・体重の中央値を用いた。
[2] 妊婦，授乳婦を除く。
[3] 18歳以上成人，男女合わせた参照身長及び参照体重として，平成30・令和元年の2か年分の人口推計を用い，「地域ブロック・性・年齢階級別人口÷地域ブロック・性・年齢階級別国民健康・栄養調査解析対象者数」で重み付けをして，地域ブロック・性・年齢区分を調整した身長・体重の中央値を算出した。

縦軸は，個人の場合は不足又は過剰によって健康障害が生じる確率を，集団の場合は不足状態にある者又は過剰摂取によって健康障害を生じる者の割合を示す。

不足の確率が推定平均必要量では0.5（50%）あり，推奨量では0.02～0.03（中間値として0.025）（2～3% 又は2.5%）あることを示す。耐容上限量以上の量を摂取した場合には過剰摂取による健康障害が生じる潜在的なリスクが存在することを示す。そして，推奨量と耐容上限量との間の摂取量では，不足のリスク，過剰摂取による健康障害が生じるリスク共に0（ゼロ）に近いことを示す。

目安量については，推定平均必要量及び推奨量と一定の関係を持たない。しかし，推奨量と目安量を同時に算定することが可能であれば，目安量は推奨量よりも大きい（図では右方）と考えられるため，参考として付記した。

目標量は，ここに示す概念や方法とは異なる性質のものであることから，ここには図示できない。

1-4　年齢区分

乳児については，前回と同様に，「出生後6か月未満（0～5か月）」と「6か月以上1歳未満（6～11か月）」の2つに区分することとし，特に成長に合わせてより詳細な年齢区分設定が必要と考えられる場合には，「出生後6か月未満（0～5か月）」及び「6か月以上9か月未満（6～8か月）」，「9か月以上1歳未満（9～11か月）」の3つの区分とする。

また，1～17歳を小児，18歳以上を成人とする。高齢者については，65～74歳，75歳以上の2つの区分とする。

2　策定の基本的事項

2-5　参照体位

2-5-1　目的

食事摂取基準の策定において参照する体位（身長・体重）は，性及び年齢区分に応じ，日本人として平均的な体位を持った者を想定し，健全な発育及び健康の保持・増進，生活習慣病の予防を考

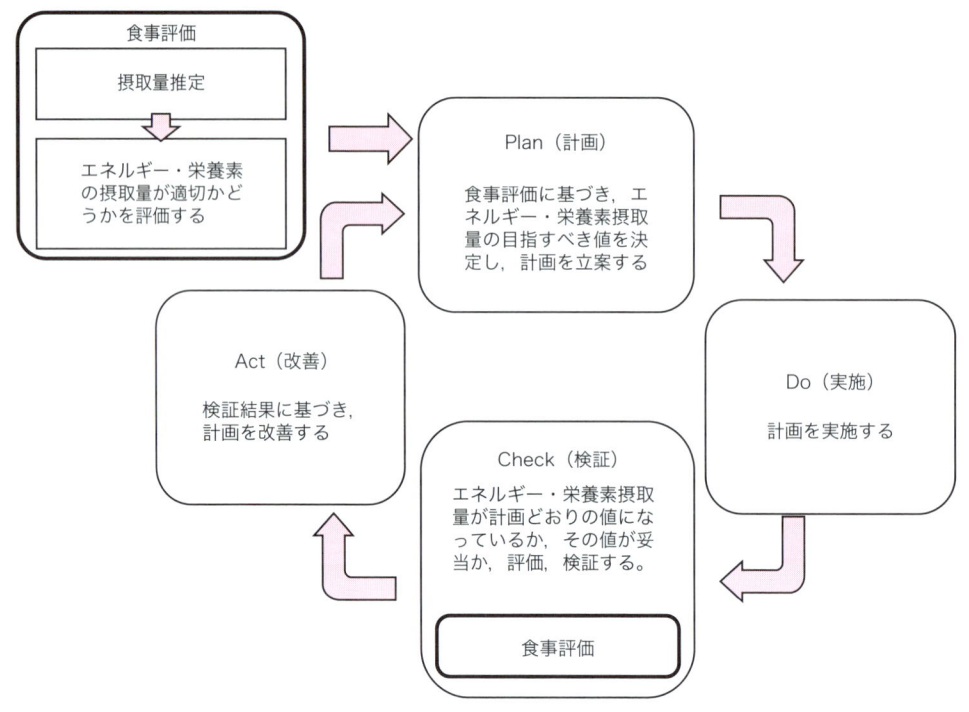

図5 食事摂取基準の活用とPDCAサイクル

表16 個人の食事改善を目的として食事摂取基準を活用する場合の基本的事項

目的	用いる指標	食事評価	食事改善の計画と実施
エネルギー摂取の過不足の評価	体重変化量 BMI	○体重変化量を測定 ○測定されたBMIが，目標とするBMIの範囲を下回っていれば「不足」，上回っていれば「過剰」のおそれがないか，他の要因も含め，総合的に判断	○BMIが目標とする範囲内に留まること，又はその方向に体重が改善することを目的として立案 〈留意点〉定期的に体重を計測記録し，16週間以上フォローを行う
栄養素の摂取不足の評価	推定平均必要量 推奨量 目安量	○測定された摂取量と推定平均必要量及び推奨量から不足の可能性とその確率を推定 ○目安量を用いる場合は，測定された摂取量と目安量を比較し，不足していないことを確認	○推奨量よりも摂取量が少ない場合は，推奨量を目指す計画を立案 ○摂取量が目安量付近かそれ以上であれば，その量を維持する計画を立案 〈留意点〉測定された摂取量が目安量を下回っている場合は，不足の有無やその程度を判断できない
栄養素の過剰摂取の評価	耐容上限量	○測定された摂取量と耐容上限量から過剰摂取の可能性の有無を推定	○耐容上限量を超えて摂取している場合は耐容上限量未満になるための計画を立案 〈留意点〉耐容上限量を超えた摂取は避けるべきであり，それを超えて摂取していることが明らかになった場合は，問題を解決するために速やかに計画を修正，実施
生活習慣病の発症予防を目的とした評価	目標量	○測定された摂取量と目標量を比較。	○摂取量が目標量の範囲内に入ることを目的とした計画を立案 〈留意点〉発症予防を目的としている生活習慣病と関連する他の栄養関連因子及び非栄養性の関連因子の存在と程度を明らかにし，これらを総合的に考慮した上で，対象とする栄養素の摂取量の改善の程度を判断。また，生活習慣病の特徴から考えて，長い年月にわたって実施可能な改善計画の立案と実施が望ましい

表3 参照体重における基礎代謝量

性 別	男 性			女 性		
年齢（歳）	基礎代謝基準値 (kcal/kg体重/日)	参照体重 (kg)	基礎代謝量 (kcal/日)	基礎代謝基準値 (kcal/kg体重/日)	参照体重 (kg)	基礎代謝量 (kcal/日)
1〜2	61.0	11.5	700	59.7	11.0	660
3〜5	54.8	16.5	900	52.2	16.1	840
6〜7	44.3	22.2	980	41.9	21.9	920
8〜9	40.8	28.0	1,140	38.3	27.4	1,050
10〜11	37.4	35.6	1,330	34.8	36.3	1,260
12〜14	31.0	49.0	1,520	29.6	47.5	1,410
15〜17	27.0	59.7	1,610	25.3	51.9	1,310
18〜29	23.7	64.5	1,530	22.1	50.3	1,110
30〜49	22.5	68.1	1,530	21.9	53.0	1,160
50〜64	21.8	68.0	1,480	20.7	53.8	1,110
65〜74	21.6	65.0	1,400	20.7	52.1	1,080
75以上	21.5	59.6	1,280	20.7	48.8	1,010

える上での参照値として提示し，これを参照体位（参照身長，参照体重）と呼ぶこととする（**表3**）。

4 活用に関する基本的事項
4-1 活用の基本的考え方

健康な個人又は集団を対象として，健康の保持・増進，生活習慣病の発症予防及び重症化予防のための食事改善に食事摂取基準を活用する場合は，PDCAサイクルに基づく活用を基本とする。その概要を図5に示す。まず，摂取量推定（個人あるいは集団を対象とした，各種食事調査の実施による摂取量の把握を指す）によりエネルギー・栄養素の摂取量を推定し，それを食事摂取基準の各種指標と比較して食事評価（ここではエネルギー及び各栄養素の摂取状況の評価と定義する）を行う。食事評価に基づき，食事改善計画の立案・食事改善を実施し，それらの検証を行う。検証を行う際には，再度摂取量推定を実施し，食事評価を行う。検証結果を踏まえ，計画や実施の内容を改善する。

II 各 論
1 エネルギー・栄養素
3 体重管理
3-2-4 目標とするBMIの範囲

以上より，総死亡率をできるだけ低く抑えられると考えられるBMIを基本として，BMIと主な生活習慣病の有病率，医療費，高齢者における身

表1 目標とするBMIの範囲（18歳以上）[1,2]

年齢（歳）	目標とするBMI（kg/m²）
18〜49	18.5〜24.9
50〜64	20.0〜24.9
65〜74 [3]	21.5〜24.9
75以上 [3]	21.5〜24.9

[1] 男女共通。あくまでも参考として使用すべきである。
[2] 上限は総死亡率の低減に加え，主な生活習慣病の有病率，医療費，高齢者及び労働者の体機能低下との関連を考慮して定めた。
[3] 総死亡率をできるだけ低く抑えるためには下限は20.0から21.0付近となるが，その他の考慮すべき健康障害等を勘案して21.5とした。

体機能の低下，労働者における身体機能低下による退職との関連を考慮して，目標とするBMIの範囲を成人について表1のように定めた。具体的には，全ての年齢で上限のBMIを24.9とし，下限は18〜49歳では18.5とした。その上で，65歳以上では総死亡率からみると，上述のように総死亡率をできるだけ低く抑えられるのが20.0から21.0付近となるが，その他の考慮すべき健康障害等を勘案し，21.5とした。50〜64歳では上下の年齢区分における値を考慮し，その中間値である20.0とした。

ただし，BMIは総死亡や生活習慣病の発症，健康障害の1つの原因にすぎない。運動不足や喫煙習慣のように，他にも多数の要因がある。そし

表5 身体活動レベル（カテゴリー）別にみた活動内容と活動時間の代表例

	低い	ふつう	高い
身体活動レベル標準値[1]	1.50 (1.40～1.60)	1.75 (1.60～1.90)	2.00 (1.90～2.20)
日常生活の内容[2]	生活の大部分が座位で，静的な活動が中心の場合	座位中心の仕事だが，職場内での移動や立位での作業・接客等，通勤・買い物での歩行，家事，軽いスポーツのいずれかを含む場合	移動や立位の多い仕事への従事者，あるいは，スポーツ等余暇における活発な運動習慣を持っている場合
中程度の強度（3.0～5.9メッツ）の身体活動の1日当たりの合計時間（時間／日）[3]	1.65	2.06	2.53
仕事での1日当たりの合計歩行時間（時間／日）[3]	0.25	0.54	1.00

[1] 代表値。（ ）内はおよその範囲。
[2] Black AE, et al., Ishikawa-Takata K, et al. を参考に，身体活動レベルに及ぼす仕事時間中の労作の影響が大きいことを考慮して作成。
[3] Ishikawa-Takata K, et al. による。

て，これらは個人ごとに異なる。今回の基準の策定ではその測定の容易さを評価してBMIを用いることにしたが，BMIは肥満ややせを必ずしも正確に評価できる指標ではない。したがって，体重管理においてBMIだけを厳格に管理する意味は乏しい。特に，65歳以上の高齢者では，個人の尊厳や生活の質の維持にも十分に配慮し，個々人の特性を十分に踏まえた対応が望まれる。

〈参考資料〉推定エネルギー必要量
2 エネルギー必要量の推定方法
2-3 基礎代謝量と身体活動量を用いた推定方法
2-3-1 基礎代謝量基準値

基礎代謝量とは，覚醒状態で必要な最小源のエネルギーである。実験参加者をエネルギー代謝測定室に入れ，熱となって放散されるエネルギーを測定する。早朝空腹時に快適な状態（室温など）において安静仰臥位・覚醒状態で測定すれば，これが基礎代謝量となる。この方法は，基礎代謝量を直接測定するため，直接法と呼ばれる。（中略）

実測された基礎代謝量を体重1kg当たりで表現し（kcal/kg/日），性・年齢区分別にデータを統合し，それぞれの代表値を求める方法がある。1980年以降，我が国で測定された50の研究の結果は図9（略）のとおりである（詳細は参考文献68（略）を参照のこと）。この観察値から代表値（体重1kg当たりの基礎代謝量）を求めた（表3）。これを体重1kg当たりの基礎代謝量基準値とし，参照体重を乗じると参照体重の場合の基礎代謝量基準値となる。具体的には，各年齢区分で重み付けをせずに平均値を求めた。なお，65～74歳男性は前後の年齢層から内挿して算出した。また，70歳以上の測定値が高齢者施設に入所している全身状態の良い者を対象とした研究が主であったことを考慮し，75歳未満の値も参考にして，75歳以上男性は21.5kcal/kg体重／日とし，女性は50歳以上を一律に20.7kcal/kgとした。

後述するように，参照体重から大きく逸脱した個人又は集団に用いる場合に注意を要するものの，日本人の実測定データを最大限に活用している点を評価し，食事摂取基準ではこの方法を用いるのが現時点では最良であると判断した。

2-3-2 身体活動レベル
2-3-2-1 身体活動レベル

身体活動レベルは、身体活動レベル（無名数又はkcal/kcal）＝エネルギー消費量（kcal／日）÷基礎代謝量（kcal／日）として求めるか、身体活動記録法によって得られる。

身体活動記録法によって得られるエネルギー消費量は、二重標識水法で得られたエネルギー消費量よりも系統的に少なめに見積もられることが知られている。幼児・小児を対象とした34の研究をまとめた結果によると、見積り誤差は-12±9％（平均±標準偏差）（負の値は過小見積りであることを示す）と報告されている69)。そのため、

推定エネルギー必要量（kcal/日）

性別	男性			女性		
身体活動レベル[1]	低い	ふつう	高い	低い	ふつう	高い
0～ 5（月）	―	550	―	―	500	―
6～ 8（月）	―	650	―	―	600	―
9～11（月）	―	700	―	―	650	―
1～ 2（歳）	―	950	―	―	900	―
3～ 5（歳）	―	1,300	―	―	1,250	―
6～ 7（歳）	1,350	1,550	1,750	1,250	1,450	1,650
8～ 9（歳）	1,600	1,850	2,100	1,500	1,700	1,900
10～11（歳）	1,950	2,250	2,500	1,850	2,100	2,350
12～14（歳）	2,300	2,600	2,900	2,150	2,400	2,700
15～17（歳）	2,500	2,800	3,150	2,050	2,300	2,550
18～29（歳）	2,250	2,600	3,000	1,700	1,950	2,250
30～49（歳）	2,350	2,750	3,150	1,750	2,050	2,350
50～64（歳）	2,250	2,650	3,000	1,700	1,950	2,250
65～74（歳）	2,100	2,350	2,650	1,650	1,850	2,050
75 以上（歳）[2]	1,850	2,250	―	1,450	1,750	―
妊婦（付加量）[3] 初期				+ 50	+ 50	+ 50
中期				+ 250	+ 250	+ 250
後期				+ 450	+ 450	+ 450
授乳婦（付加量）				+ 350	+ 350	+ 350

[1] 身体活動レベルは，低い，ふつう，高いの三つのレベルとした。
[2] 「ふつう」は自立している者，「低い」は自宅にいてほとんど外出しない者に相当する。「低い」は高齢者施設で自立に近い状態で過ごしている者にも適用できる値である。
[3] 妊婦個々の体格や妊娠中の体重増加量及び胎児の発育状況の評価を行うことが必要である。

注1：活用に当たっては，食事評価，体重及び BMI の把握を行い，エネルギーの過不足は体重の変化又は BMI を用いて評価すること。
注2：身体活動レベルが「低い」の場合，少ないエネルギー消費量に見合った少ないエネルギー摂取量を維持することになるため，健康の保持・増進の観点からは，身体活動量を増加させる必要がある。

たんぱく質の食事摂取基準（推定平均必要量，推奨量，目安量：g/日，目標量：％エネルギー）

性別	男性				女性			
年齢等	推定平均必要量	推奨量	目安量	目標量[1]	推定平均必要量	推奨量	目安量	目標量[1]
0～ 5（月）	―	―	10	―	―	―	10	―
6～ 8（月）	―	―	15	―	―	―	15	―
9～11（月）	―	―	25	―	―	―	25	―
1～ 2（歳）	15	20	―	13～20	15	20	―	13～20
3～ 5（歳）	20	25	―	13～20	20	25	―	13～20
6～ 7（歳）	25	30	―	13～20	25	30	―	13～20
8～ 9（歳）	30	40	―	13～20	30	40	―	13～20
10～11（歳）	40	45	―	13～20	40	50	―	13～20
12～14（歳）	50	60	―	13～20	45	55	―	13～20
15～17（歳）	50	65	―	13～20	45	55	―	13～20
18～29（歳）	50	65	―	13～20	40	50	―	13～20
30～49（歳）	50	65	―	13～20	40	50	―	13～20
50～64（歳）	50	65	―	14～20	40	50	―	14～20
65～74（歳）[2]	50	60	―	15～20	40	50	―	15～20
75 以上（歳）[2]	50	60	―	15～20	40	50	―	15～20
妊婦（付加量）初期					+ 0	+ 0	―	―[3]
中期					+ 5	+ 5	―	―[3]
後期					+ 20	+ 25	―	―[4]
授乳婦（付加量）					+ 15	+ 20	―	―[4]

[1] 範囲に関しては，おおむねの値を示したものであり，弾力的に運用すること。
[2] 65 歳以上の高齢者について，フレイル予防を目的とした量を定めることは難しいが，身長・体重が参照体位に比べて小さい者や，特に 75 歳以上であって加齢に伴い身体活動量が大きく低下した者など，必要エネルギー摂取量が低い者では，下限が推奨量を下回る場合があり得る。この場合でも，下限は推奨量以上とすることが望ましい。
[3] 妊婦（初期・中期）の目標量は，13～20％ エネルギーとした。
[4] 妊婦（後期）及び授乳婦の目標量は，15～20％ エネルギーとした。

脂質の食事摂取基準

性別	男性		女性		n-6系脂肪酸の食事摂取基準 (g/日)		n-3系脂肪酸の食事摂取基準 (g/日)		飽和脂肪酸の食事摂取基準 (%エネルギー)[2,3]	
	脂質の食事摂取基準 (%エネルギー)				男性	女性	男性	女性	男性	女性
年齢等	目安量	目標量[1]	目安量	目標量[1]	目安量	目安量	目安量	目安量	目標量	目標量
0～5 (月)	50	—	50	—	4	4	0.9	0.9	—	—
6～11 (月)	40	—	40	—	4	4	0.8	0.8	—	—
1～2 (歳)	—	20～30	—	20～30	4	4	0.7	0.7	—	—
3～5 (歳)	—	20～30	—	20～30	6	6	1.2	1.0	10以下	10以下
6～7 (歳)	—	20～30	—	20～30	8	7	1.4	1.2	10以下	10以下
8～9 (歳)	—	20～30	—	20～30	8	8	1.5	1.4	10以下	10以下
10～11 (歳)	—	20～30	—	20～30	9	9	1.7	1.7	10以下	10以下
12～14 (歳)	—	20～30	—	20～30	11	11	2.2	1.7	10以下	10以下
15～17 (歳)	—	20～30	—	20～30	13	11	2.2	1.7	9以下	9以下
18～29 (歳)	—	20～30	—	20～30	12	9	2.2	1.7	7以下	7以下
30～49 (歳)	—	20～30	—	20～30	11	9	2.2	1.7	7以下	7以下
50～64 (歳)	—	20～30	—	20～30	11	9	2.3	1.9	7以下	7以下
65～74 (歳)	—	20～30	—	20～30	10	9	2.3	2.0	7以下	7以下
75以上 (歳)	—	20～30	—	20～30	9	8	2.3	2.0	7以下	7以下
妊婦			—	20～30		9		1.7		7以下
授乳婦			—	20～30		9		1.7		7以下

[1] 範囲については，おおむねの値を示したものである。
[2] 飽和脂肪酸と同じく，脂質異常症及び循環器疾患に関与する栄養素としてコレステロールがある。コレステロールに目標量は設定しないが，これは許容される摂取量に上限が存在しないことを保証するものではない。また，脂質異常症の重症化予防の目的からは，200mg/日未満に留めることが望ましい。
[3] 飽和脂肪酸と同じく，冠動脈疾患に関与する栄養素としてトランス脂肪酸がある。日本人の多数は，トランス脂肪酸に関する世界保健機関（WHO）の目標（1％エネルギー未満）を下回っており，トランス脂肪酸の摂取による健康への影響は，飽和脂肪酸の摂取によるものと比べて小さいと考えられる。ただし，脂質に偏った食事をしている者では，留意する必要がある。トランス脂肪酸は人体にとって不可欠な栄養素ではなく，健康の保持・増進を図る上で積極的な摂取は勧められないことから，その摂取量は1％エネルギー未満に留めることが望ましく，1％エネルギー未満でもできるだけ低く留めることが望ましい。

炭水化物・食物繊維の食事摂取基準

性別	炭水化物 (%エネルギー)		食物繊維 (g/日)	
	男性	女性	男性	女性
年齢等	目標量[1,2]	目標量[1,2]	目標量	目標量
0～5 (月)	—	—	—	—
6～11 (月)	—	—	—	—
1～2 (歳)	50～65	50～65	—	—
3～5 (歳)	50～65	50～65	8以上	8以上
6～7 (歳)	50～65	50～65	10以上	9以上
8～9 (歳)	50～65	50～65	11以上	11以上
10～11 (歳)	50～65	50～65	13以上	13以上
12～14 (歳)	50～65	50～65	17以上	16以上
15～17 (歳)	50～65	50～65	19以上	18以上
18～29 (歳)	50～65	50～65	20以上	18以上
30～49 (歳)	50～65	50～65	22以上	18以上
50～64 (歳)	50～65	50～65	22以上	18以上
65～74 (歳)	50～65	50～65	21以上	18以上
75以上 (歳)	50～65	50～65	20以上	17以上
妊婦		50～65		18以上
授乳婦		50～65		18以上

[1] 範囲に関しては，おおむねの値を示したものである。
[2] アルコールを含む。ただし，アルコールの摂取を勧めるものではない。

ビタミンDの食事摂取基準（μg/日）[1]

性別	男性		女性	
年齢等	目安量	耐容上限量	目安量	耐容上限量
0～5 (月)	5.0	25	5.0	25
6～11 (月)	5.0	25	5.0	25
1～2 (歳)	3.5	25	3.5	25
3～5 (歳)	4.5	30	4.5	30
6～7 (歳)	5.5	40	5.5	40
8～9 (歳)	6.5	40	6.5	40
10～11 (歳)	8.0	60	8.0	60
12～14 (歳)	9.0	80	9.0	80
15～17 (歳)	9.0	90	9.0	90
18～29 (歳)	9.0	100	9.0	100
30～49 (歳)	9.0	100	9.0	100
50～64 (歳)	9.0	100	9.0	100
65～74 (歳)	9.0	100	9.0	100
75以上 (歳)	9.0	100	9.0	100
妊婦			9.0	—
授乳婦			9.0	—

[1] 日照により皮膚でビタミンDが産生されることを踏まえ，フレイル予防を図る者はもとより，全年齢区分を通じて，日常生活において可能な範囲内での適度な日光浴を心掛けるとともに，ビタミンDの摂取については，日照時間を考慮に入れることが重要である。

エネルギー産生栄養素バランス（％エネルギー）

性別	男性				女性			
	たんぱく質[3]	目標量[1,2]		炭水化物[5,6]	たんぱく質[3]	目標量[1,2]		炭水化物[5,6]
年齢等		脂質[4]				脂質[4]		
		脂質	飽和脂肪酸			脂質	飽和脂肪酸	
0〜11（月）	—	—	—	—	—	—	—	—
1〜2（歳）	13〜20	20〜30	—	50〜65	13〜20	20〜30	—	50〜65
3〜5（歳）	13〜20	20〜30	10以下	50〜65	13〜20	20〜30	10以下	50〜65
6〜7（歳）	13〜20	20〜30	10以下	50〜65	13〜20	20〜30	10以下	50〜65
8〜9（歳）	13〜20	20〜30	10以下	50〜65	13〜20	20〜30	10以下	50〜65
10〜11（歳）	13〜20	20〜30	10以下	50〜65	13〜20	20〜30	10以下	50〜65
12〜14（歳）	13〜20	20〜30	10以下	50〜65	13〜20	20〜30	10以下	50〜65
15〜17（歳）	13〜20	20〜30	9以下	50〜65	13〜20	20〜30	9以下	50〜65
18〜29（歳）	13〜20	20〜30	7以下	50〜65	13〜20	20〜30	7以下	50〜65
30〜49（歳）	13〜20	20〜30	7以下	50〜65	13〜20	20〜30	7以下	50〜65
50〜64（歳）	14〜20	20〜30	7以下	50〜65	14〜20	20〜30	7以下	50〜65
65〜74（歳）	15〜20	20〜30	7以下	50〜65	15〜20	20〜30	7以下	50〜65
75以上（歳）	15〜20	20〜30	7以下	50〜65	15〜20	20〜30	7以下	50〜65
妊婦 初期					13〜20	20〜30	7以下	50〜65
中期					13〜20			
後期					15〜20			
授乳婦					15〜20			

[1] 必要なエネルギー量を確保した上でのバランスとすること。
[2] 範囲に関しては、おおむねの値を示したものであり、弾力的に運用すること。
[3] 65歳以上の高齢者について、フレイル予防を目的とした量を定めることは難しいが、身長・体重が参照体位に比べて小さい者や、特に75歳以上であって加齢に伴い身体活動量が大きく低下した者など、必要エネルギー摂取量が低い者では、下限が推奨量を下回る場合があり得る。この場合でも、下限は推奨量以上とすることが望ましい。
[4] 脂質については、その構成成分である飽和脂肪酸など、質への配慮を十分に行う必要がある。
[5] アルコールを含む。ただし、アルコールの摂取を勧めるものではない。
[6] 食物繊維の目標量を十分に注意すること。

ビタミン・ミネラルの食事摂取基準

ビタミンA（μgRAE/日）[1]

性別	男性				女性			
年齢等	推定平均必要量[2]	推奨量[2]	目安量[3]	耐容上限量[3]	推定平均必要量[2]	推奨量[2]	目安量[3]	耐容上限量[3]
0〜5（月）	—	—	300	600	—	—	300	600
6〜11（月）	—	—	400	600	—	—	400	600
1〜2（歳）	300	400	—	600	250	350	—	600
3〜5（歳）	350	500	—	700	350	500	—	700
6〜7（歳）	350	500	—	950	350	500	—	950
8〜9（歳）	350	500	—	1,200	350	500	—	1,200
10〜11（歳）	450	600	—	1,500	400	600	—	1,500
12〜14（歳）	550	800	—	2,100	500	700	—	2,100
15〜17（歳）	650	900	—	2,600	500	650	—	2,600
18〜29（歳）	600	850	—	2,700	450	650	—	2,700
30〜49（歳）	650	900	—	2,700	500	700	—	2,700
50〜64（歳）	650	900	—	2,700	500	700	—	2,700
65〜74（歳）	600	850	—	2,700	500	700	—	2,700
75以上（歳）	550	800	—	2,700	450	650	—	2,700
妊婦（付加量）初期					+0	+0	—	—
中期					+0	+0	—	—
後期					+60	+80	—	—
授乳婦（付加量）					+300	+450	—	—

[1] レチノール活性当量（μgRAE）
 ＝レチノール（μg）＋β-カロテン（μg）× 1/12 ＋α-カロテン（μg）× 1/24
 ＋β-クリプトキサンチン（μg）× 1/24 ＋その他のプロビタミンAカロテノイド（μg）× 1/24
[2] プロビタミンAカロテノイドを含む。
[3] プロビタミンAカロテノイドを含まない。

第3章 栄養に関する基本的知識

性別	ビタミン B_1 (mg/日)[1,2]						ビタミン B_2 (mg/日)[1]					
	男性			女性			男性			女性		
年齢等	推定平均必要量	推奨量	目安量	推定平均必要量	推奨量	目安量	推定平均必要量	推奨量	目安量	推定平均必要量	推奨量	目安量
0～5（月）	―	―	0.1	―	―	0.1	―	―	0.3	―	―	0.3
6～11（月）	―	―	0.2	―	―	0.2	―	―	0.4	―	―	0.4
1～2（歳）	0.3	0.4	―	0.3	0.4	―	0.5	0.6	―	0.5	0.5	―
3～5（歳）	0.4	0.5	―	0.4	0.5	―	0.7	0.8	―	0.6	0.8	―
6～7（歳）	0.5	0.7	―	0.4	0.6	―	0.8	0.9	―	0.7	0.9	―
8～9（歳）	0.6	0.8	―	0.5	0.7	―	0.9	1.1	―	0.9	1.0	―
10～11（歳）	0.7	0.9	―	0.6	0.9	―	1.1	1.4	―	1.1	1.3	―
12～14（歳）	0.8	1.1	―	0.7	1.0	―	1.3	1.6	―	1.2	1.4	―
15～17（歳）	0.9	1.2	―	0.7	1.0	―	1.4	1.7	―	1.2	1.4	―
18～29（歳）	0.8	1.1	―	0.6	0.8	―	1.3	1.6	―	1.0	1.2	―
30～49（歳）	0.8	1.2	―	0.6	0.9	―	1.4	1.7	―	1.0	1.2	―
50～64（歳）	0.8	1.1	―	0.6	0.8	―	1.3	1.6	―	1.0	1.2	―
65～74（歳）	0.7	1.0	―	0.5	0.8	―	1.2	1.4	―	0.9	1.1	―
75以上（歳）	0.7	1.0	―	0.1	0.7	―	1.1	1.4	―	0.9	1.1	―
妊婦（付加量）				+0.1	+0.2	―				+0.2	+0.3	―
授乳婦（付加量）				+0.2	+0.2	―				+0.5	+0.6	―

[1] チアミン塩化物塩酸塩（分子量＝337.3）の重量として示した。
[2] 身体活動レベル「ふつう」の推定エネルギー必要量を用いて算定した。

[1] 身体活動レベル「ふつう」の推定エネルギー必要量を用いて算定した。
特記事項：推定平均必要量は、ビタミン B_2 の欠乏症である口唇炎、口角炎、舌炎などの皮膚炎を予防するに足る最小量からではなく、尿中にビタミン B_2 の排泄量が増大し始める摂取量（体内飽和量）から算定。

性別	葉酸（μg/日）[1]								ビタミンC (mg/日)[1]					
	男性				女性				男性			女性		
年齢等	推定平均必要量	推奨量	目安量	耐容上限量[2]	推定平均必要量	推奨量	目安量	耐容上限量[2]	推定平均必要量	推奨量	目安量	推定平均必要量	推奨量	目安量
0～5（月）	―	―	40	―	―	―	40	―	―	―	40	―	―	40
6～11（月）	―	―	70	―	―	―	60	―	―	―	40	―	―	40
1～2（歳）	70	90	―	200	70	90	―	200	30	35	―	30	35	―
3～5（歳）	80	100	―	300	80	110	―	300	35	40	―	35	40	―
6～7（歳）	110	130	―	400	110	140	―	400	40	50	―	40	50	―
8～9（歳）	130	150	―	500	130	160	―	500	50	60	―	50	60	―
10～11（歳）	150	180	―	700	150	190	―	700	60	70	―	60	70	―
12～14（歳）	190	230	―	900	190	240	―	900	75	90	―	75	90	―
15～17（歳）	220	240	―	900	200	240	―	900	80	100	―	80	100	―
18～29（歳）	200	240	―	900	200	240	―	900	80	100	―	80	100	―
30～49（歳）	200	240	―	1,000	200	240	―	1,000	80	100	―	80	100	―
50～64（歳）	200	240	―	1,000	200	240	―	1,000	80	100	―	80	100	―
65～74（歳）	200	240	―	900	200	240	―	900	80	100	―	80	100	―
75以上（歳）	200	240	―	900	200	240	―	900	80	100	―	80	100	―
妊婦（付加量）[3]					+200	+240	―	―				+10	+10	―
授乳婦（付加量）					+80	+100	―	―				+40	+45	―

[1] 葉酸（プテロイルモノグルタミン酸分子量＝441.40）の重量として示した。
[2] 通常の食品以外の食品に含まれる葉酸（狭義の葉酸）に適用する。
[3] 妊娠を計画している女性、妊娠の可能性がある女性及び妊娠初期の妊婦は、胎児の神経管閉鎖障害のリスク低減のために、通常の食品以外の食品に含まれる葉酸を 400 μg/日摂取することが望まれる。

[1] L-アスコルビン酸（分子量＝176.12）の重量で示した。
特記事項：推定平均必要量は、ビタミンCの欠乏症である壊血病を予防するに足る最小量からではなく、良好なビタミンCの栄養状態の確実な維持の観点から算定。

　身体活動記録法によって得られた身体活動レベルを食事摂取基準で用いるのは適切でないと判断し、エネルギー消費量と基礎代謝量を測定し、両者から計算して得られた値を用いることにした。
　ところで、現在、実務現場において個人又は集団の身体活動レベルを測定できるのはまれである。実際には担当者による推定の域を出ない。そのため、連続量で表現される身体活動レベルよりも、身体活動レベルをいくつかの群（例えば「低い」「ふつう」「高い」の3群）に分けたカテゴリーを用いる方が、活用の利便性の観点から、また、誤差をできるだけ少なく保つためにも望ましいと考えられる。
（中略）

章末資料 3-1 日本人の食事摂取基準

	ナトリウム (mg/日、( ) は食塩相当量[g/日])[1]						カリウム (mg/日)			
性別	男性			女性			男性		女性	
年齢等	推定平均必要量	目安量	目標量	推定平均必要量	目安量	目標量	目安量	目標量	目安量	目標量
0〜5 (月)	—	100(0.3)	—	—	100(0.3)	—	400	—	400	—
6〜11 (月)	—	600(1.5)	—	—	600(1.5)	—	700	—	700	—
1〜2 (歳)	—	—	(3.0 未満)	—	—	(2.5 未満)	900	—	900	—
3〜5 (歳)	—	—	(3.5 未満)	—	—	(3.5 未満)	1,100	1,600 以上	1,000	1,400 以上
6〜7 (歳)	—	—	(4.5 未満)	—	—	(4.5 未満)	1,300	1,800 以上	1,200	1,600 以上
8〜9 (歳)	—	—	(5.0 未満)	—	—	(5.0 未満)	1,600	2,000 以上	1,400	2,000 以上
10〜11 (歳)	—	—	(6.0 未満)	—	—	(6.0 未満)	1,900	2,200 以上	1,800	2,400 以上
12〜14 (歳)	—	—	(7.0 未満)	—	—	(6.5 未満)	2,400	2,600 以上	2,200	2,400 以上
15〜17 (歳)	—	—	(7.5 未満)	—	—	(6.5 未満)	2,800	3,000 以上	2,000	2,600 以上
18〜29 (歳)	600(1.5)	—	(7.5 未満)	600(1.5)	—	(6.5 未満)	2,500	3,000 以上	2,000	2,600 以上
30〜49 (歳)	600(1.5)	—	(7.5 未満)	600(1.5)	—	(6.5 未満)	2,500	3,000 以上	2,000	2,600 以上
50〜64 (歳)	600(1.5)	—	(7.5 未満)	600(1.5)	—	(6.5 未満)	2,500	3,000 以上	2,000	2,600 以上
65〜74 (歳)	600(1.5)	—	(7.5 未満)	600(1.5)	—	(6.5 未満)	2,500	3,000 以上	2,000	2,600 以上
75 以上 (歳)	600(1.5)	—	(7.5 未満)	600(1.5)	—	(6.5 未満)	2,500	3,000 以上	2,000	2,600 以上
妊婦				600(1.5)	—	(6.5 未満)			2,000	2,600 以上
授乳婦				600(1.5)	—	(6.5 未満)			2,200	2,600 以上

[1] 高血圧及び慢性腎臓病（CKD）の重症化予防のための食塩相当量の量は、男女とも 6.0g/日未満とした。

	カルシウム (mg/日)								鉄 (mg/日)								
性別	男性				女性				男性				女性				
													月経なし		月経あり		
年齢等	推定平均必要量	推奨量	目安量	耐容上限量	推定平均必要量	推奨量	目安量	耐容上限量	推定平均必要量	推奨量	目安量	耐容上限量	推定平均必要量	推奨量	推定平均必要量	推奨量	目安量	耐容上限量
0〜5 (月)	—	—	200	—	—	—	200	—	—	—	0.5	—	—	—	—	—	0.5	—
6〜11 (月)	—	—	250	—	—	—	250	—	3.5	4.5	—	—	3.0	4.5	—	—	—	—
1〜2 (歳)	350	450	—	—	350	400	—	—	3.0	4.0	—	—	3.0	4.0	—	—	—	—
3〜5 (歳)	500	600	—	—	450	550	—	—	3.5	5.0	—	—	3.5	5.0	—	—	—	—
6〜7 (歳)	500	600	—	—	450	550	—	—	4.5	6.0	—	—	4.5	6.0	—	—	—	—
8〜9 (歳)	550	650	—	—	600	750	—	—	5.5	7.5	—	—	6.0	8.0	—	—	—	—
10〜11 (歳)	600	700	—	—	600	750	—	—	6.5	9.5	—	—	6.5	9.0	8.5	12.5	—	—
12〜14 (歳)	850	1,000	—	—	700	800	—	—	7.5	9.0	—	—	6.5	8.0	9.0	12.5	—	—
15〜17 (歳)	650	800	—	—	550	650	—	—	6.5	9.0	—	—	5.5	6.5	7.5	11.0	—	—
18〜29 (歳)	650	800	—	2,500	550	650	—	2,500	5.5	7.0	—	—	5.0	6.0	7.0	10.5	—	—
30〜49 (歳)	600	750	—	2,500	550	650	—	2,500	6.0	7.5	—	—	5.0	6.0	7.5	10.5	—	—
50〜64 (歳)	600	750	—	2,500	550	650	—	2,500	6.0	7.0	—	—	5.0	6.0	7.5	10.5	—	—
65〜74 (歳)	600	750	—	2,500	550	650	—	2,500	5.5	7.0	—	—	5.0	6.0	—	—	—	—
75 以上 (歳)	600	700	—	2,500	500	600	—	2,500	5.5	6.5	—	—	4.5	5.5	—	—	—	—
妊婦 (付加量) 初期					+0	+0	—	—					+2.0	+2.5	—	—	—	—
中期・後期													+7.0	+8.5	—	—	—	—
授乳婦 (付加量)					+0	+0	—	—					+1.5	+2.0	—	—	—	—

2-3-2-3 成人

　健康な日本人の成人（20〜59歳、150人）で測定したエネルギー消費量と推定基礎代謝量から求めた身体活動レベル70) を用いて身体活動レベル基準値を定めた。すなわち、男女それぞれの身体活動レベルから全体の身体活動レベルを求めると 1.72 ± 0.26 となり、「ふつう」に相当する 63人では 1.74 ± 0.26 であった（いずれも平均値±標準偏差）。これを基に、身体活動レベル（カテゴリー）の「低い」「ふつう」「高い」の身体活動レベル基準値（およその範囲）はそれぞれ 1.50（1.40〜1.60）、1.75（1.60〜1.90）、2.00（1.90〜2.20）とした（表5）。とした（表5）。

第4章
子どもの発育・発達と食生活
妊娠期（胎児期）の食生活

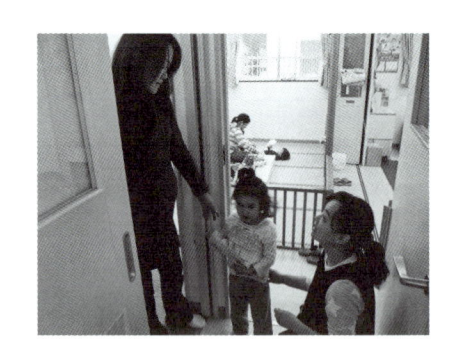

§1 妊娠のメカニズムと正常な妊婦の食生活

(1) 妊娠の経過

卵巣から排卵された卵子は，卵管内で精子と出合って**受精**し，約1週間で子宮腔内へと運ばれ，そこで**着床**する。この着床の時点を**妊娠の成立**という。分娩予定日は，最終月経の初日を0日として数え，妊娠40週0日（満280日）として計算される。

妊娠期間は次頁表4-1に示すように3つに分けられることが多い。**妊娠初期**には，分割した胚が子宮内膜に着床し，原始器官が発生する。また，母体と胎児の物質交換をする**胎盤**（図4-1）がほぼ完成する。**妊娠中期**には，胎児のヒトとしての基本構造と機能が整う時期である。**妊娠後期**は身体の各器官が，出産後の胎外生活に適応するための機能が整う充実期である。

在胎週数により，**流産**，**早産**，**正期産**，**過期産**に区分されている。妊娠22週未満で妊娠が終了した場合を流産，22週以上37週未満で生児を分娩した場合を早産，37週以上42週未満を正期産，42週以上を過期産という。

(2) 胎盤の発育と胎児の栄養
① 胎盤の発育

着床後に形成される胎盤は妊娠の経過とともに発育し，直径約20cm，重量400～600gとな

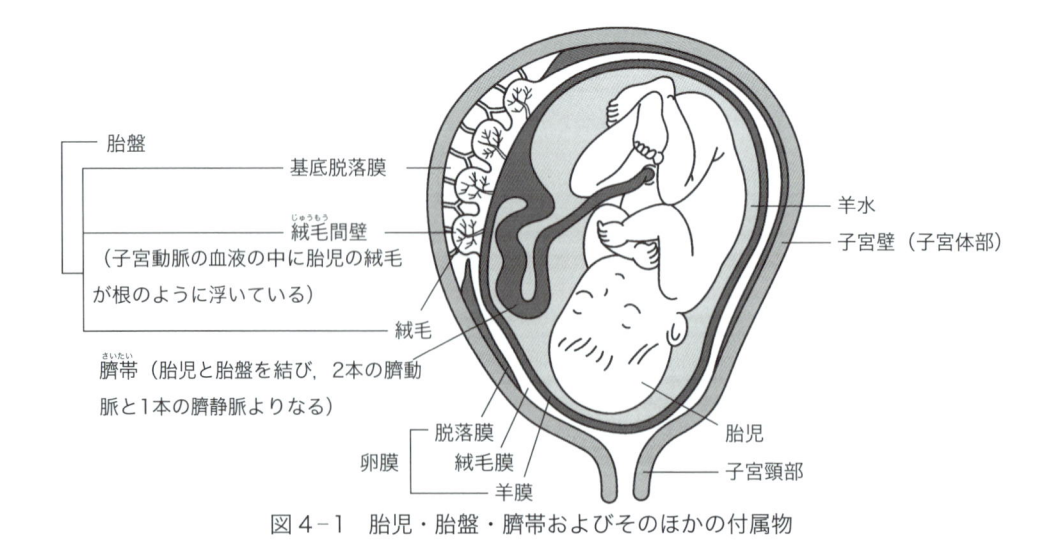

図4-1 胎児・胎盤・臍帯およびそのほかの付属物

表 4-1 妊娠による胎児と母体の変化

妊娠期間	妊娠初期（〜13週6日）				
妊娠週数	0〜3週	4〜7週	8〜11週	12〜13週6日	
母体の変化	・自覚症状はない	・つわりが始まり妊娠に気づく ・月経停止 ・卵黄嚢で栄養供給	・流産しやすい ・胎盤とへその緒が機能し，卵黄嚢は消失する	・胎盤が完成し流産の心配がなくなる ・つわりがおさまり食欲が出てくる	
胎児の成長	・妊娠3週で受精卵は子宮に着床するが，超音波で確認できない	・心臓，胃，腸が形成され，脳も発達し，頭と胴の区別がつく	・頭，胴，手足，眼，鼻ができ人間らしい顔に ・心拍確認	・内臓や器官ができあがる ・羊水の中で動く	
身長 体重 子宮の大きさまたは子宮底の高さ	・子宮の大きさは鶏卵大のまま変化なし	(7週の胎児) ・約2〜3cm ・約4g ・鶏卵よりやや大	(11週の胎児) ・約8〜9cm ・約30g ・にぎりこぶし大	(13週の胎児) ・約12cm ・約100g ・子どもの頭大	

妊娠中期（14週0日〜27週6日）			妊娠後期（28週0日〜）		
14〜19週	20〜23週	24〜27週6日	28〜31週	32〜35週	36〜39週
・乳腺が発達する	・大きくなった子宮に圧迫され，痔や静脈瘤が出やすく，頻尿になりやすい	・貧血になりやすい	・子宮底がみぞおち位まで上がり，胃，心臓，肺を圧迫する ・妊娠高血圧症候群の予防	・お腹が張ったり，固くなる	・胎児が少し下がりお腹が前方につき出る
・動きが活発で妊婦は胎動を感じる ・全身に胎毛（毛髪）が生え，爪ができる ・指しゃぶりがみられる	・バターのような胎脂でおおわれる ・腎機能が発達し羊水を飲み濾過して排泄する ・胎動が強く動きは多様になる ・男女の性別が超音波で判別可能	・聴覚，視覚発達 ・味覚が発達し甘味苦味がわかる ・明暗を感じとり胎児の体内時計にリズムがでる ・まぶたが上下に分かれる	・骨格が完成し筋肉や神経の動き活発になる ・皮膚のしわ減少 ・聴覚が発達し外の音に反応する ・超音波で性別がはっきりわかる	・頭が下になり位置がきまる ・胎毛が消える ・爪，毛髪がのびる ・肺の機能完成 ・皮下脂肪がふえ，皮膚に張りが出る	・内臓や神経機能が完成する ・手足を体につけ，頭を下にし骨盤の中に入る
(19週の胎児) ・約25cm ・約300g ・おとなの頭大	(23週の胎児) ・約30cm ・約650g ・約18〜20cm	(27週の胎児) ・約35cm ・約1000g ・約21〜24cm	(31週の胎児) ・約40cm ・約1500g ・約25〜28cm	(35週の胎児) ・約46cm ・約2300g ・約28〜31cm	(39週の胎児) ・約50cm ・約3000g ・約32〜35cm

中村正雄『図解 安心安産』小学館，1990，厚生省研究班「身体発育基準値」『日本新生児学会雑誌』30巻4号，1994，p.846，および日本産科婦人科学会『産科婦人科用語集・用語解説集 改訂第3版』2014 等より著者作成

り，妊娠42週を過ぎると胎盤は老化し，機能不全となる。母体側と羊膜内の胎児との間では**臍の緒（臍帯）**を介して物質交換（母体の酸素・水・栄養物は胎児へ，胎児の老廃物や炭酸ガスは母体へ）が行われ胎児は成長する。胎児と胎盤の物質移動は母体側と胎児側との濃度差によると考えられ，血液は混じり合わない。胎盤で産生されるホルモンは，**ヒト絨毛性ゴナドトロピン**（妊娠反応陽性，妊娠初期の黄体維持），**エストロゲン**（子宮筋や乳房の発育，排卵抑制），**プロゲステロン**（子宮筋の弛緩，乳房の発育，排卵抑制）などで妊娠の維持に役立つ。

② 胎児の栄養

母体血中の**グルコース**，**アミノ酸**，**脂肪酸**，**ビタミン**，**ミネラル**などの分子量500以下の物質は，胎盤を通過し，胎児のエネルギーや栄養素となる。

③ 胎盤機能の障がい

染色体異常，形態異常，子宮内感染症，妊娠糖尿病，高血圧，腎症，薬物，飲酒，喫煙，母体の栄養失調などの場合に胎盤の透過性が減少し，機能が障がいされる。胎盤機能の障がいは，**子宮内胎児発育遅延（IUGR）**や**子宮内胎児死亡**の原因となる。

④ 出生児体重

新生児は出生体重により，**巨大児（4,000g以上）**，**低出生体重児（2,500g未満）**，**極低出生体重児**（1,500g未満），**超低出生体重児**（1,000g未満）に分類される。近年，図4-2に示すように低出生体重児の出生頻度が増加し，憂慮されている。図4-3は日本人のエネルギー摂取量の減少につれ，出生体重も減少していることを示している。低出生体重児増加の原因の一つに，妊娠中のエネルギー摂取量の減少が考えられるが，近年は回復傾向がみられる。

(3) 妊娠前の健康状態の妊娠・出産への影響

① やせおよび過度のダイエットの妊娠・出産への影響

ダイエットにより体重を減少させると，体脂肪率が減少する。体脂肪率は卵巣機能と密接な関係にあり，体脂肪率の減少は**間脳下垂体系**（本章§4の1 図4-7）の働きを抑制して，月経不順，無月経などの卵巣機能不全を起こす。

妊娠前の体格や妊娠中の体重増加によって，妊娠高血圧症候群発症率，緊急帝王切開率，分娩時の出血量，出生児の体重などに相違がみられる。妊娠前の体格が**低体重（やせ）**や「ふつ

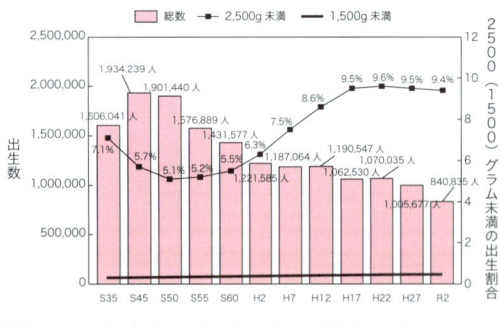

図4-2 全出生数中の低出生体重児の割合の推移

厚生労働省　人口動態統計

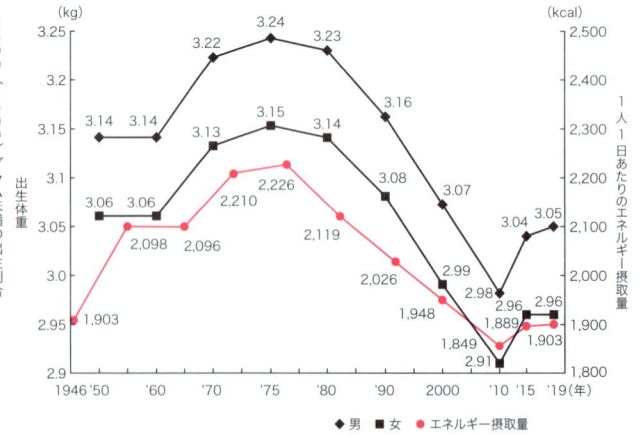

図4-3 出生体重とエネルギー摂取量の年次推移

土井正子，中林正雄『保健の科学』vol 49 No. 2，杏林書院，2007，p.140
（加藤，2003を引用改変）に2019年までの値を加え著者修正

う」の人で，妊娠中の体重増加量が7kg未満の場合には，2,500g未満の低出生体重児を出産するリスクが高い。

② 肥満の妊娠・出産への影響

妊娠前に「肥満」だった人は，妊娠糖尿病，妊娠高血圧症候群などを発症するリスクが高まる。また，緊急帝王切開，分娩後大量出血などの異常も多くなる（表4-2）。しかし，妊娠中に体重を減少させたり，体重の増加を極端に抑制したりすることは，胎児の発育に影響を及ぼすことになるので，妊娠前から各自の適正体重維持が重要である。

表4-2 肥満妊婦の妊娠・分娩・新生児異常　非妊娠時BMI20.0〜24.9との比較（287,213例）

	非妊娠時BMI25〜29.9／BMI≧30 オッズ比*
妊娠糖尿病	1.68／3.60
妊娠高血圧症候群	1.44／2.14
緊急帝王切開	1.30／1.83
分娩後大量出血	1.16／1.39
巨大児	1.57／1.40
胎内死亡	1.10／1.40

＊オッズ比はある疾患への罹りやすさを2つの群で比較して示し，1より大きいことはある群より高いことを意味する。

Sebire. NJ. et al. Int. J. Obes. Relat. Metab. Disord 25. 1175-1182, 2001

(4) 妊娠に伴う母体の生理的変化

① 体重の増加

妊娠すると胎児，胎盤，羊水の新生，子宮や乳房の増大分，血液の増加分，さらに，出産，育児に備える母体の貯蔵脂肪，組織液が増える。それが体重増加となって現れる（図4-4）。

妊娠中の体重増加量については，非妊娠時の「低体重（やせ）」「ふつう」「肥満」の体格ごとに個別化した指導が必要である。過剰な体重増加は望ましくないが，低出生体重児の出生を予防するには，妊娠中の適切な体重増加が必要である。BMIによる体格区分別の妊娠中の体重増加指導の目安を表4-3に示す。なお，BMI（Body Mass Index：体格指数）とは，肥満度の判定に用いられる指標であり，「体重（kg）／身長（m）^{2}」で算出される（第3章　章末資料3-1参照）。

② 子宮の増大

非妊娠時の子宮は鶏卵大よりやや小さく，約50gであるが，表4-1のように妊娠後期には，重量約1kgとなり，子宮容積は非妊娠時の約500倍になる。

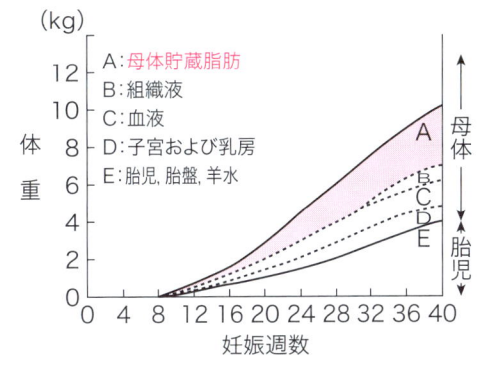

図4-4 正常妊娠中の母体・胎児の体重増加の内容

A：母体貯蔵脂肪
B：組織液
C：血液
D：子宮および乳房
E：胎児，胎盤，羊水

Hytten(1990)を一部変更

③ 乳腺の発育と乳房の増大

妊娠中に乳腺は約2倍に発達し，構造も完成する。また，脂肪が沈着するために，乳房は増大する。このような母乳分泌のための乳房の変化は，胎盤などから分泌されるホルモンの作用によるものである。

④ 皮膚の変化

皮膚の急速な伸展により，主に妊娠8か月以降になると，皮下組織の断裂による妊娠線が生じることがある。妊娠線は下腹部のほか，乳房，大腿前面，臀部などにも出現する場合もある。
下肢および外陰部に静脈血うっ滞による静脈瘤がみられることも多い。

⑤ 血液量の増加，血液成分の変化

胎盤循環のガス交換を容易にし，分娩，産褥時（産後6〜8週をさし，産後の体の回復期）の出血に備えて血液量が増加する。全血量は妊娠初期にはやや減少するが，8週を過ぎると急速に増加し，28〜36週の間には非妊娠時の35〜50％増となる。血漿量は妊娠初期から増加し，24〜36週には非妊娠時の40〜50％増になる。赤血球量は初期に低下するが，その後増加し，妊

表 4-3 妊娠中の体重増加指導の目安*1

妊娠前の体格*2		体重増加量指導の目安
低体重（やせ）	BMI18.5 未満	12〜15kg
ふつう	BMI18.5 以上 25.0 未満	10〜13kg
肥満（1度）	BMI25.0 以上 30.0 未満	7〜10kg
肥満（2度以上）	BMI30.0 以上	個別対応 （上限 5kg までが目安）

*1「増加量を厳格に指導する根拠は必ずしも十分ではないと認識し，個人差を考慮したゆるやかな指導を心がける．」産婦人科診療ガイドライン産科編 2020 CQ 010 より
*2 日本肥満学会の肥満度分類に準じた．

妊娠前からはじめる妊産婦のための食生活指針（令和3年3月）　厚生労働省

娠9か月に最高となる．

　血液量の増加に伴い赤血球量も増加するが，それ以上に血漿の増加量が多いために，赤血球数，ヘモグロビン濃度，ヘマトクリット値が低下する．この状態はいわゆる**妊娠水血症**の状態である．これは血液の粘度を低下させ，胎盤の血管の梗塞を予防するために役立つ．

　⑥ 消化器系の変化

　妊娠初期に**つわり**として悪心，嘔吐，食欲不振などの症状が出現することがある．妊娠中期以降は，子宮の増大により胃は押し上げられ，腸管は圧迫されるので，胃のもたれや便秘になりやすい．

　⑦ 泌尿器系の変化

　増大した子宮や胎児の圧迫により，膀胱や尿管は形，位置が変化し，尿意を頻繁に感じるようになる．

§2　妊娠期・授乳期の栄養・食生活

1. 妊娠期・授乳期の栄養・食生活の重要性

　妊娠期・授乳期の食生活は，妊娠を維持する母体の健康と胎児の発育，さらに分娩，産褥の経過にとって不可欠な役割を果たしている．胎児期の栄養状態は出生後も影響し，将来の生活習慣病発症にも影響することが明らかになっている．また，授乳期には乳汁分泌に必要なエネルギーや栄養素も補給する必要がある．このように，この時期の食生活は母体と胎児の両方に影響があるために，とくに重要である．

　なお，妊娠に気づくまでの**胎芽期**は，各器官の発生上重要な時期にある．そこで，妊娠の可能性のある女性は，薬剤，放射線，病気，たばこ，アルコールおよびビタミンAと葉酸などへの配慮が必要である．

2. 妊娠前からはじめる妊産婦のための食生活指針

(1)「妊娠前からはじめる妊産婦のための食生活指針」の基本的考え方

妊産婦のための食生活指針は，健やか親子21推進検討会（食を通じた妊産婦の健康支援方策研究会）から平成18年2月に公表されたが，その後の知見をもとに令和3年3月に「**妊娠前からはじめる妊産婦のための食生活指針**〜妊娠前から、健康なからだづくりを〜」（カラー口絵参照）に改定された。指針の対象は妊産婦としているが，妊娠前からの食生活の重要性が再認識されることも視野に入れられている。また，保健医療従事者等の指導者が活用する際の参考になるよう，科学的な根拠に基づいた解説も加えられている。指針の骨格となる妊産婦の健康づくりのために望ましい食事については，**日本人の食事摂取基準**（2020年版），および**食事バランスガイド**を基にしている。

(2)「妊娠前からはじめる妊産婦のための食生活指針」の内容

「妊娠前からはじめる妊産婦のための食生活指針」は，妊産婦が注意すべき食生活上の課題を明らかにしたうえで，妊産婦に必要とされる食事内容とともに，妊産婦の生活全般，体や心の健康にも配慮して，10の項目から構成されている。健康づくりのために望ましい食事については，「何を」「どれだけ」食べたらよいかをわかりやすくイラストで示した「食事バランスガイド」に，妊娠期・授乳期に付加すべき（留意すべき）事項を加えた**妊産婦のための食事バランスガイド**が作成されており，食事の望ましい組み合わせや量が具体的に提示されている（口絵参照）。

また，妊娠期における望ましい体重増加量については，非妊娠時の体格区分別に「妊娠中の体重増加指導の目安」が示されている（表4-3）。

3. 妊娠期・授乳期の食事摂取基準

妊娠期・授乳期の食事摂取基準は非妊娠時，非授乳時の年齢階級別食事摂取基準に，それに付加する量を加算して求められる。表4-4に妊娠期・授乳期の食事摂取基準の抜粋を示す。

① エネルギー

妊娠により，母体には胎児の発育，胎盤，羊水などの胎児付属物の増大，母体への脂肪蓄積や循環血液量の増加が起こる。これらの変化と母体の基礎代謝量の増加を考慮して，非妊娠時の推定エネルギー必要量に対して妊娠初期50kcal／日，妊娠中期250kcal／日，妊娠後期450kcal／日を付加する。

授乳婦の推定エネルギー必要量は，総エネルギー消費量，泌乳量（780ml／日），体重減少分などを考慮して，非妊娠時に対して付加量は350kcal／日とされている。

② たんぱく質

妊娠中のたんぱく質の蓄積量から付加量は算定される。たんぱく質の蓄積は，主に胎児，胎盤などの胎児付属物に起こる。妊娠各期の推奨量の付加量は，初期：0g／日，中期：5g／日，後期：25g／日とされている。授乳期は泌乳のために推奨量の付加量は20g／日とされている。

③ 脂質

妊婦と授乳婦の脂肪エネルギー比は，非妊娠時と同様とされている。青皮の魚などに多く含まれる**n-3系多価不飽和脂肪酸**の**DHA（ドコサヘキサエン酸）**や**EPA（エイコサペンタエン酸）**は，神経組織の構成に必要であり，胎児，乳児の発育に重要な役割をもつ。なかでもDHAは脳の細胞膜に多く分布し，脳内の神経伝達の機能を正常に保つことが知られており，多く摂取

表4-4 妊娠期・授乳期の食事摂取基準（抜粋）

栄養素	年齢	18～29歳（女性）	30～49歳（女性）	妊婦（付加量）	授乳婦（付加量）
エネルギー（kcal／日）[1]	推定必要量	1,950	2,050	初期＋ 50 中期＋250 後期＋450	＋350
たんぱく質（g／日）	推奨量	50	50	初期＋ 0 中期＋ 5 後期＋ 25	＋20
脂質（％エネルギー）	目標量	20～30	20～30	—	—
炭水化物（％エネルギー）	目標量	50～65	50～65	—	—
食物繊維（g／日）	目標量	18以上	18以上	—	—
ビタミンA（µgRE／日）	推奨量	650	700	初期＋ 0 中期＋ 0 後期＋ 80	＋450
	耐容上限量[2]	2,700	2,700	—	—
ビタミンB_1（mg／日）	推奨量	0.8	0.9	＋0.2	＋0.2
葉酸（µg／日）	推奨量	240	240	＋240	＋100
ビタミンC（mg／日）	推奨量	100	100	＋10	＋45
食塩相当量（g／日）	目標量	6.5未満	6.5未満	6.5未満	6.5未満
カルシウム（mg／日）	推奨量	650	650	＋0	＋0
マグネシウム（mg／日）	推奨量	280	290	＋40	＋0
鉄（mg／日）月経なし（月経あり）	推奨量	6.0（10.0）	6.0（10.5）	初期＋2.5 中期・後期＋8.5	＋2.0

1) 身体活動レベル「ふつう」の場合。
2) プロビタミンAカロテノイドを含まない。

日本人の食事摂取基準（2025年版）より抜粋

することが望ましい。

④ 無機質

a カルシウム

妊娠中のカルシウム吸収率は非妊娠時に比べて著しく増加する。同時に通常より多く取り込まれたカルシウムは，母体の尿中排泄量を著しく増加させる。また，授乳中は，非妊娠時に比べてカルシウム吸収率は軽度に増加し，母親の尿中カルシウム排泄量は減少することにより，通常よりも多く取り込まれたカルシウムが母乳に供給される。これらのことから，妊婦と授乳婦の付加量は必要ない。しかし，非妊娠時の摂取量が十分でない場合には，推奨量650mg／日（15～69歳）をめざして摂取することが勧められる。

b 鉄

妊娠中は，基本的損失のほか，循環血液量の増加に伴う赤血球の増加，胎児，胎盤での必要量の増加により，鉄の必要量は増加する。食事摂取基準では，年齢区分の「月経なし」の値に対し，推奨量に妊娠初期に2.5mg／日，中期・後期には8.5mg／日を付加する。授乳中の泌乳量は780ml／日としていることから，母乳中の鉄の濃度を加味して，推奨量には2.0mg／日を付加する。

⑤ ビタミン
a ビタミンA

体内でビタミンA活性をもつ化合物として，レチノール，レチナール，レチニルエステル，β-カロテン，α-カロテンなどが知られている。ビタミンAの食事摂取基準の数値は，レチノール相当量として，レチノール当量（RE）という単位で示されている。ビタミンAは，動物性食品からは主にレチニルエステルとして，植物性食品からはプロビタミンAであるカロテノイドとして摂取される。妊娠期は胎児への<u>ビタミンA</u>の蓄積量を付加する必要があるので，非妊娠時の推定平均必要量に妊娠後期は60 μgRE 当量／日を，推奨量に80 μgRE 当量／日を付加している。器官形成期の妊娠初期に<u>ビタミンAを過剰摂取</u>すると，胎児の形態異常の報告がある。そこで，厚生省（当時）では，妊娠を希望する，または妊娠3か月以内の女性に対し，継続的なビタミンA（動物性のレチノール）の大量摂取に注意する勧告をしている。妊娠初期には，レチノールの多いレバー類，うなぎなどやビタミンAの栄養補助食品（サプリメント）の多量摂取は避けることが重要である。

授乳婦は，乳汁中に分泌される量を付加し，推定平均必要量に300 μgRE／日を，推奨量に450 μgRE／日を付加している。

b 葉酸

<u>葉酸</u>はビタミンB群の水溶性ビタミンで，欠乏症は巨赤芽球性貧血が知られている。また，葉酸は細胞の分化に重要な役割を果たしているために，細胞の分化が盛んな胎児にとって，必要不可欠な栄養素である。妊婦の推奨量の付加量は240 μg／日，授乳婦の推奨量の付加量は100 μg／日とされている。表4-5に葉酸の多い食品を示す。

十分量の葉酸を接種すると，**無脳症**や脊椎の癒合が完全に行われない**二分脊椎**などの**神経管閉鎖障がい**（受胎後約28日で閉鎖する神経管の形成異常）のリスクを低減することが，多くの研究から明らかにされている。多くの場合，妊娠を知るのは受胎後約28日間よりも遅い。そこで，妊娠初期だけでなく，妊娠を計画している女性，妊娠の可能性のある女性は，食品からの葉酸の摂取に加えて，通常の食品以外の食品（サプリメントや葉酸が強化された食品）から400 μg／日の摂取が推奨されている。しかし，神経管閉鎖障がいの原因は葉酸だけでなく，複合的なものであるため，サプリメントや葉酸が強化された食品を上記の量，摂取すれば必ず予防できるものではないこと，また，サプリメントや葉酸が強化された食品を十分に摂取しているからといって，他の栄養素の摂取不足につながる可能性があるために，葉酸を含む通常の食品を摂取しなくてよいという意味ではないことにも留意する。

4. 妊娠期の魚介類の摂取と水銀・リステリア菌について

<u>自然界の**食物連鎖**</u>により，一部の魚には<u>比較的多くの**水銀**</u>が含まれており，偏って大量に食べると，胎児の発育に影響を与えることが明らかにされている。しかし，魚は栄養バランスのよい食事には欠かせないものである。そこで，摂取する魚の種類と量について注意することが大切である。同

表4-5 葉酸を多く含む食品

分類	食品名	目安量	分量 (g)	葉酸 (μg)
野菜類	からし菜	1本	50	155
	ほうれんそう	2株	60	126
	グリーンアスパラガス	3本	60	114
	ブロッコリー	2房	50	110
	日本かぼちゃ	4cm角2切	60	48
果実類	マンゴー	1/2個	90	76
	いちご	中5粒	75	68
豆類	ささげ（乾燥）	1/5カップ	30	90
	納豆	中1パック	50	65
肉類	鶏レバー	1羽分	50	650
	牛レバー	小1切	50	500
	豚レバー	小1切	50	405
し好飲料類	抹茶	茶杓1杯	5	60

日本食品標準成分表（八訂）増補2023より著者作成

じ種類の魚を継続して摂取するのではなく，多種類の魚を摂取することが勧められる。妊婦への魚介類の摂取と水銀に関する注意事項を表4-6に示す。

なお，この注意事項は，胎児の健康を保護するためのものである。子どもや一般の人については，通常，摂取する魚介類によって，水銀による健康への悪影響が懸念されるような状況ではない。健康的な食生活の維持にとって有益な魚介類をバランスよく摂取することが望ましい。なお，妊娠中は**リステリア菌**に感染しやすく，胎児に影響することもある。加熱殺菌していないナチュラルチーズ，肉や魚のパテ，生ハム，スモークサーモンは避けた方がよい。

表4-6 妊婦への魚介類の摂取と水銀に関する注意事項

妊娠中に注意したい魚の種類と食べる量	
1回約80gとして週2回まで	キダイ，マカジキ，ユメカサゴ，ミナミマグロ，ヨシキリザメ，イシイルカ，クロムツ
1回約80gとして週1回まで	キンメダイ，メカジキ，クロマグロ，メバチマグロ，エッチュウバイガイ，ツチクジラ，マッコウクジラ
1回約80gとして2週間に1回まで	コビレゴンドウ
1回約80gとして2か月に1回まで	バンドウイルカ
特に注意の必要がない魚	
キハダマグロ，ビンナガマグロ，メジマグロ，サケ，アジ，サバ，イワシ，サンマ，タイ，ブリ，カツオ，ツナ缶など	

※注意の対象となるのは，胎児と妊婦である。子どもや一般の大人は注意の対象外である。

厚生労働省 薬事・食品衛生審議会食品衛生分科会 乳肉水産食品部会「妊婦への魚介類の摂取と水銀に関する注意事項」，2010（改訂）より著者作成

§3 妊娠期にみられる主なトラブルと栄養・食生活

1. つわりと食生活

妊婦の多くが妊娠初期に，食欲不振，悪心，嘔吐などの症状を呈する**つわり**を経験する。ほとんどの場合，症状は妊娠週数が進むにつれて軽快する。

なお，一部の妊婦では，つわりの程度がひどくなり，頻回の嘔吐により，脱水症状や栄養障がい，さらには意識障がいをおこすことがある。このような状態を**妊娠悪阻**という。妊娠悪阻の場合，**急性のビタミンB_1欠乏症**から**ウェルニッケ（Wernicke）脳症**をきたすことがある。ウェルニッケ脳症とは，眼球運動障がい，失調性歩行，神経症状などを主な症状とする疾患である。ビタミンB_1の補充により，多くの場合その症状は改善される。

〈食生活の留意点〉
① 症状は比較的，朝の空腹時にみられることが多いので，胃を空にしないように手軽につまめる食品を常備しておく。
② 1回の食事量を少なくして，食べたいものを頻回摂取する。
③ 調理過程において発生するにおいにより気持ちの悪くなることもあるので，市販の惣菜を利用したり，においの気にならない冷たいものなどを，上手に取り入れる。
④ 嘔吐が激しいときには脱水症になりやすいので，水分補給を心がける。

2. 鉄欠乏性貧血

妊娠に起因する貧血を**妊娠性貧血**という。わが国ではWHOの妊娠性貧血基準値により，

ヘモグロビン値 11g／dl 未満，ヘマトクリット 33.0％未満を妊娠性貧血の診断基準としている。妊娠性貧血の多くは**鉄欠乏性貧血**であるが，葉酸やビタミン B_{12} の欠乏によってもまれにみられることがあり，注意が必要である。妊娠中は月経の停止により，鉄の損失は少ないが，母体の生理的な循環血液量の増加，胎児の発育により，鉄の要求量は高まっている。妊娠中期から後期にかけてヘモグロビン値が低下するのは，血球成分よりも血漿成分の増大が著しいためにおこる生理的な現象の一部である。鉄欠乏性貧血の症状としては，疲労を感じやすくなったり，息切れ，めまいなどが起こる。分娩時には，**微弱陣痛**，**遷延分娩**，**異常出血**などが起こりやすい。

〈食生活の留意点〉
① 鉄含有量が高い食品，鉄の吸収率の高い食品の摂取を心がける。レバー，肉類，魚などに含まれる**ヘム鉄**は，だいず，野菜，卵などに含まれる**非ヘム鉄**に比べて吸収率が高い。ただし，レバーは鉄とともにビタミン A を多く含む。妊娠前から妊娠3か月までのビタミン A の過剰摂取は，胎児の形態異常発症率増加のリスクを高めることが知られているので，この時期はレバーの頻回多食は避ける。
② **ヘモグロビン**は鉄とたんぱく質が結合しているので，鉄とともにたんぱく質の摂取量も増やす。
③ 造血に必要な葉酸，ビタミン B_6，ビタミン B_{12}，銅，ならびに鉄の吸収を促進するビタミン C を多く含む食品を摂取する。

3. 低栄養・やせ

妊娠前に**低体重（やせ）**であった人は，低出生体重児分娩や子宮内胎児発育遅延，切迫早産，貧血などのリスクが高い。また，妊娠前の体格にかかわらず妊娠中に体重増加が著しく少ない**低栄養状態**になると，貧血，早産，低出生体重児分娩などのリスクが高まる。さらに，低出生体重児は，将来，高血圧，心血管疾患，糖尿病などの発症リスクが高い（図4-5）。これについて，英国のバーカー（David Barker）らにより，母親の胎内

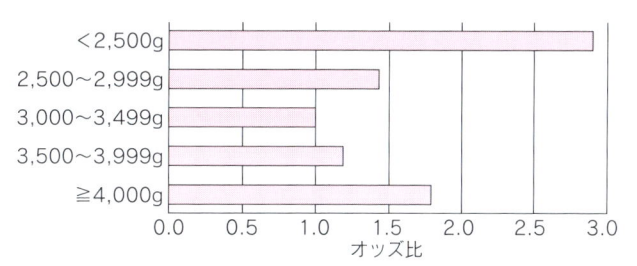

図4-5 出生時の体重と小学生の2型糖尿病発症
（年齢・性別・BMI・家族歴調整）
Wei, JH. et al. Diabetes Care, 26 (2), 343-348, 2003 を一部改変

の栄養環境が望ましくない場合には，出生体重が低下して，出生後の健康に大きな影響を与えるとした**成人病胎児期発症説**が提唱された。さらに近年はこの説から，DOHaD（developmental origins of health and disease）説に発展している。**DOHaD 説**の主な概念は，統計学的に解析を行うと，胎児期から乳児期に低栄養環境におかれた子どもは，その後に過剰なエネルギーや栄養素を与えられると肥満，高血圧，糖尿病などの生活習慣病だけでなく，発達障害や統合失調症の罹患頻度も高くなるという考えである。

〈食生活の留意点〉
① 指導者は，妊婦に対し妊娠中の体重増加は生理的なものであり，また，体重増加が少ない場合には，低出生体重児誕生のリスクが増えることについて理解を促す。この理解なしには，適正体重増加をめざした具体的な栄養指導を実施しても，指導対象者に受け入れられず，指導効果は期待できない。

② 欠食しないで，多様な食品の中から食べられるものを，できるだけ多種類選んで，栄養バランスのとれた食事をする。
③ 1回の食事量が少ない場合は，間食を食事の補いと位置づけ，食事でとりきれないエネルギーや栄養素を摂取する。
④ 少量であってもエネルギーや栄養素が，比較的多く摂取できる食材や調理法を選ぶ。その方法のひとつに，油脂の摂取量を増やすことがある。たとえば，肉や魚介類はできるだけ脂の含有量の多いものを選択したり，調理法は，蒸す，焼く調理法よりも，揚げる，炒める方法を利用したりする（第11章§3の2 表11-7，表11-8参照）。

4. 肥満

妊娠前の体格にかかわらず，妊娠中の体重増加量が著しく多い場合には，妊娠高血圧症候群，妊娠糖尿病，分娩時の出血過多，巨大児分娩，帝王切開分娩などのリスクが高まる。非妊娠時の肥満の程度が高いほど，妊娠高血圧症候群の発症リスクは高いので，妊娠前から肥満は解消しておくことが望ましい。

妊娠期の肥満は出産後も残りやすく，経産回数が増すほど肥満度も増す。肥満は将来の糖尿病，高血圧症，高脂血症などの生活習慣病のリスク因子でもある。そこで，適切な体重増加量以上に体重が増えることのないように肥満予防に努めることが大切である。

〈食生活の留意点〉
① 就寝時刻の遅延，夜食の摂取，朝食欠食，間食の過剰摂取や早食いなど，肥満になりやすい生活リズムを見直し，食事のリズムを整える。
② 体脂肪になりやすい糖質，脂質は控えめにし，胎児の発育に必要なたんぱく質，ビタミン，無機質は十分に摂取する。
③ 肉，魚は種類や部位により，また，牛乳も種類によって脂肪含有量が異なり，エネルギーもそれにより変動するので，食品の選択に留意する（第11章§3の2 表11-7参照）。
④ 同じ材料でも揚げる，炒める調理法よりも，蒸す，煮る調理法の方が，エネルギーが少ないので，調理法の選択に配慮する（第11章§3の2 表11-8参照）。
⑤ 適度な運動をしたり，家事に積極的に取り組んだり妊婦体操をしたりすることなどで，消費エネルギーを増やす。

5. 糖代謝異常妊娠

2015年に作成された改訂版診断基準によると，妊娠中の糖代謝異常には，妊娠糖尿病（GDM），妊娠中の明らかな糖尿病，糖尿病合併妊娠の3つがあるとされた。

妊娠糖尿病は妊娠中に初めて発見，または発症した糖尿病に至っていない糖代謝異常であるとされ，妊娠中の明らかな糖尿病，糖尿病合併妊娠は含めない。75g経口ブドウ糖負荷試験（OGTT：75gのブドウ糖液を飲み，その後の血糖値や血中インスリンの増減を測定する），HbA1cおよび臨床所見に基づいて診断される。

妊娠中は母体でインスリンの作用と拮抗するホルモンが増加し，胎盤ではインスリンの分解が起こり，母体のインスリン必要量は非妊娠時より増加する。そのために，非妊娠時には高血糖を呈さない者も，妊娠中は高血糖状態に陥る可能性がある。血糖管理が十分になされていないと，胎児が過成長し，巨大児になり，難産になりやすくなったり，形態異常児の出産リスクが高まる。妊娠糖尿病は5〜10年後に糖尿病に進展していく可能性が高いので，分娩後も生活

習慣などに注意する。

糖尿病合併妊娠は，妊娠前から糖尿病と診断されている女性が妊娠した場合をいう。妊娠により糖尿病の状態，とくにその合併症が悪化する可能性があるとともに，妊娠初期の高血糖により胎児の形態異常，流産のリスクが高まる。妊娠中期以降の高血糖は，胎児死亡，巨大児などが発生しやすい。また母体合併症として，妊娠高血圧症候群，流産，早産，羊水過多などの産科的合併症や，網膜症，眼症などの糖尿病合併症の増悪リスクが高くなる。そこで，糖尿病の女性が妊娠を希望する場合には，妊娠前から血糖管理し，主治医と相談のうえ，計画妊娠することが勧められる。妊娠期間中，母体の厳格な血糖コントロールがなされれば，これらの母児合併症のリスクを減少できる。

〈食生活の留意点〉
① 妊娠中は極端な食事制限は行わず，妊婦としての適正なエネルギーと栄養素の確保に努める。
② 摂取エネルギーはおおよそ，25～30kcal×標準体重＋350kcal（付加量）とするが，個々人の肥満度，血糖値，合併症などを考慮して決定する。食後に血糖自己測定（簡易測定器を用いて，自分で血糖値を測定する）を行い，目標血糖値をめざす。
③ エネルギー比率を糖質50～60％，脂質20～30％，たんぱく質15～20％とする。脂質の摂りすぎ，嗜好品の過剰摂取による砂糖のとりすぎに注意する。
④ 3回食で目標血糖値が維持できない場合には，各食事を2：1程度に分割し，1日6回食にして，食後の血糖値の上昇を緩やかにする。

6. 妊娠高血圧症候群

従来，**妊娠中毒症**とされていたものの用語，定義，分類が平成17（2005）年4月より見直され，**妊娠高血圧症候群**と名称が改められた。平成30（2018）年に妊娠高血圧症候群の定義は，「妊娠時に高血圧（140/90mmHg以上）を認めた場合，妊娠高血圧症候群とする。妊娠高血圧症候群は，妊娠高血圧腎症，妊娠高血圧，加重型妊娠高血圧腎症，高血圧合併妊娠に分類される」となり，浮腫は診断基準から除かれている。妊娠高血圧症候群の原因は不明であるが，母体の高年齢，肥満，高血圧の家系，妊娠高血圧症候群の既往，多胎妊娠などの場合に発症の危険性が高まる。

妊娠高血圧症候群の症状のうちで，母児にとって影響が大きいのが高血圧である。血圧の管理が不十分な場合，肺水腫，子癇，周産期心筋症，母体の脳出血，児の胎内死亡，子宮内胎児発育遅延（IUGR），早産などの異常をきたすこともある。

子癇とは，妊娠20週以降に初めてけいれん発作をおこし，てんかんや二次性けいれんが否定されるものをいう。子癇は大脳皮質での可逆的な血管性浮腫によるけいれん発作と考えられるが，後頭葉や脳幹などにも浮腫をきたし，各種の中枢神経障害を呈することがある。けいれん発作の起こった時期によって，妊娠子癇，分娩子癇，産褥子癇と称する。

〈食生活の留意点〉
① BMI別に妊娠中に適切な体重増加が得られるような食生活をめざすが，脂肪組織の増強と浮腫の増強の区別が困難な場合がある。また妊娠高血圧症候群は胎盤機能不全など低栄養環境による胎児発育不全の原因となる。重症妊娠高血圧症候群に対しての体重コントロール目的で過度のエネルギー制限を行うことは，子宮内の低栄養環境を助長するため避けなければならない。個別に主治医の判断に従うことになる。
② 一般に高血圧患者では，減塩により血圧の低下をめざすが，妊娠では厳格な塩分制限は

推奨されない。『妊娠高血圧症候群の診療指針2021』（日本妊娠高血圧学会）では，7～8g/日の塩分摂取を推奨している。

§4 母乳分泌と食生活

1. 母乳分泌の機序

思春期になると，乳房は**卵胞ホルモン（エストロゲン）**の作用により発育を始め，**乳管**の枝と脂肪細胞が増える。妊娠後は黄体と胎盤から分泌されるエストロゲンや**プロゲステロン**などの作用で**腺房**が急速に増えて発育する（図4-6）。

乳腺葉の中には多数の腺房が含まれ，腺房の周囲の血管の血液中の栄養分を原料に母乳が合成される。この時，血液の赤い色素はとり除かれる。作られた母乳は15～20本の**乳腺**を通って乳口から排出する。吸われるまで**乳管洞**に蓄えられている。乳管が詰まっていると乳口から乳汁が数本しか出ないことがある。その時は乳管開通マッサージを行う。

妊娠中，**プロラクチン受容体**は，エストロゲン，プロゲステロンにより制御されているために，乳汁分泌は起こらない。分娩に伴い胎盤が娩出されると，血液中のエストロゲン，プロゲステロン濃度が急激に低下する。エストロゲンは，**下垂体前葉**から分泌される**プロラクチン（催乳ホルモン）**の乳汁分泌促進作用を抑制しているが，エストロゲンの低下によりその抑制がなくなるので乳汁分泌が開始する。一方，哺乳刺激によりプロラクチンが増加すると，下垂体後葉から分泌される**オキシトシン（射乳ホルモン）**が分泌され，乳汁の貯留した**乳管壁**とその周囲を収縮させて，乳汁を乳頭から射乳する。吸啜刺激（哺乳刺激）は，プロラクチンの分泌を刺激して乳汁分泌を維持させる。また，オキシトシンは子宮筋を収縮させて，子宮復古を促す作用がある（図4-7）。

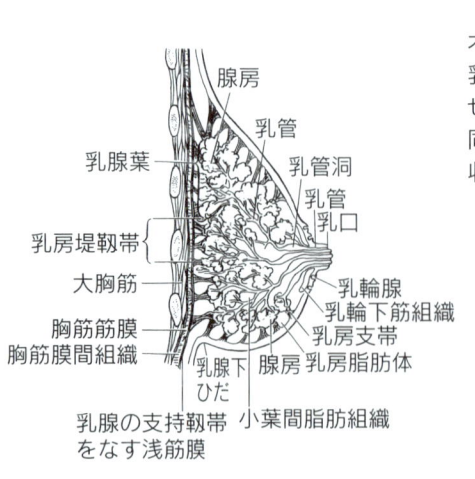

図4-6 女性の乳房の垂直断（模式図）

金子丑之助 原著，金子勝治・穐田真澄 改訂『日本人体解剖学 下巻』南山堂，2000，p.561

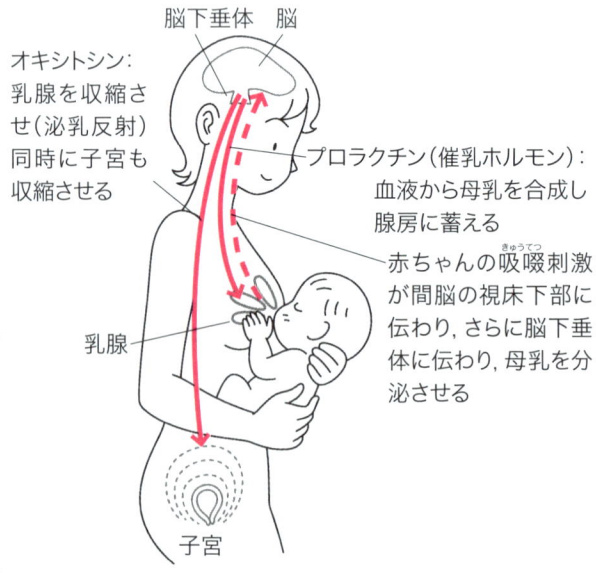

図4-7 母乳分泌のメカニズム

2. 授乳期の食事と母乳分泌

　出産後は，母乳分泌や適度な運動により消費エネルギーを増大させ，出産後6か月を目安に標準体重に近づけるようにする。分娩による身体の消耗を補い，母乳分泌を継続できる状態を保つために，極端に食事を制限するのではなく，体重の変化を確認しながら，食事量を見直していくことが基本である。授乳期は育児に追われて，生活リズムが乱れることにより，食事のリズムも乱れがちになることもあるが，食事がおろそかにならないように，家族も協力するなど，周囲の支援が望まれる。

　母乳は母親の血液から作られるので，母乳分泌を促進するためには，母親の健康に良い栄養バランスのとれた食事をとることが基本となる。

　なお，母乳中の**必須脂肪酸**は，食事由来からのみであり，母乳の必須脂肪酸組成は食事の脂肪酸組成を反映する。そこで，授乳期に必要な脂肪酸を摂取するためには，EPAやDHAなどのn-3系脂肪酸が多く含まれるいわし，さば，にしん，ぶり，かつお，まぐろ，さけ等を食べることが勧められる。

　また，母乳成分の約88％は水分であることから，授乳中は水分補給に努める。食事には汁物などをつけ，食事以外にも水分の補給を心がける。しかし，果汁等の糖分を含む飲料や，コーヒー，紅茶，日本茶，コーラ等のカフェイン（後述）を含む飲料は飲み過ぎないように気をつける。

● 保育の現場から――マタニティーブルー

　保護者の方が第2子，第3子を身ごもると送迎時には「お腹随分大きくなりましたね」とか「男の子かな？　女の子かな？」など，話題にことかかなくなります。上の子も「お兄ちゃんになるよ」「妹が欲しい」など，楽しみにしています。そういう幸せを絵に描いたような中にも，悩んでいる保護者は結構います。

　マタニティブルーとは，一般的には産後2，3日目から3週間ほど，ホルモンのバランスが崩れ落ち込んでしまう母親の精神状態をいいますが，妊娠中にも起こります。「なぜだか分からないけれど，涙が自然にでてくるの」「急に悲しくなるのです」などとお話してくれます。一時的なものですが，長引いてうつ状態にまでなる方もいるので，毎日送迎時に顔を合わせる保育士としては，やはり心配です。また，治療において，抗うつ剤を処方されると薬剤が母乳に移行するので必然的に母乳育児は諦めることになります。

　妊娠しているということは，通常とは精神状態が違ってくるので「忘れ物が多くてすみません」，「お話，聞いたのに抜けてしまいました」とか，あるいは，イライラした様子が見てとれます。そのような時，あなたならどう対応しますか？　考えてみてください。まずは，母親のそのような精神状態を受け止めることが最も重要です。そのうえで，自分一人で抱え込まなくてもいいことや，生理的な現象で多くの人が経験すること，あるいは同じような悩みをもったお母さん仲間と気軽に話せる機会（園の行事や何気ないお茶飲みの時間，産院や保健センターの母親学級など）をアドバイスするとよいでしょう。周囲の「大丈夫？　応援していますよ」というその何気ないメッセージの有無で全く違ってきます。子どもはもちろん，保護者のコンディションまで含めた，子育て環境を広く深く見る目を培ってください。現にあるお母さんはこう言います，「保育士さんて一番大変な仕事だと思います。本当に感謝しています。そのうえに私のことまで気にかけていただいて申し訳ないです。でも，とても嬉しいです」。

§5 妊娠期・授乳期の嗜好品

(1) たばこ

① 妊娠期の喫煙の影響

たばこの煙には**ニコチン**，**一酸化炭素**などの有害物質が数多く含まれている。ニコチンは，血管を収縮させて子宮胎盤循環血液量を減少させる。また，一酸化炭素は血液中のヘモグロビンと結合し，組織中への酸素の放出を阻害するために，胎児は低酸素状態になり，胎児の体重増加が妨げられる。一般に喫煙者の妊婦と非喫煙者の妊婦を比較すると，喫煙者の子どもの出生体重は100g以上少なく（図4-8），低出生体重児が生まれる頻度は約2倍，自然流産の発生率は約2倍，早産率は約1.5倍，周産期死亡率は約1.4倍高くなるといわれている。

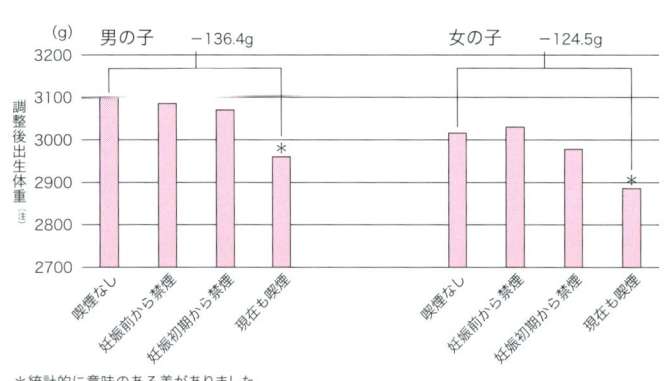

② 授乳期の喫煙の影響

ニコチンはプロラクチン分泌を抑制する。さらに1日4本以上の喫煙をしている授乳婦は，非喫煙の授乳婦に比べ母乳分泌量は10～20％低下し，その低下率は喫煙量が多いほど著しい。さらにニコチンの直接的な影響として，乳児の嘔吐や下痢を起こす，脈拍が増加する，落ち着きのなさが現れるなどが指摘されている。また，両親の喫煙により**SIDS（乳幼児突然死症候群）の発症リスク**が，非喫煙家庭の約5倍に高まる。

喫煙の害は，**受動喫煙**によってももたらされる。そこで，妊娠を契機に**本人が禁煙**することはもちろんであるが，家族などの周囲の人にも禁煙の協力を求めていくことが必要である。

＊統計的に意味のある差がありました。
(注) 調整後出生体重は，最小2乗法により共変量（父親の喫煙状況，世帯収入，出生順位，妊娠高血圧症候群，糖尿病／妊娠糖尿病，母親の妊娠前体重・妊娠中の体重増加，出産時の年齢，および妊娠期間）の調整を行い，推定。

☆ Suzuki K, et al : Association between maternal smoking during pregnancy and brith weight: an appropriately adjusted model from the Japan Environment and Children's Study. Journal of Epidemiology, 26 (7) : 371-377, 2016

図4-8 母親の喫煙状況と子どもの出生体重の関係
子どもの健康と環境に関する全国調査（エコチル調査），環境省，2016

● **保育の現場から——喫煙**

喫煙については，本人はもちろん受動喫煙の被害も大きなものがあります。大人はその場から逃げだせますが子どもはそれができません。時に，朝登園したとき，洋服にたばこの匂いが染みついているお子さんもいます。実際の保育では，保護者に個別対応することになりますが，厚生労働省のSIDSのパンフレットを活用して，その弊害と危険性をアナウンスするよう努めています。送迎時などさりげない場面で，「今，役所からこんなパンフレットが出ていて，お子さんのためにも喫煙についていわれていますよ」などと声をかけて，乳幼児のいる母親はもちろん，お父さんも含めた受動喫煙の危険性についても注意喚起します。

保育所内は禁煙ですし，保育所の外であっても，勤務中はもちろん禁煙です。実際，保育士や園の他の職員の中でも喫煙者はいますし，保育士養成校でも喫煙をしている学生さんを結構見かけま

す。乳幼児の保育環境を守るのはもちろん，自分の健康被害だけでなく周囲の受動喫煙の害からも，喫煙はやめるのが一番です。それもできるだけ早期（若いうち）にです。

(2) アルコール

① 妊娠期の飲酒の影響

妊娠期にアルコールを常用すると，知能障がい，発育障がいを伴う胎児性アルコール症候群の子どもが生まれる可能性がある。胎児性アルコール症候群は，1日に純アルコール（エタノール換算）60ml 以上の摂取で高頻度の発症が認められている（表4-7）。脳の形成異常には，アルコールにたばこが加わると増強されることが動物実験で明らかにされている。飲酒による異常のうち，形態異常は妊娠初期に，発育遅延や中枢神経系の機能不全は，妊娠後期の飲酒と関連性が強い。これらのことから，妊娠中は禁酒する。

表4-7 酒類の純アルコール60ml（約50g）相当量

ビール	中瓶約2.5本（1,350ml）
清酒	約2合（400ml）
ウィスキー	ダブル約2.5杯（150ml）
ワイン	グラス約4杯（450ml）

日本食品標準成分表（八訂）増補 2023年より著者作成

② 授乳期の飲酒の影響

アルコールの血中濃度は，飲酒後30～60分後に最大になるといわれている。母体血中濃度の90～95％が母乳に検出され，飲酒量の約2％が母乳に移行する。また，飲酒が長期にわたったり，飲酒量が多い場合には，プロラクチン濃度低下による母乳分泌量の低下がみられ，その結果，乳児の成長が抑制されたという報告もある。これらに加え，乳児のアルコール処理能力は未熟であることから，授乳中は禁酒する。

(3) カフェイン

① 妊娠期のカフェインの影響

カフェインは胎盤を通過して，中枢神経を興奮させる作用をもつ。また，胎児の心拍数と呼吸に影響を与える。動物では，形態異常を引き起こすことが明らかにされている。また，コーヒーを多飲する妊婦から生まれた新生児の体重は平均より少ないことが報告されている。そこで，カフェインの摂取量は300mg／日以下にすることが望ましい。この量は，2～3杯のコーヒー，4杯の日本茶，6本のコーラに相当する。

② 授乳期のカフェインの影響

カフェインを摂取後15～30分以内に母乳中のカフェイン濃度は最高値に達し，母乳を介して授乳婦の摂取量の約0.06～1.5％が乳児に移行する。授乳婦のコーヒーの多飲は，泌乳量の減少を招いたり，乳児がカフェインを摂取すると，興奮して眠れなくなることが報告されている。この量は，カフェイン量として300mg／日に相当するという。

授乳婦のカフェイン摂取量が800mg／日以上になると，SIDSの発症率は非摂取者に比べ，約5倍に増加することが報告されており，この点からもカフェインの摂取には注意が必要である。

🌲 演習問題

1. 妊娠前から健康な体づくりをするために，食生活で留意すべき点をあげなさい。
2. 妊娠期の食生活で，非妊娠時に比べてとくに配慮すべき点について説明しなさい。
3. 妊娠期に適正な体重増加がみられない場合の母体と胎児への影響について述べなさい。
4. 減塩とエネルギーを抑える食事の工夫をそれぞれまとめてみよう。

※母乳に関する演習問題は第5章を参照する。
5. 妊娠期に重要な栄養素である葉酸，鉄，カルシウムの多い食品をまとめてみよう。

✻ 調理実習課題―非妊娠時の食事と妊娠期の付加量（口絵参照）

実習目的
1. 成人女子（身体活動レベル－低い）のバランスのとれた食生活について，実物を見ながら献立1日分の内容と分量を理解する。また1食毎に，主食，副菜，主菜にあたるものを把握する。
2. 食塩の食事摂取基準1日 6.5g 未満の味つけがどの位か理解する。
3. 成人女子の食事と妊娠中の食事の違いを理解する。

実習内容
　成人女子の献立の朝食，昼食，夕食，間食を実習する。下記の重量表と切り方を参照。

実習レポート
　食事バランスガイドを用いて，成人女子の献立の料理数を数え，妊娠中期と妊娠後期の付加量として何料理を加えることが適当か，新たに作成してみよう。

□計量スプーンによる重量表（この教科書で使用しているもの）（単位：g）

食品名	小さじ(5ml)	大さじ(15ml)	食品名	小さじ(5ml)	大さじ(15ml)
水・酢・酒	5	15	ベーキングパウダー	3	10
みそ・しょうゆ	6	18	スキムミルク	2	7
みりん	6	18	粉チーズ	2	5
精製塩	5.5	16	生クリーム	2	6
砂糖	3	10	トマトケチャップ	6	18
はちみつ	7	22	トマトピューレ	5	16
ウスターソース	5	16	マヨネーズ	5	14
小麦粉	3	8	ごま	3	7
かたくり粉	3	10	油	4	13
コーンスターチ	3	10	バター	4	13
パン粉（干し）	1	4	きな粉	2	6

野菜の切り方

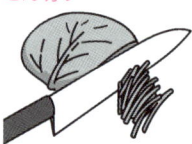

せん切り　キャベツ，だいこん，にんじんなど（サラダ）

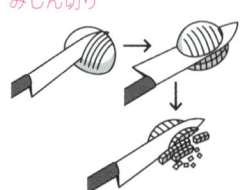

みじん切り　たまねぎ，パセリ，にんにくなど（薬味）

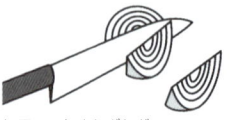

くし形切り　レモン，たまねぎなど

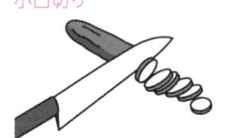

小口切り　きゅうり，ねぎなど（椀だね）

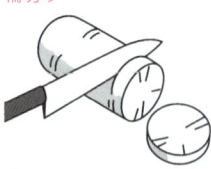

輪切り　だいこん，にんじん，いも類など（煮物）

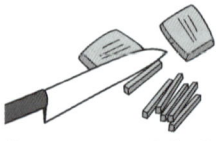

短冊切り　だいこん，にんじん，うどなど（酢の物，椀だね）

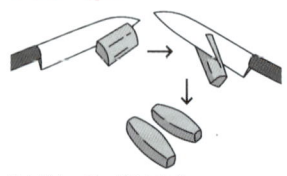

シャトー切り　にんじん，じゃがいもなど

第5章
子どもの発育・発達と食生活
乳児期の授乳・離乳の意義と食生活

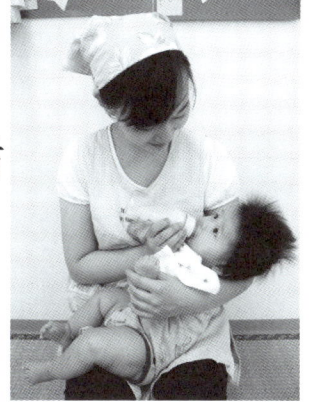

§1 乳児期の心身の特徴と食生活の関係

1. 乳児の生理的特徴

(1) 乳児の身体的特性
① **身長**
出生時の身長は約50cmで，1歳で出生時の約1.5倍（75cm）になる。
② **体重**
出生時の体重は約3kgである。出生後一時的に減少するが，7～10日ごろに出生時の体重に戻る（**生理的体重減少**）。生後3か月ごろに出生体重の約2倍，1歳で約3倍（9kg）になる。
③ **頭囲・胸囲**
出生時の頭囲は約33cmで，生後3～4か月で約40cm，1歳で約45cmとなる。出生時の胸囲は約32cmであり，1年で約13cm増加し，頭囲と胸囲はほぼ等しくなる。その後は胸囲の方が大きくなっていく。
④ **歯**
乳歯は胎生期に，永久歯は幼児期に作られる。乳歯は生後6か月ごろから生え始め，2歳6か月から3歳6か月ごろまでに20本生えることが多い。しかし，生歯の時期や順序は個人差が大きい。永久歯は6～7歳ごろから生え始め，合計32本が生える。

(2) 乳児の精神・運動機能の発達
乳児の精神・運動機能の発達は第2章§1の4 表2-2を参照する。

(3) 咀しゃく・嚥下機能の変化
乳児が乳首を口にくわえたときに，口唇，歯肉，舌などを動かして乳汁を絞りだす動きを**吸啜**運動といい，絞りだした乳汁を胃へ送りだす動きを**嚥下**運動という。
乳児は乳汁を**哺乳反射**（**探索反射，捕捉反射，吸啜反射，嚥下反射**）により，口腔内を陰圧にして乳汁を飲みやすくしている（第2章§2の1 表2-3参照）。生後2か月ごろまでは，口に固形物が入るとそれを舌先で押しだす**提舌反射**がみられるが，この反射は生後4か月ごろには消失し始め，半固形物を摂取できるようになる。固形物は乳汁と異なり，咀しゃくしなければ嚥下することができない。この咀しゃく・嚥下機能は，吸啜機能のように，生まれつき備わっているものではなく，離乳期に学習することにより，徐々に獲得していくものである。

(4) 食行動の変化

　乳児は生後5, 6か月ごろまでは乳汁で健康を維持し順調な発育をする。しかし，これ以降，月齢が進むにつれ，乳児は乳汁以外の食品に対して関心を示してくる。また，生後6か月ごろになると，多くの乳児に生歯がみられるようになり，形のある食物を口中に入れ，歯や歯茎を刺激することを好むようになる。さらに月齢が進むと，乳児の成長に伴い増加する栄養要求量を，水分の多い乳汁だけで満たすことは次第に困難になる。そこで，乳児は成長過程の適切な時期をとらえ，離乳を開始することが必要である。生後5, 6か月ごろは，乳以外の食物に対して興味をもつようになり，離乳食への移行が容易になる。

2. 乳児期の栄養状態の評価と食生活

(1) 乳児期の食事摂取基準

　乳児期は発育の旺盛な時期であり，そのために必要とする栄養素量も多い。しかし，消化機能は未熟であり，感染に対する抵抗力も弱いので，この時期には各月齢に適する栄養法を行わなければならない。乳児期前半では，母乳または育児用調製粉乳が，後半では発育・発達に応じて離乳食が与えられ，離乳食の量が増えると，乳汁量が減少していく。

　乳児の食事摂取基準は，健康な乳児が正常な発育・発達を遂げている場合に摂取した乳汁や離乳食を参考に，エネルギーとたんぱく質は0〜5か月，6〜8か月，9〜11か月に，それ以外の栄養素は，0〜5か月と6〜11か月に区分され，1日の目安量で示されている。

(2) エネルギー，栄養素摂取状況と栄養状態の評価

　乳児期のエネルギー，栄養素摂取状況は，乳汁栄養については，その種類，1回の授乳量と授乳時間，1日の総授乳量・総授乳回数など。また，離乳食については，性状や種類，回数，摂取量，除去している食品の有無，さらに，授乳や離乳食を与えている環境，与える時間帯などを中心に評価する。

　母乳栄養の場合は，授乳前後の体重測定により，その差を授乳量とする（1gの体重増加は1mlの母乳摂取と算定）。乳児期後半は，離乳食の内容，摂取量の評価も必要である。

　乳児期の栄養状態の評価は，摂取量の多寡のみで判断するのではなく，身長，体重，胸囲の関係を示した厚生労働省による乳幼児身体発育曲線（第2章§1の2 図2-4参照）などに当てはめ，身体発育を継続的に観察していくことが重要である。

(3) 低出生体重児のエネルギー，栄養素摂取状況と栄養状態の評価

　低出生体重児の場合には，明確な基準はないが，1,500g以上で生まれた場合には，**修正月齢**（出産予定日を基準にした月齢）を用いて摂取量が適切か否かの判断がよくなされる。しかし，修正月齢よりも授乳量や回数，および離乳の進行が遅れ気味になることも多く，保護者や養育者が不安になることもあるが，修正月齢が12か月ごろになると，修正月齢との差が少なくなっていく場合が多い。そこで，この事実をあらかじめ保護者や養育者に伝え，不安解消に努めることが重要である。

§2 乳汁栄養

1. 母乳栄養

(1) 母乳栄養の利点

① 母乳は感染防御機能が大きい

母乳は，感染防御因子や生理活性物質の抗菌作用や免疫学的作用をもつ。とくに初乳には高濃度の感染防御因子（表5-1）が含まれ，乳児の未熟な腸粘膜を覆い病原体が粘膜を通して児体内に侵入することを予防する。母乳中の感染防御因子は相乗的に働き，炎症を抑制する。新生児・乳児期における感染症（中耳炎，呼吸器感染症，下痢，インフルエンザ，新生児敗血症，新生児壊死性腸炎）の防御に重要な役割を果たしている。なお，「授乳・離乳の支援ガイド（2019年）」では，6か月間の母乳栄養は小児期のアレルギー疾患の発症に対する予防効果はないとしている。表5-2に母乳中の感染防御因子の種類と特徴について，次頁表5-3に栄養法別の病気をしやすい子ども，入院した子どもの頻度を示す。

表5-1 母乳中の主な感染防御因子

成分	感染防御因子	母乳中濃度（μg/ml）	
たんぱく質	免疫グロブリン IgA	1,000〜2,000	（初乳）
		500〜1,000	（成乳）
	免疫グロブリン IgG	340	（初乳）
		30〜50	（成乳）
	ラクトフェリン	5,000〜7,000	（初乳）
		1,000〜3,000	（成乳）
	リゾチーム	90〜1,000	（初乳）
		30〜3,000	（成乳）
脂質	トリアシルグリセロール	30,000	
細胞成分	白血球	$3×10^6$ 細胞/ml	（初乳）
		$1×10^4$〜$4×10^5$ 細胞/ml	（成乳）

若林裕之・高瀬光徳「母乳と感染防御因子」『周産期医学』Vol.34 No.9, 東京医学社, 2004, p.1351 より一部改変

表5-2 母乳の免疫学的感染防御因子の種類とその特徴

種類	特徴
免疫グロブリン	・母乳中の免疫グロブリンの90％は分泌型IgAであり，残り10％にその他すべての種類の免疫グロブリンを含む。 ・分泌型IgAは多数の病原体に対し，特異性を有し，乳腺細胞で作られる。母乳の摂取で消化管や気道の粘膜の表面が分泌型IgAで覆われ，病原菌やウイルスの付着と侵入を防ぐ。
ラクトフェリン	・鉄と結合する糖たんぱく質。腸管内の鉄と結びつき病原菌の生育に必要な鉄を奪い，病原性大腸菌や真菌の増殖を阻止する。
リゾチーム	・腸管や気道で病原菌細胞の細胞膜を壊すことで感染防御作用を発揮する酵素。他の母乳中の因子と異なり，授乳後期に増加する。
トリアシルグリセロール	・中鎖脂肪酸で各種ウイルスに抗ウイルス作用をもつ。
ムチン	・細菌やウイルスの粘膜への付着を阻害する。
ヌクレオチド（核酸塩）	・NK活性（ナチュラルキラー細胞の働きの強さ。免疫力の指標）を増強し，下痢の発症を減少させたり，消化管粘膜の発達や免疫制御の面で注目されている。
細胞成分	・母乳中には多くの生きた細胞が含まれるが，ほとんどが白血球である。 ・白血球の90％を占める貪食細胞は，微生物を食食し，好中球は泌乳初期の乳腺を炎症から守る。
オリゴ糖・乳糖（ビフィズス菌増殖因子）	・オリゴ糖や乳糖は，ビフィズス菌や乳酸菌の栄養源として利用され，乳酸や酢酸を生成し，腸内を酸性にする。 ・酸性の腸内は，病原性大腸菌などの有害菌の増殖を阻止し，腸管免疫機能を高める。

一條元彦 編『母子にすすめる栄養指導』メディカ出版, 1997, 川上義「母乳の成分」『周産期医学』Vol.35（増刊号），東京医学社, 2005, pp.300-303 などを参考に著者作成

表5-3 栄養法別の病気についての影響

栄養法		人数	病気について (%)	
			病気しやすい子	入院した子
母乳栄養	3〜6か月	21	1 (4.8)	2 (9.5)
	6〜12か月	82	14 (17.1)	9 (11.0)
	12か月〜	102	11 (10.8)	11 (10.8)
	合計	205	26 (12.7)	22 (10.7)
混合栄養		159	33 (20.8)	47 (29.6)
人工栄養		29	11 (37.9)	9 (31.0)
合計		393	70 (17.8)	60 (15.3)

病気しやすい子:母乳12.7＜混合20.8＜人工37.9
入院した子:母乳10.7＜混合29.6＜人工31.0

南部春生『周産期医学』32(増刊号), 東京医学社, 2002, p.524より一部改変

② 母乳の各栄養素は消化吸収率や利用率が高く,代謝にかかる負担が少ない

母乳は乳児の未熟な消化管への負担を軽くする**消化・吸収しやすい組成**(次頁表5-5)で, ソフトカードは**溢乳**(いつにゅう)(第2章§2の1参照)時に観察できる。また, 成分は表5-4にみるように, 生後5, 6か月に離乳食を開始するまで, 母乳は完全栄養である。母乳は, いつも新鮮で理想的な温度であり, 児が欲しいときに欲しいだけ飲むことができる。

③ 授乳行為は母子の愛着形成や育児不安軽減に役立つ

母乳育児は, 母と子の濃厚で繊細な視覚, 聴覚, 嗅覚, 触覚などの感覚的相互作用(**母子相互作用**)により**愛着形成**を促す。また, 母乳育児中はストレスに対する生理学的反応が少ないことが確認されている。出産後多くの母親が一過性の気分の落ち込み(**マタニティーブルー**)を経験するが, その場合でも, 母乳育児がうまくいくことで母親がエンパワーされ, 気分の落ち込みを軽くする効果がある。

産後分泌されるホルモン(**オキシトシンとプロラクチン**)は, 乳汁産生や射乳反射を促進するだけでなく, 母親の育児行動を促す重要な働きをする。

④ 母親にとっての母乳育児の利点

出産直後は**子宮収縮が促進**され出血が減少する。長期の母乳栄養は乳がんや卵巣がん, 子宮がんの発生を減少させ, 分娩後の体重増加を抑制する効果が大きいといわれている。また排卵を抑制する。

⑤ 肥満や糖尿病のリスクの減少

小児期の肥満やのちの2型糖尿病の発症リスクが減少する。

⑥ 生後1年間の乳幼児突然死症候群(SIDS)の減少が報告されている

以上述べたように, 乳児期の栄養としては, 母乳栄養が最適である。

表5-4 母乳, 牛乳, 調製粉乳の成分の相違点

栄養素	単位	母乳① (100mlあたり)	普通牛乳① (100mlあたり)	乳児用調製粉乳 (13％調乳液100mlあたり)②	フォローアップミルク (14％調乳液100mlあたり)③
エネルギー	kcal	61	61	66	66
たんぱく質	g	**1.1**	**3.3**	**1.4**	**1.9**
脂肪	g	3.5	3.8	3.4	2.7
炭水化物	g	**7.3**	**5.3**	**7.3**	**8.4**
灰分	g	**0.2**	**0.7**	**0.3**	**0.6**
カルシウム	mg	27	110	48	104
カリウム	mg	48	150	65	106
ナトリウム	mg	15	41	18	−
リン	mg	14	93	29	54
鉄	mg	**0.04**	**0.02**	**0.85**	**1.28**
亜鉛	mg	0.3	0.4	0.4	−
銅	mg	0.03	0.01	0.04	−
ビタミンA	µg	46	38	73	61
ビタミンD	µg	**0.3**	**0.3**	**1.2**	**0.7**
ビタミンK	µg	1	2	3	3
ビタミンB1	mg	0.01	0.04	0.05	0.10
ビタミンB2	mg	0.03	0.15	0.09	0.11
葉酸	µg	Tr	5	11	17
ビタミンC	mg	5	1	7	8

①は日本食品標準成分表(八訂)増補2023年の値, ②乳児用調製粉乳の値(①より)を用いて著者計算, ③市販品粉乳4種の平均を用いて著者計算

表5-5 母乳, 育児用ミルクの組成の特徴

栄養素など	母乳の特徴	育児用ミルクの特徴
たんぱく質	・カゼインが少なく, ラクトアルブミンなどの乳清たんぱく質（ホエイ）が多いため, 胃酸で凝固しても軟らかいソフトカードを作り消化・吸収されやすい	・牛乳は母乳に比較し, 総量が多く消化・吸収や腎機能への負担大 ・牛乳はカゼインが多く, ハードカードを作り, 消化・吸収しにくいためたんぱく質を減量した ・カゼインの一部を母乳に多いラクトアルブミンに置換した ・β-ラクトグロブリンを減量し, 消化・吸収を向上させ低アレルゲン化をはかった製品もある
脂質	・アラキドン酸, プロスタグランジン, ロイコトリエンを生合成し, 炎症に関する免疫反応を強めるリノール酸, DHAやEPAを生合成してアレルギー反応を抑制し, 免疫反応を高める作用のあるα-リノレン酸, 脳の発達を促進するドコサヘキサエン酸（DHA）, 発育や脳の発達を促進するアラキドン酸などの不飽和脂肪酸が多い。細胞膜の構成成分であり, 脳や体に必要なコレステロールを含む ・脂肪分解酵素リパーゼを含み, 消化されやすい	・牛乳の含有量は母乳とほぼ等しいが必須脂肪酸が少ない。また母乳に含まれない酪酸, カプロン酸を含み, 飽和脂肪酸含有量が多く, 下痢や嘔吐を起こしやすい ・牛乳脂肪を大豆油, サフラワー油, やし油等の植物油や魚油で置換し, 多価不飽和脂肪酸を増やし, 脂肪酸組成を母乳に近づけた。消化・吸収が向上し, アトピー性皮膚炎の改善に役立つ ・DHAやアラキドン酸を添加した
糖質	・大部分が乳糖で, カルシウムの吸収促進作用が強い ・ビフィズス菌を増殖し, 感染防御機能をもつ130種以上のオリゴ糖を含む	・牛乳の乳糖の含有量は母乳の約1/2と低いので乳糖とオリゴ糖を添加し, 腸内のビフィズス菌叢を改善することで, 便性を母乳栄養児に近づけた
ミネラル	・骨や歯の成分となるカルシウムやリン, 鉄や亜鉛が含まれるが, ミネラル含有量は少なく, 吸収率が高いので未熟な腎臓に負担をかけない	・母乳の3倍以上のミネラルを含み, Ca・P・Na・Kが過剰であるため, ミネラルを低減（脱塩）して腎臓への負担を減らし, Ca/P比とNa/K比を母乳に近づけた ・鉄を強化し, 亜鉛・銅を添加した
ビタミン	・視力と上皮細胞の維持に必要なビタミンA, 抗くる病活性を示すビタミンD, 抗酸化作用をもつビタミンE, 血液凝固因子の合成に必要なビタミンKなどの脂溶性ビタミンと水溶性ビタミン（B群・Cを含む） ・ビタミンKが少ない場合, ビタミンK欠乏性出血症の一因となる。そのため, ビタミンK₂シロップの投与が厚生省（当時）より勧告されている	・ビタミンKとD・Eおよびβカロテンを強化
その他の感染防御物質	・乳清たんぱく質であるIgAやラクトフェリンは, 重要な感染防御因子である（表5-1, 表5-2参照） ・その他, 表5-1, 表5-2に示す抗細菌・抗ウイルス因子を含む	・牛乳中の感染防御因子や, 酵素活性も製造工程の加熱処理で失われる ・乳児下痢症の原因となるロタウイルスの感染を阻害する糖たんぱく質のラクトアドフェリンやラクトフェリン, ヌクレオチドなどの感染防御因子が添加され, プロバイオティクス効果が期待されている

平山宗宏 監 水野清子ほか 著『母子健康・栄養ハンドブック』医歯薬出版, 2000, 五十嵐隆 監修『授乳・離乳の支援ガイド（2019年改定版）実践の手引き』母子衛生研究会, 2020, の表3-1, 表3-4などを参考に著者作成

● 保育の現場から――SIDS

◎ SIDS（乳幼児突然死症候群）はまだ, 原因や対策もはっきりわからない病気ですが, 元気に育っていた赤ちゃんが突然, 眠っている間に亡くなってしまうというこわい病気です。厚生労働省の

調べでは日本では4,000人に1人の割合で起こり，生後2か月から6か月に多く，入園初期がとくに危険といわれています。発症率を抑えるためには以下のことに気をつけると良いと研究結果が出ています。①寝かせるときは「あおむけ寝」，②「授乳」はできるだけ「母乳」，③タバコはやめて「クリーンな空気」ということです。

　また，心臓が止まったとき，すぐに心臓マッサージをすれば，救命できるということから，保育所などでの睡眠時，とくに0歳児クラスは気をつけて観察します。たとえば，15分間隔位で一人ひとりの状態を詳しくチェックします。温まりすぎていないか，掛け布団の位置はどうか，眠りが深すぎないかなどです。それを表にしてチェックをしていけば，少しでもリスクが減らせます。職員の交替時等にも，確実に情報を伝達するなど常に細心の注意を払います。

（2）母乳成分の経時的変化

　母乳は初乳，移行乳，成乳で組成が変化する。また正期産児と早産児（早産児の母乳は，エネルギー，たんぱく質，ナトリウム，クロールの含量が多い），飲み始めと飲み終わりも変化（脂肪含有量は，授乳開始時で2.42%，終了時7.48%）する。そのほか，母親の食事内容の母乳成分への影響（母親の摂取脂質により，母乳の脂肪酸組成が変化することや，ビタミンK量の変化）も知られている。

　表5-6に初乳，移行乳，成乳の乳栄養価の比較を示す。とくに，産後1日から5日に分泌される初乳は濃度が濃く，とろみがあり黄色である。成熟乳に比べて脂質と乳糖が少ないが，たんぱく質としては分泌型免疫グロブリンA（IgA）やラクトフェリンがとくに豊富である。初乳の分泌量は，平均30ml／日である。出産直後の新生児の胃容量は4～7ml程度で，はじめの3日間は1回の授乳で2～20mlしか飲めないといわれている。初乳の量と内容は新生児の胃容量に適合している。成乳中の成分は，次頁図5-1のように経時的に変化していく。

表5-6　母乳主要成分の変化（100gあたり）

	エネルギー(kcal)	たんぱく質(g)	脂質(g)	乳糖(g)	Na(mg)	K(mg)	Cl(mg)
初乳	65.7	2.1	3.2	5.2	33.7	73.8	68.4
移行乳	66.6	1.9	3.4	5.4	27.5	73.3	58.3
成乳（1か月）	68.1	1.4	3.8	6.1	15.6	54.7	40.9

（瀬川，2004）
川上義『周産期医学』Vol. 35（増刊号），東京医学社，2005，p.615

（3）母乳育児の支援

① 母乳栄養の推移

　第二次世界大戦終了後の日本において，大半が母乳栄養であったが，次頁表5-7の授乳期の栄養方法の推移に示すようにその後減少したが，平成17年と比較し平成27年には，母乳が約半数までに増加している。また出産後1年未満の働いている母親の母乳栄養率も26.7%から49.3%に増加していた。妊娠中は96%の妊婦が母乳栄養を希望しているため，支援が重要とされている。

　2006年8月，ユニセフ（国連児童基金）は，開発途上国で母乳だけで育てられた子どもは，人工乳や混合乳で育てられた子どもよりも，1歳まで生き延びる確率が3倍も高いことを発表した。世界母乳育児週間のキャンペーンは，ユニセフと世界母乳育児行動連盟（WABA），世界保健機関（WHO）を始め多くの団体の働きかけにより，120か国以上で取り組まれている。

§2 乳汁栄養 97

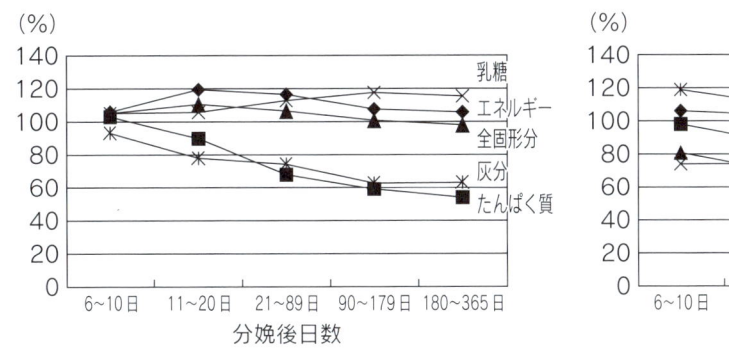

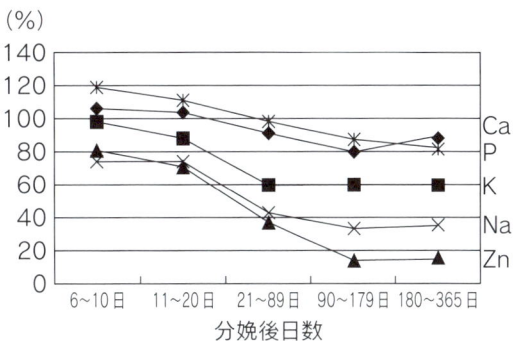

・分娩後1～5日の含有量を100%とし，相対値で示した。
・1998年～1999年の母乳の全国調査4,243検体の内出生体重2,500g以上，アレルギーのない子どもを出し，喫煙習慣がなく，ビタミン剤の服用のない母親の母乳成分。

明治乳業解説書，2005より著者作成

図5-1　母乳組成の経時変化

表5-7　授乳期の栄養方法（1か月，3か月）の推移

(%)

月齢	昭和60年				平成7年				平成17年				平成27年			
	総数	母乳	混合	人工	総数	母乳	混合	人工	総数	母乳	混合	人工	総数	母乳	混合	人工
1か月	n=6,567	49.5	41.4	9.1	n=3,728	46.2	45.9	7.9	n=2,539	42.4	5.1	52.5	n=1,235	51.3	45.2	3.6
3か月	n=6,567	39.6	32.0	28.5	n=3,724	38.1	34.8	27.1	n=2,539	38.0	21.0	41.0	n=1,235	54.7	35.1	10.2

( ) 内は実数を示す。
平成27年 乳幼児栄養調査 厚生労働省，2016

② 授乳等の支援のポイント

2019年3月に厚生労働省が策定した「授乳・離乳の支援ガイド」において，『授乳等の支援のポイント』（次頁表5-8）が示されている。

③ 母乳育児成功のための10のステップ（2018年改訂）

WHO／ユニセフの旧『母乳育児成功のための10ヵ条』の改訂版として，「母乳育児成功のための10のステップ」（2018年改訂）が公表された（次々頁表5-9）。内容は，商業的利益を排除して，科学的根拠に基づいて，栄養法に関する情報を母親に提供し，全ての母親が自分の子どもの栄養法を決定する権利を尊重している。

④ 早期母子接触と母子同室の重要性

出生直後に実施する母子の皮膚接触を「早期母子接触」と呼ぶ。早期母子接触で乳首を吸わせることが，母乳分泌を良好にして，母乳育児を成功に導くといわれている。

出産後は**母子同室**として，児が欲しがるときにいつでも授乳できる環境を整備し，乳房のケアを実施する。授乳に慣れない母親を心身両面から支援することにより母親が自信をもって母乳育児ができるようになる。

母乳育児では，母親がリラックスして楽に授乳し，児が乳房から効果的に母乳を飲めるように適切な**ポジショニング**（授乳姿勢や抱き方）と**ラッチ・オン**（乳房への吸着，含ませ方，吸いつかせ方）が重要となる（図5-2）。これらは，同時に乳房の緊満を回避させて授乳トラブルを防ぐ有効な手立てとなる。

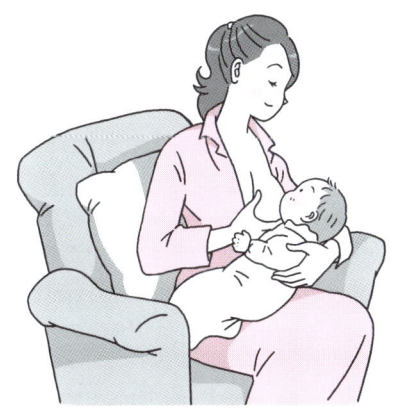

図5-2　母乳授乳

赤ちゃんの体全体が母親に密着し，赤ちゃんの頭は，体と一直線になるように支えられて乳房の方を向いている。乳首が赤ちゃんの口蓋に向い，口いっぱいに乳房を含ませる。目は赤ちゃんをしっかり見つめることが大切である。

表 5-8　授乳等の支援のポイント

※混合栄養の場合は母乳の場合と育児用ミルクの場合の両方を参考にする。

	母乳の場合	育児用ミルクを用いる場合
妊娠期	・母子にとって母乳は基本であり，母乳で育てたいと思っている人が無理せず自然に実現できるよう，妊娠中から支援を行う。 ・妊婦やその家族に対して，具体的な授乳方法や母乳（育児）の利点等について，両親学級や妊婦健康診査等の機会を通じて情報提供を行う。 ・母親の疾患や感染症，薬の使用，子どもの状態，母乳の分泌状況等の様々な理由から育児用ミルクを選択する母親に対しては，十分な情報提供の上，その決定を尊重するとともに，母親の心の状態に十分に配慮した支援を行う。 ・妊婦及び授乳中の母親の食生活は，母子の健康状態や乳汁分泌に関連があるため，食事のバランスや禁煙等の生活全般に関する配慮事項を示した「妊産婦のための食生活指針」を踏まえた支援を行う。	
授乳の開始から授乳のリズムの確立まで	・特に出産後から退院までの間は母親と子どもが終日，一緒にいられるように支援する。 ・子どもが欲しがるとき，母親が飲ませたいときには，いつでも授乳できるように支援する。 ・母親と子どもの状態を把握するとともに，母親の気持ちや感情を受けとめ，あせらず授乳のリズムを確立できるよう支援する。 ・子どもの発育は出生体重や出生週数，栄養方法，子どもの状態によって変わってくるため，乳幼児身体発育曲線を用い，これまでの発育経過を踏まえるとともに，授乳回数や授乳量，排尿排便の回数や機嫌等の子どもの状態に応じた支援を行う。 ・できるだけ静かな環境で，適切な子どもの抱き方で，目と目を合わせて，優しく声をかける等授乳時の関わりについて支援を行う。 ・父親や家族等による授乳への支援が，母親に過度の負担を与えることのないよう，父親や家族等への情報提供を行う。 ・体重増加不良等への専門的支援，子育て世代包括支援センター等をはじめとする困った時に相談できる場所の紹介や仲間づくり，産後ケア事業等の母子保健事業等を活用し，きめ細かな支援を行うことも考えられる。	
	・出産後はできるだけ早く，母子がふれあって母乳を飲めるように支援する。 ・子どもが欲しがるサインや，授乳時の抱き方，乳房の含ませ方等について伝え，適切に授乳できるよう支援する。 ・母乳が足りているか等の不安がある場合は，子どもの体重や授乳状況等を把握するとともに，母親の不安を受け止めながら，自信をもって母乳を与えることができるよう支援する。	・授乳を通して，母子・親子のスキンシップが図られるよう，しっかり抱いて，優しく声かけを行う等暖かいふれあいを重視した支援を行う。 ・子どもの欲しがるサインや，授乳時の抱き方，哺乳瓶の乳首の含ませ方等について伝え，適切に授乳できるよう支援する。 ・育児用ミルクの使用方法や飲み残しの取扱等について，安全に使用できるよう支援する。
授乳の進行	・母親等と子どもの状態を把握しながらあせらず授乳のリズムを確立できるよう支援する。 ・授乳のリズムの確立以降も，母親等がこれまで実践してきた授乳・育児が継続できるように支援する。	
	・母乳育児を継続するために，母乳不足感や体重増加不良などへの専門的支援，困った時に相談できる母子保健事業の紹介や仲間づくり等，社会全体で支援できるようにする。	・授乳量は，子どもによって授乳量は異なるので，回数よりも1日に飲む量を中心に考えるようにする。そのため，育児用ミルクの授乳では，1日の目安量に達しなくても子どもが元気で，体重が増えているならば心配はない。 ・授乳量や体重増加不良などへの専門的支援，困った時に相談できる母子保健事業の紹介や仲間づくり等，社会全体で支援できるようにする。
離乳への移行	・いつまで乳汁を継続することが適切かに関しては，母親等の考えを尊重して支援を進める。 ・母親等が子どもの状態や自らの状態から，授乳を継続するのか，終了するのかを判断できるように情報提供を心がける。	

「授乳・離乳の支援ガイド」厚生労働省，2019

表 5-9 母乳育児成功のための 10 のステップ（2018 年改訂）（仮訳）

－「赤ちゃんに優しい病院運動」を実施しようとする
産科施設等のための実践ガイダンス^(※)より－

【重要な管理方法】
1a 母乳代替品のマーケティングに関する国際規約及び関連する世界保健総会の決議を確実に遵守する。
1b 定期的にスタッフや両親に伝達するため，乳児の授乳に関する方針を文書にする。
1c 継続的なモニタリングとデータマネジメントのためのシステムを構築する。
2 スタッフが母乳育児を支援するための十分な知識，能力と技術を持っていることを担保する。

【臨床における主要な実践】
3 妊婦やその家族と母乳育児の重要性や実践方法について話し合う。
4 出産後できるだけすぐに，直接かつ妨げられない肌と肌の触れ合いができるようにし，母乳育児を始められるよう母親を支援する。
5 母乳育児の開始と継続，そしてよくある困難に対処できるように母親を支援する。
6 新生児に対して，医療目的の場合を除いて，母乳以外には食べ物や液体を与えてはいけない。
7 母親と乳児が一緒にいられ，24 時間同室で過ごすことができるようにする。
8 母親が乳児の授乳に関する合図を認識し，応答出来るよう母親を支援する。
9 母親に哺乳瓶やその乳首，おしゃぶりの利用やリスクについて助言すること。
10 両親と乳児が，継続的な支援やケアをタイムリーに受けることができるよう，退院時に調整すること。

※ WHO/UNICEF「IMPLEMENTATION GUIDANCE:Protecting, promoting and supporting Breastfeeding in facilities providing maternity and newborn services: the revised BABY-FRIENDLY HOSPITAL INITIATIVE」
（https://www.who.int/nutrition/publications/infantfeeding/bfhi-implementation-2018.pdf#search=%27who+breastfeeding+2018+guidance%27）

⑤ 母乳不足の見分け方と対処の方法

母乳不足には，授乳方法が不適切なために児が十分な母乳を摂取できない**母乳摂取不足**と，母親が産生する母乳量そのものが不足している**母乳分泌不全**がある。一方，実際には児が十分な母乳を摂取しているにもかかわらず，母親が「母乳が足りていない」と感じる場合を**母乳不足感**という（次頁表5-10）。これは，母親が母乳育児に自信をもてずに不安を感じている状況である。新生児の母乳の足りているサインを次頁表5-11に示す。また，母乳不足の判断には，これらの要因を見分ける必要がある。母乳摂取不足のサインを次頁表5-12に示す。

母乳不足に関するアセスメントでは，授乳回数や時間を制限していないか，ポジショニングやラッチ・オンは適切か，児が「おっぱいを欲しがるサイン」を見つけて「欲しがるままの授乳」（**自律授乳**）が行われているかを確認する。アセスメントの結果，不適切なことがあれば，それを修復するだけで母乳摂取量が増加することが多い。いずれにしろ児が吸啜すれば母乳が分泌されることを理解させる必要がある。母乳分泌のメカニズムは第4章 §4の1 図4-7を参照する。

母乳分泌不足の原因となるホルモン異常はまれである。母乳分泌は，**胎盤の娩出**にともなって開始される。いったん始まった母乳分泌は，乳房から有効に**乳汁が除去**されないと抑制されてしまう。したがって，児がうまく吸啜できない場合や，授乳中断後に搾乳が不十分であると二次性母乳分泌不全となる。

WHO／UNICEFによる母乳だけで育つ乳児の体重増加の目安は，生後6か月までは，1日

表5-10　母乳が充分でないと考えるサイン

以下のようなサインがあると，母親や保健医療従事者あるいは家族が，母乳が充分でないと考えます：
・赤ちゃんがよく泣く。
・赤ちゃんが長時間続けて寝ない。
・赤ちゃんが乳房で落ち着いて飲まなかったり，飲ませにくかったりする。
・赤ちゃんが指やこぶしを吸啜する。
・赤ちゃんが特に大きいか，小さい。
・赤ちゃんがおっぱいを頻繁に飲みたがったり，長い間離さなかったりする。
・母親（あるいは他の人）が，母乳が"薄く"見えると思う。
・母親が搾乳しようとしても，ほとんどあるいはまったく出てこない。
・乳房が充分に張らないし，以前よりもやわらかい。
・母親は，母乳が漏れなかったり，あるいはその他のオキシトシン反射のサインに気づかなかったりする。
・赤ちゃんに人工乳を補足すると飲む。

　これらは赤ちゃんが充分な母乳を飲めていないというサインである可能性もありますが，信頼できる指標ではありません。

UNICEF/WHO編 BFHI 2009 翻訳編集委員会　訳『UNICEF/WHO 赤ちゃんとお母さんにやさしい母乳育児支援ガイド　ベーシック・コース－「母乳育児成功のための10ヵ条」の実践』　医学書院, 2009, pp.192-193

表5-11　母乳が充分摂取できているという信頼できるサイン

母乳が充分摂取できているという信頼できるサイン：
・排泄：尿や便が出ていたら，母乳を飲めているはずである。
・生後2日（生後48時間）を過ぎたら24時間に6回かそれ以上，色の薄い尿でおむつが濡れる。もし，母乳に加えて，水を与えられていたら，尿はよく出るが，体重の増えはよくないだろう。
・24時間で3回から8回の通便がある。赤ちゃんの排便は1か月をすぎると回数が少なくなるかもしれない。
・赤ちゃんは覚醒していて，筋緊張がよく，健康的な皮膚で，着ている服が小さくなっていく。

　一定した体重増加は，充分に母乳が摂取できているサインです。しかし，母親は赤ちゃんの体重をそんなに頻繁に測ることができないかもしれません。赤ちゃんの母乳摂取量不足が疑わしい場合は，できれば毎週体重を測りましょう。

UNICEF/WHO編 BFHI 2009 翻訳編集委員会　訳『UNICEF/WHO 赤ちゃんとお母さんにやさしい母乳育児支援ガイド　ベーシック・コース－「母乳育児成功のための10ヵ条」の実践』　医学書院, 2009, p.193

表5-12　赤ちゃんが効果的に哺乳していないサイン

こんなとき，赤ちゃんは効果的に哺乳していません：
・速い吸い方だけをする。
・チュパチュパと大きな音を立てたり，舌打ちのような音を立てたりする。
・頬がエクボのようにくぼむ。
・乳房を含ませようとしてもぐずったり落ちつかなかったりして，乳房に吸いついてもすぐに離してしまう。
・非常に頻繁に飲む――つまり，1時間ごとかそれ以上頻繁に欲しがることが**毎日続く**（※）。
・授乳にかかる時間がとても長い――つまり，低出生体重児でないのに，**毎回**1時間以上かかる。
・授乳が終わっても満足しない。

　これらのサインがあったら，哺乳が有効でなく，赤ちゃんが容易に乳汁を飲みとれていないということです。たとえ，この中の1つだけであっても，こういうサインがあれば，哺乳に困難がある可能性を示しています。

※…集中的に飲むこと：ただし，赤ちゃんが数時間続けて何度も集中的に飲み，それから数時間眠ることは正常なことである。

UNICEF/WHO編 BFHI 2009 翻訳編集委員会　訳『UNICEF/WHO 赤ちゃんとお母さんにやさしい母乳育児支援ガイド　ベーシック・コース－「母乳育児成功のための10ヵ条」の実践』　医学書院, 2009, p.139

の体重増加18～30g，1週間の体重増加125g以上。生後5～6か月で出生体重の2倍，1年で3倍の体重増加である。生後6か月までの母乳不足の目安は，1か月の体重増加が500g以下あるいは生後2週間を過ぎても出生体重に戻らない場合である。

● 保育の現場から――母乳不安

　母乳を与えている保護者から，「量がどのくらい出ているのかわからないから不安です」という声を聞くことがあります。母乳が実際に不足している場合もありますが，母親の心理的な不安要因による相談もあります（表5-10～12）。これは，やはり，数値で見ないとわからないという現代の子育て不安の一つでしょう。このような場合，医学的・栄養学的な知見をふまえながら，実際の「事実」と不安心理による「誤った認識（思い込み）」を整理する必要があります。母親の不安を受け止めながらも，医学的・栄養学的には問題がないことを伝えます。思考の方向転換を促しながら，実際のお子さんの健康状態も良好で，満足しているか，機嫌がよいかなどお子さんの顔，仕草を見て判断していくのがよいでしょう。これは，十分であるかどうかを親としてしっかり判断してもらえるよう支援するということです。なかなか容易なことではありませんが，保育場面だけでなく，日常の多くの問題に潜む事柄の一つといえます。とくに保護者を支援する専門家である保育士は，このような問題の解決能力を磨いてください。

⑥ 卒乳

　母乳をやめることについて，かつては母親側の理由や都合などで母乳をやめることが多く，「断乳」という言葉が使われていた。しかし，最近では子どもがおっぱいをやめるまで母乳育児を続ける「自然卒業」という乳離れ方法から考えだされた「**卒乳**」という言葉が提唱されている。「卒乳」とは，子どもが自発的に母乳を飲まなくなることを指している。

　子どもの心理的不安の解消や母子関係確立の面からそれぞれの母子間で卒乳の時期は異なる。

● 保育の現場から――卒乳

　保育所の実際では，母乳を離乳食と一緒に与えていて，食事の摂取で間に合って，子どもが欲しなくなった時がそろそろという感じです。実際，早い子どもで6か月ころから離乳食の方に興味をもちだし，だいたい1歳から最長でも2歳くらいまでには卒乳するのがほとんどですが，これには個人差があります。母親としてもっと与えたいという方もいますが，それは，情緒的なものも含めてのようです。また，母親の仕事の都合で「断乳」したいというケースもありました。実態としては様々です。子どもの成長・発達が著しく遅れている様子であるとか，体重が増えない等があれば医療的な相談の可能性も含め問題ですが，そうでなければ，自然の卒乳でよいでしょう。母親の考えもじっくり聞きながら，子どもの離乳の進み具合を軸に，納得のいく卒乳が迎えられるように支援する必要があります。

(4) 母乳の搾乳，保存，解凍，加温

① 母乳の搾乳

　清潔な乳頭（消毒は不要）から，清潔な手指により搾乳する。搾乳した母乳は市販の**母乳のフリーザーバッグ**に移し，空気を抜き，封をして付属のテープで固定する。

㋐ 前かがみになり，手で乳房を支える。
㋑ 片方の手で容器を持ち，もう一方の手の親指と人指し指で乳首の乳輪部分（つけ根）をつまむ（次頁図5-3）。
㋒ 指で乳首のつけ根を押すと乳管洞が押され乳汁が出る。乳房の上をさすって搾ると乳腺を痛めるので注意が必要。

② 母乳の保存

搾乳後の母乳は室温が 25℃ 以下なら 4～8 時間後まで細菌はごくわずかしか増加しない。搾母乳の保存条件，解凍・加温方法別に，健康な乳児と NICU 入院児の母乳の取り扱いを表 5-13 に示す。

③ 母乳の解凍および加温

表 5-14 に母乳の加温による組織変化を示す。

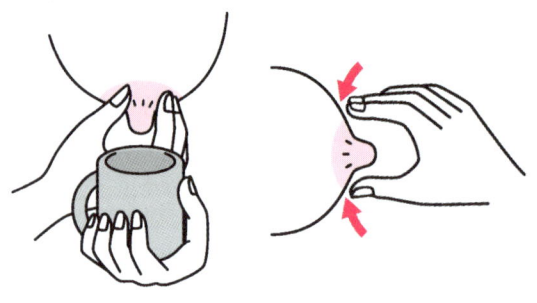

図 5-3 搾乳方法

母乳中の免疫グロブリン A（IgA）濃度は加熱方法によっては低下する。また加温に最も弱いのは母乳由来のリパーゼであり，40℃ を超えると急速に失活する。そこで冷凍母乳の解凍は，流水または微温湯で解凍し，体温以上に温めないようにする（次頁図 5-4）。

新鮮冷蔵母乳，解凍母乳ともに体温以上には温めない。また，加温に電子レンジは使用しない。哺乳瓶に入っている冷蔵母乳を電子レンジで加熱した実験では，瓶の上部と下部の温度差が大きく，やけどの危険や母乳由来のリパーゼ，IgA，ビタミン C などの成分が失われる。

表 5-13 健康な乳児と NICU 入院児に対する母乳取り扱いの違い

	方法	健康な乳児	NICU 入院児
保存期間	新鮮母乳　室温（25℃）	4 時間	1 時間
	冷蔵庫（4℃）	72 時間	48 時間
	クーラーボックス（15℃）	24 時間	勧めない
	冷凍母乳（1 ドア冷蔵庫冷凍室）	2 週間	勧めない
	2 ドア冷凍冷蔵庫（－20℃）	3～6 か月	3 か月
	ディープフリーザー（－70℃）	6～12 か月	6～12 か月
	解凍母乳（4℃）	24 時間	24 時間
解凍・加温方法	電子レンジ	NO	NO
	流水解凍	YES	YES
	冷蔵庫で自然解凍（一晩）	YES	NO
	加温は体温まで（37℃）	YES	YES
	加温後与えなかった母乳	破棄	破棄
	パスツール殺菌*細菌培養		NO

＊56℃ 30 分間の加熱

大山牧子：「救急搬送における搾母乳の取り扱い（母子分離状況でも母乳育児）」大阪府医師会平成 17 年度周産期医療研修会抄録，2005
原典：Riordan J. Breastfeeding and human lactation. 3rd-ed. Jones and Bartlett Pub. Boston, 2005, p.433

表 5-14 母乳の加温による組成変化

加温温度	56℃, 30 分	煮沸
カロリー	↓	↓
細胞数・機能	↓・0	0
乳糖	→	
脂肪	→	↓
分泌型 IgA	↓～→	↓
蛋白	→	↓
水溶性ビタミン（B_6, 葉酸, C）	↓	↓
脂溶性ビタミン（A・D・E）	→	↓
母乳由来のリパーゼ	↓↓	↓↓↓↓
アミラーゼ	↓	↓↓
脂肪分解	↓	↓↓

↓：減少　→：変化なし

大山牧子『NICU スタッフのための母乳育児支援ハンドブック 第 2 版』メディカ出版，2010, p.78
原典：Lawrence RA. Storage of human milk and the influence of procedures on immendogical components of human milk. Acta Pediatr 1999; 88: 14-18

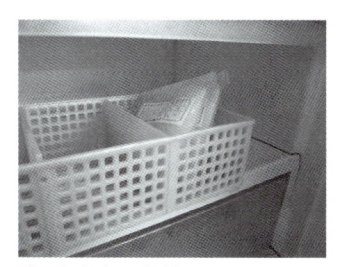

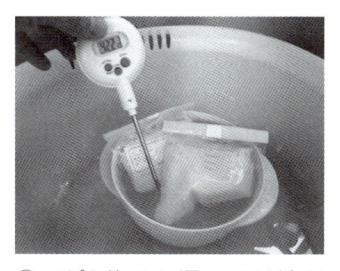

① 冷凍庫に保管　② 40℃位のお湯につけ溶かし，母乳は37℃以上にはしない　③ 母乳バッグの角とハサミを消毒し，角を切って，母乳を哺乳瓶に移す

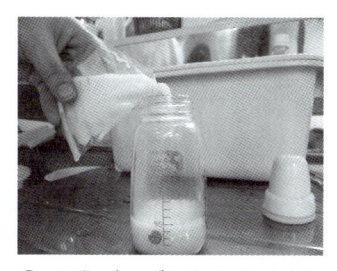

図 5-4　冷凍母乳の保存と解凍の様子

● 保育の現場から――母乳

　そもそも，保育所に初めて子どもを預けにくる保護者の方（多くはお母さん）は保育所で母乳の授乳を対応していることをほとんど，あるいは全く知りません。入所時の面談で，母乳での授乳が対応可能なお話をすると，「えーやって頂けるのですか！」と驚かれることも多いです。搾乳の仕方から保存管理，授乳の流れまできちんと説明できるよう学んでください。保護者への母乳育児促進については個別対応になります。母親のライフスタイル（仕事の有無，搾乳する時間的，物理的余裕の有無など）や希望（母乳でいきたい，育児用ミルクでいきたいなど），入所時の子どもの月齢と離乳の進行段階など総合的に勘案しますので，必ずしも母乳で対応することになるとは限りません。しかし，母乳の栄養価や効能についてはしっかり学び，SIDS 発症予防の観点からも母乳での対応が優れていることを説明できるようになってください。

(5) 母乳栄養の留意点

① 黄疸

血液中のビリルビンが多くなり，皮膚や眼球粘膜が黄色に見える状態を**黄疸**という。**母乳性黄疸**は生後1週ごろより強くなり，生後3か月ごろまで持続する。予後良好なものといわれているが，病的黄疸との鑑別が必要である。

② ビタミン K 不足

母乳栄養児では**ビタミン K の不足**による頭蓋内出血が知られているが，現在では生後間もなく，1週間頃，1か月頃に**ビタミン K_2 シロップ剤**の経口投与が行われるようになり，それ以降，本症の患者はほとんどみられない。

③ 母乳を介する児への細菌・ウイルスの移行

黄色ぶどう球菌によって起こる化膿性乳腺炎，母体の結核感染，ATL ウイルス（HTLV-1）で発症する成人 T 細胞白血病，ヒト免疫不全ウイルス（HIV）やサイトメガロウイルス（CMV）陽性の場合，母乳を介して児へ感染する確率が高くなるといわれている。

④ 服薬

ほとんどの薬剤は母乳に移行するが，量は少なく児への害の可能性は少ない。また，母乳中の薬の濃度は，2～3時間後に最高になるため，薬の服用直前，直後の授乳が児への影響が少ないと考えられている。しかし，重い副作用が知られている薬剤もあるので，授乳婦が薬剤を服用する場合には，医師に相談することが必要である。

⑤ たばこ，アルコール，カフェインの影響

これらは第4章 §5 を参照する。

⑥ 環境汚染物質

ダイオキシン類，DDT，BHC，PCBなどの化学物質は，農薬，殺虫剤，枯葉剤などに使用されていたが現在禁止されている。しかし，環境を汚染し，食物連鎖により動物の脂肪中に蓄積しており，母乳を介して乳児に移行する可能性がある。母乳中のダイオキシン量は，乳児の許容水準を超しているが，授乳期間は短いため，母乳の摂取が薦められている。

2. 人工栄養

(1) 育児用ミルクの栄養

母親の代替として，飲用に供する**乳児用調製粉乳，乳児用調製液状乳**（液体ミルク）を育児用ミルクという。市販されている育児用ミルクは「日本人の食事摂取基準（2020年）」，FAO（国際連合食糧農業機関）／WHO（世界保健機関）のCODEX規格（1994年）などをもとに製品化されている。

調製粉乳は，昭和54年厚生省令改正により定められ，育児用ミルクの改良が開始された。母乳の成分，機能，発育などを研究し，母乳に近づいた製品を製造することを課題に，牛乳を母乳に近づけるため表5-5のように牛乳成分組成について減量，置換，脱塩，添加などを行い改良が重ねられている。これらの改良の結果，近年では，人工栄養児の便性は母乳栄養児に近づいてきている。これは，乳糖，オリゴ糖の添加やラクトフェリン，ヌクレオチドの添加による腸内ビフィズス菌叢の改善によるプロバイオティクス効果（人体に有用な腸内細菌。またそれによる予防医学）によるといわれている。しかし，図5-5と図5-6に示すように，人工栄養児の便性は，母乳栄養児に比べて固く，「淡黄色」便の出現割合が低く，排便回数が少ない傾向がある。

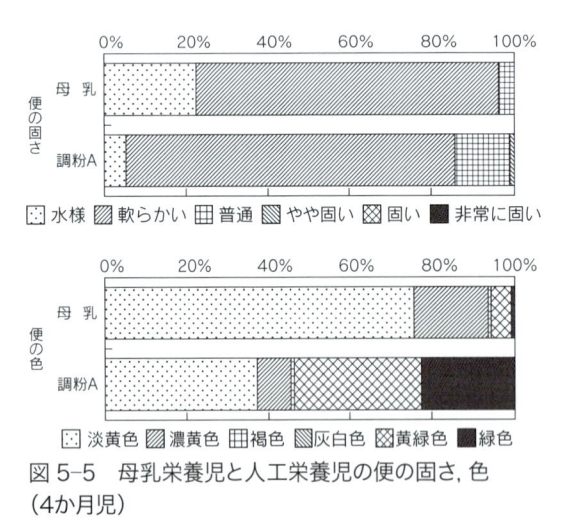

図5-5 母乳栄養児と人工栄養児の便の固さ，色（4か月児）

菅野貴浩・米久保明得「栄養法別にみた乳児の発育，哺乳量，便性ならびに罹患に関する調査成績」（第10報）『小児保健研究』Vol.72 No.2, 2013, p.257より抜粋

図5-6 母乳栄養児および人工栄養児の排便回数分布

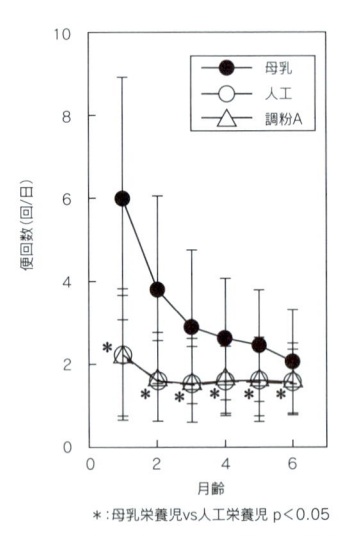

＊：母乳栄養児vs人工栄養児 $p<0.05$

菅野貴浩・米久保明得『小児保健研究』Vol.72 No.2, 2013, p.256

(2) 育児用ミルクの種類と特徴

次頁表5-15に育児用ミルクの種類と特徴を示す。

表 5-15 育児用ミルクの種類と特徴

種類			特徴
育児用ミルク	調製粉乳		・母乳の代替品として，牛乳の成分を表 5-5 のように母乳に近づけるよう改善した育児用ミルク
		たんぱく質軽度分解乳	・牛乳たんぱく質を消化のよいペプチドにしたミルク。酵素によるたんぱく質分解が軽度のためアレルギー治療用のミルクに比較して風味はよいが，抗原性の低下が低いためアレルギー治療用としては使用できない。
	調製液状乳（液体ミルク）		・調製粉乳と同じ成分で，調乳済の育児用ミルクが，缶や紙の容器に入っている。 ・殺菌済なので，常温で半年～1 年程度保存可能である。
	低出生体重児用粉乳		・低出生体重児の栄養も母乳を理想としている。早産児の母乳を参考に，たんぱく質，糖質，灰分は多く，脂肪を減らしてある。添加ビタミンも多い ・出生体重が 1.5 kg 以下の場合に用いられる
市販特殊ミルク	牛乳アレルゲン除去粉乳	たんぱく質高度分解乳	・酵素により牛乳たんぱく質を分子量の小さいペプチドに分解し，抗原性を低減させたアレルギー治療用ミルク ・アミノ酸混合乳に比べ，風味がよく飲みやすい
		アミノ酸混合乳	・20 種類のアミノ酸をバランスよく配合した粉末に，ビタミン・ミネラルを添加したもの。牛乳のたんぱく質を全く含まないアレルギー治療用ミルク
	だいずたんぱく調製乳		・牛乳のたんぱく質に対するアレルギー児用のミルクでミルク嫌いの乳児にも ・だいずを主原料とし，だいずに不足するメチオニン，ヨウ素を添加し，ビタミンとミネラルを強化
	無乳糖粉乳		・糖質をぶどう糖まで分解してあるので，乳糖を含まない ・乳糖分解酵素欠損の乳糖不耐性用のミルクで，下痢や腹痛を防ぐ ・乳糖の消化吸収力の減弱時にも使用
	MCT 乳		・脂肪吸収障がい児用ミルク ・炭素数 6～10 の中鎖脂肪酸（MCT）のみを脂肪分として用い，水に可溶であるため，一般の脂肪の消化・吸収に必要とされるリパーゼによる加水分解や小腸内のミセルやカイロミクロンの形成を必要とせず，容易に吸収される
	胃食道逆流用乳		・胃食道逆流があり，育児用ミルクで嘔吐や溢乳をおこす乳児用 ・トロミの出る成分配合をして，粘度を高くしてある
市販外特殊ミルク	登録特殊ミルク		・「特殊ミルク共同安全開発委員会」が，開発・供給・登録を行った先天性代謝異常症用のミルク。糖質代謝異常，たんぱくアミノ酸代謝異常，有機酸代謝異常，電解質代謝異常，吸収障がいなどを対象とし，厚生労働省と乳業メーカーの協力で公費負担で提供している
	登録外特殊ミルク		・各種代謝異常（心・腎疾患，副腎皮質機能不全，小児難治性てんかん等）の治療に必要な特殊ミルクを乳業メーカーの負担で無償で提供している
	薬価収載の特殊ミルク		・アミノ酸代謝異常用と糖質代謝異常用に医薬品として薬価収載している特殊ミルク

和泉裕久「育児用調製乳の過去・現在・未来」『Milk Science』vol. 58, 2009, pp. 169-175,『特殊ミルク情報』52 号, 2016, pp. 95-97 などを参考に著者作成

(3) フォローアップミルク

フォローアップミルクは，母乳または育児用ミルクの代替品ではない。フォローアップミルクは，離乳期には不足しやすいが，牛乳には含有量が少ない鉄やビタミンDなどの栄養素を含むものである。また，牛乳では過剰になるたんぱく質やミネラルを減らしている。

フォローアップミルクは，9か月以降の乳幼児が利用することができるが，離乳が順調に進んでいる場合は，摂取する必要はない。離乳が順調に進まず鉄欠乏のリスクが高い場合や，適当な体重増加が見られない場合には，医師に相談した上で，必要に応じてフォローアップミルクを活用すること等を検討する。

(4) 哺乳瓶と乳首の選択

① **哺乳瓶**（口絵：食具および自助具類参照）

哺乳瓶は使用目的や頻度に合わせて種類と大きさを選択する。

㋐ **ガラス製**

耐熱に優れているので頻繁な**煮沸消毒**ができる。重く，割れることがあるので扱いに注意する。

㋑ **プラスチック製・ポリプロピレン製**

軽量で持ち運びに便利である。傷がつきやすいので，洗浄には専用のスポンジを使用する。ガラス製に比較して汚れが付きやすい。**環境ホルモン**（生物の生殖機能を乱すホルモン作用のある物質をさす）のビスフェノールAが含まれるため，ポリカーボネート製の哺乳瓶は使用しないようにする。

② **乳首**（口絵：食具および自助具類参照）

子どもの吸啜力や哺乳量に合わせて，**乳首**の材質や穴の大きさ，カットの種類を選択する。

㋐ **材質による分類**

天然ゴム製は柔らかく，吸啜力が弱い子どもに適している。煮沸消毒を繰り返すと変色することがある。かすかなゴム臭がする。

シリコンゴム製，イソプロピレンゴム製は，天然ゴム製に比べて弾力が強く丈夫で，劣化しにくい。人の乳首に近い形態に作られた製品もある。

㋑ **乳首の穴の大きさ，カット**

乳首の丸穴の大きさは，S・M・Lの3種類である。乳児の哺乳量，吸啜力，嚥下能力などに合わせて選択する。1回の授乳時間の目安は10〜15分程度とする。

スリーカットやクロスカットの乳首は，乳児が吸う強さによってカット部分の大きさが変化するようにつくられているので，吸啜力に合わせて選択する（図5-7）。

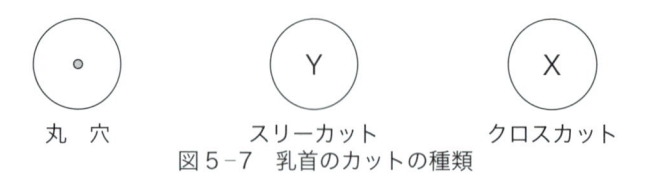

丸穴　　スリーカット　　クロスカット

図5-7　乳首のカットの種類

㋒ **口蓋裂・口唇裂用の乳首**

通常の乳首より乳頭部分が大きく作られており，口に密着しやすい。哺乳力の弱い乳児が飲みやすいよう，通気弁やミルクの逆流を防ぐためのストッパーなどが内蔵されている。

● **保育の現場から——乳首の選択**

母乳からミルクに切り替えるとき，または併用するとき，乳首をどうするか。些細ではありますが，問題になることもあります。保育所に入園が決まると，母乳の継続が可能な園では冷凍母乳にして持ってきてもらい，それを解凍し哺乳瓶で与えます。しかし，当然お母さんの乳首とは違うため，「これは違う」と子どもが戸惑い，なかなか飲めないケースも生じます。それからが大変で，各メーカーの乳首で，合うまでいろいろ試してみるということが始まります。飲んでくれたときは保育士にとってもほっとする瞬間です。

乳首の選択については，ただ単に授乳の用途を満たすという目的だけでなく，子どもの吸啜力や嚥下力の発育・発達を促すという側面があります。乳首のカットの小さいものでは当然，より大きな吸引，つまり吸啜が必要になり，子どもの顎まわりの筋肉が鍛えられるからです。このため，最初はストレスにならない適度なものを選び，発達段階と離乳の進行に合わせ，徐々に乳首のカットの大きさも調節していきます。

(5) 哺乳瓶・乳首の洗浄と消毒

① 哺乳瓶・乳首の洗浄

授乳後すぐに，哺乳瓶は専用の瓶ブラシで洗い，乳首は指でもみ洗いしてミルクの汚れを洗い流す。

すぐ洗浄できない場合は，使用後の哺乳瓶と乳首を簡単にすすいで水に漬け置き，あとでよく洗浄する。

② 哺乳瓶・乳首の消毒

⑦ **煮沸消毒**

　a 煮沸専用の鍋を使用する。鍋に，哺乳瓶，瓶バサミ（トング），キャップを入れ，用具がすっかり隠れる量の水を入れて火にかける。（瓶バサミにはステンレス製とプラスチック製があり，柄の部分を水からだしておくと取りだしやすい。アルコール消毒することも可能である。）

　b 水が沸騰してから **10 分間煮沸**する。

　c 乳首は，沸騰の最後に3分間煮沸する。

　d 瓶バサミ（トング）で取りだし，清潔な布に置いて乾かす。乾いたら，蓋のある容器で保管する。乳首の装着はトングか，アルコール消毒したピンセットで行う。

④ **薬品消毒**

　a 決められた薬液の量と時間を守って調乳器具を浸す。

　b 清潔な指，または瓶バサミ（トング）で取りだし，清潔な布に置いて乾燥させる。乾いたら，蓋のある容器で保管する。

⑨ **加熱消毒**（**電子レンジを使用する消毒法**）

　専用の容器に分量の水とともに入れ，電子レンジで約3分間加熱する。消毒後，蓋のある容器で保管する。

(6) 調製粉乳の調乳法

① 無菌操作法

あらかじめ哺乳瓶や乳首などの調乳器具を消毒（次頁図5-8）して保管し，授乳のたびに1回分ずつ調乳する。家庭や少人数の保育所で行う一般的な方法である。無菌操作法による調乳手順を次々頁図5-9に示す。

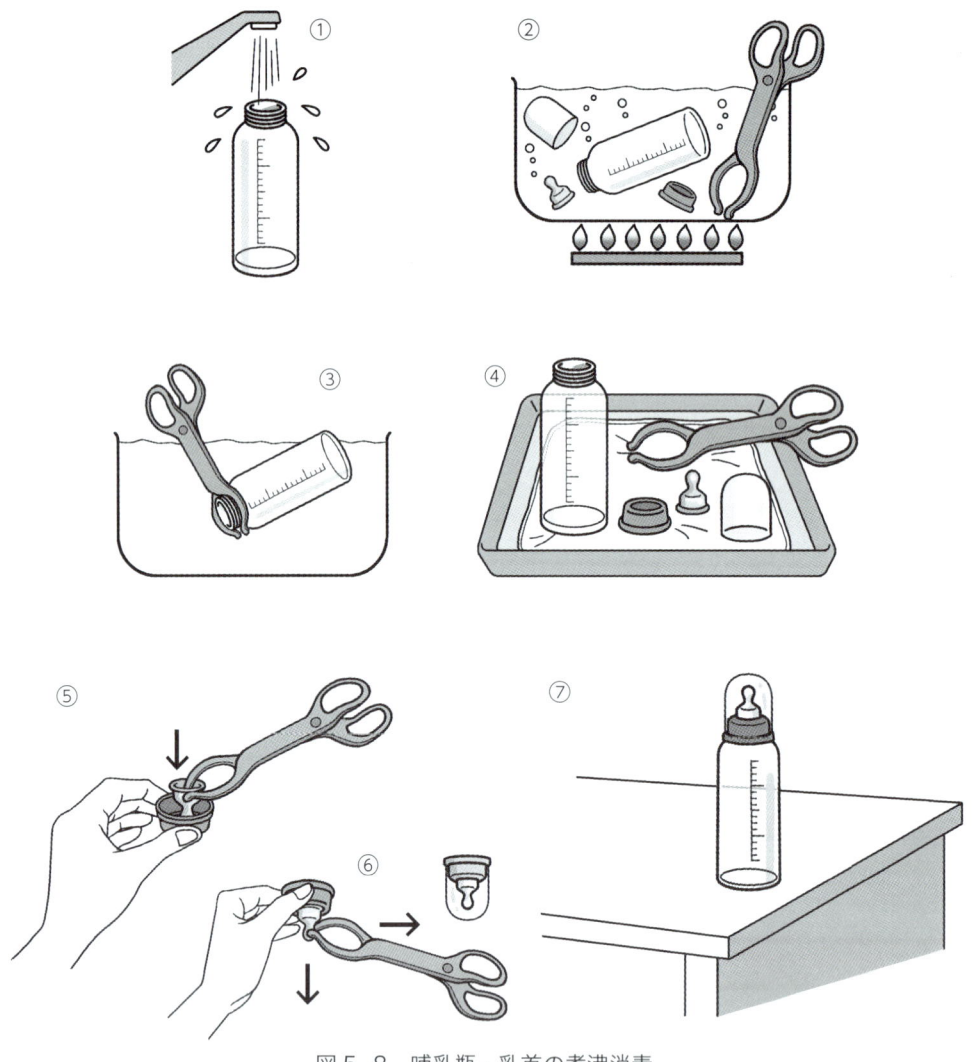

図 5-8　哺乳瓶・乳首の煮沸消毒

② 終末殺菌法
　1 日分の粉乳を調乳し，哺乳瓶ごと一度に煮沸消毒し，冷却して冷蔵庫に保管し，授乳のたびに適温に温めて使用する方法。病院や乳児院などでよく用いられる。

(7) 授乳の手順
　授乳の手順は以下のとおりである。
① 乳児が覚醒し，空腹のときにミルクを与える。授乳の前には，乾いたオムツに替える。
② 保育者は手洗いをする。
③ 乳児の口のまわりを煮沸綿かお湯でしぼったタオルでふき，あごの下にガーゼを当てる。
④ ミルクの温度が適温であることを，哺乳瓶を保育者の前腕部内側に当てるか，ミルクをたらして温度を確かめる（次頁図 5-9 ⑨）。ミルクの流量は哺乳瓶のキャップの締め具合で調整する。

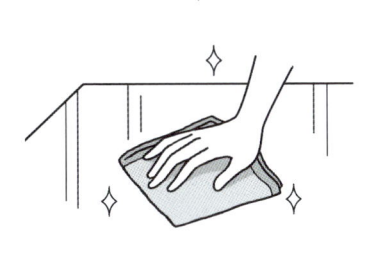

① 調製粉乳を調乳する場所を清潔にする。

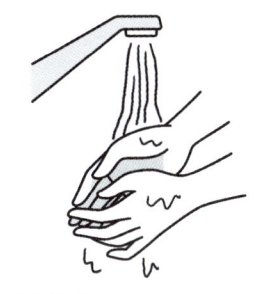

② 手を洗う。

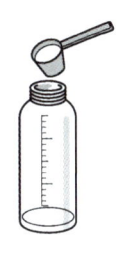

③ 調製粉乳を正確に計り、哺乳瓶に入れる。

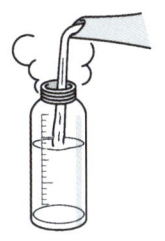

④ 消毒済みの哺乳瓶に、一度沸騰して 70℃以上*に冷ました湯を、でき上がり量の 2／3 程度入れる。

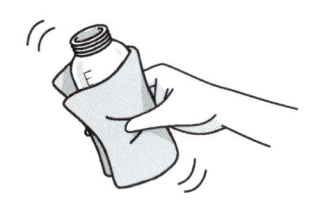

＊粉乳にサカザキ菌が混入しても、70℃で殺菌される。

⑤ やけどをしないように、清潔なふきんや布などで哺乳瓶を包み、哺乳瓶を軽く振って溶かす。

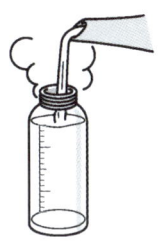

⑥ 泡の下を目盛に合わせできあがり量まで湯を加える。哺乳瓶に乳首をつけてキャップをかぶせる。

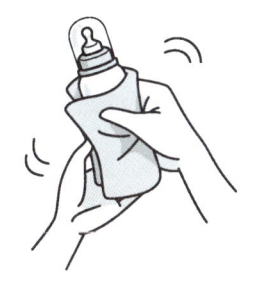

⑦ 中身が完全に溶けるまで瓶をゆっくり振る、あるいは回転させる。やけどに注意する。

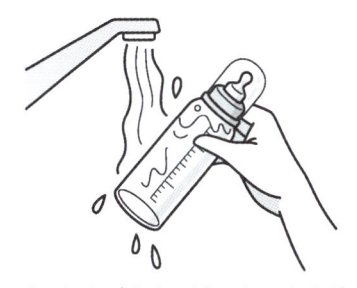

⑧ 中身が完全に溶けたことを確かめ、直ちに哺乳瓶を流水で冷ますか、あるいは冷水の入った容器に入れて、授乳できる人肌の温度になるまで冷ます。このとき、乳首に水が掛からないように気をつける。

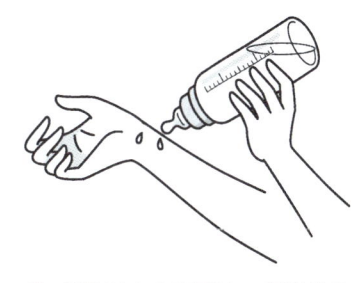

⑨ 授乳温度の確認は、保育者の上腕内側に乳汁を垂らして行う。熱ければ、再度、哺乳瓶を冷やして適温にする。調乳後 2 時間たって飲まなかったものは廃棄する。

図 5-9　無菌操作法による調乳の手順

※ WHO の基準では先に湯を入れて、後から調製粉乳を入れるようになっているが、これでは湯気により、スプーンに調製粉乳が付着し、哺乳瓶に適切に入れることが難しい。そのため、国内メーカー各社などでは先に調製粉乳を入れ、後から湯をそそぐ手順を推奨している。本稿もそれに沿った。

FAO/WHO 共同作成「乳児用調製粉乳の安全な調乳、保存及び取り扱いに関するガイドライン」2007

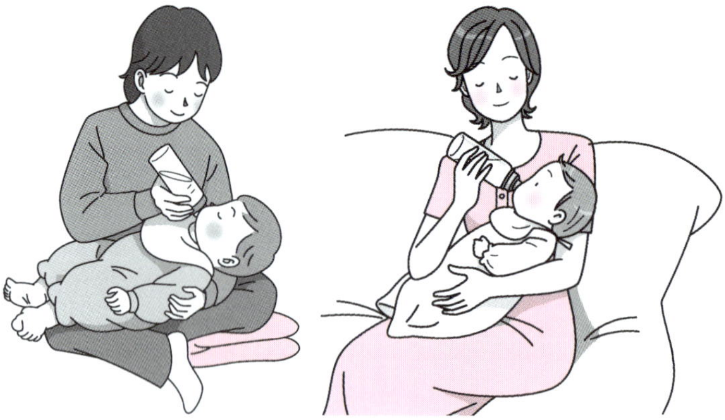

図5-10 授乳時の乳児の抱き方　　　　　　　　　図5-12 乳児に排気させる抱き方

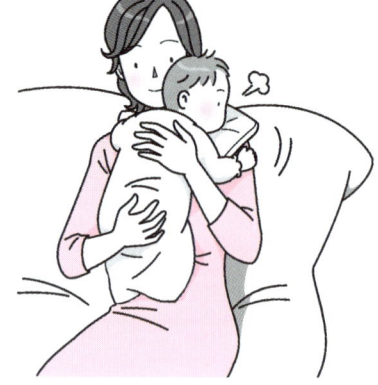

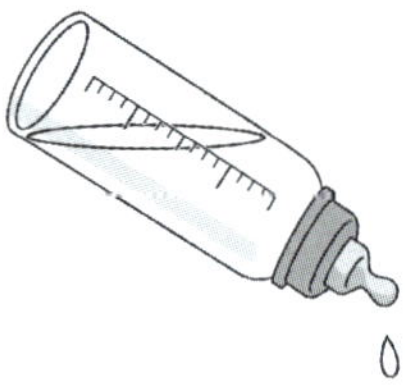

お互いに無理な力の入らない安定した姿勢をとり，赤ちゃんを見つめる。赤ちゃんのあごがつき出たり，首がそり返るとミルクが気管に入り誤嚥しやすい。

図5-11 哺乳瓶の角度

表5-16　授乳回数と授乳量

回数		1回授乳量	
0か月	1日7～8回	0～1，2か月	80ml
1～3か月	1日6回	1～2か月	120～150ml
4～5か月	1日5回	2～3か月	150～160ml
		3～4か月	200ml

本田義信『周産期医学』vol.35（増刊号），東京医学社，2005，p.366

⑤ 授乳：保育者は授乳に適した姿勢で子どもを抱き，子どもの頭部と腰部を支えて姿勢を安定させる（図5-10）。
　瓶を斜めに傾けるとミルクが勢いよく出るので，しばらくして乳首からぽたぽた落ちる状態になってから授乳する。空気を飲み込まないように，哺乳瓶を傾けて乳首から瓶の口にミルクを満たす角度を保ちながら授乳する（図5-11）。

⑥ **授乳後の排気**：乳児は，哺乳瓶からミルクを飲むときに空気を一緒に飲み込みやすい。授乳後は胃にたまった空気を吐きださせるために，体を起こした姿勢に抱き（図5-12）背中をさすりながら排気（げっぷ）をさせる。

⑦ 飲んだミルクの量を記録する。

(8) 授乳回数と授乳量

授乳回数と授乳量の目安を表5-16に示す。

3．混合栄養

　母乳不足や日中の勤務により，母乳が与えられず母乳栄養と人工栄養を併用することを**混合栄養**という。母乳を飲ませたあとに，人工乳を追加する，母乳と人工乳を交互に与える，早朝と夜間のみ母乳を与える場合がある。母乳不足のために混合栄養を行う場合は，母乳分泌を維持するために授乳回数をできるだけ増やすとともに搾乳を積極的に行うとよい。

§3 離乳の意義とその実践

1. 離乳の定義

　離乳とは，成長に伴い，母乳または育児用ミルク等の乳汁だけでは不足してくるエネルギーや栄養素を補完するために，乳汁から幼児食に移行する過程をいい，その時に与えられる食事を離乳食という。WHO では離乳食を「Complementary Feeding」といい，いわゆる「補完食」と訳されることがある。

　離乳期に子どもの摂食機能は，乳汁を吸うことから，食物をかみつぶして飲み込むことへと発達する。摂取する食品の量や種類が徐々に増え，献立や調理の形態も変化していく。また摂食行動は次第に自立へと向かっていく。

　離乳については，子どもの食欲，摂食行動，成長・発達パターン等，子どもにはそれぞれ個性があるので，画一的な進め方にならないよう留意しなければならない。また，地域の食文化，家庭の食習慣等を考慮した無理のない離乳の進め方，離乳食の内容や量を，それぞれの子どもの状況にあわせて進めていくことが重要である。

2. 離乳の必要性

① エネルギーと栄養素の補給

　生後5〜6か月ごろになると乳児の成長・発達は目覚しく，水分の多い乳汁だけでは，乳児の発育に必要なエネルギー，たんぱく質，鉄，亜鉛，その他のミネラル，ビタミンなどが不足してくる。そこで，乳汁以外の食物からの栄養補給が必要になる。

② 消化機能の増強

　乳児期後半になると，唾液（だえき）をはじめ消化液の分泌量が増え，歯も萌出（ほうしゅつ）してくる。この時期，離乳食を与えると消化酵素が活性化することが認められている。このような消化機能の発現の機会をとらえ，乳児に乳汁以外の食物を与えれば，離乳食への興味を喚起し，消化力の増強を図ることができる。

③ 摂食機能の発達を助長

　乳児の摂食機能は，乳汁を吸うことからなめらかにすりつぶした状態のものを飲み込み，次第に舌でつぶせるもの，歯ぐきでつぶせるものというように固さを順次増していき，歯茎でかみつぶして飲み込むことへ発達する。各時期に適した調理形態の食物を与え，咀しゃく・嚥下機能の発達を促す。

④ 精神発達の助長

　離乳食を与えることにより，乳汁以外の味，匂い，触感，形などにより，味覚，嗅覚，触覚，視覚などが刺激され，これらの発達を促す。また，離乳が進むに従い，家族とともに食卓を囲むことができるようになることは精神発達を促す（第2章 §1の4　表2-2参照）。

⑤ 正しい食習慣の確立

　離乳期に用いる食品の適切な選択や調理法，ならびに適切な与え方（食事時間，回数など）により，望ましい食事の習慣が身につき生活リズムが形成される。これらは幼児期の正しい食習慣の確立につながる。

3. 離乳開始前の留意点

(1) 授乳時刻の調整

授乳や離乳食の時間が不規則であると，食欲不振になったり，消化器官の負担が増し，消化器障がいの原因にもなりやすい。そこで，離乳開始前に授乳時間を約4時間おきに調整し，乳児の**生活リズム**を形成しておくことが大切である。

(2) 健康状態の観察

離乳は健康状態の良好なときに開始する。低出生体重児などで，発育遅延がみられたり，下痢をしやすい，あるいは皮膚にトラブルがある場合などは，医師と離乳開始時期，離乳方法などを相談する。

4. 離乳の開始

離乳の開始とは，なめらかにすりつぶした状態の食物を初めて与えたときをいう。開始時期の子どもの発達状況の目安としては，首のすわりがしっかりして寝返りができ，5秒以上座れる，スプーンなどを口に入れても舌で押し出すことが少なくなる（哺乳反射の減弱），食べ物に興味を示すなどがあげられる。その時期は生後5～6か月頃が適当である。ただし，子どもの発育および発達には個人差があるので，月齢はあくまでも目安であり，子どもの様子をよく観察しながら，親が子どもの「食べたがっているサイン」に気がつくように進められる支援が重要である。

なお，離乳の開始前の子どもにとって，最適な栄養源は乳汁（母乳または育児用ミルク）であり，離乳の開始前に果汁やイオン飲料を与えることの栄養学的な意義は認められていない。イオン飲料は，授乳期および離乳期を通して基本的に摂取の必要はなく，必要な場合は，医師の指示に従うことが大切である。多量摂取による乳幼児のビタミンB_1欠乏が報告されている。また，**蜂蜜は，乳児ボツリヌス症を引き起こすリスクがあるため，1歳を過ぎるまでは与えない**。乳児ボツリヌス症とは，食品中にボツリヌス毒素が存在して起こる従来のボツリヌス食中毒とは異なり，1歳未満の乳児が，芽胞として存在しているボツリヌス菌を摂取し，当該芽胞が消化管内で発芽，増殖し，産生された毒素により発症するものである。

5. 離乳の進行

離乳の進行は，子どもの発育および発達の状況に応じて食品の量や種類及び形態を調整しながら，食べる経験を通じて摂食機能を獲得し，成長していく過程である。食事を規則的に摂ることで生活リズムを整え，食べる意欲を育み，食べる楽しさを体験していくことを目標とする。食べる楽しみの経験としては，いろいろな食品の味や舌ざわりを楽しむ，手づかみにより自分で食べることを楽しむといったことだけでなく，家族等が食卓を囲み，共食を通じて食の楽しさやコミュニケーションを図る，思いやりの心を育むといった食育の観点も含めて進めていくことが重要である。

「授乳・離乳の支援ガイド」に示されている離乳の進め方の目安を次々頁表5-17に示す。

《離乳初期（生後5か月～6か月頃）》

離乳食を飲み込むこと，その舌ざわりや味に慣れることが主目的である。離乳食は**1日1回**

与える。母乳または育児用ミルクは，授乳のリズムに沿って子どもの欲するままに与える。

食べ方は，口唇を閉じて，捕食や嚥下ができるようになり，口に入ったものを舌で前から後ろへ送り込むことができる。

《離乳中期（生後7か月～8か月頃）》

生後7～8か月頃からは舌でつぶせる固さのものを与える。離乳食は**1日2回**にして生活リズムを確立していく。母乳または育児用ミルクは離乳食の後に与え，このほかに授乳のリズムに沿って母乳は子どもの欲するままに，ミルクは1日に3回程度与える。

食べ方は，舌，顎の動きは前後から上下運動へ移行し，それに伴って口唇は左右対称に引かれるようになる。食べさせ方は，平らな離乳食用のスプーンを下唇にのせ，上唇が閉じるのを待つ。

《離乳後期（生後9か月～11か月頃）》

歯ぐきでつぶせる固さのものを与える。離乳食は**1日3回**にし，食欲に応じて，離乳食の量を増やす。離乳食の後に母乳または育児用ミルクを与える。このほかに，授乳のリズムに沿って母乳は子どもの欲するままに，育児用ミルクは1日2回程度与える。

食べ方は，舌で食べ物を歯ぐきの上に乗せられるようになるため，歯や歯ぐきで潰すことができるようになる。口唇は左右非対称の動きとなり，噛んでいる方向によっていく動きがみられる。食べさせ方は，丸み（くぼみ）のある離乳食用のスプーンを下唇にのせ，上唇が閉じるのを待つ。

手づかみ食べは，生後9か月頃から始まり，1歳過ぎの子どもの発育および発達にとって，積極的にさせたい行動である。食べ物を触ったり，握ったりすることで，その固さや触感を体験し，食べ物への関心につながり，自らの意志で食べようとする行動につながる。子どもが手づかみ食べをすると，「周りが汚れて片付けが大変」，「食事に時間がかかる」等の理由から，手づかみ食べをさせたくないと考える親もいる。そのような場合，手づかみ食べが子どもの発育および発達に必要である理由について情報提供することで，親が納得して子どもに手づかみ食べを働きかけることが大切である。

6. 離乳の完了

離乳の完了とは，形のある食物を**かみつぶす**ことができるようになり，エネルギーや栄養素の大部分が母乳または育児用ミルク以外の食物から摂取できるようになった状態をいう。その時期は**生後12か月から18か月頃**である。食事は1日3回となり，その他に1日1～2回の補食を必要に応じて与える。母乳または育児用ミルクは，子どもの離乳の進行および完了の状況に応じて与える。なお，離乳の完了は，母乳または育児用ミルクを飲んでいない状態を意味するものではない。食べ方は，手づかみ食べで前歯で噛み取る練習をして，一口量を覚え，やがて食具を使うようになって，自分で食べる準備をしていく。

7. 食品の種類と調理

ア　食品の種類と組合せ

与える食品は，離乳の進行に応じて，食品の種類および量を増やしていく。

離乳の開始は，おかゆ（米）から始める。新しい食品を始める時には離乳食用のスプーンで1さじずつ与え，子どもの様子をみながら量を増やしていく。慣れてきたらじゃがいもや人参等の野菜，果物，さらに慣れたら豆腐や白身魚，固ゆでした卵黄など，種類を増やしていく。

表 5-17 離乳の進め方の目安

		離乳の開始　→　離乳の完了			
		以下に示す事項は，あくまでも目安であり，子どもの食欲や成長・発達の状況に応じて調整する。			
		離乳初期 生後5〜6か月頃	離乳中期 生後7〜8か月頃	離乳後期 生後9〜11か月頃	離乳完了期 生後12〜18か月頃
食べ方の目安		○子どもの様子をみながら1日1回1さじずつ始める。 ○母乳や育児用ミルクは飲みたいだけ与える。	○1日2回食で食事のリズムをつけていく。 ○いろいろな味や舌ざわりを楽しめるように食品の種類を増やしていく。	○食事リズムを大切に，1日3回食に進めていく。 ○共食を通じて食の楽しい体験を積み重ねる。	○1日3回の食事リズムを大切に，生活リズムを整える。 ○手づかみ食べにより，自分で食べる楽しみを増やす。
調理形態		なめらかにすりつぶした状態	舌でつぶせる固さ	歯ぐきでつぶせる固さ	歯ぐきで噛める固さ
1回当たりの目安量					
Ⅰ	穀類（g）	つぶしがゆから始める。 すりつぶした野菜等も試してみる。 慣れてきたら，つぶした豆腐・白身魚・卵黄等を試してみる。	全がゆ 50〜80	全がゆ 90〜軟飯80	軟飯90〜 ご飯80
Ⅱ	野菜・果物（g）		20〜30	30〜40	40〜50
Ⅲ	魚（g）		10〜15	15	15〜20
	又は肉（g）		10〜15	15	15〜20
	又は豆腐（g）		30〜40	45	50〜55
	又は卵（個）		卵黄1〜 全卵1/3	全卵1/2	全卵1/2〜2/3
	又は乳製品（g）		50〜70	80	100
歯の萌出の目安			乳歯が生え始める。	1歳前後で前歯が8本生えそろう。 離乳完了期の後半頃に奥歯（第一乳臼歯）が生え始める。	
摂食機能の目安		口を閉じて取り込みや飲み込みが出来るようになる。	舌と上あごで潰していくことが出来るようになる。	歯ぐきで潰すことが出来るようになる。	歯を使うようになる。

※衛生面に十分に配慮して食べやすく調理したものを与える

「授乳・離乳の支援ガイド」厚生労働省，2019

離乳が進むにつれ，魚は白身魚から赤身魚，青皮魚へ，卵は卵黄から全卵へと進めていく。食べやすく調理した脂肪の少ない肉類，豆類，各種野菜，海藻と種類を増やしていく。脂肪の多い肉類は少し遅らせる。野菜類には緑黄色野菜も用いる。ヨーグルト，塩分や脂肪の少ないチーズも用いてよい。牛乳は離乳食調理の素材としては，1歳前に使用してもよいが，飲用として与える場合は，牛乳貧血の予防の観点から，1歳を過ぎてからが望ましい。牛乳貧血について，牛乳は，カルシウムとリンの含有量が多く，鉄と不溶性の複合物を形成し，腸からの鉄吸収を阻害する。また，牛乳を多飲すると腸管アレルギーのひとつとされる消化管出血がみられ，さらに鉄の損失を招くという報告もある。これらの理由などから鉄欠乏症になることがあり，牛乳の飲用は1歳を過ぎてからとされている。(五十嵐 隆 監修『授乳・離乳の支援ガイド（2019年改訂版）実践の手引き』母子衛生研究会 発行，2020，p.100より引用・一部改変)。

離乳食に慣れ，1日2回食に進む頃には，穀類（主食），野菜（副菜）・果物，たんぱく質性食品（主菜）を組み合わせた食事とする。また，家族の食事から調味する前のものを取り分けたり，薄味のものを適宜取り入れたりして，食品の種類や調理方法が多様となるような食事内容とする。

母乳育児の場合，生後6か月の時点で，ヘモグロビン濃度が低く，鉄欠乏を生じやすいとの報告がある。また，ビタミンD欠乏によるくる病の増加の指摘もあることから，母乳育児を行っている場合は，適切な時期に離乳を開始し，鉄やビタミンDの供給源となる食品を積極的に摂取するなど，進行を踏まえてそれらの食品を意識的に取り入れることが重要である。次頁表5-18に鉄を多く含む食品を示す。なお，育児用ミルクやフォローアップミルクを調理素材として利用することも勧められる。

イ　調理形態・調理方法

離乳の進行に応じて，食べやすく調理したものを与える（次々々頁表5-19）。子どもは細菌への抵抗力が弱いので，調理を行う際には衛生面に十分に配慮する。

食品は，子どもが口の中で押しつぶせるように十分な固さになるよう加熱調理をする。初めは「つぶしがゆ」とし，慣れてきたら粗つぶし，つぶさないままへと進め，軟飯へと移行する。野菜類やたんぱく質性食品などは，初めはなめらかに調理し，次第に粗くしていく。離乳中期頃になると，つぶした食べ物をひとまとめにする動きを覚え始めるので，飲み込みやすいようにとろみをつける工夫も必要になる。

調味について，離乳の開始時期は，調味料は必要ない。離乳の進行に応じて，食塩，砂糖など調味料を使用する場合は，それぞれの食品のもつ味を生かしながら，薄味でおいしく調理する。油脂類も少量の使用とする。

離乳食の作り方の提案にあたっては，その家庭の状況や調理する者の調理技術等に応じて，手軽においしく安価でできる具体的な提案が必要である。

8. 成長の目安

食事の量の評価は，成長の経過で評価する。具体的には，成長曲線のグラフに，体重や身長を記入して，成長曲線のカーブに沿っているかどうかを確認する（第2章§1の2参照）。からだの大きさや発育には個人差があり，一人ひとり特有のパターンを描きながら大きくなっていく。身長や体重を記入して，その変化をみることによって，成長の経過を確認することができる。

体重増加がみられず成長曲線からはずれていく場合や，成長曲線から大きくはずれるような

表5-18 鉄を多く含む食品

動物性食品			植物性食品		
食品名	可食部100gあたりの鉄含有量(mg)	食品の常用量の目安	食品名	可食部100gあたりの鉄含有量(mg)	食品の常用量の目安
レバーペースト	7.7	15g(大さじ1)	豆腐(もめん)	1.5	100〜150g(1/2丁)
鶏レバー	9.0	60g(1羽分)	納豆	3.3	40g(1パック)
豚レバー	13.0	50g(小1枚)	きな粉	8.0	6g(大さじ1)
牛肉(もも赤身)	2.7	80〜100g(1枚)	小松菜(生)	2.8	100g(1/3束)
豚肉(かた赤身)	1.1	80〜100g(1枚)	ほうれん草	2.0	100g(1/3束)
かつお	1.9	80g(切り身1枚)	チンゲン菜(生)	1.1	100g(1/3束)
めじまぐろ	1.8	80g(切り身1切)	ごま(乾)	9.6	10g(大さじ1)
卵黄	4.8	20g(1個)	ひじき(ステンレス釜,乾)	6.2	10g(大さじ2/3)
あさり缶(水煮)	30.0	10g(大さじ1)	ひじき(鉄釜,乾)	58.0	

柳澤正義 監修 母子衛生研究会 編集『授乳・離乳の支援ガイド 実践の手引き』母子保健事業団 発行,2008, p.96を日本食品標準成分表（八訂）増補2023年により著者変更

急速な体重増加がみられる場合は医師に相談し，その後の変化を観察しながら適切に対応する。

9. 離乳食作りの留意点

① 衛生的な取り扱い

乳児は細菌に対する抵抗力が弱い。そのうえ離乳食は水分が多く，薄味で栄養価が高いために細菌に汚染されると腐敗しやすい。また，調理方法もつぶしたり裏ごししたりすることが多いので，細菌汚染の機会が多くなる。そのため，新鮮な材料を衛生的に取り扱い，調理の際は加熱の必要があるものは十分に火を通す。調理後は時間を置かずに与えることが大切である。

② 栄養のバランスを配慮

離乳開始後1か月を過ぎたころからは，毎食，栄養のバランスに配慮する。また，様々な食品，調理法を取り入れ，味，口触りなどに変化をもたせ，乳児の食体験を豊かにさせる。

③ 発達段階に合わせた調理形態

月齢や発達段階に合わせて固さ，大きさ，粘度などを配慮する。味付けは薄味を基本とし，塩分は0.5％以下，甘味は1〜3％程度とする。しかし，乳児が喜んで食べるならばとくに味付けは必要ない。

④ 大人の食事からの取り分け

大人の食事から取り分けて離乳食を作ることは，大人用の調理と一緒にできるので，同じ食材が使えて無駄がなく，調理時間の節約にもつながる。また，大人の食事とほぼ同時にできあがることが多く，家族一緒に食事ができる。家族で食卓を囲むことは，「おいしさ」を共感したり，子どもの食べものへの興味・関心や食べる意欲を育てることができる。

大人の食事から取り分ける際には，大人の食事に乳幼児が食べられる食材が入っていること，簡単に離乳食に展開できる食材や調理法を選ぶこと，また，大人用の濃い味付けをする前に取り分けることが必要である。なお，取り分ける材料の固さや大きさは，乳幼児の成長や咀しゃく機能の発達段階に合わせること，さらに，取り分けた後に，刻む，つぶす，とろみをつける，汁気を多くするなど，乳幼児が食べやすい調理を心がけることに配慮する。

10. ベビーフード

現在，各月齢の乳児に適する多種類の**ベビーフード**が市販されている。種類は**ドライタイプ**と**ウェットタイプ**に大別される。ドライタイプには熱風乾燥した**粉末製品**と，急速冷凍後に乾燥させた**フリーズドライ製品**がある。粉末製品は離乳初期に用いるかゆや野菜のマッシュなどが多い。フリーズドライ製品には粒状のものとペースト状に仕上がるものがある。適量の熱湯

を加えて使用する。乾燥状態なので必要量を使用し，残りは保存することができる。ウェットタイプにはびん詰め製品とレトルト製品があり，開封後，そのまま与えられるので外出時などは便利である。

<u>ベビーフードは単品で用いるほかに，手作りの離乳食と併用すると食品数，調理形態も豊かになる。</u>また，ベビーフードは各月齢に合わせて粘度，固さ，味，粒の大きさなどが調整されているので，離乳食を手作りする場合の見本ともなる。さらに，製品の外箱などに離乳食メニューの提案がされているものもあり，離乳食の取り合わせの参考になる。表 5-20 にベビーフードの利点と課題を，表 5-21 に利用時の留意点を示す。

表 5-20 ベビーフードの利点と課題

利点	課題
① 単品で用いるほかに，手作りの離乳食と併用すると，食品数，調理形態も豊かになる。 ② 月齢に合わせて粘度，固さ，粒の大きさなどが調整されているので，離乳食を手作りする場合の見本となる。 ③ 製品の外箱などに離乳食メニューが提案されているものもあり，離乳食の取り合わせの参考になる。	① 多種類の食材を使用した製品は，それぞれの味や固さが体験しにくい。 ② ベビーフードだけで1食をそろえた場合，栄養素などのバランスがとりにくい場合がある。 ③ 製品によっては子どもの咀しゃく機能に対して固すぎたり，軟らかすぎることがある。

「授乳・離乳の支援ガイド」厚生労働省，2019

表 5-21 ベビーフードを利用するときの留意点

◆ **子どもの月齢や固さのあったものを選び，与える前には一口食べて確認を。**
子どもに与える前に一口食べてみて，味や固さを確認するとともに，温めて与える場合には熱すぎないように温度を確かめる。子どもの食べ方をみて，固さ等が適切かを確認。

◆ **離乳食を手づくりする際の参考に。**
ベビーフードの食材の大きさ，固さ，とろみ，味付け等が，離乳食を手づくりする際の参考に。

◆ **用途にあわせて上手に選択を。**
そのまま主食やおかずとして与えられるもの，調理しにくい素材を下ごしらえしたもの，家庭で準備した食材を味つけするための調味ソースなど，用途にあわせて種類も多様。外出や旅行のとき，時間のないとき，メニューを1品増やす，メニューに変化をつけるときなど，用途に応じて選択する。不足しがちな鉄分の補給源として，レバーなどを取り入れた製品の利用も可能。

◆ **料理や原材料が偏らないように。**
離乳食が進み，2回食になったら，ごはんやめん類などの「主食」，野菜を使った「副菜」と果物，たんぱく質性食品の入った「主菜」が揃う食事内容にする。ベビーフードを利用するに当たっては，品名や原材料を確認して，主食を主とした製品を使う場合には，野菜やたんぱく質性食品の入ったおかずや，果物を添えるなどの工夫を。

◆ **開封後の保存には注意して。食べ残しや作りおきは与えない。**
乾燥品は，開封後の吸湿性が高いため使いきりタイプの小袋になっているものが多い。瓶詰やレトルト製品は，開封後はすぐに与える。与える前に別の器に移して，冷凍又は冷蔵で保存することもできる。食品表示をよく読んで適切な使用を。衛生面の観点から，食べ残しや作りおきは与えない。

「授乳・離乳の支援ガイド」厚生労働省，2019

表5-19 離乳の進行別 食品の使い方

●離乳初期（5～6か月頃）

Ⅰ 穀類	米	10倍がゆを炊き、米粒をていねいにすりつぶす。慣れてきたら、つぶし方を少し粗くする。→炊き方は本章調理実習課題参照
	パン	細かくちぎった食パンに、育児用ミルク、スープを加えて加熱する。冷凍したパンをすりおろして使うと、なめらかな口当たりのパンがゆができる。
	じゃがいも・さつまいも	ゆでて熱いうちにつぶし、ゆで汁でゆるめる。
	ベビーフードのかゆ製品	乾燥製品は、熱湯、育児用ミルクなどでゆるく溶く。
	麺類	離乳食に慣れてきたら、乾麺を使用できる。麺類には塩分が含まれているので、ゆでた後によく水洗いする。細かく刻み、だし汁で煮込む。
Ⅱ 野菜・果物	果菜類 葉茎菜類 根菜類	最初は食べやすく、調理もしやすいかぼちゃ、かぶ、にんじん、大根、トマトなどが適している。徐々にほうれん草の葉先、キャベツ、白菜、玉ねぎ、ブロッコリー（つぼみの部分）なども使用できる。トマトや大根おろしは生のままでよい。大根おろしが辛い時は加熱する。
	果物	りんごなどをすりおろして与える。バナナは新鮮なものをすりつぶす。ただし、バナナは糖質を多く含むので、与えすぎに注意する。
Ⅲ たんぱく質性食品	豆腐	ゆでたものをすりつぶす。絹ごし豆腐のほうがなめらかになる。
	きな粉	米がゆ、マッシュポテトなどに加えて使用する。栄養価はほとんど大豆と同じである。消化しやすい。
	魚	比較的脂肪が少なく、肉質の軟らかい、味の淡白な白身魚を使う。魚は加熱すると、たんぱく質が変性して身が固くなる。よくつぶしてかゆや野菜と混ぜたり、汁ものに入れたり、とろみをつけるなどの工夫が必要である。しらす干しはよく水で洗って塩分を除き、すりつぶして加熱する。
	卵	固ゆでにした卵黄を使う。

> **新しい食品を与える時の注意点**
>
> 新しい食品を与える時は1日1種類とし、離乳食用のスプーンで1さじ与える。こうすることで、その食品への子どもの慣れやアレルギー反応の有無が確認できる。異常がなければ、1日ごとに1さじずつ増やしていく。子どもがよく食べるからといって、一度に多く与えることは避ける。食事時間は、親子とも落ち着いて食事に専念できる時間がよい。また、異常が起きた場合に受診しやすい平日の午前中が望ましい。

●離乳中期（7～8か月頃）

Ⅰ 穀類	米	7倍がゆが目安で、軟らかく炊けば、米粒をつぶす必要はない。→炊き方は本章調理実習課題参照
	パン	小さくちぎり、育児用ミルクや牛乳、スープなどでさっと煮る。または、浸す程度でもよい。ただし、牛乳は加熱して用いる。
	じゃがいも・さつまいも・さといも	蒸したり、うす味で煮たものをやや粗くつぶし、湯や煮汁でゆるめる。
	麺類	そうめん、うどんの他、マカロニや細めのスパゲティも使える。いずれも軟らかくゆで、米粒大に細かく刻む。
	コーンフレーク	プレーンタイプを細かく砕き、育児用ミルクまたは牛乳を加えてひと煮立ちさせる。
	オートミール	オートミールを湯に入れ、塩少々を加えて火にかけ、沸騰後弱火で3分ほど煮る。沸かした牛乳をかける。
Ⅱ 野菜・果物	野菜類 葉茎菜類 根菜類	なす、トマト、きゅうり、ピーマン、カリフラワー、ねぎ、にら、アスパラガス、さやいんげん、さやえんどうなども使用できる。軟らかくゆでる、煮る、炒めるなどして、刻んだり粗つぶしにしたりして用いる。トマト、きゅうりは生でもいいが、レタスはゆでたほうが食べやすい。
	海藻類	細かくもんだのり、軟らかく煮て刻んだわかめなども使用することができる。
Ⅲ たんぱく質性食品	魚	白身魚に慣れたら、赤身魚を与える。加熱したものを細かくほぐして与える。缶詰のさけやツナなども細かくほぐして使ってもよい。
	肉	鶏のささみが適している。ささみは、凍らせた身をすりおろして調理すると、なめらかに仕上がる。
	納豆	細かく刻む。
	高野豆腐	そのまますりおろし、米がゆ、野菜の含め煮、みそ汁などに入れ、加熱して使用する。
	卵	慣れたら料理に全卵を用いてもよいが、完全に火を通す。
	乳製品 牛乳	パンがゆ、マッシュポテト、クリーム煮、シチューなどの調理用に使う。育児用ミルクを用いてもよい。
	乳製品 ヨーグルト	プレーンタイプのヨーグルトを使う。加糖ヨーグルトにはしょ糖の含有量が多いものもあり、それらは、乳児にとって甘みが強すぎる。
	乳製品 チーズ	塩分や脂肪分の少ないチーズを使う。かゆやシチューに入れて加熱し、煮溶かすと食べやすい。カッテージチーズは水分含有量が多いので、開封後の保存に注意する。クリームチーズは脂質が多く、たんぱく質が少ないので使用は控える。

●離乳後期（9〜11か月頃）

Ⅰ 穀類	米	9か月頃は5倍がゆが目安になるが，徐々に軟飯に慣れさせる。 →炊き方は本章調理実習課題参照
	パン	軟らかいパンは，小さくちぎってそのまま与える。トーストは，育児用ミルクや加熱した牛乳に浸して与えてもよい。手づかみ食べができるようなら，持ちやすい大きさに切って与える。
	いも類	つぶし方を粗めにする。
	麺類	軟らかくゆで，1〜2cmくらいの長さに切る。手づかみ食べができるようになったら，少し長めに切ってもよい。
	コーンフレーク	砕いて，育児用ミルクまたは加熱した牛乳をかける。
	オートミール	離乳中期（7〜8か月頃）を参照。
	ホットケーキ	軟らかく焼き，ちぎって与える。うまく飲みこめない時は，育児用ミルクやフォローアップミルク，加熱した牛乳に浸すとよい。
	クラッカー	主食の一部として，細かく砕いて与える。手に持って食べられる場合は，そのまま持たせる。
Ⅱ 野菜・果物	野菜類 葉茎菜類 根菜類	食物繊維（不溶性）の多い野菜以外は，軟らかく煮れば，ほとんどの野菜・果物を使うことができる。手づかみをしたい乳幼児には，手に持ちやすい大きさに調理する。
Ⅲ たんぱく質性食品	魚・貝類	いわし，さば，さんまなどの青皮魚，かき（貝）の軟らかい部分などを用いてもよい。十分に加熱する。
	肉	豚，牛の赤身肉を使うことができる。最初はひき肉が調理しやすく，食べやすい。レバーも少量なら鉄の含有量が豊富で勧められる。
	大豆	軟らかく煮たものをつぶして与える。丸のまま与えると気管に詰まることがあるので，必ずつぶして与える。
	納豆・高野豆腐	離乳中期（7〜8か月頃）を参照。
	卵	全卵が使えたら，マヨネーズを使用してもよい。
	乳製品	離乳中期（7〜8か月頃）を参照。

●離乳完了期（12〜18か月頃）

Ⅰ 穀類	米	軟飯からごはんに慣れさせる。家族の食事から取り分けたごはんが固い時には，湯を加えてラップし，電子レンジで加熱するとよい。
	パン	うすく切った食パンにバターやジャムを塗って，ロールサンドにすると手に持って食べやすい。
	いも類	口に入れやすい大きさ，または，手に持ちやすい形に切って調理する。素揚げ，天ぷら，コロッケなどにしてもよい。
	麺類	軟らかくゆで，2〜3cm前後の長さに切れば，手づかみ食べがしやすい。
	コーンフレーク，ホットケーキ，クラッカー	ホットケーキは，手に持ちやすい大きさに切って与えるとよい。
Ⅱ 野菜・果物	野菜類 葉茎菜類 根菜類	食物繊維（不溶性）の多い野菜以外は，軟らかく煮れば，ほとんどの野菜・果物を使うことができる。手づかみ食べをするには，手に持ちやすい大きさに調理する。素揚げ，天ぷら，コロッケなどにしてもよい。
Ⅲ たんぱく質性食品	魚	新鮮でうす味のものであれば，干物も与えられる。大根おろしやごはんと混ぜるなどして塩分を調整する。
	肉	ハンバーグや肉団子など，固めた料理を取り入れる。うす切り肉を細かく刻んで使用することもできる。コンビーフ，ウインナー，ハムなどは添加物や塩分の少ないものを選び，加熱して用いる。
	生揚げ，がんもどき，油揚げ	油抜きして利用が可能。煮つけや汁の実に使える。油揚げはたんぱく質含有量は少ないが，みそ汁やうどんなどに使うとよい。
	卵	だし巻き卵，オムレツ，卵サンドイッチなどさまざまな料理に取り入れる。
	乳製品	離乳中期（7〜8か月頃）を参照。

五十嵐 隆 監修『授乳・離乳の支援ガイド（2019年改訂版）実践の手引き』母子衛生研究会 発行，2020，pp.95-98 より一部改変

11. 保育士による離乳食供与上の留意点

(1) 子どもの咀しゃく力を発達させる与え方をする

最初は捕食の仕方を覚える。口に入った食物を，口を閉じて，舌を上顎に押し付けながら食物を後ろに送り，ゴクリと飲み込む。図5-13に示すように，スプーンのボウル部を下唇の上にのせ，食物がきたことの合図を送り，乳児自身が上唇を下げて食物を取り込むのを待って，スプーンを引き抜く。この時，図5-14に示すように，スプーンを口の奥に入れたり，食物を上顎にこすりつけたりしないよう注意する。

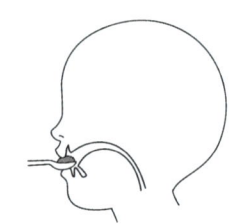

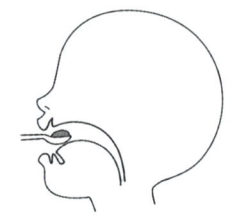

図5-13 適切な食べさせ方　　　図5-14 不適切な食べさせ方

次々頁表5-22に月齢別の支援のポイントを示す。咀しゃく力の発達上の舌と唇の特徴的な動きは第2章§2の1 表2-5を参照する。

(2) 窒息事故を防ぐための安全な食べさせ方

① 0歳児

厚生労働省より，「教育・保育施設等における事故防止及び事故発生時の対応のためのガイドライン（以下，ガイドラインとする）」が出されているので，その中から資料を示す（表5-23）。

表5-23 窒息事故を防ぐための安全な食べさせ方（0歳児）

チェックポイント
○子どもの正面に座り，「あーん」「おいしいね」「もぐもぐ」などと声をかけ，口の動きを促す。
○目を離さず，一人一人の嚥下の様子をしっかり見ていく。
○食事の途中で，眠くなってしまったら無理に食べさせない。
○腰がしっかり安定するように，椅子の工夫をしていく。

離乳期の区分	形態	特徴	子どもの姿	配慮
離乳開始前	液状の物	・母乳やミルク以外の物に慣れる。	・大人の食べる様子を見て欲しがる。 ・手にした物をなめたり，指しゃぶりをしたりする。	・初めての食材は，家庭で試してもらう。 ・家庭での様子を把握していく。 ・栄養士，担任，保護者と連携をとりながら進めていく。
5～6か月頃	なめらかにすりつぶした状態	・唇を閉じてごっくんと飲み込める。	・スプーンから食べ物を唇で取り込む。 ・「お口あーん」と声をかけられると自分で口を開ける。	・スプーンは浅く，口角の1/2～2/3の大きさとする。 ・口に入る量は，スプーン半分を目安とする。 ・開いた口の舌先にスプーンを置き，口が閉じるのを待ちスプーンを抜く。
7～8か月頃	舌でつぶせる固さ	・舌と上あごで食べ物をすりつぶして食べられるようになる。	・舌の使い方が上手になり，唇を閉じて口の中に食べ物を送ろうとする。 ・肉や魚など，舌ですりつぶしにくい物は口の中に残ったり出したりする。	・唇を閉じたら水平にスプーンを抜く。 ・飲み込めず口の中に残っている時は口から出す。 ・次の食べ物を口に入れる時には量を加減する。
9～11か月頃	歯茎でつぶせる固さ	・舌で食べ物を片側に寄せ，奥の歯茎で噛む動作ができるようになる。	・形ある食べ物を歯茎の方に送り，上下の歯茎でつぶす。 ・手づかみで食べる。 ・手のひらで押し込む。 ・コップを使って飲もうとする。	・「もぐもぐ，ごっくん」など声かけをしながらつめすぎや，まる飲みしないようにする。 ・のどを潤しながら食事をする。 ・別皿を使うなどして，手づかみ食べをしやすくする。 ・コップの使い始めは量を加減し，そばで見守る。
12～18か月頃	歯茎で噛める固さ	・前歯を使って食べ物を噛み切ったり奥歯で噛んだりするようになる。	・前歯でかじり，舌を上下左右に動かして移動させる。 ・歯の生えていない奥の方の歯茎でつぶして食べる。 ・スプーンやフォークを使って食べようとする。 ・食べる量や好き嫌いなど，個人差が出てくる。	・固い食材はしっかり噛んでいるか確認する。 ・スプーンやフォークで食べられる物を取り入れていく。（子ども用と介助用スプーンを用意する。） ・大きさや量を調節したり，「おいしいね」などの声かけをしたりすることで楽しい雰囲気をつくる。

教育・保育施設等における事故防止及び事故発生時の対応のためのガイドライン　事故防止のための取組み　施設・事業者向け　厚生労働省，2016

② 1・2歳児

ガイドラインよりポイントを示す（表5-24）。なお3歳以上児については，第6章 §2 の 4 (4) を参照する。

表5-24 窒息事故を防ぐための安全な食べさせ方（1・2歳児）

チェックポイント
○食の自立とともに，窒息事故が起こりやすくなることを把握しておく。
○保育者は，子どもの食べ方や様子が見えるようそばにつき，できるだけ立ち上がらず，落ち着いて安全に食べられるよう見守る。

特　徴	子どもの姿	配　慮
・歯の生え方や咀嚼力には個人差がある。 ・一口で食べられる適量がわかるようになり，食物の大きさや固さに適した食べ方が身に付いてくる。 ・唇を閉じたまま咀嚼するようになる。	・「いただきます」の挨拶をする。 ・スプーンやフォークを使って食べる。 ・手の機能が未発達のため，上手くすくえず，かき込んで食べてしまう。 ・噛まずに飲み込もうとする。 ・苦手な物や食べにくい食材を口の中にため込む。 ・おしゃべりや遊び食べをする。 ・食事中眠くなる。 ・「ごちそうさま」の挨拶をする。	・挨拶をすることで，食べ始めと食べ終わりの区切りをつけ，落ち着いて食事ができる環境をつくる。 ・一口の適量を知らせていく。 ・のどを潤しながら食事をする。 ・口の中の食べ物がなくなったことを確認してから，次の食べ物を口に入れる。 ・スプーンにのせる量や口の奥まで入れすぎないように，注意していく。 ・器の中が少なくなるとスプーンですくいづらくなり，かき込みやすくなるので保育者がスプーンにのせる等，配慮をする。 ・食べやすい大きさにして，「もぐもぐ」「かみかみ」などと声かけをし，よく噛んで食べることを知らせる。 ・飲み込みにくい様子が見られた時には，一度口の中から取り出す。 ・口の中に食べ物がある時は誤嚥の危険性が高くなるので，おしゃべりなどしないよう声かけをする。 ・食事を終わりにする時は，口の中に物が入っていないか確認する。 ・麦茶を飲んだりタオルで口を拭いたりした後，口の中に物が入っていないことを確認する。 ・年齢，発達によりブクブクうがいをして口の中を綺麗にすることを促す。

教育・保育施設等における事故防止及び事故発生時の対応のためのガイドライン　事故防止のための取組み　施設・事業者向け　厚生労働省，2016

(3) 食事中の見守りや安全な食べ方

ガイドラインより以下に示す。

① 見守りポイント

・子どもの食べ方の特徴を理解し，年齢発達や個人差に合った食事指導をしているか？
・安全に食べているか，子どもの表情が見える位置にいるか？
・常に食事中の見守りを怠らないようにする。
・食べ方に注意が必要な食材は，食べる前に説明をする。

② 安全な「食べ方」のポイント

＊安全な「食べ方」を身に付けて，窒息事故を予防する。
・食べることに集中する。
・姿勢を整える。5，6か月は開口時に舌が床に平行になる程度の頭部の角度にする（次頁図5-15参照）。7，8か月〜幼児期（顎や舌に力が入る姿勢）において，背もたれは，お風呂マットを当てて，カバーを掛けるなどの工夫をする。また，足元の高さもお風呂マットを切ったりくりぬいたりして工夫する。
・水分を取ってのどを潤してから食べる。
・遊びながら食べない。
・食べやすい大きさにする。
・つめ込みすぎない。
・口の中に食べ物がある時は，話をしない。
・よく噛んで食べる。
・幼児期の職員間の連携や，誤嚥や窒息につながりやすい食べ物の形状や性質，給食での使用を避ける食材を参照する。

表5-22 離乳期の支援のポイント

	離乳初期（生後5〜6か月頃） 嚥下機能獲得期・捕食機能獲得期	離乳中期（生後7〜8か月頃） 押しつぶし機能獲得期
支援の基本	スプーンにのった食べものを唇で取りこむ・唇を閉じてのどのほうへ送ってゴクンと飲みこむ動きを引き出す（第5章§3の1　図5-13,14参照）	上あご（口蓋）と舌との間で食べものを押しつぶす動きを引き出す。口の中で唾液と混ぜ，味を引き出して味わって食べる動きを促すようにする。
口腔の発達	下の前歯が生える準備として，歯ぐきが高くなり，舌が前方に突出するのを止め，舌で食べものをのどのほうへ送る動きを助けている。	下の前歯が生えてきて，口の中の容積が広がり食べものを押しつぶすという舌の動きも促進される（第2章§2の1　表2-5参照）
離乳食を与える姿勢	座位がまだしっかりとれない時期なので，体と首の角度に注意する。少し後ろに傾けた姿勢で，食べものが移動するのを助ける（図5-15）。	押しつぶしながら食べるために，あごや舌の力が必要になるので，一人で座れるようになったら，足底が床や椅子の補助板につく安定した姿勢をとる。これは，幼児期にかけても常に行いたい支援のひとつである（図5-16）。
食事の介助法	食べものを盛る量は，スプーンのボウル部の1/3から1/2程度を目安にする。下唇の中心にスプーンのボウル部分を半分くらいのせ，食べものが来たことの合図を送る。子ども自身が上唇を下げて食べものを取りこむのを待ちながら，上唇で食べものがこすり取られたらスプーンを水平に引き抜く。この方法はどの発達段階においても共通のものである。	舌の前方部で食物が取りこめるようにする。液状の食品は，一般的なティースプーンを横向きにして下唇の上におき，上唇を食べものに触れさせてすする動きを引き出す。
離乳食の調理形態	口に入ったらそのまま飲みこめる，なめらかなペースト状が適している。ややゆるめから始め，嚥下の動きの発達に合わせ，水分量を減らしていく。初めのうちは，粒状の固形物が混在する食品は好ましくない。	そのまま飲みこまずにつぶす動きがしやすい大きさと形状で，舌でつぶせる固さが適切である。3〜5mm角程度のかぶ，かぼちゃなどを皮を除いて軟らかく煮て，親指と薬指で挟み，軽く力を入れたらつぶれる程度が目安である。
食器，食具について	"捕食"の動きを促す視点から，ボウル部は子どもの口の幅より狭く，浅い形状のスプーンが好ましい。	ボウル部があまり深くない形のスプーンが好ましい。水分については，スプーンを横向きにして，上下の口唇の間にはさませながら一口ずつすすれるようにする。コップの使用はまだ難しいが，深さが浅いものなら，縁を上下の唇ではさませて，上唇に水分が触れるまでコップを傾けて，口腔内に入る水分の量を調節するように介助して使い始めるとよい。

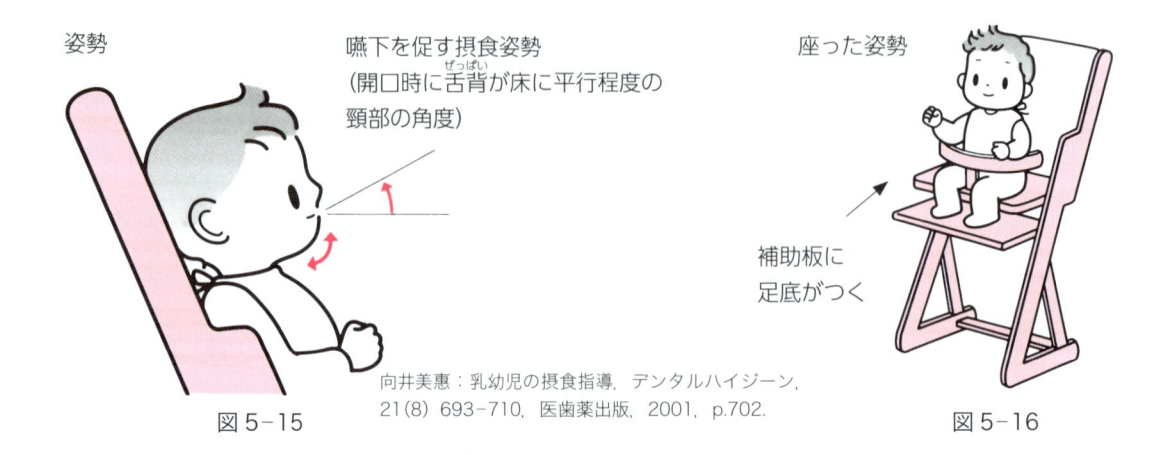

姿勢

嚥下を促す摂食姿勢
（開口時に舌背が床に平行程度の頸部の角度）

図5-15

座った姿勢

補助板に足底がつく

図5-16

向井美惠：乳幼児の摂食指導，デンタルハイジーン，21(8) 693-710, 医歯薬出版，2001, p.702.

	離乳後期（生後 9～11 か月頃）すりつぶし機能獲得期・自食準備期	離乳完了期（生後 12～18 か月頃）手づかみ食べ機能獲得期
支援の基本	形ある食べものを歯ぐきのほうへ送り，上下の歯ぐきでつぶすという動きを引き出す（第 2 章 §2 の 1　表 2-5 参照）。手づかみ食べや前歯での噛み取りの練習などを通じて，自分で食べるための準備をする。	スプーン，はしなどの食具を使った食事動作の基本を学ぶため，手づかみ食べを十分に行う。上下の切歯が萌出している場合には，手づかみした大きな食品を前歯でかじり取らせることによって，歯を使う感覚を教える。
口腔の発達	歯ぐきも奥歯が生える段階に入り，歯槽骨が成長して幅が広くなり，食べものをつぶしやすくなる。また，上下の口唇を協調させて前方に突き出し，コップの縁を捉えて液体などを飲めるようにもなる。	奥歯が生え始める。
離乳食を与える姿勢	自分で食べる（自食）動きが始まるので，自分の手が届くテーブルで，からだがやや前傾した姿勢をとれるような椅子とテーブルの位置関係にする（図 5-17）。	乳幼児の上体とテーブルの高さの目安は，足底が床や椅子の補助板につく姿勢で垂直に座り，上腕を体からやや離したときにひじの関節がテーブルにつく程度にする（図 5-18）。
食事の介助法	さまざまな食べものの形や感触を手のひらや手指によって覚える時期である。そのため，目の前の食品をつかむことが頻繁に見られるが，このような動きを止めないようにする。	最初のうちは手に持った食べものに対して，顔と口が迎えに行くような動きが見られるが，次第に顔が正面を向いたままで，手づかみした食べものを口腔内に取り込めるようになる。スプーンを持ちたがる時は手に持たせるようにするが，主体は手づかみ食べである。
離乳食の調理形態	すりつぶしの動きはできるようになっても，歯ぐきでは固い食品や繊維の多い食品をつぶすことがむずかしい。これらの食品は摂食機能の発達を促さないばかりか，丸のみの癖がつくこともあるので避ける。葉もの野菜はゆでて繊維を軟らかくしてから与えるとよい。	歯ぐきで噛みつぶせる固さの食品とともに，手づかみしやすく，前歯で噛み切れるような形と固さの食品を与える。
食器，食具について	スプーンはボウル部がやや深い形にし，口唇の力をつけるようにする。コップを使って飲みたがるが，口に入る量の調節ができず，こぼすことが多い。浅いコップの縁をくわえさせて傾け，口腔内に入る水分の量を調節するように介助するとよい。	コップが使えるようになるので，水分確保のために哺乳びんを使用する必要はなくなる。哺乳びんの使用は習癖化のみならず機能的にマイナスになるので，機能の発達を見極めて使用を止めることが望ましい。

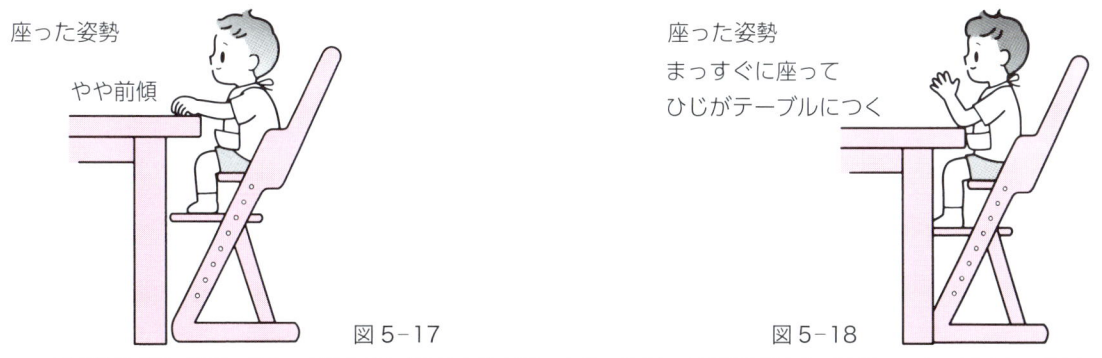

座った姿勢
やや前傾

図 5-17

座った姿勢
まっすぐに座って
ひじがテーブルにつく

図 5-18

五十嵐 隆 監修『授乳・離乳の支援ガイド（2019 年改定版）　実践の手引き』母子衛生研究会，2020，pp.84-87 より一部改変

表5-25 手づかみ食べの支援のポイント

◆ **手づかみ食べのできる食事に**
- ご飯をおにぎりに，野菜類の切り方を大きめにするなどメニューに工夫を。
- 前歯を使って自分なりの一口量をかみとる練習を。
- 食べ物は子ども用のお皿に，汁物は少量入れたものを用意。

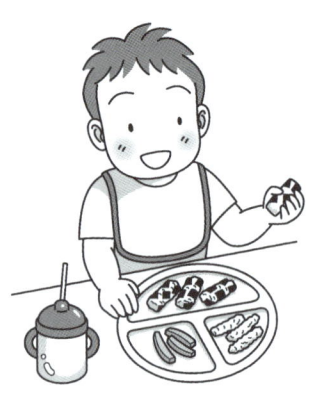

◆ **汚れてもいい環境を**
- エプロンをつけたり，テーブルの下に新聞紙やビニールシートを敷くなど，後片づけがしやすいように準備して。

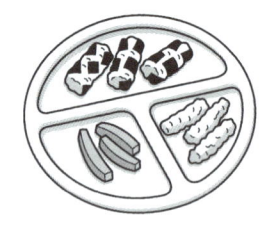

◆ **食べる意欲を尊重して**
- 食事は食べさせるものではなく，子ども自身が食べるものであることを認識して，子どもの食べるペースを大切に。
- 自発的に食べる行動を起こさせるには，食事時間に空腹を感じていることが基本。たっぷり遊んで，規則的な食事リズムを。

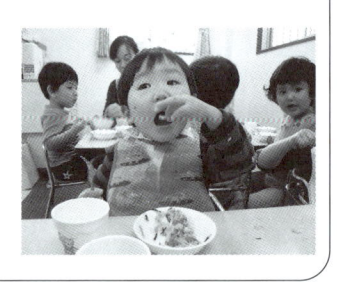

「授乳・離乳の支援ガイド」厚生労働省，2007

― 保育の現場から ―

● **離乳食についての心配**

　保育所に通園している子どもの保護者は，離乳食について，あまり深刻に悩む方は少ないようです。日中保育を受けているなかで，段階が進んでいくからです。しかし，中途入園者のなかには家庭で与えられていた離乳食がペースト状のままで進んでいなかった場合，保育所での月齢相当の食事を嫌がってしまうこともあります。そのようなときは摂食機能がどの程度発達しているかを検討し，その時点の硬さの離乳食から開始し，粒々に慣れさせる必要があります。どちらにしても「食べてくれない」「ミルクを飲みたがる」「摂取量が少ない気がする」などの悩みはつきものですが，とくに体重が減少していたり，体調が悪くなければ，それほど大きな心配は要りません。保護者は，初めての子育てで知識として知らないこともあり，教科書や育児書とは違う現実の子どもに不慣れなことが多いものです。そのため，園で保育士が離乳食を与える場面に実際に参加してもらうような機会を設けることも良いでしょう。保育士の食べさせ方を参考に，実際にそのやり方を経験してもらい，有益なヒントにしてもらえます。保護者が子育ての生きたノウハウを得られ，活用できるような保育所になることは，地域の子育て支援としても大変重要な役割です。

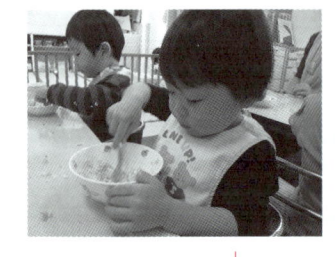

● 離乳食の食事場面

　離乳食は段階を追って，そして個人に添っていくものなので一概には言えませんが，たとえばお母さんが一生懸命作ったものでも，はじめて口に入ったものは子どもにとっては異物です。あわてて「これはなんだ」と噴きだすのは普通の行為だといえます。これを何回も繰り返しながら味を覚え，親や保育士が「美味しいのよ」「いっぱい食べて大きくなってね」などの言葉をかけ，実際食べて見せたりしながら子どもはそういうものかと覚えていくものです。

　お腹がいっぱいになれば，口を閉じてしまうし，口のなかに入れられたものが気に入らず，飲み込みたくないために口を開けたままの状態でよだれは出てきて，親にすれば大変な騒動になるわけです。反面，口を絶対開かず「いやだ，絶対口に入れるものか」の強固な意志表示をする場合もあります。しかし，見方を変えれば子どもの立派な自己表現。「そう，嫌いなの。じゃあ今日はこれでおしまいにしましょうね」「この次は，食べてね」「お腹いっぱいになったのね。では，ごちそうさまね」等で終わりにしましょう。食事をとるのは頑張ってすることでもなく，楽しく食べることですから。「嫌いなものでも頑張って食べる」なんていう指導計画よりも，「みんなで楽しく食事をする」というほうがいいですものね。

（4）誤嚥・窒息につながりやすい食べ物の調理について

ガイドラインより以下に示す（表5-26，27，28，29，30）。

表5-26　給食での使用を避ける食材

食品の形態，特性	食材	備考
球形という形状が危険な食材（吸い込みにより気道をふさぐことがあるので危険）	プチトマト	四等分すれば提供可であるが，保育園では他のものに代替え
	乾いたナッツ，豆類（節分の鬼打ち豆）	
	うずらの卵	
	あめ類，ラムネ	
	球形の個装チーズ	加熱すれば使用可
	ぶどう，さくらんぼ	球形というだけでなく皮も口に残るので危険
粘着性が高い食材（含まれるでんぷん質が唾液と混ざることによって粘着性が高まるので危険）	餅	
	白玉団子	つるつるしているため，噛む前に誤嚥してしまう危険が高い
固すぎる食材（噛み切れずそのまま気道に入ることがあるので危険）	いか	小さく切って加熱すると固くなってしまう

《家庭へのよびかけ》

　プチトマト，カップゼリー，ぶどう等は，誤嚥を防ぐために保育園給食で使用していないことを家庭へも伝えていく。配慮が必要であることは家庭でも同じであるので，危険性について情報提供をしていく必要性がある。
　遠足時のお弁当持参の時に配慮してほしいことを，クラスだよりや給食だよりで伝えていくことが，重要である。

表 5-27 0, 1 歳児クラスは提供を避ける食材（咀嚼機能が未熟なため）

食品の形態，特性	食材	備考
固く噛み切れない食材	えび，貝類	除いて別に調理する。 例：クラムチャウダーの時は，0, 1 歳児クラスはツナシチューにする
噛みちぎりにくい食材	おにぎりの焼き海苔	きざみのりをつける

表 5-28 調理や切り方を工夫する食材

食品の形態，特性	食材	備考
弾力性が強く繊維が固い食材	糸こんにゃく，白滝	1 cm に切る（こんにゃくはすべて糸こんにゃくにする）
	ソーセージ	縦半分に切って使用
	えのき，しめじ，まいたけ	1 cm に切る
	エリンギ	繊維に逆らい，1 cm に切る
	水菜	1 cm から 1.5 cm に切る
	わかめ	細かく切る
唾液を吸収して飲み込みづらい食材	鶏ひき肉のそぼろ煮	豚肉との合いびきを使用する または片栗粉でとろみをつける
	ゆで卵	細かくし，なにかと混ぜて使用する
	煮魚	味をしみ込ませ，やわらかくしっかり煮込む
	のりごはん（きざみのり）	きざみのりを，かける前にもみほぐし細かくする

表 5-29 食べさせる時に特に配慮が必要な食材

食品の形態，特性	食材	備考
特に配慮が必要な食材（粘着性が高く，唾液を吸収して飲み込みづらい食材）	ごはん	水分を取ってのどを潤してから食べること つめ込みすぎないこと よく噛むことなど
	パン類	
	ふかし芋，焼き芋	
	カステラ	

表 5-30 果物について

食品の形態，特性	食材	備考
咀嚼により細かくなったとしても食塊の固さ，切り方によってはつまりやすい食材	りんご	完了期までは加熱して提供する
	梨	完了期までは加熱して提供する
	柿	完了期まではりんごで代用する

教育・保育施設等における事故防止及び事故発生時の対応のためのガイドライン 事故防止のための取組み 施設・事業者向け 厚生労働省, 2016

§4 乳児期の栄養上の問題と健康への対応

　授乳や離乳は乳児の個人差を十分に配慮して進めることが重要である。しかし，次のような問題が生じることがあるので，それらに対しては適切な対応により授乳・離乳の支援を行う。
　平成27年度乳幼児栄養調査における，離乳食について困ったことを次頁図5-19に示す。

(1) ミルク嫌い
　ミルク嫌いは，体調不良，育児用調製粉乳のメーカーや乳首の変更，授乳をする人が変わり授乳のさせ方に変化があった場合など，その原因は様々であり，また，一つとは限らない。育児用調製粉乳を嫌っていても，その子どもなりに発育が良好であれば無理に乳汁を与えることはしない。しばらく様子をみて，機嫌のよいときに与えてみるなどの工夫をすることが大切である。
　なお，薬などを育児用調製粉乳に混ぜると，その結果，乳児に不快感を与え，育児用ミルク嫌いになることもあるので注意が必要である。

(2) 粒状の離乳食を拒絶する
　離乳を開始して3か月以上経過しても粒状の離乳食を拒絶する場合には，粒状の口当たりに慣れていないことが考えられる。そこで，慣れるまで一段階前の調理形態に戻したり，乳児が好む食品や料理法を用いて粒状に慣らすようにするとよい。

(3) 食欲不振
　離乳食が1日3回になる9か月ごろからみられる食欲不振の原因は，そのころになると以前に比べ体重増加割合が緩慢になるために，エネルギーや栄養素の必要量が減少することが考えられている。また，味覚の発達も著しい時期であるために，離乳食の食材，調理法，味付けが単調である場合には食欲減退がみられることもある。このような場合には**生活リズムを整える**こと，ならびに調理法を変化に富んだものになるよう工夫する。

(4) 乳汁と離乳食の割合の不均衡
　離乳食が進むと乳汁摂取量が極端に減少する場合がある。しかし，離乳食では微量成分である各種ビタミン，ミネラルをバランスよく摂取することは困難であることが多い。一方，母乳や育児用調製粉乳は微量成分の多くが乳児に適した割合で含まれている。そこで，離乳各時期において適切な乳汁と離乳食の量的な割合を保つことが適正な発育・発達を促すために重要である。

(5) 便秘
　便の回数には個人差がある。2～3日に一度の排便であっても，食欲があり腹部にガスがたまっていなければ心配はない。しかし，便が乾燥し硬くなり，排便困難がある場合を便秘という。便秘は母乳不足，育児用調製粉乳の希釈しすぎ，食事摂取量不足，食物繊維摂取量不足などで起こる。これらを改めるとともに，柑橘果汁やヨーグルトなどを与えると排便を促すことがある（第11章§2の3参照）。

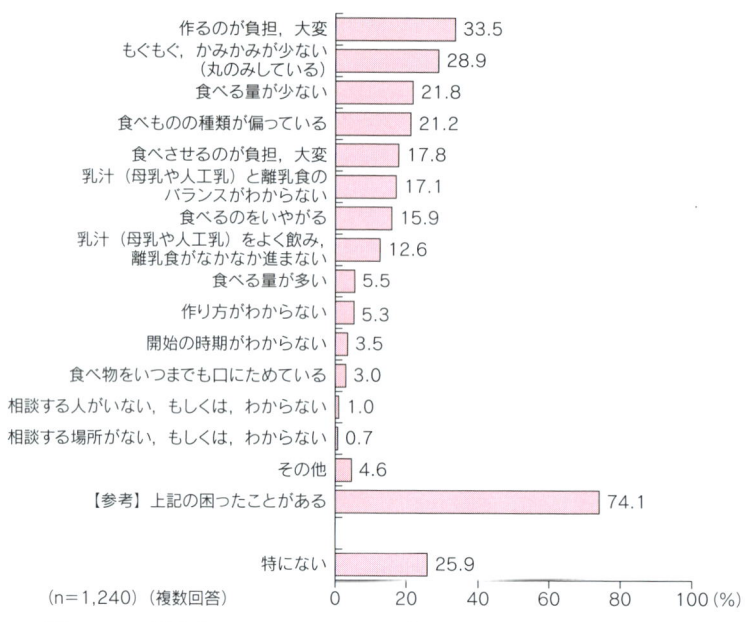

図5-19 離乳食について困ったこと（回答者：0～2歳児の保護者）

項目	%
作るのが負担，大変	33.5
もぐもぐ，かみかみが少ない（丸のみしている）	28.9
食べる量が少ない	21.8
食べものの種類が偏っている	21.2
食べさせるのが負担，大変	17.8
乳汁（母乳や人工乳）と離乳食のバランスがわからない	17.1
食べるのをいやがる	15.9
乳汁（母乳や人工乳）をよく飲み，離乳食がなかなか進まない	12.6
食べる量が多い	5.5
作り方がわからない	5.3
開始の時期がわからない	3.5
食べ物をいつまでも口にためている	3.0
相談する人がいない，もしくは，わからない	1.0
相談する場所がない，もしくは，わからない	0.7
その他	4.6
【参考】上記の困ったことがある	74.1
特にない	25.9

(n=1,240)（複数回答）

平成27年度 乳幼児栄養調査結果の概要　厚生労働省，2016

演習問題

1. 乳児期の発育・発達を踏まえて，この時期の食生活の特徴を述べなさい。
2. 搾乳するときと保育所に持参するときの注意点をまとめてみよう。
3. 育児用粉乳を与えるときの注意点をまとめてみよう。
4. 母乳栄養から人工栄養になると，母親の食生活はどう変化するか，理由も考えてみよう。
5. 乳児用調製粉乳，牛乳，フォローアップミルクの特徴についてまとめてみよう。
6. ベビーフードと手作り離乳食について，長所と短所を考えよう。
7. どのようなベビーフードが売られているか，価格はどのくらいか，店頭で調べてみよう。
8. 離乳食の進め方の目安を咀しゃく機能の発達の観点から説明してみよう。
9. 離乳の開始時期が早すぎた場合と遅れた場合，どのような影響が出るか考えよう。
10. 離乳期別の調理形態の変化（口絵参照）を見ながら5,6か月ごろのすりつぶすという調理操作はどのような器具を使うのか，まとめてみよう。
11. 離乳期別の調理形態の違い（口絵参照）や食材の扱い方を理解しよう。また摂食機能の発達につれ，どのように調理形態が進むか，舌の動き，歯ぐきや生歯の状態，手の動きとの関連をまとめてみよう。
12. 適切な食べさせ方と不適切な食べさせ方（図5-13と図5-14）および表5-22に示されている水分の飲ませ方について，互いに練習してよりよい援助方法を学び，まとめてみよう。

✳ 調理実習課題【その1】─調乳

実習目的
無菌操作法による器具の煮沸消毒と調乳方法を学ぶ。

実習内容
図5-8のとおりに器具を用意し，無菌操作法による器具の煮沸消毒を習得し，数種類のミルクを調乳（図5-9）して試飲してみよう。乳首や哺乳瓶の扱い方や洗い方を覚えよう。

実習レポート
1．清潔，正確に操作する消毒の方法，調乳のポイントをまとめよう。
2．試飲したミルクの使用目的，特徴，味を記述しよう。

✳ 調理実習課題【その2】─ベビーフード

実習目的
ベビーフードの種類と利用方法を知り，離乳各期の食材，調理形態，味付けの変化を学ぶ。

実習内容
粉末，フリーズドライ，瓶詰め，レトルト製品を月齢別に試食しよう。

実習レポート
1．各製品の調理方法の違いと長所と短所をまとめよう。

✳ 調理実習課題【その3】─離乳食（口絵；離乳期の食事参照）

実習目的
離乳各期の使用食材，調理方法，1食の分量，調理形態，味付けなどの変化を学ぶ。また，離乳の進め方の目安（表5-17）における1回あたりのⅠ穀類，Ⅱ野菜・果物，Ⅲたんぱく質性食品がどのように口絵の離乳食に用いられているのかを理解する。

実習内容
離乳各期の離乳食を調理する。実習時間の都合により，各班で1食または1〜2品を作り，最後に合わせて1食分として並べてもよい。出来上がりを月齢順に並べ，その変化を確認しよう。計量スプーンによる重量表と切り方の図は，第4章末「調理実習課題」を参照する。

□米と水の容量比率

	米	水
10倍かゆ	1	10
7倍かゆ	1	7
5倍かゆ（全かゆ）	1	5
軟飯	1	3
ごはん	1	1.2

（1回に炊く量が少ないほど水の割合を多くする。1度に数回分作り，1回分ずつ分けて冷凍保存するとよい。）

●かゆと軟飯の作り方

①1/2カップ（米80g）の米は洗って水気をきり，厚鍋か土鍋に入れて水2.5カップ（水500ml）定量の水を注ぎ，20～30分置いて十分に吸水させる。②蓋をして強火にかける。沸騰したら火を弱め，吹きこぼれないように蓋を少しずらして，約50分煮る。③火を止めてきっちりと蓋をし，10分ほど蒸らすと400gの全がゆ（20％の米を含む）ができる。

●コップがゆ（1人分のかゆ）の作り方

おかゆ用の分量の米と水を深めの容器に入れ，ごはんを炊くときに炊飯ジャーの中央に置く。そして通常どおりに炊飯すると，ごはんと同時におかゆが炊き上がる。

●ごはんからおかゆを作るとき

①全がゆを作る場合は，ごはんと水の量はおよそ1：5を目安とする。②ごはん50gと水250mlを厚手の鍋か土鍋に入れ，ごはんをほぐして，蓋をして火にかける。③沸騰したら，蓋をずらして弱火にし，様子を見ながら30分ほど煮ると全がゆとなる。

※ごはんの硬さや作る量，鍋の形状，火力などによって出来上がりの状態が変わるので，ごはんや水の量を加減するとよい。

※実習で米からかゆを作る時間がない場合，市販のごはんから，かゆを作る。市販のかゆをすりつぶしてもよい。

[混合だしのとり方]

□3カップ分（仕上がり量600ml）の分量の目安

　水　　　　660ml
　　　　　　（仕上がり量の10％増）
　だしこんぶ　6g
　　　　　　（仕上がり量の1％）
　　　　　　約5cm角2枚
　かつおぶし　12g
　　　　　　（仕上がり量の2％）

●混合だしのとり方

①こんぶは，だしが出やすいようにはさみで切り込みを入れ，水に30分くらい漬けてから弱火にかける。加熱中は蓋をしない。②こんぶの表面に小さな泡が出て，沸騰寸前になったらこんぶを取りだし，かつおぶしを入れる。ひと煮立したら火を止め，かつおぶしが沈みかけたらふきんまたはペーパータオルでこす。

※これを一番だしといい，吸い物にも使える上等なだしである。とったあとのこんぶとかつおぶしを約半量の水で2～3分煮たものを二番だしといい，みそ汁や煮物に使用する。

実習レポート

1. 衛生的に調理するためには，どのような注意が必要と考えるかまとめる。
2. 子どもが食べるときの支援方法を考えてみよう。
3. ベビーフードと手作り離乳食の長所と短所をまとめてみよう。

第6章
子どもの発育・発達と食生活
幼児期の心身の発達と食生活

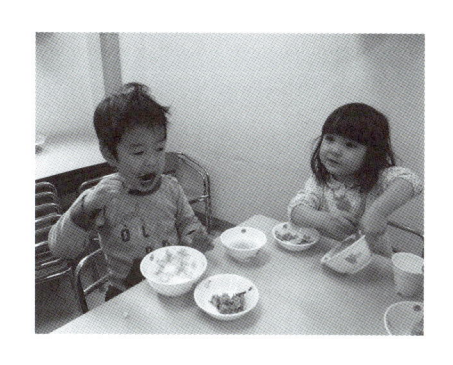

§1 幼児期の心身の特徴と食生活の関係

幼児期とは1歳から5歳の小学校入学前までをいい、1～2歳を**幼児前期**、3～5歳を**幼児後期**とよぶ。幼児は**学童期**を経て大人の食生活となる。幼児期の食生活の特徴として、身体発育が盛んであり、運動機能の発達により運動量も増すが、小さな消化器でそれらを充足する十分な栄養量をとるため、間食が必要となる。そのうえ基本的な生活習慣が出来上がる時期でもあるが、自己を主張し社会性も芽生えてくるため、それを上手に導くことで幼児期特有の食生活上の問題（遊び食べ、偏食、むら、よくかまない等）に対処しなければならない。

1. 幼児期の身体発育の特徴

(1) 身体発育の安定期
幼児期は乳児期に比較して、身体発育は緩やかになる。5歳で身長は出生時の約2倍の100cm、体重は約6倍の18kgとなる。このような骨格、筋肉、血液量の増大に対するエネルギーおよび栄養素を十分にとる必要がある。

(2) 脳の発育・発達が目覚しい
脳神経の発育・発達は第2章§1の3に示すように乳幼児期に著しい。新生児の脳の神経細胞数はすでに成人と同数になっているが、神経回路網は未成熟である。誕生後、様々な刺激を受けて神経細胞間に突起が伸ばされ、神経回路網が完成されていき、脳重量も増加する。とくに6歳までの発達は目覚しく、その後ゆっくりとしたペースで成長を続ける。食具を扱う手指の使用は大脳の発達を促し、また食卓における楽しく豊かな経験の刺激で、成熟・発達していく。

2. 幼児期の運動機能の発達と精神発達の特徴

(1) 運動機能の発達
歩く、走る、跳ぶ、階段の昇降など、活動的機能の発達が目覚しく、行動が活発になり運動量が増し、エネルギーの必要量が増大する。多くの友だちと楽しく遊ぶことで、様々な体の動きを覚えていく。幼児期からの体力向上を文部科学省では施策としている（幼児期運動指針：平成24年）。また手指の**微細運動**（第2章§1の4 表2-2参照）も発達し、食事の自立、衣服の着脱、描画などが可能になる。

(2) 精神発達

幼児期は精神発達が旺盛な時期であり，知能，言語，情緒，社会性などの精神活動が発達し，**自我が形成**される。話す能力が発達し，単語力が増し，言葉の理解が進み，言語によるコミュニケーションが円滑になる。また情緒は乳児期の快，不快，興奮から，幼児期に愛情，喜び，恐れ，怒りなどに分化するといわれる。食生活との関連においては，1歳前後の**自我の芽生え**により，できなくても自分一人で食べたがる。2歳になると指先の動きも急速に進歩し，盛んに模倣するようになるが，うまくいかずかんしゃくを起こし，反抗して自己主張する**第一反抗期**（2～3歳）となる。3歳くらいになると，**社会性が芽生えてくる**ので，友だちと同じ食卓で食事をすることも楽しめるようになるが，まだ自己中心的な世界にいる。4歳になると，聞き分ける力も出てきて嫌いなものも食べてみようとする。5歳になると社会性も発達して，相手の話も理解することができ，食事をしながら人とのコミュニケーションを楽しむことができる。この間，幼児期に特有な食生活上の問題行動が出てくることもあるが，それらに適切に対処しながら，様々な食習慣や生活習慣の基礎づくりをしていく。

保育の現場から

● 反抗期への対応

1歳すぎになってくると，自己意識が芽生えてきます。遊び場面はもちろん，食事場面でも「いやだ」「きらい」「たべない」「いらない」「自分で」など，今までとは違った自己主張がみられるようになります。5歳くらいに成長してくると，逆にそのような振る舞いは「あまりよいことではない」とわかってきて，わがままを抑制しようという姿もみられるようになります。この2～3歳時期の特有の自己主張（反抗期）を「子どもの成長・発達の姿（証）」として理解し，受けとめる理性と気持ちがまず大事です。そうでないと，食事場面では，「食べさせよう」「行儀が悪くなった」「何で言うことを聞かないのだろう」といった"余計なストレスと不適切なかかわりに血道をあげる"などということにもなってしまいます。

まずは子どもの言動を理解し受けとめつつ，食事の場全体をつくるように心掛けてください。この視点のうえで，個別の対応も様々になりますが，たとえば，「どっちを食べる？」と選択させたり「美味しいわー」と食べて見せたり，「これを食べると筋肉ができて強くなるのよ，これは血液になって赤いほっぺの元気な子になって…」など，体をつくっているのは食べるものであることなどをさりげなく話すこともよいでしょう。また，たとえば食材でワカサギのから揚げなどが出たときに，「このお魚は湖に住んでいて冬に氷がはったとき，穴をあけて釣るのよ」と食材の話などをすると「テレビで見たよ。あれか」とか「行ったことあるよ」などと話がはずみます。保護者の方にも，「今日は，これが食べられましたよ」「こういう調理方法だと好きみたいですね」などとアドバイスできたらいいですね。

ともすれば，その場のいざこざや問題的な行為にだけ目を奪われがちですが，一歩引いた冷静な心と広い視野で，「反抗期」という成長段階を喜び，本人の意思で決定する場面を大人が上手につくるように努めるという視点から，かかわりを工夫してみてください。

● 赤ちゃんがえり

妹や弟ができて，楽しみにしていたはずなのに，かえってすっかり赤ちゃんになってしまって手がかかるようになる。そのような，上の子の状態を赤ちゃんがえりといいますが，何となくその子の気持ちわかりますよね。それぞれ，表現の仕方が違いますが，大人に手をかけて欲しい気持ちは一緒です。食事の場面では，手は下にしたままスプーンやおはしも持とうとせず，口に入れてもらうのを待っているとか，哺乳瓶で飲みたいなどのサインを出してきます。

上の子は今まで，親を独占していたのに，急に現れた「赤ちゃん」という存在に，みんなの目がいき，自分の存在が薄れたような気持ちです。こちらに注目をさせたい，「ここにいるよ」と叫びたい気分。それなのに「お兄さんになったのだから」「お姉さんだからできるわよね」と片付けられてしまう。お母さんのお手伝いで，「オムツ取ってくれる」「ありがとう助かるわ」「ほら赤ちゃんも〇〇ちゃんがやってくれたから嬉しいっていいお顔しているわよ」などと言われることもあります。親と一緒にかかわっていくことも大事な兄姉としての経験ですが，それで終りにせず，上の子との1対1の時間もつくり「あなたも大事」のメッセージを忘れずに伝えていくことが必要です。

忙しい保護者（お母さん）にとっても，保育士にとってもそうですが，赤ちゃんから離れられるときは上の子をしっかり見つめて，「本を読みましょうか。大好きな本を持ってきて」とか，お絵かき，粘土，製作，人形遊び，パズルなどをお子さんと一緒に楽しむなどの「愛している」メッセージを送ってください。その時は愛着形成の面からもお互いの体のぬくもりを感じながらの体勢が良いです。

保育士は，いつも子どもの気持ちを考えながら行動をし，保育にそれを生かしているわけですから，保護者の方が，子どもの気持ちに気付いていないときは知らせる必要があります。子どもの出しているサインに気付いたらしっかり対応することが大切です。

3．幼児期の食機能の発達

（1）生歯と咀しゃく機能の発達

1歳半ごろに奥歯に相当する**第一乳臼歯**が生え，歯茎（はぐき）でかみにくい食物もすりつぶせるようになる。3歳ごろまでに**第二乳臼歯**が生え乳歯は上下10本ずつとなり（第2章§2の1 図2-12参照），乳臼歯で食物をかみ砕く本格的な咀しゃくがスタートする。野菜や豆腐などの硬さの違うものを見分けて，それぞれに合った対応ができるようになるのは3歳近くまでかかるといわれている。歯の生える時期には個人差があるが，第二乳臼歯が生えたころに，今まで苦手としていた肉や生のレタスなども食べる訓練を始めるとよい。また，子どもは，あごの発達の未熟さや，口の容積の小ささからその咀しゃく能力は発達途上にあるといえる。食物のかみごたえ度（表6-5）に示すように，いろいろな**かみごたえ**の食品を調理形態や加熱状態を工夫しながら与え，食品の経験範囲を広げることが必要である。

（2）食具食べの発達

手づかみで食べることによって，手指と口の動きの協調運動を学び，次にスプーン，フォーク，はしなどの食具の使用を，食卓での大人の食べ方をみて模倣する。摂食行動の発達の目安（発達チェックリスト）（表6-1）と年齢別の食事の食べ方に関する食具の使用状況の調査（図6-1）を示す。スプーンやフォークの持ち方は図6-2に示すように，**手のひら握り，指握り，鉛筆握り**と発達する。鉛筆握りが可能になるとはしを持たせることができる。正しいはしの使い方（図6-3）の練習は4歳以降の方が身につきやすい（第2章§2の1 表2-7参照）。

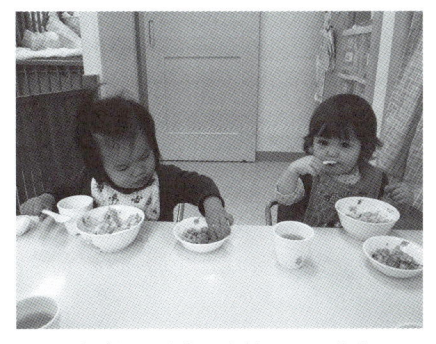

手づかみや食具を使っての食事

表6-1 摂食行動の発達の目安（発達チェックリスト：数値は月齢）

項目	基準月齢	10パーセンタイル値	50パーセンタイル値	90パーセンタイル値
さじから飲むことができる	4	1	5	9
ビスケットなどを自分で食べる	6	5	7	9
コップから飲む	7	3	7	12
コップなどを両手で口に持っていく	9	5	11	19
コップを自分で持って飲む	11	10	12	19
さじで食べようとする	12	11	13	19
お菓子の包み紙を取って食べる	14	12	15	19
自分の口もとをひとりで拭こうとする	16	12	16	19
ストローで飲む	21	13	16	23
こぼさないでひとりで食べる	30	20	25	33

安梅勅江ら「子どもの発達の全国調査にもとづく園児用チェックリストの開発に関する研究」『厚生の指標』54巻1号 厚生統計協会，2007，p.36-41

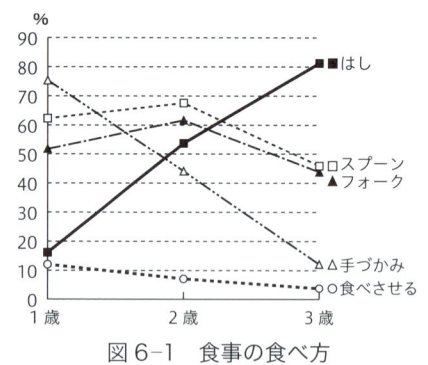

図6-1 食事の食べ方

幼児食懇話会 編『幼児食の基本』日本小児医事出版社，1998，p.131

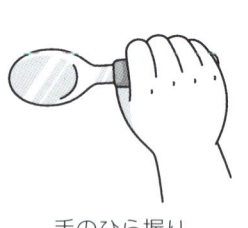

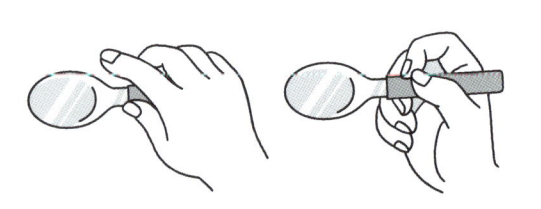

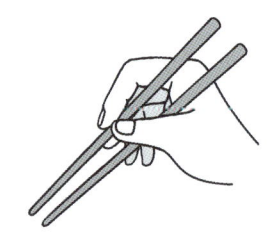

図6-2 スプーンからはしへの持ち方の変化

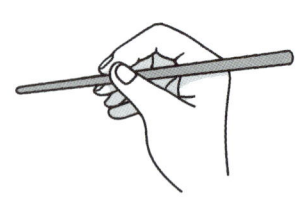

手のひら握り　　指握り　　鉛筆握り　　はしを持つ

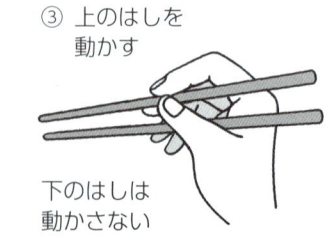

図6-3 正しいはしの使い方

① 鉛筆のようにはしを1本持つ
② もう1本のはしを親指のつけ根と薬指の先ではさむ
③ 上のはしを動かす
下のはしは動かさない

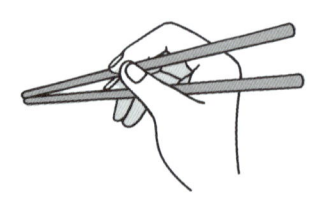

食に関する指導の手引―第二次改訂版　文部科学省，2019を参考に著者作成

§2 幼児期の食生活の特徴とその実践

1. 食事と生活リズム

人間には**生体リズム**（サーカディアンリズム）があり，その生体リズムが1日の体の機能をスムーズに働かせる基礎となっている。この生体リズムは自律神経やホルモンによって調節され，以下のように起床時刻，就寝時刻や食事時刻を規則的にすることで整っていく。

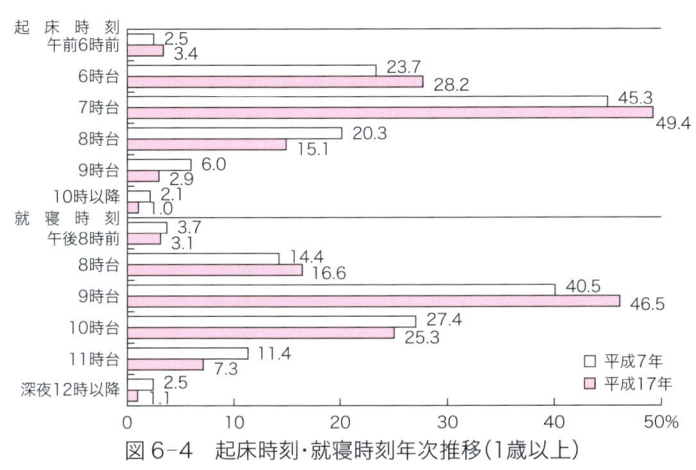

(1) 起床時刻，就寝時刻

幼児の就寝時刻は夜10時以降に眠る幼児が，年々増加し，顕著に遅くなる傾向にあった。しかし，平成17年度の調査（図6-4）では，遅延については歯止めの傾向がみられた。ただし，<u>10時以降に就寝する幼児は33.7％と多く，規則的な生活リズムを整えるため改善の必要性が示された</u>。夜10時以降就寝の夜型群の生活リズムは，起床・朝食・夕食時間が遅い，テレビ視聴時間と昼寝時間が長い，夜の睡眠時間が短い傾向がある。生活リズムを向上させいきいきと生活する子どもを育てるため**早寝早起き朝ごはん**運動が展開されている。その後の平成27年度の調査（図6-6）では午後10時台と午後11時以降に就寝する割合は約20％と減少している。

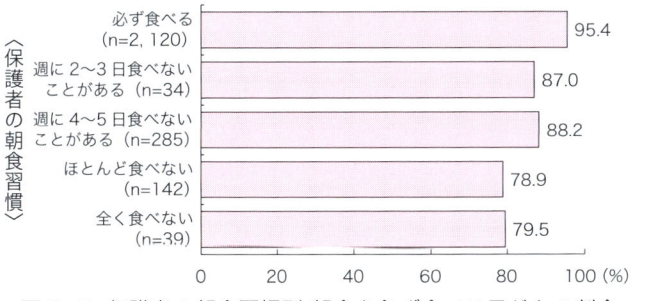

図6-4 起床時刻・就寝時刻年次推移（1歳以上）
平成17年度乳幼児栄養調査　厚生労働省

図6-5 保護者の朝食習慣別 朝食を必ず食べる子どもの割合
平成27年度乳幼児栄養調査　厚生労働省

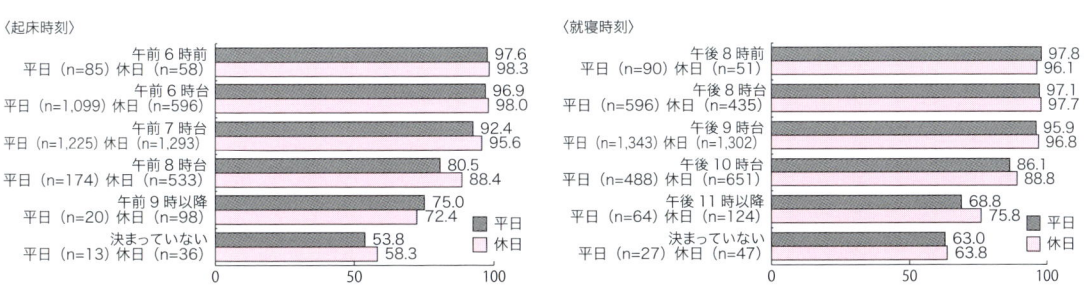

図6-6 子どもの起床時刻・就寝時刻（平日，休日）別 朝食を必ず食べる子どもの割合
（回答者：2～6歳児の保護者）

平成27年度乳幼児栄養調査　厚生労働省

(2) 朝食欠食の問題

朝食欠食率では，何も食べない割合は男女とも20代に多い。女性ではその割合は年齢と共に減少していくが，親世代に習慣的に朝食を欠食する者がいることを示している。

保護者が朝食をほとんど食べないまたは全く食べない場合には，朝食を必ず食べる子どもの割合は78.9～79.5％に減少していた（図6-5）。朝食での食欲を出すには，眠っていたときの副交感神経から行動するために必要な交感神経を目覚めさせることが必要で，起床後朝日を浴び，20～30分位の時間が必要である。朝食摂取の習慣と起床時刻，就寝時刻との関係をみると（図6-6），欠食がみられる子どもの割合は，起床時刻午前8時以降と就寝時刻午後10時以降で高くなっている。

2．幼児期の食事摂取基準と食事バランスガイドおよび食生活指針

(1) 幼児期の食事摂取基準

体重1kgあたりのエネルギー，たんぱく質，鉄，カルシウムの必要量を成人と比較した場合，成長期にある幼児の必要量は2～3倍多い（表6-2）。消化吸収力が未熟なため，1度に多量にとることが無理な点もあり，朝・昼・夕食と間食に分けて1日に4～5回と摂取回数を増やすことが重要となる。

平成24年度の国民健康・栄養調査では，1～2歳，3～5歳ともに食塩の過剰摂取と，鉄とカルシウムの摂取不足がみられた。2020年の日本人の食事摂取基準では，小児期の食習慣が成人期の生活習慣病につながることを予防するため，小児期から飽和脂肪酸の過剰摂取をさける目標量（上限）を，循環器疾患の予防のため，食物繊維とカリウム，食塩摂取の目標量を決めた。

(2) エネルギーの配分比例と1食の目安量

幼児期のエネルギーの食事摂取基準は1～2歳で男子950kcal，女子900kcal，3～5歳で男子1,300kcal，女子1,250kcalである。これについて，1日の食事と間食への配分比の一例を表6-3に示す。

表6-4に幼児の1食の目安量の母親との比較を示す。1食の目安量は母親と比較して，1～2歳児で1/2弱，3～5歳児で約2/3となる。その他間食として，1～2歳児は牛乳・乳製品は個別対応，果物は1/2，3～5歳児は牛乳・乳製品と果物は母親と同量となる。食事バランスガイドに

表6-2 体重1kgあたりのエネルギーおよび栄養素の量

栄養素等 年齢	エネルギー(kcal)		たんぱく質(g)		カルシウム(mg)		鉄(mg)	
	男	女	男	女	男	女	男	女
1～2歳	82.4	80.6	1.7	1.8	39.1	36.4	0.3	0.4
3～5歳	79.5	75.7	1.5	1.6	36.4	34.2	0.3	0.3
18～29歳	41.5	38.7	1.0	1.0	12.7	12.7	0.1	0.2
30～49歳	39.4	38.3	0.9	0.9	10.7	12.2	0.1	0.2

日本人の食事摂取基準（2025年版）厚生労働省より作成

表6-3 1日のエネルギーの食事と間食への配分比例（％）

朝食	20～25
昼食	25～30
夕食	25～30
間食	10～20 (1～2歳) (10～15) (3～5歳) (15～20)

表6-4 1食の目安量の幼児と母親の比較

		1～2歳	3～5歳	母親
主食		ごはんなら 80g パンなら 50g めんなら 120g	ごはんなら 110g パンなら 70g めんなら 170g	ごはんなら 200g パンなら 120g めんなら 300g
主菜		卵なら 30g 魚・肉なら 25g 豆腐なら 60g	卵なら 50g 魚・肉なら 40g 豆腐なら 100g	卵なら 75g 魚・肉なら 60g 豆腐なら 150g
副菜		野菜，きのこ，いも，海藻として 60g	野菜，きのこ，いも，海藻として 90g	野菜，きのこ，いも，海藻として 140g

注 ① 牛乳，乳製品と果物は間食でとる場合。②主食，主菜，副菜から各1品以上組み合わせる。2品用いる場合は各々1/2位とする。

については,カラー口絵および第3章§3の1 表3-19を参照する。

(3) 食生活指針

厚生労働省の成長期のための食生活指針(第1章§2の1 表1-4参照)によると,幼児期は,食習慣の基礎づくりとして位置づけられている。

3. 幼児の献立および調理上の注意点

(1) 献立および調理上の注意点

① バランス良く

1回の食事ごとに,穀類から主食,たんぱく質性食品から主菜,野菜や海藻,いも類から副菜を組み合わせるとバランスの良い献立となる(表6-4)。

② 料理法(調理法)に工夫を

幼児に好まれる献立は,あまりかむ必要のない脂肪含量の多い洋風料理といわれている。しかし,だしの味で素材を生かす和風料理をとりいれその味になじんでいく必要がある。また,野菜料理や魚料理をおいしく作り,嫌いな食品にしないことも乳幼児期から将来の生活習慣病予防の観点から重要である。

③ かみごたえ

かみごたえのある食品(表6-5)は,食物繊維の多い生野菜,海藻,きのこと筋線維のかたい牛肉,豚肉などである。また,干物(するめ,干しいも,ドライフルーツ,こんぶ,乾燥小魚など)は水分が少なくかみごたえ度が大となる。かみごたえ度の小さい食品は,水分が多く,口の中で容易にくずれて唾液と混ざりやすく,付着性のないものである。同じ食品でも,切り方や加熱時間の長さでかみごたえ度が異なる。

④ かめないもの

年齢別かめない食品の調査によると,肉と生野菜がかめない食品としてあげられており,3歳で肉をかめない者30%,生野菜をかめない者10%である。ひき肉や煮野菜の調理形態を個人に合わせる必要がある。

表6-5 食物のかみごたえ度

	かみごたえ度 (数字が大きいほどかみごたえ大)	食品
1	0~200 μVsec	豆腐・プリン・メロン・かぼちゃ(ゆで)・だいこん(ゆで)・いも類(ゆで)・卵豆腐・ゼリー
2	200~400	だし巻き卵・カステラ・バナナ・もも缶・トマト(生)・にんじん(ゆで)
3	400~600	食パン・肉団子・ソーセージ・納豆・グリンピース(ゆで)・銀だら(焼)
4	600~800	うどん(ゆで)・プロセスチーズ・ハム・こんにゃく・りんご・ごぼう(ゆで)・プルーン・スナック菓子
5	800~1000	ごはん・かまぼこ・たけのこ(ゆで)・ピーナッツ・ほうれんそう(葉;ゆで)・しいたけ・アスパラ(ゆで)・もやし(ゆで)・さや(ゆで)・スイートコーン缶(ゆで)・わかめ
6	1000~1200	スパゲッティ(ゆで)・ピーマン(ソテー)・フライドポテト・えび(ゆで)・レタス(生)・きゅうり(生)・串だんご
7	1200~1400	もち・チキンソテー・かりんとう・アーモンド・はくさい(漬物)・いか(生)・干しぶどう・酢だこ
8	1400~1600	乾パン・油あげ・なまりぶし・キャベツ(生)・酢ばす
9	1600~1800	牛ももソテー・豚ももソテー・豚ひれソテー・にんじん(生)・セロリ(生)
10	1800~2000	さきいか・みりん干し(焼)・たくあん

注)かみごたえ度:機械的測定の物性値と筋電図の咀しゃく筋活動量に基づいたもので,大人で測定したもの。

「かみごたえ早見表」風人社と柳沢幸江「育てようかむ力」少年写真新聞社,2004,p.41を改変

⑤ 子どもの食べる技術に合わせる

年齢による食べる技術の差を調査した成績によると，大人のようにそのまま食べることが難しい料理は，サンドイッチ，ハンバーガーで，3歳児でも20～40%ははがしたり，くずして食べることになる。ハンバーグやムニエルも，自分で小さくすることは3歳児でも60%しかできない。三色ごはんやカレーも，ご飯と具を一緒に食べることは2歳児の50%が不可能である。そこで，子どもの食べる技術に合わせて，小さく切り分け食べやすくする。また使用できる食具によって，スプーンですくいやすい大きさ，フォークで食べやすい大きさや長さに切る。

⑥ 衛生に注意

消化・吸収の機能は未熟であり，感染に対する抵抗力は弱い。嘔吐や下痢などの消化器症状も起きやすいので，衛生面での配慮は重要である。

⑦ 自然の味を生かす

自然の味を生かした薄味とする。大人の0.9%の塩味に対し，0.5～0.7%くらいがふさわしい。

⑧ 盛り付け

幼児は色彩や盛り付けに敏感である。赤，黄，緑，白，黒（紫）の五色をバランス良く配し，楽しい食卓にする。

（2）調理済み食品（中食）や外食への依存

外食産業の発展により，近年，調理済み食品（**中食**）や外食への依存率が高くなっている。加工食品の使用増加による食品添加物の摂取増加やエネルギー，脂質，食塩の増加傾向に注意を払う必要がある。幼児の食生活においても，母親が子どもだったころに調理済み食品をよく食べた群では，ベビーフードをよく使用したり，外食も週に1回以上となる傾向があった（図6-7，図6-8）。

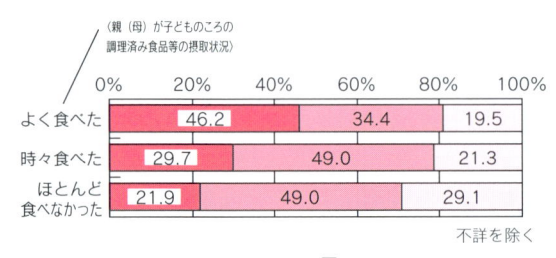

図6-7 親（母）が子どものころの調理済み食品等の摂取状況とベビーフードの使用状況
17年度乳幼児栄養調査　厚生労働省

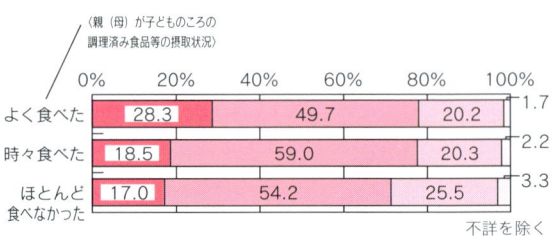

図6-8 親（母）が子どものころの調理済み食品等の摂取状況と子どもと一緒の外食の状況
17年度乳幼児栄養調査　厚生労働省

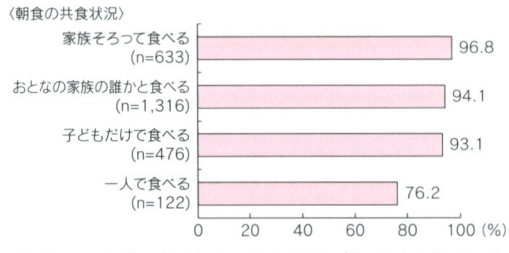

図6-9 朝食の共食状況別 朝食を必ず食べる子どもの割合
平成27年度 乳幼児栄養調査結果の概要　厚生労働省，2016

4. 供食上の注意点

（1）孤食

近年，2～6歳児の共食状況（図6-9）に示すように，朝食を子どもたちだけや，一人で食べる**孤食**の低年齢化が問題になっている。孤食の食卓では，料理数は少なく，栄養バランスが劣り，食事が楽しくないとの訴えが多い。一家団

欒の食卓がコミュニケーション能力や食べる意欲を育てることができる。

(2) 幼児の食事支援の方法
① 子どもの姿勢を整える─テーブルといすの高さの調整─
食事をするときには，**安定した座位姿勢**（図6-10）をとるようにすることが大切である。テーブルの上の食べものが見やすく，捕食，咀しゃく・嚥下が適正に行われるためには，子どもの足底全体が床面に接し，臀部はいすの座面で安定して支えられている姿勢がよい。いすの座面の高さと奥行きが子どもの身体サイズに合っているものを選択する。テーブルの高さは，子どもの肘の高さに合わせる。子どもには，骨盤をやや前傾させた姿勢になるように背筋を伸ばして座ることを教える。

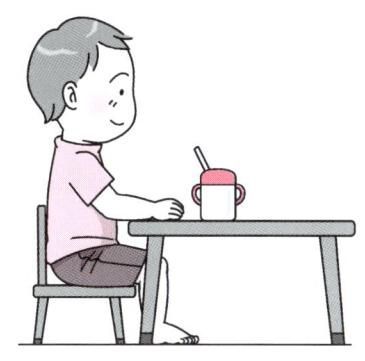

図6-10 安定した座位姿勢

② 食器と食具の選択（口絵：食具および自助具類参照）
スプーン，フォーク，皿やコップなどの食具は，子どもの運動機能の発達と摂食・嚥下機能（第2章§1の4，同§2の1参照）に合わせて選択する。スプーン，フォークは子どもが握りやすい形と大きさ，重さのものを使用する。皿のふちが垂直に立っていると，子どもが食べものをすくうときにこぼれにくいので使いやすい。コップは両手に包むように持てる大きさが適当である。中が空でも安定して置くことのできる適当な重さがあると使いやすい。

③ 食事支援の要点
㋐ スプーンの選択と支援の要点
3歳ごろまでは，介助用のスプーン，はし，フォークを使用して，必要なときに介助して食べさせる。子どもは自分で食べようとして，口に食べものを入れすぎたり，スプーンを口の奥まで突っ込むなど不適切な食べ方になることがある。スプーンに載せる量を調節したり，口に入れる加減を教えながら手伝うのがよい。スプーンを選択する場合はボウル部の大きさが子どもの口より小さめのものを選ぶとよい。

㋑ 子どもの摂食・嚥下機能に合わせて支援する
子どもの咀しゃく・嚥下機能は個人差が大きい。調理形態によっては，子どもが食べにくいものがある。食事摂取量，食べ物の好き嫌い，摂食・嚥下機能の発達と調理形態の関係，食具の使い方・手指の巧緻性などをよく観察し個別に食事支援を行う。一般に，子どもは水分の少ないものは食べにくい。献立のなかで食べにくいものがある場合は，スープや味噌汁で水分を補って与えるなどの工夫をするとよい。

㋒ スプーンからはしが使えるようになるまで
生後8～9か月ごろになると，自分で食べものをつかんで食べようとする。食べる意欲が育つ時期である。ストローやコップを使い始めるとよい。

1歳ごろからスプーンやフォークを持って食べようとする。1歳半ごろにはうまく使えるようになる。スプーンからはしが持てるようになるまでの過程（図6-2，6-3）の**指握り**ができるようになったら，親指，人差し指，中指でエンピツのように持つことを教える。持ち方を見ながら無理のないように修正してはしの持ち方を教える。4歳ごろには，はしの使い方がうまくなる（第2章§2の1 表2-7参照）。

④ 幼児の食べる意欲と社会性を育てる
食事の時間が空腹で迎えられるように，生活リズムを整えたり，友人と楽しく，おいしく食べられるように配慮し，子どもの食べる意欲を育てる。また，食事時間には，食事マナーを学

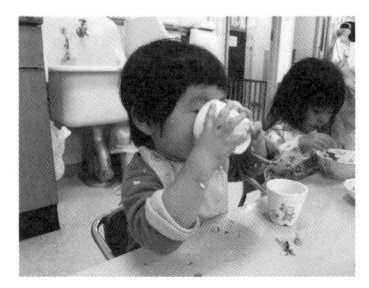

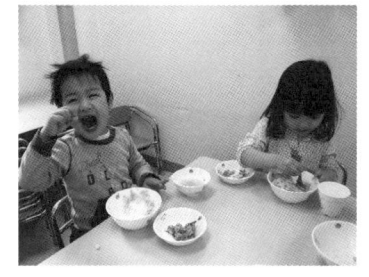

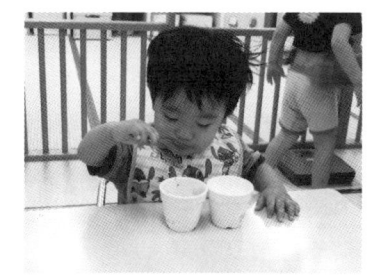

保育所での食事風景。楽しく食べて社会性を育んで

んだり，社会性が身につけられたりするようなかかわりを工夫する。

(3) 食事の仕方とマナー

幼児期に身につけたい食事の仕方とマナーを示す（表6-6）。

表6-6 食事の仕方と身につけたいマナー

（1～2歳ごろ）
- テレビは消して静かな環境で
- 正しい姿勢（テーブルとイスの高さに注意）をとる
- おもちゃなど気が散るものは見えないようにする
- 手をふいたり洗ったりし，口の周囲もぬぐう
- 食事時の挨拶を習慣づける
- 20～30分程度で切り上げ，だらだら食べさせない
- 歩き回っても追いかけて食べさせない→歩いたり遊ばないで食事をする習慣をつける
- 食事が楽しい雰囲気であるよう，無理強いはしない

（3～5歳ごろ）
- できる手伝いをさせる
- 正しいはしの持ち方（4～5歳）をめざす
- 残さず好き嫌いしない
- 食後に歯をみがく
- 口に物を入れたまま話さない
- 落ち着いてゆっくり食べる
- 自分の皿のものだけを食べる
- 食卓を汚したらきれいにする

著者作成

(4) 乳幼児の窒息事故

① 誤嚥・窒息の原因になりやすい食べ物

窒息事故を防ぐポイントとして，ピーナッツやだいずは気道に入りやすい大きさ，形状，硬さをもっているので，臼歯（きゅうし）がなく食べ物をかんですりつぶすことができない児には与えない。食べるときに，遊ばせない，泣かせない，あおむけに寝た状態や，歩きながら食べさせないことが重要である。そのほか，食物を口に入れたまま会話させない，食事中に乳幼児を驚かさない，早食いをさせない，揺れていて，急停車をする可能性がある乗り物の中では食べさせないなどの注意が必要である。

② 誤嚥・窒息につながりやすい食べ物の形状や性質

乳幼児では0～4歳までの食物の誤嚥による**窒息**事故が多く，令和3年人口動態統計によると乳児は25名が死亡事故にあっている。誤嚥・窒息につながりやすい食材をガイドラインより表6-7に示す。

表6-7 誤嚥・窒息につながりやすい食材

①弾力があるもの	→ こんにゃく，きのこ，練り製品など
②なめらかなもの	→ 熟れた柿やメロン，豆類など
③球形のもの	→ プチトマト，乾いた豆類など
④粘着性が高いもの	→ 餅，白玉団子，ごはんなど
⑤固いもの	→ かたまり肉，えび，いかなど
⑥唾液を吸うもの	→ パン，ゆで卵，さつま芋など
⑦口の中でばらばらになりやすいもの	→ ブロッコリー，ひき肉など

また，大きさとしては，球形の場合は直径4.5 cm以下，球形でない場合は直径3.8 cm以下の食物が危険とされている。しかし大きさが1 cm程度のものであっても，臼歯の状態によって，十分に食品をすりつぶすことができない年齢においては危険が大きく，注意が必要である。

教育・保育施設等における事故防止及び事故発生時の対応のためのガイドライン 事故防止のための取組み 施設・事業者向け 厚生労働省, 2016

③ 窒息事故を防ぐための安全な食べさせ方（3・4・5歳児）

ガイドラインより以下に示す。なお0, 1, 2歳児については，第5章§3の11 (2) を参照する。

表6-8 窒息事故を防ぐための安全な食べさせ方（3・4・5歳児）

チェックポイント
- 保育者は子どもの状況が把握できる位置につき，安全な食べ方をしているか確認する。（姿勢，口に入れる量，水分など）
- 食事に集中できる環境をつくる。（テーブルに座る人数，食事後の過ごし方など）
- ゆとりある時間を確保する。

特徴	子どもの姿	配慮
・乳歯が生えそろい固さ，大きさ，粘度等に合わせしっかり噛んで食べることができる。 ・安全な食べ方の基礎が身に付いてくる。	・食べ物をかき込んだり，急いで食べたりする。 ・前歯や奥歯を使い分け，固い食材も食べられるようになる。 ・食べ物を口に入れた状態で話をしたり，立ち歩いたりする。 ・一品食べをする。	・ゆとりある時間を確保する。 ・早食いにならないように，集中してよく噛む時間をつくる。 ・前歯が抜けている時は，小さくちぎり奥歯でしっかり噛むように声をかけていく。 ・食べ物が急に気管に入ってしまうことがあるので，その都度危険につながることを伝えていく。 ・のどにつまりやすいので，食べ物と水分（汁物）がバランスよくとれるように声かけしていく。

時間外おやつ	職員間の連携
保護者の出入りの多い時間ではあるが，安全に食べているかしっかり見守る。 ※水分をとっているか？ ※つめ込みすぎていないか？ ※職員は子どもの表情が見える位置にいるか？	＊子どものそばを離れる時は，近くの職員に声をかけてから離れる。 ＊担任以外の職員が食べさせる時は，子どもの食べ方の特徴を伝える。（つめ込みすぎ，早食い，噛まずに飲み込むなど）

教育・保育施設等における事故防止及び事故発生時の対応のためのガイドライン 事故防止のための取組み 施設・事業者向け 厚生労働省, 2016

—— 保育の現場から ——

● 窒息防止，行事（豆まき）を例に

　一般的に節分の日には"豆まき"を園の行事として，保育士が"怖い鬼"になって楽しんでいることでしょう。乳児は，だいずなどをまかずに，紙を丸めてだいず代わりにしたり，園それぞれで工夫して安全を守りながら行っています。ところで，乳児より年上の幼児でも，気をつけないと危ないことがたくさんあります。子どもは何故こんなことするの？　ということをやってしまうものです。だいずを"鼻の穴""耳のなか"などに自分で突っ込むのです。取ろうとすると余計に奥へ入る。保育士がそれに気がつかないでいると，何日もたってから何となく異臭がしてきて，病院でみてもらうと，"だいずが入ってた"ということに。このようなときに"子どもは思わぬことをする"ということを念頭に置いて保育することがいかに大事か痛感させられます。食事場面以外でも，誤飲・誤嚥，窒息などの事故防止のため，常に注意が必要です。幼児に対して「だから言ったでしょう」は通用しません。

● 魚の骨

　窒息に関連しての話ですが，離乳食期から，貴重な食材として，「魚」が給食に出されます。煮物，焼き物，天ぷら，から揚げ，フライなど子どもたちは大好きです。そこで要注意なのですが，魚には骨があります。

　まず，切り身は業者のチェックが入っているはずです。次に給食を作る調理師，栄養士も骨がないかチェックして調理します。食べるときには，乳児の料理は保育士がチェックします。幼児には「お魚は骨があるからよく見て食べましょうね」と注意を促します。これだけ見ていると間違いはなさそうですが，実際に骨が喉にささることがあります。小さな骨が喉にささると子どもは痛いというわけでもないので，変な咳をしたり，ベソをかいたりします。「変な感じ」がうまく説明できないのです。食事の際は，子どもの様子の変化によく気をつけてください。

§3　間食の意義とその実践

1. 間食の役割と必要性

① 栄養面での役割

　幼児は体の小さいわりに，多くのエネルギーや栄養素を必要とする。しかし，消化器官の機能も未熟であり，また，胃の内容量が小さいため3回の食事だけでは必要な量を満たすことが難しい。そこで，間食を食事の一部と考え，エネルギーや栄養素，水分の補給を行う。少食の子どもには，4回食として軽食の形となるよう，穀類，いも類などに牛乳，卵，チーズなどのたんぱく質の多い食品，果物，野菜などでバランスよく整える。

② 精神面での役割

　子どもにとっておやつは，食事とは違う食品，調理，盛り付け，色彩，香りなどで食事とは異なった食べることの楽しさを味わうことができる時間である。また活発な幼児の生活に休息を与え，気分転換の場となる役割も果たすので，食卓に座って与えることが大切である。子どもと一緒に手づくりおやつを作ることも，子どもの創造力を伸ばすよい機会となる。

③ しつけ面での役割

食事のマナーや食習慣である手洗いや挨拶，食べ方などを自然な形で無理なく身につける機会となる。反面，間食が多すぎる，好むものを言いなりに与える，牛乳やジュースの与えすぎなどで，偏食や食欲不振を助長しないよう注意する。

2. 間食の分量と内容

(1) 間食の適量と回数

1日のエネルギーの**食事の配分比例**（表6-3）に示すように，1～2歳児の間食の適量である総エネルギー量の10～15％は100～150kcalとなる。また，3～5歳児の総エネルギー量の15～20％は200～260kcalとなる。これらを1日1～2回に分けて与える。表6-9に100kcalの間食の目安を示す。保育所などの生活形態によっては，回数が増えることになるがとりすぎに注意する必要がある。

表6-9　100kcalの間食の例

食品	分量（g）	目安量
牛乳	150ml	3／4本
ヨーグルト	150g	1個半
100％果汁	200g	1本
バナナ	100g	1本
りんご	200g	大1個
ふかしさつまいも	80g	2／3本
とうもろこし	100g	1本
ソーダクラッカー	23g	5枚
しょうゆせんべい	27g	4枚
ソフトビスケット	20g	2枚
ホットケーキ	40g	1／3袋
ぶどうパン	38g	ロール1個

日本食品標準成分表（八訂）増補2023年をもとに著者作成

(2) 間食の材料
① 望ましい材料

牛乳・乳製品，卵，果物，野菜，穀類，いも類，豆類，小魚類など自然の味を生かしたものが望ましい。また，小麦粉，そば粉，ホットケーキミックスなどを利用して簡単な手作りの間食も提供したい。薄味で脂肪の少ない市販の菓子類の利用も便利である。

② 市販の菓子の選択上の注意点

食品添加物の表示を確かめ，合成着色料，人工甘味料，合成保存料などを使用していないものを選択する。また，塩味，甘味，香辛料の強いお菓子はとりすぎないようにする。

(3) 保育所における間食の組み合わせ例

保育所では1～2歳児は1日に2回（10時と3時ごろ），3～5歳児は1日に1回（3時ごろ）に与えている所が多い。表6-10に保育所における間食の組み合わせ例を示す。

(4) 望ましい間食の与え方の注意点
① 間食は規則的に与える

食事の前に2～3時間あくように時間を決めて規則的に与える。食事に対する食欲を減らさないことが重要である。

② 手洗い

手を洗って，食卓に座って与える習慣をつける。

③ 口腔の清潔

おやつの後は，水を与えるか，歯の手入れをする。

(5) 間食の実態

図6-11-①，②に間食の与え方の実態調査を示す。家庭での対応の変化が伺え，生活リズム，むし歯，食欲不振などへの影響が懸念される。むし歯の有無別間食の与え方では，むし歯のない子どもには時間を決めて，甘いものは少なく，間食でも栄養に注意している割合が高か

表 6-10　保育所における間食の一例

「1～2歳児」（1日2回）100～150kcal
　　10時（30～40kcal）
　　　　例1　麦茶 80ml ＋クラッカー 9g（3枚）（38kcal）
　　　　例2　麦茶 80ml ＋バナナ 40g（1/2本）（37kcal）
　　　　例3　麦茶 80ml ＋うすやきせんべい 5g（2枚）（22kcal）＋いちご 40g（2個）（14kcal）
　　　　例4　麦茶 80ml ＋ハードビスケット 7g（2枚）（30kcal）
　　3時（100～120kcal）
　　　　例1　牛乳 100ml（61kcal）＋ウエハース 10g（2枚）（50kcal）
　　　　例2　牛乳 100ml（61kcal）＋ふかしいも 40g（1/3本）（52kcal）
　　　　例3　ヨーグルト 100g（1個）（56kcal）＋バナナ 50g（1/2本）（47kcal）
　　　　例4　牛乳 100ml（61kcal）＋＊お好みねぎ焼き 1/2人分（55kcal）
　　　　　　　　　　　　　　　　　＊かぼちゃのカップケーキ 1/2人分（45kcal）
　　　　　　　　　　　　　　　　　＊ごまクッキー 1/2人分（44kcal）
　　　　　　　　　　　　　　　　　＊きな粉ホットケーキ 1/2人分（65kcal）

「3～5歳児」（1日1回）200～260kcal
　　3時（200～260kcal）
　　　　例1　牛乳 150ml（91kcal）＋バターケーキ 25g（1切れ）（106kcal）＋りんご 40g（1/4個）
　　　　　　（23kcal）
　　　　例2　牛乳 150ml（91kcal）＋乾燥いも 20g（1枚）（55kcal）＋みかん 100g（1個）（49kcal）
　　　　例3　ヨーグルト 100g（1個）（56kcal）＋せんべい 10g（4枚）（44kcal）＋バナナ 100g（1本）
　　　　　　（93kcal）
　　　　例4　牛乳 150ml（91kcal）＋　＊お好みねぎ焼き 1人分（110kcal）
　　　　　　　　　　　　　　　　　　＊かぼちゃのカップケーキ 1人分（90kcal）
　　　　　　　　　　　　　　　　　　＊ごまクッキー 1人分（87kcal）
　　　　　　　　　　　　　　　　　　＊きな粉ホットケーキ 1人分（130kcal）

＊は口絵；幼児期の間食参照

日本食品標準成分表（八訂）増補 2023 年をもとに著者作成

①間食として甘味食品・飲料を1日3回以上飲食する者（1～5歳）（平成16年と21年との比較）

（％）
	平成16年	平成21年
総数（468）（399）	22.6	19.5
1-2歳（183）（146）	28.4	22.6
3-5歳（285）（253）	18.9	17.8

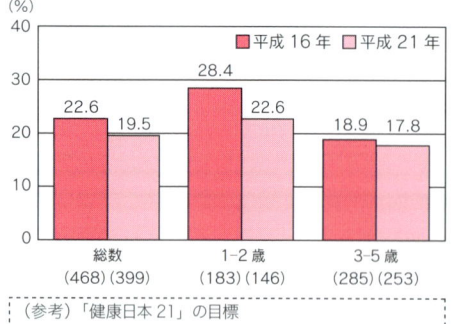

（参考）「健康日本21」の目標
　間食として甘味食品・飲料を頻回飲食（1日3回以上の飲食）する習慣のある幼児の減少
　　目標値：15％以下

平成21年国民健康・栄養調査報告　厚生労働省，2011

②むし歯の有無別　間食の与え方
回答者：2～6歳児の保護者

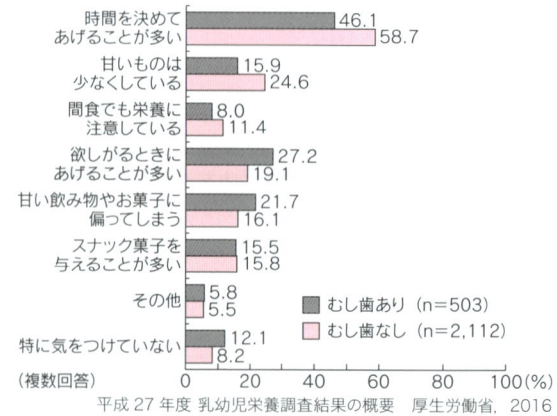

	むし歯あり（n=503）	むし歯なし（n=2,112）
時間を決めてあげることが多い	46.1	58.7
甘いものは少なくしている	15.9	24.6
間食でも栄養に注意している	8.0	11.4
欲しがるときにあげることが多い	27.2	19.1
甘い飲み物やお菓子に偏ってしまう	21.7	16.1
スナック菓子を与えることが多い	15.5	15.8
その他	5.8	5.5
特に気をつけていない	12.1	8.2

（複数回答）

平成27年度　乳幼児栄養調査結果の概要　厚生労働省，2016

図 6-11-①，②　間食の与え方

った。間食の内容の調査によると，スナック菓子，ビスケット類，菓子パン・ケーキ類，キャラメル・あめ・チョコレート類が増加傾向にあり，果物類と牛乳・乳製品に減少傾向がみられている。

> ● **保育の現場から――おやつ**
>
> 「おやつ」という言葉は一般的に言えば嗜好品をさしますが，乳幼児期にとっては，大事なエネルギーや栄養素と水分を補う食事の一部となります。朝食と昼食の間，昼食と夕食の間に，昼食や夕食に影響が出ない程度に摂取することになります。おにぎりやお好み焼き，焼きそばなどが人気です。クッキーやケーキ類も大好きですが，もちろん，市販の砂糖や生クリームを使ったものではなく，たとえば，にんじんやほうれんそうなどの入った手作りのものです。食べたあとは，いつも通り，「ぶくぶく」うがいや歯みがきをします。家庭にいると，ついついだらだら食べになることも多いようですが，メリハリをつけることは大切です。延長保育などで，とくに保護者のお迎えの遅い子どもについて，夕食時間との兼ね合いを計ってのおやつのタイミングは難しいところです。保育所では夕食時に満腹にならないよう，控え目に与えますが，家に帰ってから子どもがお菓子をねだるなどという話も保護者から聞きます。そのような場合は，市販のお菓子ではなく，おにぎりやサンドイッチ，ふかしたさつまいもやゆで野菜など，軽めの食事を与えるようにして，夕食全体としての栄養バランスが崩れないよう，保護者へのアドバイスをするとよいでしょう。

3．むし歯（う蝕）と間食

(1) むし歯の成因

むし歯は，歯垢の中に生息するミュータンス連鎖球菌（むし歯菌）が砂糖を基質（餌）として酸を生成し，その酸で歯の表面のエナメル質が溶かされること（**脱灰**）で発生する。図6-12に示すように口中のpHが5.4以下の酸性になると脱灰が起こるが，食後しばらくすると唾液の作用で口中のpHは中性となり，唾液中に溶出したカルシウムやリンが再び歯の表面に戻る**再石灰化**が起こる。頻回の飲食や夜間の唾液分泌の低下で再石灰化が不可能になると脱灰が進行する。口内の酸性化を歯みがきで防止する。

(2) むし歯の発生

糖分の中では砂糖の**う蝕誘発性**が一番強い。ぶどう，柿，バナナなどの果物中の果糖や乳糖，でん粉はむし歯菌に利用されにくい。最近，**特定保健用食品**として，**キシリトール**（甘さは砂糖と同程度の甘味料。しかし，むし歯菌に利用されない）を使用した

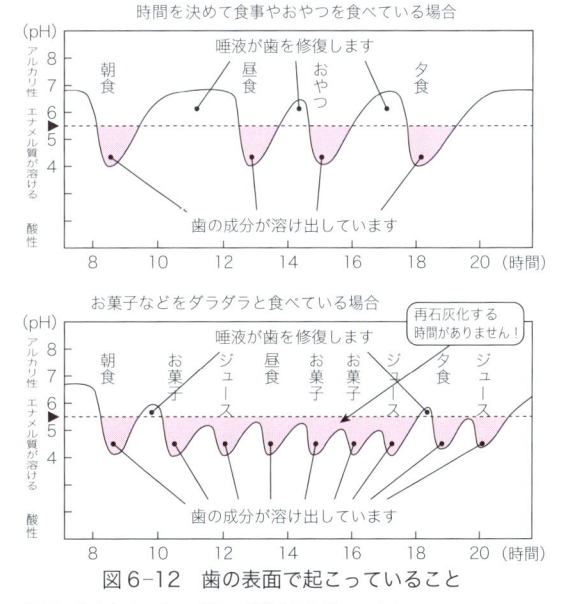

図6-12 歯の表面で起こっていること

頻回の飲食をすると，唾液の緩衝作用が追いつかない。
茂木瑞穂『チャイルドヘルス』4月号，診断と治療社，2009，p.36

ガムやキャンディが販売されている。頻回の摂取は甘味嗜好を誘発することになるので注意する。表6-11に市販菓子のう蝕誘発能による分類，表6-12に砂糖含有量の比較を示す。

砂糖の多い甘いものはできれば3歳までは味を覚えさせない方がよい。しかし3歳をすぎても禁止すると，隠れて食べることもあり好ましくない。<u>砂糖の多い甘いものは，他の食品にアクセサリー的に少量添える</u>ことで満足感を与えるとよい。

表6-11 市販菓子のう蝕誘発能による分類

う蝕誘発能		
A（特に低い）	せんべい，クラッカー，スナック菓子，ピーナッツ
B（低い）	バニラアイスクリーム，甘栗，砂糖無使用のビスケット
C（やや高い）	かりん糖，粟おこし，レーズンサンド，ウエハース，コーンフロスト
	マドレーヌ，フルーツケーキなどのスポンジケーキ
D（高い）	ビスケット，クッキー，プレッツェル
	チョコレート，金平糖，和菓子，カステラ，ビスケット加工品
E（特に高い）	ドロップ，ヌガー，ガム，トフィー，キャラメル

注）う蝕誘発能が高い菓子は砂糖含有量の多い（表6-12参照），歯の表面への粘着性の高い，口腔内滞在時間が長い菓子である。

（松久保隆）指導者用テキスト『乳幼児の栄養と食生活』全国保健センター連合会，1997，p.142

表6-12 市販菓子類の砂糖（しょ糖）含有量比較

菓子名	しょ糖 ％
せんべい	0.1～8.9
果実飲料	0.1～4.3
炭酸飲料	0.6～4.3
ヨーグルト	0～6.5
みたらし団子	7.7
果物	0～10.5
プリン	10.6
アイスクリーム	9.4～11.9
ゼリー	2.2～12.4
ソフトビスケット	20.6
バターケーキ	26.7
スポンジケーキ	28.0
あんパン	15.4～31.0
ウエハース	35.3
ミルクチョコレート	43.3
衛生ボーロ	49.1
ゼリービーンズ	54.8
ドロップ	56.8
マロングラッセ	65.1
和菓子	6.4～61.2
バタースコッチ	76.6
あめ玉	82.1

日本食品標準成分表（八訂）増補2023年 炭水化物成分表編より著者作成

（3）3歳児のむし歯の実態

乳歯のむし歯は東京都においては減少傾向にある（図6-13）。しかし，進行したむし歯は乳歯の下に成長している永久歯まで達することもあり，摂食機能の発達の障がいになるので，歯の手入れに留意する。令和4年度調査で，3歳児におけるむし歯ありは，5.0％であった。

4．むし歯予防

（1）口腔保健の意義

食べる機能を健康に発達させるためには口の健康が大切である。むし歯の予防は食べる機能を保障するためにとくに重要である。食前・食後は歯と口腔粘膜を清潔に保つ。

（2）むし歯（う歯）の予防

ミュータンス連鎖球菌は，家族から乳児に伝播し，定着すると考えられている。そのため乳児のむし歯予防では，

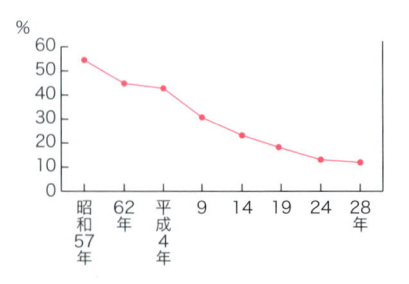

図6-13 3歳児のう蝕有病率の推移（東京都）

東京の歯科保健―東京都歯科保健医療関係資料集―平成23年10月（東京都福祉保健局，2011），および平成29年10月（東京都福祉保健局，2017）より作成

ミュータンス連鎖球菌の定着を遅らせることが基本となる。離乳期には，親の使用したスプーンを乳児の口に入れたり，口移しを控える。幼児期のむし歯予防には次のことが大切である。

① 生活リズムを整える。食事やおやつの時間を決める。
② 歯に付着しにくい食材を用いる。調理法も工夫する。
③ よくかんで食べる。④ 食べたあとは歯みがきをする。

(3) 歯みがきの方法と習慣づけ

① 乳児：口腔を清潔に保つ

乳歯が生える前から，口唇，口腔内，歯ぐきを指で触れて刺激を与える。前歯が萌出したら，綿棒やガーゼを用いて歯の汚れをふき取る。口腔を清拭（せいしき）する習慣をつけると，その後の歯みがきに抵抗が少なくなり効果的である。離乳食のあとに子ども用の歯ブラシを持たせるとよい。奥歯は大人がみがく。

② 幼児：歯みがきの習慣を身につける

自分でみがく習慣をつける。子どもの口のサイズに合った歯ブラシを選択する。歯磨剤は必要ないが，歯みがきの動機づけに使用してもよい。子どもが使う歯ブラシと仕上げみがき用の歯ブラシは分けて使用する。仕上げみがきは3歳ごろまで行う。その後も口腔内の観察を続ける。定期的に小児歯科を受診し口腔の健康状態を確認するとよい。虫歯予防にフッ素を塗布する方法がある。

● 保育の現場から──歯みがき

食後の歯みがきは生活習慣の基本です。保育所での対応は発達年齢に応じた対応になります。0歳児など，まだ歯が生えそろわない段階では白湯（さゆ）を飲ませたり，ガーゼ等でそっとふいてあげたりして清潔を保ちます。1歳くらいになったら，子どもに歯ブラシを持たせ，口の中にブラシが入っても，違和感がないように，慣らします。するとたいてい子どもたちは，喜んで「くちゃくちゃ」かんだりしています。最後の「仕上げ」は保育士がします。

保育所での歯みがきの考え方としては，徹底してきれいにみがきあげるというより，子どもが嫌がらないような保育の流れの中で，自分自身で主体的に習慣づけていけるよう，家庭生活に対してのフォローという位置づけでよいでしょう。保護者の方へ家庭においても，ていねいにしっかり歯みがきすることの大切さを伝えましょう。その子に合った歯みがきの専門的な正しい技術や手順は，各自の口腔状態がありますから，身近な歯科医師や歯科衛生士に相談する方が適切です。

---

§4 お弁当

1. 栄養バランスのよいお弁当

(1) お弁当箱の大きさ

市販の弁当箱は250～1,000mlくらいまでであれば大きさも形も様々な物が出回っている。子どもに適当な弁当箱の大きさはどう決めればよいのであろうか。1日に必要なエネルギーの目安量は，日本人の食事摂取基準に示されている。1日3食とすると，1食に必要なエネルギ

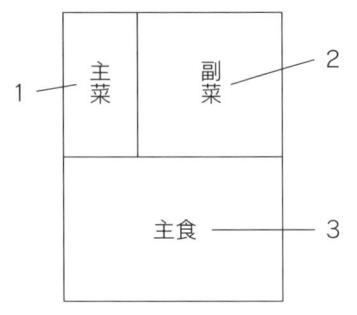

一量は1〜2歳で300〜330kcal，3〜5歳で400〜430kcalとなる。「3・1・2弁当箱ダイエット法」（足立ら，2006）では次項以下のように弁当を詰めると，弁当箱の容量400（ml）＝400（kcal）の弁当となると述べられている。

図6-14 主食・主菜・副菜の比率

(2) 3・1・2弁当箱ダイエット法

① 詰め方
料理が動かないようにしっかり詰める。

② バランス
主食：主菜：副菜を弁当箱の表面積で3：1：2にする。

全体の容量の半分の主食をまず詰める。残りの3分の1に主菜，3分の2を副菜が占めるように詰める（図6-14）。ただし，主菜と副菜が混ざっているときや，子どもによって，副菜が多すぎるときはこの割合を加減する。

③ 同じ調理法のおかずを重ねない
主食はごはんを基本とする。主菜，副菜は油脂の多い衣のついた揚げ物や，塩分の多い佃煮や漬物は1品までとする。

④ おいしそうできれいなこと
赤・黄・緑・白・黒（紫）の五色がそろい，彩りのよいおいしそうな弁当に仕上げると栄養のバランスもよくなる。

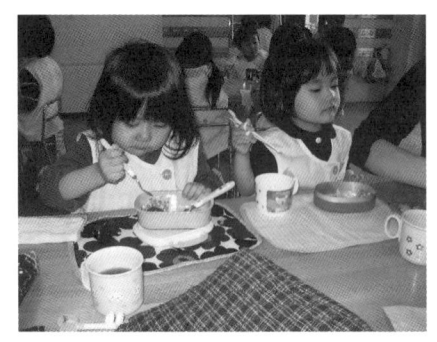

(3) よいお弁当の条件

① 多彩で変化に富んでいる
冷めてもおいしいもの，彩りのよいことはもちろんであるが，味付け（しょうゆ，塩，砂糖，味噌，ソース，ケチャップ，カレー風味）や調理法（揚，炒，煮，ゆで，あえ，生）が変化に富むことも大切である。効率よく作るためには，味付けや彩りの異なった常備菜を用意する。

② 一品の大きさ
一口大で食べやすい大きさにする。

③ お弁当箱の大きさ
活動量や食欲には個人差があるものの3〜5歳児では，お弁当箱は上記（1）のように400ml程度の大きさが適切である。しかし，食べきれることは，達成感につながるので，お弁当箱の大きさは子どもと話し合って決めるとよい。

お弁当の食事場面

2. 衛生的に安全なお弁当の作り方

家庭で行うHACCP（ハサップ：宇宙食から生まれた衛生管理）に基づき，お弁当作りにおける食中毒予防のポイントを示す。

① 食品の購入
冷蔵や冷凍の必要な食品は，買い物の最後に行う。

② 家庭での保存
冷蔵庫は10℃以下，冷凍庫は－15℃以下を維持する。生の肉，魚，卵の取り扱いの前後に

は手を洗い，容器に入れて保管，冷蔵庫の中で他の食品に肉汁などがかからないようにする。
③ 下準備
<u>生で食べる果物や野菜は熱湯消毒した包丁やまな板で最初に切るようにする</u>。生の肉や魚を切ったものは，洗ってから熱湯をかけた後，使うことが大切である。包丁，食器，まな板，ふきん，たわし，スポンジなどは，使った後すぐに，洗剤と流水でよく洗い，熱湯（85℃，1分以上）での加熱や次亜塩素酸ナトリウムによる消毒が有効である。
④ 調理
㋐ <u>しっかり加熱する</u>。食材の中心まで火を通す。ハンバーグや唐揚げ，グラタンや冷凍食品など表面が焦げて中まで火の通りにくいものは注意する（**中心温度75℃，1分以上の加熱**でほとんどの細菌は死滅し安全となる）。ハムやソーセージ，ちくわなどの練り製品も加熱し，前日に調理したものは再加熱する。卵は半熟にしないでよく火を通す。

㋑ とくに気温が高くなるときには，加熱していないもの（生野菜など）は入れない方が安全である。ミニトマトはへたを除いてから，よく洗浄する。

㋒ 梅干しや酢飯でいたみを防ぐ。味付けは濃い目にすると腐敗防止効果がある。

㋓ <u>おにぎりはラップで包んで握る</u>。

⑤ 詰め方のポイント
㋐ お弁当箱は洗ってから，熱湯消毒し，乾いてから詰める。ゴムパッキングは取りはずして洗う。

㋑ 冷まして詰める。<u>細菌の繁殖は30～40℃で最も増殖が盛んになり，危険な温度帯といえる</u>。この温度帯をできるだけ短くするため，<u>30分以内に20℃以下</u>にするとよい。広げて冷ます，蓋(ふた)を閉めるまで，弁当箱の底に保冷剤を当てたりドライヤーの冷風で冷やすなど工夫する。なお，ごはんは冷めにくいので初めに詰めてからおかずを作るとよい。

㋒ 水分が多いと細菌が増えやすくなる。水分はきちんと煮きる。

㋓ 夏は保冷剤や抗菌シートの利用も有効である。

§5　幼児期の食生活上の問題と健康への対応

　子どもの食事で特に気をつけていることの調査（図6-15）では，ほとんどの保護者は何らかの点で気をつけていることがわかる。しかし，現在子どもの食事で困っていることの調査では（図6-16），「特にない」と回答した割合が最も高い5歳以上でも約8割の保護者が子どもの食事に困りごとを抱えていた。2～3歳未満では，「遊び食べをする」が最も高く，それ以上では，「食べるのに時間がかかる」が最も高かった。その他に「偏食する」，「むら食い」，「食事よりも甘い物を欲しがる」，「小食」などであった。

1. 偏食

偏食について考える場合，味覚と嗜好の発達を理解する必要がある。

（1）味覚の発達の仕組みを理解する
　食べ物の味を識別する感覚を**味覚**という。食物の成分が**味蕾**(みらい)の中の味細胞に触れ，五味の情報が大脳皮質の味覚野に伝えられ味が識別される。小児は五味の中，甘味，塩味，旨味を好

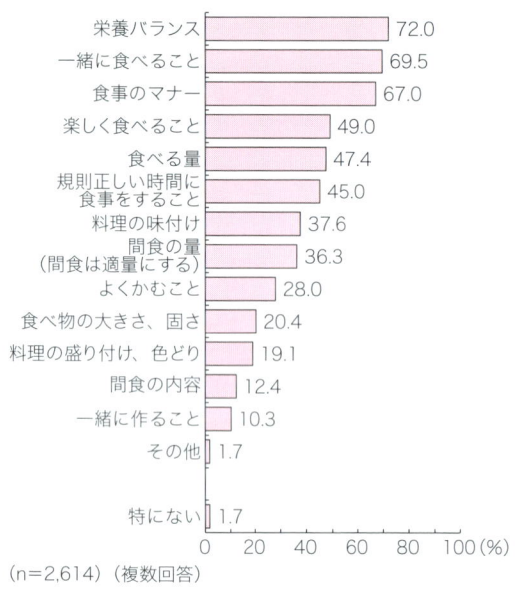

図6-15 子どもの食事で特に気をつけていること
（回答者：2〜6歳児の保護者）
平成27年度乳幼児栄養調査　厚生労働省

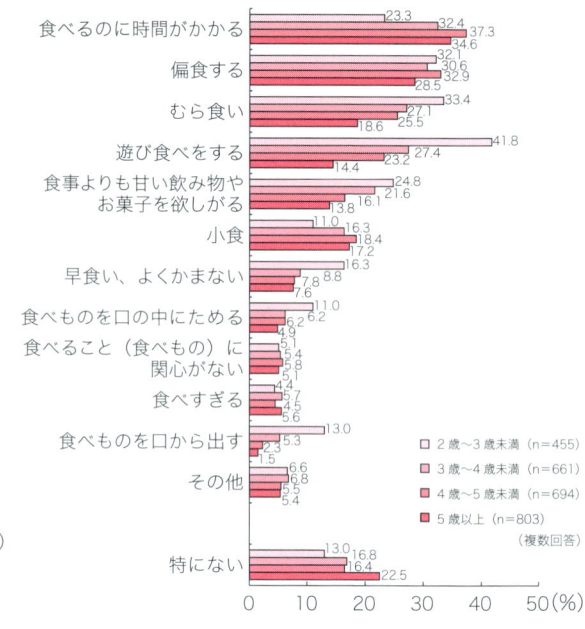

図6-16 現在子どもの食事で困っていること
平成27年度乳幼児栄養調査　厚生労働省

み，酸味と苦味を嫌う傾向がある。しかし味覚は発達現象であるため，離乳期に各種の味覚を経験することで受け入れ可能な味覚となる。

(2) 嗜好の発達を理解する

嗜好とは食品に対する好き嫌いをいう。嗜好には味覚の影響が大きいが，味覚の情報は味覚野のほか扁桃体にも送られ，味の好き嫌いの判断や学習が行われる。また同時に脳内で，食物に対する総合的な認知が行われる。そのため，記憶力や脳の機能発達と学習効果でしだいに食べられるものが多くなり，嗜好の幅が広がっていく。そこで，ある食品を嫌って食べない場合，「嫌い」ととらえるのではなく，「未だ食べられるようになっていない」と考えるべきだといわれている。また嫌いなものをなくすより，好きなものを増やすことが大切との意見がある。

ベビーフードをよく使用していた群に幼児期になって偏食するという回答が多い（図6-17）ことに現れているように，乳幼児期に幅広い食品や味付け，調理法にふれ嗜好の発達を促すことが重要である。

(3) 偏食の内容と理由

偏食は，平成17年度乳幼児栄養調査では1歳後半から徐々にその割合が高くなり，3歳後半では38.5％となり，母親を困らせる問題の中で首位を占めていた。近年（平成27年度）の調査においても各年齢において上位を占めている（図6-16）。幼児の偏食の第1位は，野菜嫌いである（表6-13）。3歳以下の幼児が好む野菜はにんじん，トマト，じゃがいも，えだまめ，だいこんがあげられ，嫌いな野菜ではピーマンをあげる者が多く，次いでねぎ，ブロッコリー，なす，しいたけ，トマトであった。野菜を嫌う理由として，食べにくい，かめない，硬いをあげる場合もあり，3歳以下に多い。また，苦い，緑色のものが嫌い，色が嫌い，味がまず

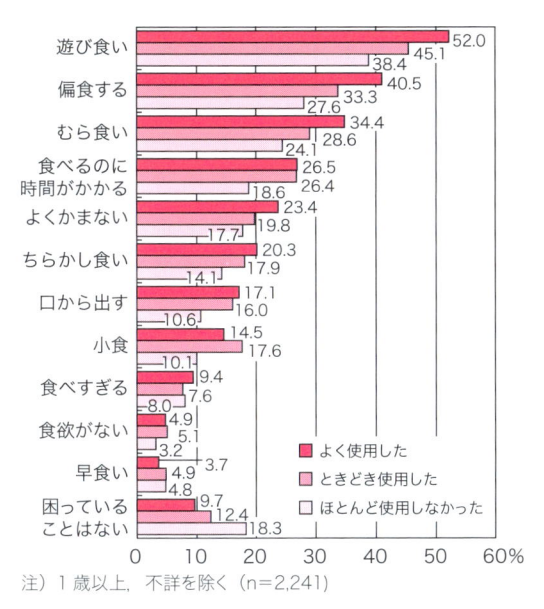

図 6-17 ベビーフードの使用状況別現在食事で困っていること

	よく使用した	ときどき使用した	ほとんど使用しなかった
遊び食い	52.0	45.1	38.4
偏食する	40.5	33.3	27.6
むら食い	34.4	28.6	24.1
食べるのに時間がかかる	26.5	26.4	18.6
よくかまない	23.4	19.8	17.7
ちらかし食い	20.3	17.9	14.1
口から出す	17.1	16.0	10.6
小食	14.5	17.6	10.1
食べすぎる	9.4	7.6	8.0
食欲がない	4.9	5.1	3.2
早食い	4.9	3.7	4.8
困っていることはない	9.7	12.4	18.3

注）1歳以上，不詳を除く（n=2,241）

平成17年度乳幼児栄養調査　厚生労働省

表 6-13　偏食の内容（月齢階級別，年齢別）

	総数（人）	野菜嫌い	魚嫌い	肉嫌い	牛乳・乳製品嫌い	その他
総数	795	599 (75.3)	64 (8.1)	177 (22.3)	121 (15.2)	100 (12.6)
1歳	179	101 (56.4)	20 (11.2)	61 (34.1)	32 (17.9)	27 (15.1)
2歳	244	184 (75.4)	19 (7.8)	60 (24.6)	44 (18.0)	25 (10.2)
3歳以上	372	314 (84.4)	25 (6.7)	56 (15.1)	45 (12.1)	48 (12.9)

注）複数回答，（　）内は%

平成7年度乳幼児栄養調査　厚生省

い，においがいや，食感が悪いなどがあげられている。

(4) 偏食の対策

① 新奇性恐怖について

人間は初めてみる食べ物に対して，まず恐怖心をもち警戒する傾向があるといわれ，これを新奇性恐怖という。この時期の偏食は，その食物を嫌いというよりは，食べ慣れていないことにより発生する。そこで，その食材に慣れていくことがすすめられる。

② 偏食の固定化をさける

幼児の偏食は固定されたものではなく，時期により嫌う食品が変化することが知られている。嫌いだからと食卓にのせないと偏食が固定化してしまう。大人がおいしそうに食べるのをみると，子どもに食べようとする意欲がわく。

③ 受容する人格やチャレンジ精神を育てる

ピーマンを嫌ってもにんじんを食べることができれば，栄養学的にはほとんど問題はない。しかし，対応として色々なことを許容する人格やチャレンジ精神を育てる必要がある。そのため少しずつでも食べられるようにすることが望ましい。嫌いなものが食べられるようになることで，苦手なことを克服する自信や達成感が得られる。また，チャレンジ精神が培われるような働きかけが大切となる。

「美味しいので少し食べてみよう」と言葉をかけ，無理強いしないようにすすめる。4歳くらいになると，嫌いなものも少しは我慢して食べてみようとする心も育ってくる。

④ 調理や食育の工夫をする

㋐ 年齢に応じて軟らかくする

野菜を嫌う3歳以下の幼児に対しては，加熱時間を長くして軟らかくする。小さく切ることで解決することもある。また，好きな食材に少量を混ぜてみる。

㋑ "におい"について

ピーマンはゆでこぼしてから料理すると，においが弱まることが知られているので，下ゆで後に料理する。またカラーピーマンは嫌われるにおいがない。

肉を嫌う場合，硬い，まずい，色が嫌いなどの理由がある。かめない場合はひき肉料理にする。魚を嫌う場合，骨がある，飲み込みにくい，パサパサする，においが嫌い等の理由がある。そこで，脂肪の多い種類や淡白なものなど魚の種類を変えてみる。また，食べやすく細かくする。

㋒ 食育の工夫を

食べ物に関する教材を用いたり，食べ物への興味を深めるため，野菜を育ててみなでおいしく食べる，買い物に参加させ食材を選ばせる，などを試みる。

● 保育の現場から——偏食児への対応

野菜を嫌う子はかなりの率でみられます。偏食があるからといって一律にすべて対策が必要ということではありません。しかしあまりにもひどい場合（肥満や発育不良が懸念されるケースなど）では保護者とも連携しつつ，遊びや他の生活場面も含めた個別指導計画を立てて，原因は？　ではどうしたらいいの？　取り組んでみたらどうなった？　うまくいった？　だめだった？　では今度はどうやってみる？　などと継続的な取り組みをします。

たとえば，「苦手な生野菜が少しでも食べられるようになって欲しい」と計画したら，スタッフみなで取り組みます。保育士の立場からは「貝割れ大根を自分たちが作って食べるというのを計画してみよう」，調理師の立場からは「盛り合わせで，見た目を楽しく」とか，栄養士の立場からは「どうして食べた方がよいのか，図を使って子どもたちに知らせていこう」などです。いろいろな立場から，いろいろな目で見て，子どもたちのことを考えます。そして，保護者の方とも連携して，一番良いと思う方法を考え，試していきます。あくまでも本人の意思と成長を軸におき，栽培活動や食に関する絵本やお話，一方ではお腹が十分すくような外での遊びの構成，調理（クッキング）保育や遠足でのお弁当など様々な機会や環境を配慮します。

保育士の本人へのかかわりは，その子の状態を把握しつつも，その子とのかかわりだけに捉われないよう，保育の「場」全体をみる必要があります。「食べましょう。大きくなれないわよ」などと強制しなくても園ではお友だちがいますから，その子もうまく流れに乗れるよう，その場を"盛り上げる"ことも一つの方法でしょう。すると，「僕だって」と一生懸命頑張って苦手な野菜を食べたりします。お家では食べなくても，園では何でも食べるという報告もよく聞かれます。方法論は一つではありません。園がきっかけをつくる場になるように工夫してください。

2. 遊び食べ・むら食い・食べるのに時間がかかる

① 遊び食べ

9か月ごろから2歳にかけて，**手づかみ食べ**やスプーンを持って自分で食べようとすることが増える。しかし行動範囲が広がり，いろいろ興味も移り，食器や食べ物をさわる姿は，遊んでいるとしか見えないこともあるが，そういう過程を経て，一人で上手に食べられるようになる。それをさせず，汚されるからと親が手伝いすぎると，**自分で食べる意欲**を失うこともあるので，発達の過程として見守ることも必要である。

② むら食い

大人の食欲にも波があることを理解し，食事の時間に空腹であるか確かめ，強制はしない。

③ 食べるのに時間がかかる

食事時間は20〜30分程度とし，それ以上食卓に座っていることは，のろ食べ，だらだら食べとして，**食欲不振**としての対応が必要となる。生活リズムを整え，食事前に空腹になっているか，与えている内容や調理形態が合っているか検討する。

> ● 保育の現場から── 2歳くらいになっても自分で食べようとしない子ども
>
> 時々，食べ物を自分で食べようとせずにいつまでたっても口に運んでもらうのを待っているお子さんを見かけます。病気でないかぎり，時間がくれば，子どもはお腹をすかせ手づかみで，あるいは食具を使って，勢い余ってあちこちこぼしながら食べるものです。育ち盛りの子どもが，食に対して消極的なのは不自然です。このようなとき，子どもがなぜ自分で手を出して食べようとしないのかを考えるのは保育士の大切な仕事です。私が過去に対応したケースでは，たいていこのような子どもの背景に，子どもの食事作法やマナーに大変神経質で厳しい保護者の姿があるように思います。大人からの「こぼした」「口の周りが汚れた」「きれいに食べなくっちゃ」といった細かい注意に常にさらされ，萎縮して食が進まなくなっているのです。こういう場合，子どもと保護者両方へのケアが必要になります。子どもへは，こぼしたり，汚したりすることには構わずに，まずは，自分で手や食具を使って食べることそのものをほめ，見守り，応援します。実際には，手づかみ食べからのやり直しが必要になります。そのため，食前に手をふいたら，食事中は汚れてもあまり神経質に口のまわりをふかず，ごちそうさまの時にきれいにふくことでよいでしょう。また，保育内容の構成という視点からは，食事の前には，外遊びやお散歩，体をたくさん使った遊びなど，発達年齢に応じて，エネルギー消費量を高めることから自然に食欲がわく流れができるよう保育内容に配慮します。
>
> 保護者への対応は，このようなケースでは保護者自身が焦っていたり，完全主義的に考えていたりすることがあり，かえって追い詰めてしまうことにもなりかねませんので頭ごなしに注意することは避けましょう。まずは，細かいことに神経質になってしまう保護者の気持ちに共感しつつ，話を聞き（気持ちを受け止め），保護者の態度が自分で食べようとしない子どもの状況と関連があることに気づいてもらえるよう，徐々に，ていねいに話していきます。このように，園でのかかわり方を保護者に知らせていくのが保護者支援になり，保育士の専門性の一つといえます。

3. 小食・食欲不振

(1) 食欲の仕組み

食欲は間脳の視床下部にある**食欲中枢**（**摂食中枢**と**満腹中枢**）によって調節されている。血液中のぶどう糖濃度が低くなると摂食中枢が刺激されて食欲を感じ，食後20〜30分くらいからぶどう糖濃度が高くなると満腹中枢が刺激される。その他，胃の収縮，血中の遊離脂肪酸濃度，体温と気温の低下が摂食中枢を刺激することが知られている。さらに食欲は視床下部より上の大脳皮質にある前頭連合野（視覚，聴覚，味覚，嗅覚やそのほかの食欲に関するあらゆる情報が記憶されている）の指令で最終決定されると考えられている。このため幼児が食欲のある生活を送るためには生活リズムを整え，遊びによってエネルギーの消費に努めることが重要となる。

(2) 小食・食欲がないときの対策
① 生活リズムの見直し

午後9時前就寝，午前7時前に起床する早寝早起きの幼児では**小食**や**食欲不振**などの問題は出にくいといわれている。遊びが十分かどうか生活リズムを見直す。

② 空腹のための配慮

食事の前は空腹になっていることが前提であるが、牛乳や果汁を与え血糖値が上昇していることもある。飲み物のエネルギーは忘れることが多いので、食事前に与える飲み物は、水か麦茶などエネルギーのないものを与える。平時に乳児用イオン飲料を与えることは控える。

③ 盛り付けの工夫

大きめの食器に普段の半分量くらいを盛り、食べたらおかわりを与えると食事に対する強制感が薄れる。

④ 生活全体の活性化

2～3歳児の摂食行動や摂食態度（食欲、好き嫌い、食事をしているときの表情など）と子どもの心の状態（意欲、活発さ、積極性など）との間に関連があるとされている。食事の工夫だけでは食欲を出すことは難しい。遊びを中心に生活全体を活発にすることを心がける必要がある。

● **保育の現場から——食事が全量食べられないとき**

1、2歳になると、嫌いなものが最後までお皿に残ってしまって、ずっと食べられなかったり、お腹がいっぱいになったことを伝えられなかったりすることもあります。3歳以上になるとそれがますます目立って、繊維質のものをいつまでも口の中にふくんだままで飲み込めないなどということもあります。お腹がいっぱいになっても「先生、減らして」と言えない子もいます。子どもの表現の仕方は様々です。仕草や態度でしか表現できない子も多くいますから気持ちを汲み取ることが大切です。長時間テーブルの前に座らせていたりするのはやめましょう。水分をあげて飲み込めるようにする。あるいは減らして最後の一口を食べておしまいにするなど、建設的な対応をする方がよいでしょう。食事を途中で切り上げることは、やむをえないことではありますが、お皿に残したまま「ごちそうさま」をするのではなく、「じゃこれでおしまいね」と子ども自身が見た目にも「自分で食べた」という意識がもてるように配慮にした方がよいでしょう。小さなことですが、何事も子ども自身の将来的な自立を見据えた視点からのかかわりであることが大切です。

---

4. 咀しゃくの問題

年齢別食事のかみ方（表6-14）に示すように、よくかむことのできない子どもが4歳においてもみられる。

このような訴えを予防するには、離乳を適切に進めることである。しかし、離乳の開始の遅れ、離乳の不適切な進め方で18～24か月（咀しゃく能力獲得の臨界期）までに咀しゃく能力が獲得できなかった場合、3～4歳になっても咀しゃくがうまくできないことが多いと考えられている。そこで、離乳期につまずいている点を早く見つけ、やり直す必要がある。軟らかい食品を大きめにし、口蓋でつぶすことは可能なのか、次に硬めの食品で歯ぐきでかむことはできるのか、頬に手を当て動きをみる。このようにして、どこでつまずいているのかを見つけ、その機能を獲得するよう訓練する必要がある。表6-15

表6-14　幼児の年齢別食事のかみ方（％）

区　分	よくかんで食べる	堅いものがかめない	かんでも飲み込めず口にためたり口から出してしまう	よくかまず丸飲みにする
1歳0か月～1歳6か月未満	44.2	14.5	12.6	29.7
1歳6か月～2歳0か月未満	55.7	9.2	16.9	18.2
2歳0か月～2歳6か月未満	60.5	8.5	16.5	14.5
2歳6か月～3歳0か月未満	62.3	6.6	15.1	16.0
3歳0か月～3歳6か月未満	70.1	5.8	12.5	11.6
3歳6か月～4歳0か月未満	75.5	6.1	9.9	8.5
4歳0か月～4歳6か月未満	75.8	5.3	11.0	7.8

平成7年度乳幼児栄養調査　厚生省

表 6-15　咀しゃくに問題のある子どもの原因と保育士の供食上の対応

かまない，または口にためて飲み込まない	「原因」・空腹でないときや食が細いのに与える量が多い場合 「対応」・食事時に空腹になるよう生活リズムや遊びを見直す ・食事時間を長くせず切り上げる
チュチュ食べ（舌と上顎に食物をはさみ吸う）	「原因」・眠いときに指しゃぶりをする代わりの動き 「対応」・食事時を空腹にし，遊びに楽しさを見いだし卒業させる
飲み込みが下手	「原因」・飲み込むときにむせたり，飲み込まずに口にためる 「対応」・児の咀しゃく力が未熟な場合には，軟らかいものに戻し，唇を閉じて嚥下する練習から開始し，舌つぶし，歯ぐきつぶしと摂食機能の発達過程を順番に練習していく ・口いっぱいに押し込み，むせるときは，一口の適切な量を教える
硬い物がかめない	「原因」・軟らかいものの使用頻度が高く，硬いものを食べる経験が少ない場合や少食で食べることに時間がかかる場合に多い 「対応」・摂食機能の発達過程上，つまずいている時期の硬さから前歯でのかみとりや咀しゃくの動きの練習をさせる
よくかまず丸飲みする	「原因」・硬すぎたり，細かすぎると，舌や歯ぐきでつぶせず丸飲みとなりやすい ・硬すぎるものを早くから与えると丸のみを誘発しやすい ・前歯でかみ切る経験不足による歯根膜の感知能力未発達や奥歯での咀しゃくが下手な場合も丸飲みとなる ・食欲旺盛で口一杯ほおばる，汁もので流し込む，急がせて次々に食物を口に入れる支援も丸飲みを助長しやすい ・スプーンを奥の方に入れる与え方は，舌の動きがうまく引きだせず丸飲みになりやすい 「対応」・摂食機能に見合った適切な調理形態にする ・いちごやバナナなどのようにかみとりやすい果物を大きいまま手に持たせ，前歯でのかみとりの練習をさせる ・一人で食べられる場合には 1 回の適量を覚えさせる ・介助食べのときは，飲み込みを確認してから次の食物を与える ・ちぎれにくいスティック状の食物（パンの耳，薄くしたウインナー，たくあん等）の一端を保育士が保持し，かむ動きを練習させ咀しゃくの動きを獲得させる

著者作成

に咀しゃくに問題のある子どもの原因と保育士の供食上の対応を示す。

5．肥満

　乳児期の肥満は歩行開始により解消されることが多いが，幼児期の肥満は学童期以降の肥満につながる可能性をもっているので，適切に対応する必要がある。幼児の肥満基準では，肥満度15％以上を肥満と判定する。母子健康手帳の身長別標準体重曲線を活用し，肥満度が15％を超えないよう経過観察する。

　幼児期体重曲線を用いた評価による肥満度は表6-16に示すようにふつうより肥満度が高い（肥満度＋15％以上）子どもの割合は4.9％であった。またこの子どもに対し，保護者のうち約37％は，ふつうや少しやせていると認識していた点には注意が必要である。基本は1日3回の間食とし，早寝早起きの生活リズムを身につけ，家族そろって

表 6-16　子どもの肥満度（回答者：1〜6 歳児の保護者）

年齢階級	総数		肥満度＋15％以上		肥満度＋15％未満−15％より大きい（ふつう）		肥満度−15％以下		不詳
	人数	％	人数	％	人数	％	人数	％	人数
総数	3,020	100.0	148	4.9	2,790	92.4	82	2.7	350
1 歳〜2 歳未満	489	100.0	30	6.1	448	91.6	11	2.2	134
2 歳〜3 歳未満	493	100.0	28	5.7	454	92.1	11	2.2	86
3 歳〜4 歳未満	620	100.0	22	3.5	588	94.8	10	1.6	44
4 歳〜5 歳未満	655	100.0	30	4.6	607	92.7	18	2.7	42
5 歳以上	763	100.0	38	5.0	693	90.8	32	4.2	44

※自己申告による身長・体重より肥満度を算出／1 歳以上を対象として集計
平成 27 年度 乳幼児栄養調査結果の概要　厚生労働省，2016

楽しい食卓を囲むようにする。食事は大皿盛りにせず，偏食，間食などの食習慣や戸外での遊びなどに注意をする。運動指導としては，座りがちな生活態度を改め，平成24年度の幼児期運動指針に策定されているように，幼児は様々な遊びを中心に毎日，合計60分以上，楽しく体を動かすようにする。

🌸 演習問題

1. あなたには好き嫌いがありませんか。はしの持ち方は適切ですか。もしあれば，その原因を考え，育ちのどの時期に起きたか，なぜ起きたか，小さいころの情報から推定してみよう。
2. 栄養バランスのとれた4歳児向きの弁当の献立を立て，絵に描いて五色が入っているか色鉛筆でぬってみよう。また実際に作り，デジタルカメラで撮り，互いに批評し合おう。
3. 市販の菓子類を調べ，1～2歳児と3～5歳児にふさわしいもの，また，子どもにふさわしくないものとその理由を考えてみよう。
4. 幼児の好む食品と料理，嫌われる食品と料理を調べ，その理由を考えてみよう。
5. 偏食，遊び食べ，食欲不振のときの指導法を考えてみよう。
6. 幼児が食事中にテレビを見ることの影響を考えてみよう。

✳ 調理実習課題【その1】―幼児期の食事― 1～2歳食と3～5歳食（口絵参照）

実習目的

　1～2歳食，3～5歳食の分量，調理形態，使用食材，味付けの違いを学ぶ。切り方，盛り付け方，食器の選び方にも配慮する。

実習内容

　1～2歳食，3～5歳食を実習する。
　計量スプーンによる重量表と切り方の図は，第4章末「調理実習課題」を参照する。

実習レポート

1. 離乳食との違いを咀しゃく機能の発達の面からまとめる。また，成人食との違いを考える。
2. 幼児が料理ごとにどのように食べるか，手づかみ，食具食べについて考えてみよう。
3. 食べ方の支援の方法を考えてみよう。

✳ 調理実習課題【その2】―幼児期の間食（口絵参照）

実習目的

　幼児にふさわしい間食の内容と分量を学ぶ。また，アレルギーのある子どもに対する間食について学ぶ。

実習内容

　間食の実習をする。

実習レポート

1. 1～2歳児，3～5歳児にふさわしい分量の間食を，飲み物（麦茶，牛乳）や果物と組み合わせて考えてみよう。
2. 食物アレルギーの例をあげ，どんな間食が与えられるか考えてみよう。

第7章
子どもの発育・発達と食生活
学童期・思春期の心身の発達と食生活

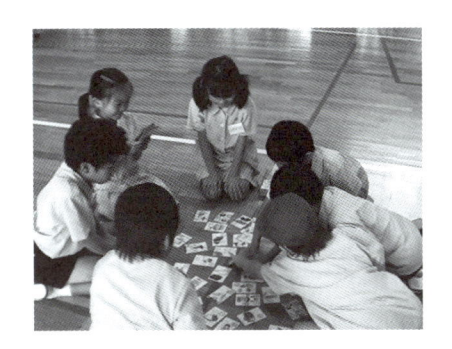

§1 学童期・思春期の心身の特徴と食生活

学童期とは6歳から11歳までの小学校に通う時期をいう。思春期とはWHO（World Health Organization；世界保健機関）の定義では第二次性徴の出現から性成熟までの段階としており，小児から成人へ移行する過渡期で心身に特有な変化がみられる時期である。それゆえ思春期としての年齢区分を明確にすることは，個人差もあり難しいが，男子は12歳から18歳ごろ，女子は10歳から18歳ごろまでの期間をさすことが多い。

1. 学童期・思春期の身体発育の特徴

(1) 身体発育の特徴
① 第二発育急進期

乳児期に急激な発育を示す**第一発育急進期**がみられたが，学童期後半から思春期にかけて，**第二発育急進期（思春期成長スパート）**がみられる（表7-1）。

表7-1 年齢別身長と体重の平均値

区分		身長 (cm)				体重 (kg)			
		男	伸び	女	伸び	男	伸び	女	伸び
幼稚園	5歳	111.0	5.9	110.2	5.8	19.2	2.4	18.9	2.3
小学校	6歳	116.9	6.1	116.0	6.1	21.6	2.9	21.2	2.8
	7歳	123.0	5.6	121.1	5.7	24.5	3.3	24.0	3.0
	8歳	128.6	5.5	127.8	6.6	27.8	3.6	27.0	4.0
	9歳	134.1	5.5	134.4	7.0	31.4	3.9	31.0	4.3
	10歳	139.6	6.6	141.4	6.5	35.3	4.6	35.3	4.9
	11歳	146.2	8.0	147.9	4.4	39.9	5.9	40.2	4.3
中学校	12歳	154.2	6.9	152.3	2.7	45.8	4.8	44.5	3.1
	13歳	161.1	4.9	155.0	1.4	50.6	4.3	47.6	2.2
	14歳	166.0	2.9	156.4	0.8	54.9	4.1	49.8	1.4
高等学校	15歳	168.6	1.3	157.2	0.6	59.0	1.4	51.2	1.0
	16歳	169.9	0.8	157.8	0.2	60.4	1.6	52.2	0.4
	17歳	170.7		158.0		62.0		52.6	

著者注）
① 身長の第二発育急進期：男子は11歳と12歳で1年間に6.9～8.0cm，女子は9歳と10歳で1年間に6.5～7.0cm増加。
② 体重は男子11歳で5.9kg，女子10歳で4.9kgと体重の最大増加量となる。
③ 9～11歳では女子が男子より大きい身長の逆転現象がみられる。

令和5年度学校保健統計調査，文部科学省
伸びは著者作成

② 骨の成長と骨折の増加

骨は図7-1のように長さ（**軟骨内骨化**）と太さ（**膜内骨化**）が成長し，骨幹部に骨塩（カルシウムとリン酸が濃縮）が蓄積し**骨密度**が高くなる。思春期は，骨量増加の最適な時期であるが，最近この時期での骨折が20年間で2倍に増加し問題となっている。低骨密度や過体重が骨折の最大のリスクであり，カルシウム摂取が骨折を予防することが報告されている。女子は思春期に骨端線が閉鎖し，身長の伸びが停止するが，男子は思春期でも長管骨の成長は継続し，身長は伸びつづける特徴がある。

③ 脳の発育と成長

脳重量の増加に合わせて脳神経細胞間のネットワーク（第2章§1の3 図2-6参照）が複雑化し，頭脳機能の充実が著しい。そのため十分な栄養とともに，豊かな教育環境や社会的経験などの刺激が必要である。

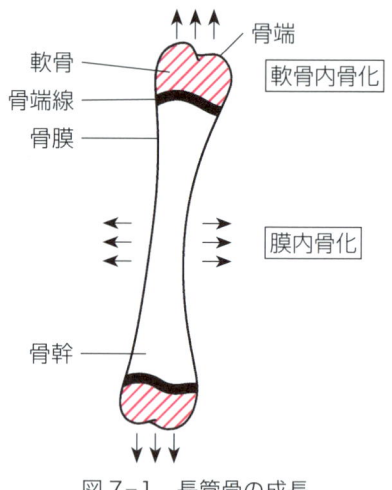

図7-1 長管骨の成長

(2) 最大骨量（ピークボーンマス）を高める時期

女子の骨密度は16～20歳ごろに最高値となり（図7-2），その後はそれを維持しつづける。そして閉経を迎えると女性ホルモンのエストロゲンの減少で骨密度は減っていく。このように最大骨量は思春期に決定するために，十分量のカルシウム，リン，マグネシウム，銅，亜鉛やたんぱく質，ビタミンDやビタミンKなどの摂取による栄養管理や運動，睡眠，日光に当たることなどによって，最大骨量を高めておくことが重要である。思春期に十分に最大骨量をあげることができなかった場合，将来**骨粗しょう症**になりやすく，それによる大腿骨頸部骨折は増加しており，高齢者の寝たきりの一因となっている。この点からも，**不適切なダイエット**や**思春期やせ症**に注意する必要がある。

(3) 二次性徴が現れる

諸器官の急激な成長による変化とともに，ホルモンの分泌量の増加により，思春期は二次性徴の現れる時期である。近年，物質文明の急速な進展に伴う発達加速現象がみられ，女子の初潮年齢や男子の性機能初発年齢は繰り上がる傾向にある。

(4) 永久歯への生え変わり

歯の発育における特徴は，乳歯20本の脱落が6歳前後から始まり，12歳前後に完了することである。6～12歳の間に，乳歯は永久歯に生え変わり，新たに第三大臼歯以外の永久歯8本が生えそろい永久歯が28本となる（第2章§2の1 図2-12参照）。なお，15～30歳までに第三大臼歯が生え，32本となる。

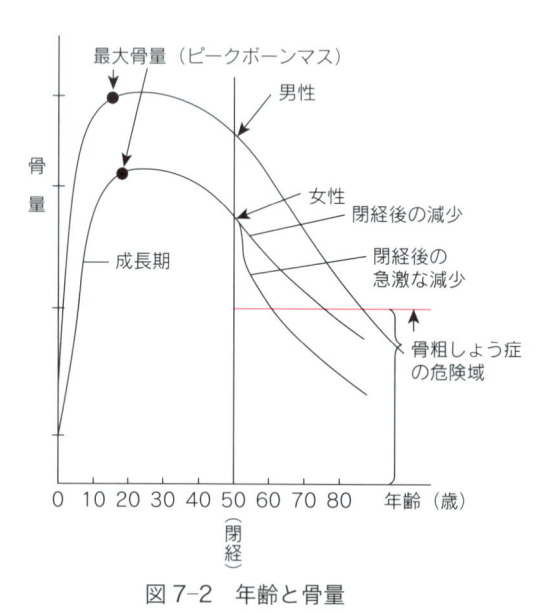

図7-2 年齢と骨量

（財）骨粗鬆症財団（http://www.jp.of.or.jp　2008/09/01）を一部改変

2. 学童期・思春期の運動機能と精神機能の発達

(1) 運動能力の発達とその低下

全身運動においては，敏捷性が増し，技巧的な運動も可能になる。手先きの運動では8歳くらいから顕著な発達がみられ，精巧さ，速さが増す。また握力，背筋力も向上する。しかし身長・体重は男女とも20年前に比べ向上しているが，運動能力の年次調査では体力が高かった昭和60年頃と比較すると，低下か横ばいの傾向が続いている。運動能力低下の原因として，塾通いやテレビ，テレビゲームなどにより室内で過ごす時間が長く，戸外での遊びや身体を動かす機会の減少がある。**基礎的運動能力**の**50m走（走力），ソフトボール投げ（投力）**をみてみると低下傾向にあり心配されていたが，2018年度調査では，新体力テスト施行後の20年間は横ばい又は向上傾向がみられるとした（図7-3）。体力テストの合計点の年次推移はほとんどの年代で，緩やかな向上傾向を示していたが，2018年をピークとして低下傾向が続いている。スポーツ庁は，子どもの運動習慣の改善のため，運動時間の延長を目標として，第3期スポーツ基本計画を策定した。

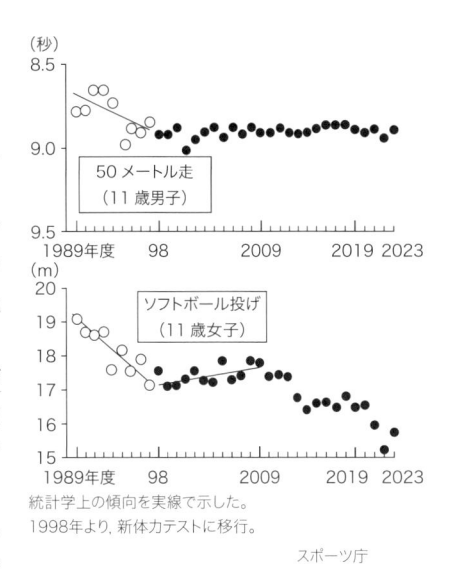

図7-3 体力・運動能力調査
統計学上の傾向を実線で示した。
1998年より，新体力テストに移行。
スポーツ庁

(2) 精神機能の発達と食行動の問題

学童期の精神面の特徴は，理解力，記憶力，創造力が進み，自己中心性が消え，友人との協調性も育ち，自己抑制力もついてくる。思春期になると，自我に目覚め親離れの時期となり，精神発達上**第二反抗期**を迎える。思春期が始まり，身体的には大人の体型に近づくが，精神面の発達が伴わず，ズレが生じる。それに伴う食行動の問題（**拒食症，思春期の不適切なダイエット，未成年の飲酒，喫煙の常習化**）なども起こりやすい。

§2 学童期・思春期の具体的な食生活

1. 食事摂取基準と食生活指針

(1) 食事摂取基準

食事摂取基準では，小学生（6〜7歳，8〜9歳，10〜11歳），中学生（12〜14歳），高校生（15〜17歳）に区分している。学童期・思春期の食事摂取基準における特徴は，骨，筋肉，生歯などの身体の成長や運動機能の発達が促進されるため，成長期としてエネルギー必要量は，ライフサイクルで最大となる。その時期は，男子は15〜17歳，女子は12〜14歳である。そのほか，体構成成分となるたんぱく質，骨や血液に必要なカルシウムや鉄その他のミネラル，ビタミン類の必要量も生涯最高となる。とくに女子は月経が始まると男子より鉄の必要量が増す。しかし令和元年度の国民健康・栄養調査では，カルシウムや鉄の摂取量は低く，食塩の摂取量は過剰である。

(2) 学童期および思春期の食生活指針

厚生労働省の「健康づくりのための食生活指針―対象特性別」では学童期は食習慣の完成期，思春期は食習慣の自立期と位置づけている（第1章§2の1 表1-2, 4参照）。

2. 学童期および思春期の食生活の実態

(1) 子どもの食生活に対する保護者の意識

平成17年国民健康・栄養調査によると，子どもの現在の食習慣について，改善したいとの保護者の答えは約6割で，改善したい項目は，図7-4に示すとおりである。

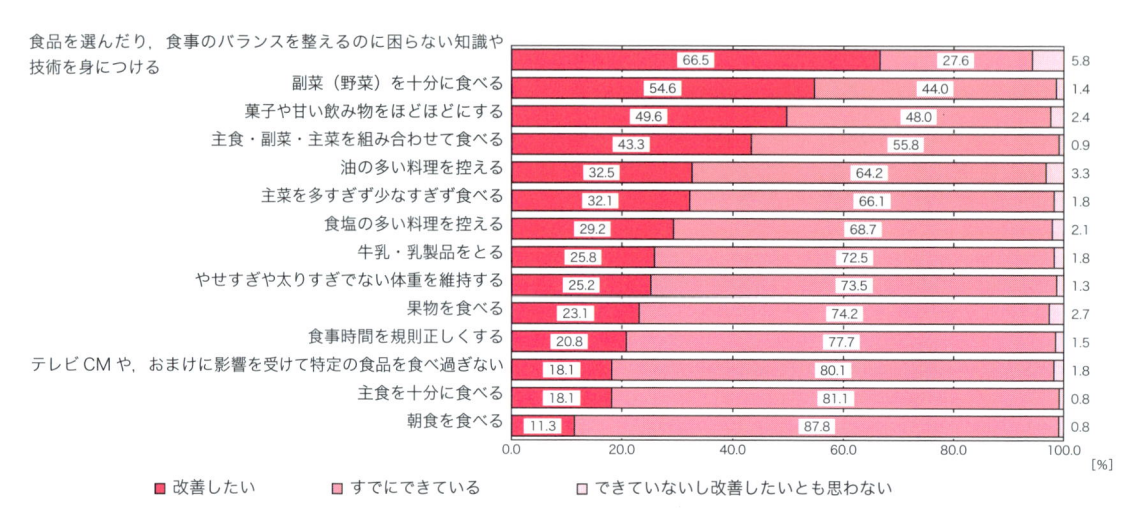

図7-4 子どもの食習慣についての改善意識（項目別）（小中学生）

平成17年国民健康・栄養調査　厚生労働省

(2) 好きな料理・嫌いな料理とその対応

平成22年度児童生徒の食事状況等調査報告書によると，好きな料理は，寿司，カレーライス，デザート，オムライス，ラーメン，ハンバーガーの順であった。また嫌いな料理には上位に野菜と魚料理が並んでいる（図7-5）。これらの食品は，肥満，脂質異常症を予防するため摂取することが望ましいが，すでに学齢期において嫌いな食品となっていることは，生活習慣病対策上問題である。嫌いな食べ物（食品）への対応では，「我慢して食べる」は小学生45.4％，中学生30.7％で，「食べない」とするものは，小学生7.8％，中学生22.3％となっていた。

(3) 児童生徒の間食および夜食の実態

生活の夜型化や塾通いにより**夜食の摂取**は増加傾向にある。平成22年度児童生徒の食事状況等調査報告書によれば，「夜食をほとんど毎日食べる」は小学生14.4％，中学生12.4％となり，肥満や朝食の欠食に結びつきやすいので注意が必要である。

間食および夜食の内容を表7-2に示す。また図7-6に市販品の1つあたりのエネルギー量を示す。嗜好品は1日に200kcal程度を楽しみとして食べるようにしたいので，一度にどのくらい食べるのがふさわしいか分量に注意する。食事バランスガイドにも示されている1日に必要な**牛乳・乳製品**や**果物**を食事として摂取していない場合には間食や夜食としてとることが望ましい。砂糖を使用している嗜好品は楽しみの範囲内とする。

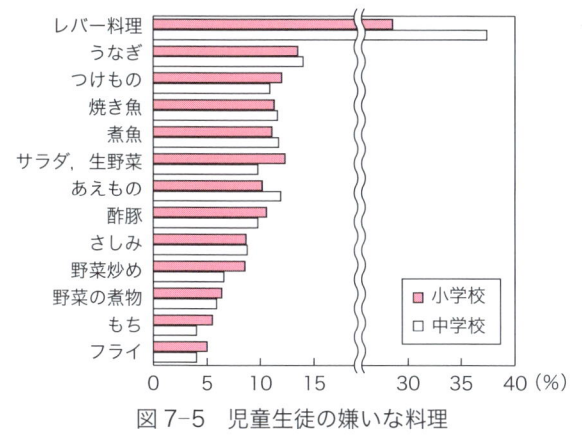

§2 学童期・思春期の具体的な食生活　161

図7-5　児童生徒の嫌いな料理

平成22年度児童生徒の食事状況等調査報告書，日本スポーツ振興センターより作成

表7-2　間食と夜食の食品

間食		夜食	
小学生	中学生	小学生	中学生
スナック菓子 45.4%	スナック菓子 42.7%	アイスクリーム 11.9%	スナック菓子 11.1%
あめ 31.6%	チョコレート 40.9%	スナック菓子 8.7%	アイスクリーム 9.7%
チョコレート 30.8%	あめ 19.8%	みかん 7.0%	チョコレート 8.9%
ビスケット 16.1%	菓子パン 17.0%	ヨーグルト 6.1%	ヨーグルト 4.8%
せんべい 14.6%	ビスケット 16.2%	チョコレート 5.5%	あめ 4.6%

平成22年度児童生徒の食事状況等調査報告書，日本スポーツ振興センター

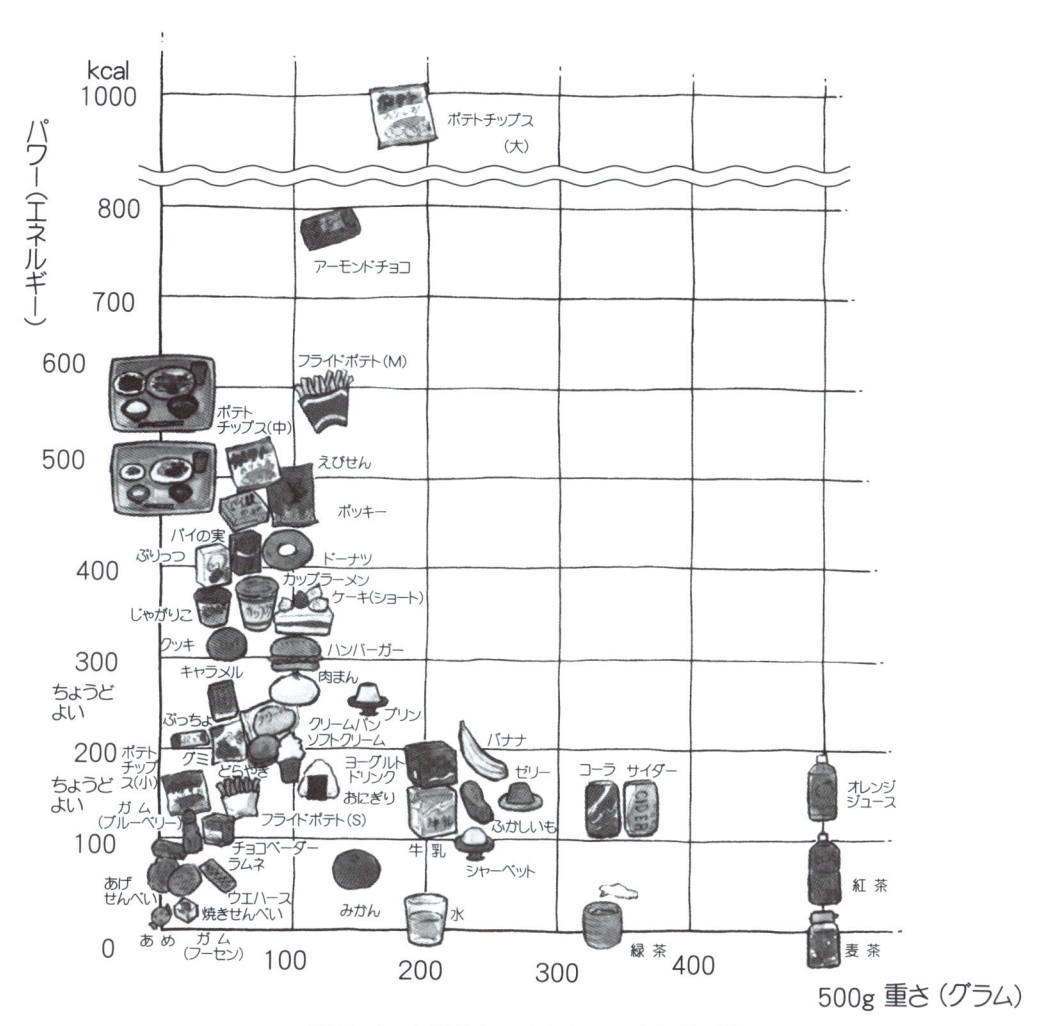

図7-6　市販品1つあたりのエネルギー量

「おやつのパワーマップ」『楽しく食べる子どもに ―食からはじまる健やかガイド―食を通じた子どもの健全育成（―いわゆる「食育」の視点から―）のあり方に関する検討会報告書』厚生労働省雇用均等・児童家庭局，2004

§3 学童期・思春期の栄養上の問題と健康への対応

1. 朝食欠食

① 朝食欠食の頻度

小・中学生の**朝食欠食**頻度は図7-7に示すように，欠食率は年齢とともに増加する。児童生徒の欠食の理由として，食欲がない，食べる時間がないが上位を占めていた。また就寝時刻が遅くなるほど，朝食欠食の傾向が高くなった。平成22年度児童生徒の食事状況等調査報告書によると，小学校では，約59％の児童が22時までに寝ている一方で，約21％が22時31分以降となっており，中学校では，23時以降に寝る生徒が約47％を占めた。児童生徒の夜型生活は定着の傾向がある。

② 朝食欠食の影響

朝食欠食の傾向のある児童生徒には，立ちくらみやめまいを起こす，体のだるさや疲れやすさを感じるなどの**不定愁訴**を呈する割合が高い。またイライラ感が高い（図7-8），学科の正答率が低い傾向（次頁図7-9）にある。また，朝食をとる子ほど体力テストの結果がよいといわれている。

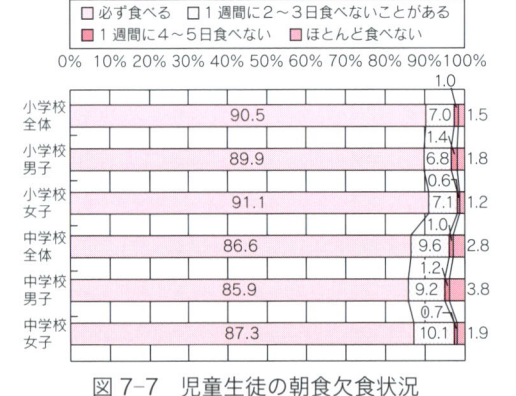

図7-7 児童生徒の朝食欠食状況

平成22年度児童生徒の食事状況等調査報告書，日本スポーツ振興センター

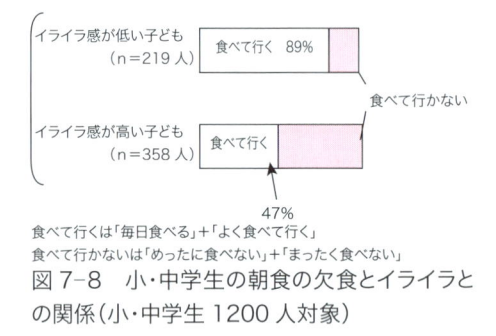

図7-8 小・中学生の朝食の欠食とイライラとの関係（小・中学生1200人対象）

東京都立教育研究所，平成10年調査

2. 孤食と個食

孤食とは，食事を一人で食べるという状態をさす。朝食を子どもだけで食べると回答した者の比率は，小中学校ともに増加傾向にある（図7-10）。小児期における孤食をもたらす原因として，**生活時間の乱れ**や**家族関係の希薄化**などが指摘されている。この状況における食事内容は，発育・発達に必要な栄養素が不十分で，スナック菓子やインスタント食品，菓子パンのみということも報告されている。また食事が楽しくない等の心理的ストレス状態となる傾向にあ

§3 学童期・思春期の栄養上の問題と健康への対応　163

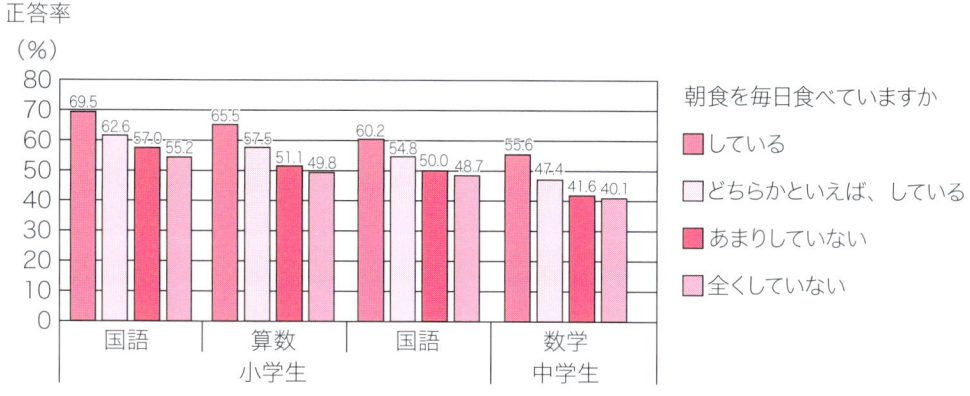

正答率
(%)

朝食を毎日食べていますか
■ している
□ どちらかといえば、している
■ あまりしていない
□ 全くしていない

小学生：国語 69.5 / 62.6 / 57.0 / 55.2　算数 65.5 / 57.5 / 51.1 / 49.8
中学生：国語 60.2 / 54.8 / 50.0 / 48.7　数学 55.6 / 47.4 / 41.6 / 40.1

図7-9　毎日朝食をとる子どもほど，平均正答率が高い傾向
令和6年度全国学力・学習状況調査　文部科学省より著者作成

り，育児放棄や児童虐待の問題とともに子どもたちの心身の健康に対する悪影響が指摘されている。夕食に関しては，一人で食べる子に「イライラする」頻度が24.3％と高い傾向がみられた（図7-11）。

　個食は，家族が同じテーブルや個室で別々のものを食べるという家庭の食べ方の様式変化に伴う言葉である。家族一人ひとりが食べたいときに食べたいものを食べるという個食では，すぐに食べられるカップラーメンやコンビニエンスストアのおにぎり，肉まん，市販の弁当類のような簡便な食事や，カレーライス，焼きそば，チャーハンなどの1品料理や菓子類などを食べている。

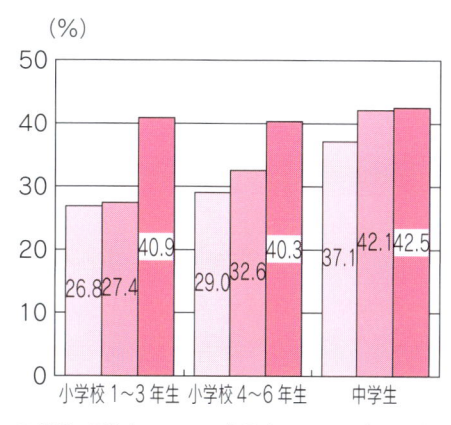

小学校1～3年生：26.8 / 27.4 / 40.9
小学校4～6年生：29.0 / 32.6 / 40.3
中学生：37.1 / 42.1 / 42.5

□ 昭和63年　□ 平成5年　■ 平成17年

図7-10　朝食を子どもだけで食べる比率の年次推移
平成17年度国民健康・栄養調査結果，厚生労働省

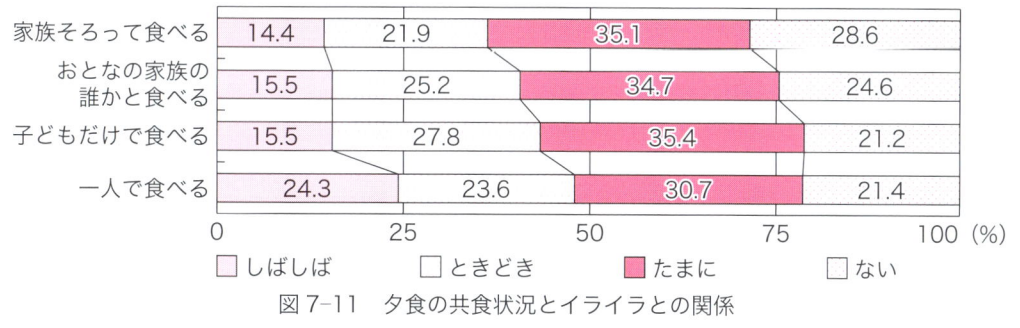

家族そろって食べる：14.4 / 21.9 / 35.1 / 28.6
おとなの家族の誰かと食べる：15.5 / 25.2 / 34.7 / 24.6
子どもだけで食べる：15.5 / 27.8 / 35.4 / 21.2
一人で食べる：24.3 / 23.6 / 30.7 / 21.4

□ しばしば　□ ときどき　■ たまに　□ ない

図7-11　夕食の共食状況とイライラとの関係
平成22年度児童生徒の食事状況等調査報告書，日本スポーツ振興センター

3. 小児生活習慣病（小児期メタボリックシンドローム）

　子どもの生活習慣病の主なものとして，**肥満**，**高血圧**，**脂質異常症**，**糖尿病**等があげられる

(第11章 §3の2参照)。このような**小児生活習慣病（小児期メタボリックシンドローム）**の増加の背景として、脂肪や動物性たんぱく質の摂取増加による食事の欧米化、コンビニエンスストアや清涼飲料水自動販売機の増加などによる自由な買い食いの増加、朝食欠食や夜型生活、テレビゲームなどの遊びの変化による運動量の低下などがあげられる。

(1) 小児生活習慣病とは

現在の子どもには大人の生活習慣病の予備軍が増加しており、食習慣を始めとする生活習慣の見直しが必要とされている。「小児生活習慣病の分類」（表7-3）のうち、第2群、第3群の子どもを早く発見するため、学校保健安全法では学校検尿が糖尿病と腎臓疾患の早期発見のため義務付けられている。小児期のメタボリックシンドロームはウエスト周囲径と1)〜3)のうち2項目を満たした場合に診断する（表7-4）。

表7-3 小児生活習慣病の分類

第1群	生活習慣病がすでに小児期に顕在化しているもの（成人病型糖尿病、虚血性心疾患、消化性潰瘍等）
第2群	潜在化している生活習慣病（動脈硬化の初期病変が10代の小児の98％に見られる）
第3群	生活習慣病の危険因子がすでに小児期にみられるもの（生活習慣病予備軍：小児肥満、小児高血圧、小児脂質異常症）

厚生労働省

(2) 生活習慣病予防健診結果について

肥満児においては成人と同様に、**内臓脂肪蓄積**や血清**脂質異常症**が**心血管病**の罹患につながることが心配されている。2007年に小児期メタボリックシンドローム診断基準が作成された（表7-4）。希望者を対象とした生活習慣病予防健診における基準値以上の出現頻度は、図7-12に示すように小学校、中学校共に何らかの管理が必要とされていた。

表7-4 小児期*メタボリックシンドローム診断基準

ウエスト周囲径		選択項目（2項目以上）	
中学生 80cm以上 小学生 75cm以上 もしくは 腹囲(cm)÷身長(cm) =0.5以上	+	1) 脂質代謝異常	高トリグリセライド血症 120mg/dl以上 かつ/または 低HDLコレステロール血症 40mg/dl未満
		2) 高血圧	収縮期血圧 125mmHg以上 かつ/または 拡張期血圧 70mmHg以上
		3) 糖代謝異常	空腹時血糖 100mg/dl以上

*6〜15歳

厚生労働省 厚生労働科学研究班, 2007

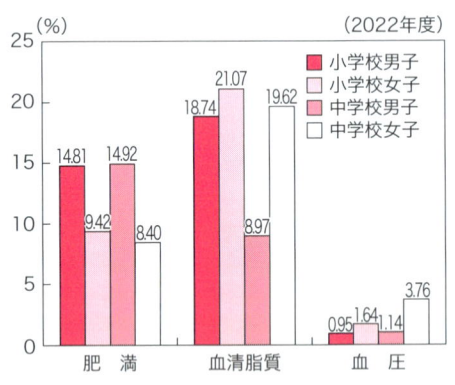

図7-12 生活習慣病予防健診における項目別（基準値以上）の出現頻度

（2022年度）

肥満: 小学校男子 14.81、小学校女子 9.42、中学校男子 14.92、中学校女子 8.40
血清脂質: 小学校男子 18.74、小学校女子 21.07、中学校男子 8.97、中学校女子 19.62
血圧: 小学校男子 0.95、小学校女子 1.64、中学校男子 1.14、中学校女子 3.76

東京都予防医学協会年報 2024年版

(3) 肥満

① 肥満の発生頻度

1977年（昭和52年）度以降の各年齢別**肥満**傾向児の推移を示す（図7-13）。2002年（平成14年）度では、小学校高学年になると10人に1人程度が肥満傾向児となっている。2006年（平成18年）度から肥満傾向児の算出方法が変更されたため、2005年（平成17年）度までの

数値と単純な比較はできないが，2006年度と比較すると2014年（平成26年）度では減少傾向を示す年齢が多かったが，再び上昇傾向を示しつつある。

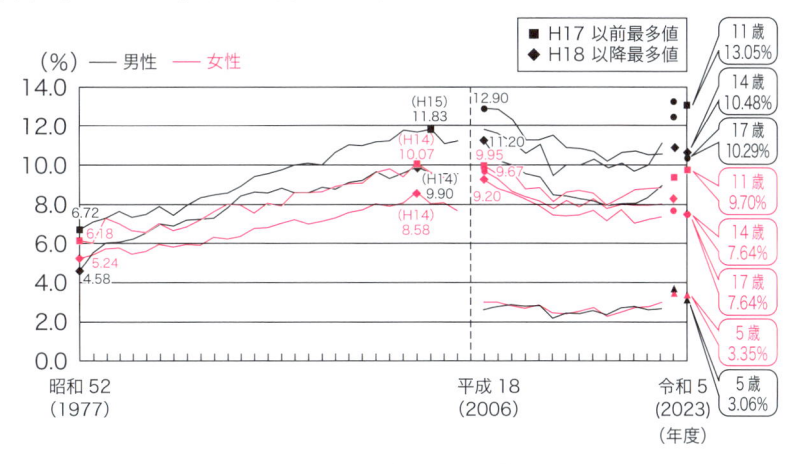

図7-13　肥満傾向児の出現率の推移

（注）1. 平成18年度から肥満・痩身傾向児の算出方法を変更しているため，平成17年度までの数値と単純な比較はできない。
　　　2. 5歳及び17歳は，平成18年度から調査を実施している。
令和5年度学校保健統計調査，文部科学省を一部改変

② 肥満の判定

肥満の判定では，肥満度20％以上を肥満と判定している。

③ 成人の肥満への移行

2019年の幼児肥満ガイドによると，成人肥満に移行する割合を，学童前期肥満の30～40％，思春期肥満の70％としている。体格の形成や生活習慣の決定などで，年齢が上昇するにつれ成人肥満に移行しやすくなる。

④ 肥満の予防

肥満を予防するためには，欠食，偏食，間食，夜食などの食習慣の見直しや運動習慣の確立が重要となる。

⑤ 肥満の治療

毎日の体重測定と記録，生活自立活動チェックリスト（朝食，給食のおかわり禁止，夜食やジュースの禁止，おやつの量を量る。スマホ等の視聴時間を2時間以内に制限，家事の手伝い，毎日60分以上体を動かす）での生活習慣の見直しを行う。成長期であるため減量は行わない。体重は増やさないようにし，その体重にふさわしい身長の伸びを待つ。食事療法については第11章§3の2を参照する。

4．ダイエット

図7-14に示すように，現在の体重よりやせたいと思っている中・高校生女子は80％近くに達し，高校生女子の約半数は実際にダイエットの経験者といわれている。

最近，小学校高学年からダイエットが始まっており，ダイエットの開始年齢が小学生である場合やダイエットの回数が多くなると骨密度の低下割合が高くなることが報告されている。また不適切なダイエットや欠食する者ではエネルギー，ビタミン，カルシウムや鉄が不足している。しかし菓子類や嗜好飲料の摂取が多い傾向があり，月経不順や無月経などの性成熟が未熟であることが指摘されている。

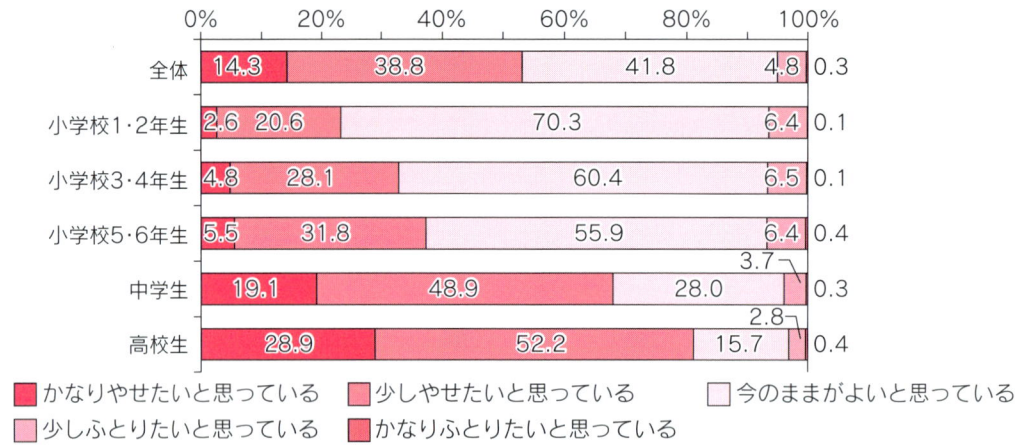

図7-14 自分の体型のイメージ（女子対象）

	かなりやせたいと思っている	少しやせたいと思っている	今のままがよいと思っている	少しふとりたいと思っている	かなりふとりたいと思っている
全体	14.3	38.8	41.8	4.8	0.3
小学校1・2年生	2.6	20.6	70.3	6.4	0.1
小学校3・4年生	4.8	28.1	60.4	6.5	0.1
小学校5・6年生	5.5	31.8	55.9	6.4	0.4
中学生	19.1	48.9	28.0	3.7	0.3
高校生	28.9	52.2	15.7	2.8	0.4

平成30年度〜令和元年度児童生徒の健康状態サーベイランス事業報告書，日本学校保健会

5. 不健康やせと神経性やせ症

神経性やせ症は**摂食障がい**（**摂食症**）の代表的疾患で，体重が増えることを強くおそれて拒食や過食と嘔吐を繰り返すものをいう．表7-5-①，②に不健康やせと神経性やせ症の診断基準を示す．発症の原因の中に，幼児期から続く自己不全感や見捨てられる不安，対人関係に対

表7-5-①　不健康やせ，思春期やせ症の診断基準

1. 不健康やせ診断基準
    ① 成長曲線上体重が1チャンネル以上，下方シフトしている
    ② 肥満度−15％以下のやせ
2. 思春期やせ症　小児用診断基準（B. Lask ら）
    15歳未満は以下の①②③を満たせば思春期やせ症と診断する．
    ① 頑固な拒食，減食
    ② 思春期の発育スパート期に身体・精神疾患がなく体重の増加停滞・減少がある
    ③ 以下のうち2つ以上がある：
        体重にこだわる，カロリー摂取にこだわる，ゆがんだ身体像，肥満恐怖，自己誘発嘔吐，過度の運動，下剤の乱用

南里清一郎『小児科臨床』Vol.61 No.7，日本小児医事出版社，2008，p.1351

表7-5-②　神経性やせ症の診断基準（DSM-5-TR™）

A. 必要量と比べてカロリー摂取を制限し，年齢，性別，成長曲線，身体的健康状態に対する有意に低い体重に至る．有意に低い体重とは，正常の下限を下回る体重で，児童または青年の場合は，期待される最低体重を下回ると定義される．
B. 有意に低い体重であるにもかかわらず，体重増加または肥満になることに対する強い恐怖，または体重増加を妨げる持続した行動がある．
C. 自分の体重または体型の経験の仕方における障害，自己評価に対する体重や体型の不相応な影響，または現在の低体重の深刻さに対する認識の持続的欠如．

日本精神神経学会（日本語版用語監修），高橋三郎・大野　裕（監訳）『DSM-5-TR™ 精神疾患の診断・統計マニュアル』医学書院，2023，p.370

する過剰な反応があるといわれている。心の安定が図られないと悪化や再発を繰り返すこともあるので，早期発見が重要となる。なお3か月から1年間で体重の10％以上を減量した場合にみられる無月経のことを**体重減少性無月経**といい，この無月経が6か月以上続くと，骨粗しょう症が発症してくる。2013年度の厚生労働科学研究の調査では，中学1年から高校3年までの思春期やせ症の発症率は1.5％であり，「不健康やせ」という項目で中学3年生に19.6％，高校3年生に20.5％みられた。

子どもの摂食障がいは休校によるストレスや行動制限によりコロナ禍で深刻になっている。国立成長医療研究センターの実態調査では「神経性やせ症」と診断された20歳未満が，全国23病院で2019年度199人のところ2022年度276人と増加し，年代別では中学生が多かった。

6. 不定愁訴と起立性調節障がい（OD）

成績が重視される現代社会における各種のストレスが**自律神経**の働きを鈍らせることにより**不定愁訴**の症状（だるい，疲れる，頭痛，腹痛，風邪を引きやすいなど）が現れると考えられているが，平成17年度児童生徒の食生活等実態調査では，朝食を食べない，給食をいつも残す，食事を1人でするという者に不定愁訴を呈する割合が高い結果となっている。不定愁訴のうち，朝起きの悪さや立ちくらみやめまい，立っていると気分が悪くなるなどの身体不調の訴えがあるが，診察や検査で異常が認められない思春期特有の**自律神経失調症**を**起立性調節障がい**（OD；orthostatic dysregulation）という。「平成22年度児童生徒の健康状態サーベイランス」によると，頻度は小学校高学年から中学生にかけて増加しており，中学生（男16.9％，女25.6％），高校生（男21.7％，女27.4％）と高くなり，女子に多い傾向がある。

7. 思春期貧血（鉄欠乏性貧血）

思春期の発育促進現象による鉄の必要量の増加，および月経出血による鉄の喪失があるにもかかわらず，鉄の摂取不足により発生する。疲れやすさ，動悸，息切れ，めまいなどの自覚症状がみられ，慢性化すると，妊娠期の貧血に結びつき出産への悪影響をおよぼす。治療法および食生活の注意点は妊娠期の項（第4章§3の2）を参照する。

8. 亜鉛欠乏による味覚異常

味覚異常（味覚の減退か消失）は60歳代の発症が最も多いが，最近では若い女性や子どもにもみられる。原因として**食事性亜鉛欠乏症**，薬剤の副作用などがあげられている。味覚異常を訴える若者はスナック菓子，インスタント食品やファストフードに偏った食事をしているためビタミン，ミネラルが不足している。また亜鉛は食品を加工する過程で失われることが多く，食品添加物は亜鉛の吸収を阻害するといわれている。亜鉛の多い食品は第3章§1の7 表3-13に示す。

9. ペットボトル症候群（清涼飲料水ケトアシドーシス）

スポーツドリンクや清涼飲料水を毎日大量に飲むことによって，血糖値が急上昇して**高血糖状態**になることをいう。急激に糖尿病が進んだ状態である**糖尿病性ケトアシドーシス**（昏睡状態）も報告され，小学生から20代の肥満で糖尿病の素因をもつ人に発症が多い。のどが非常

に渇き，多量の水分が欲しくなり，ペットボトルを飲みつづけるという悪循環に陥ってしまう。市販飲料の多くには6〜10％の糖分を含むが，1,500ml 1本で90〜150gの単純糖質を摂取することになる。1日に食事以外の水分として，約1,500mlを必要とするが，清涼飲料水は1日に500ml程度までとし，水分は水，麦茶，お茶などのエネルギーのないものとすることが望ましい。

§4　学校における食育

1. 学校における食育推進の必要性

① 学習指導要領の改訂

平成29年に告示された小学校，中学校，特別支援学校小・中学部，平成30年告示による高等学校および平成31年に告示された特別支援学校高等部の学習指導要領の改訂により，学校における食育の推進がこれまで以上に明確に位置づけられた。

② 子どもの食環境の変化

社会変化に伴って子どもの食環境が変化している。子どもが発達段階に応じて，食に対する正しい知識と望ましい食習慣を身につけ，食の自己管理能力を向上させる必要がある。そのためには，学校教育全体で食に関する指導にあたらなければならない。

以上の理由から，平成31年3月「食に関する指導の手引」が改訂された。

2. 食に関する指導

(1) 食に関する指導の内容と目標

食に関する指導の内容は以下のように三体系とされた。すなわち①教科等における指導，②給食の時間における食に関する指導，③個別的な相談指導である。

各学校における食に関する指導の目標は，学校教育目標に基づき，児童生徒や学校，家庭，

表7-6　食に関する指導の目標

知識・技能	食事の重要性やバランス，食文化等についての理解を図り，健康で健全な食生活に関する知識や技能を身に付けるようにする。
思考力・判断力・表現力等	食生活や食の選択について，正しい知識・情報に基づき，自ら管理したり判断したりできる能力を養う。
学びに向かう力・人間性等	主体的に，自他の健康な食生活を実現しようとし，食や食文化，食料の生産等に関わる人々に対して感謝する心を育み，食事のマナーや食事を通じた人間関係形成能力を養う。

食に関する指導の手引―第二次改訂版―，文部科学省，平成31年3月

地域の実態などを考慮した上で独自に作成する。その際，学校教育活動全体を通して学校における食育の推進を図り，食に関わる資質，能力を表7-6の食に関する指導の目標の通り育成することを目指す。

(2) 食育の視点

以前の食に関する指導の目標としていた6項目を食育…
設定された**教科等における**指導の目標を明確にした。すな…
目の視点に基づいて具体的に目標を作ることが重要となっ…
食に関する指導の目標（例）を示す。

表7-7　食育の視点

視点	解説
①食事の重要性	食事の重要性，食事の喜び，楽しさを理解する。
②心身の健康	心身の成長や健康の保持増進の上で望ましい栄養や食事の取り…
③食品を選択する能力	正しい知識・情報に基づいて，食品の品質及び安全性等につい…
④感謝の心	食物を大事にし，食物の生産等にかかわる人々へ感謝する心をも…
⑤社会性	食事のマナーや食事を通じた人間関係形成能力を身に付ける。
⑥食文化	各地域の産物，食文化や食にかかわる歴史等を理解し，尊重する心…

食に関する指導の手引─第二…

表7-8　発達段階に応じた食に関する指導の目標

学年		①食事の重要性	②心身の健康	③食品を選択する能力	④感謝の心		
小学校	低学年	○食べ物に興味・関心をもち、楽しく食事ができる。	○好き嫌いせずに食べることの大切さを考えることができる。○正しい手洗いや、良い姿勢でよく噛んで食べることができる。	○衛生面に気を付けて食事の準備や後片付けができる。○いろいろな食べ物や料理の名前が分かる。	○動物や植物を食べて生きていることが分かる。○食事のあいさつの大切さが分かる。	…方…分…○協…備や…	
	中学年	○日常の食事に興味・関心をもち、楽しく食事をすることが心身の健康に大切なことが分かる。	○健康に過ごすことを意識して、様々な食べ物を好き嫌いせずに3食規則正しく食べようとすることができる。	○食品の安全・衛生の大切さが分かる。○衛生的に食事の準備や後片付けができる。	○食事が多くの人々の苦労や努力に支えられていることや自然の恩恵の上に成り立っていることが理解できる。○資源の有効利用について考える。	○協力したりマナーを考えたりすることが相手を思いやり楽しい食事につながることを理解し、実践することができる。	…ことが理解…る。○地域の伝統や気候風土と深く結び付き、先人によって培われてきた多様な食文化があることが分かる。
	高学年	○日常の食事に興味・関心をもち、朝食を含め3食規則正しく食事をとることの大切さが分かる。	○栄養のバランスのとれた食事の大切さが理解できる。○食品をバランスよく組み合わせて簡単な献立をたてることができる。	○食品の安全に関心をもち、衛生面に気を付けて、簡単な調理をすることができる。○体に必要な栄養素の種類と働きが分かる。	○食事にかかわる多くの人々や自然の恵みに感謝し、残さず食べようとすることができる。○残さず食べたり、無駄なく調理したりしようとすることができる。	○マナーを考え、会話を楽しみながら気持ちよく会食をすることができる。	○食料の生産、流通、消費について理解できる。○日本の伝統的な食文化や食に関わる歴史等に興味・関心をもつことができる。
中学校		○日常の食事に興味・関心をもち、食環境と自分の食生活との関わりを理解できる。	○自らの健康を保持増進しようとし、自ら献立をたてて調理することができる。○自分の食生活を見つめ直し、望ましい食事の仕方や生活習慣を理解できる。	○食品に含まれている栄養素や働きが分かり、品質を見分け、適切な選択ができる。	○生産者や自然の恵みに感謝し、食品を無駄なく使って調理することができる。○環境や資源に配慮した食生活を実践しようとすることができる。	○食事を通してより良い人間関係を構築できるよう工夫することができる。	○諸外国や日本の風土、食文化を理解し、自分の食生活は他の地域や諸外国とも深く結びついていることが分かる。

食に関する指導の手引─第二次改訂版─，文部科学省，平成31年3月

3. 栄養教諭の職務

学校では**学校栄養職員**が学校給食の献立の作成，衛生管理などの給食管理を行っている。し

表7-9 栄養教諭の職務

食に関する指導	①給食の時間の指導（給食の実態を把握し学級担任と連携した教材研究を行う） ②教科等に関する指導（教材の作成や地域の生産者の参画・協力を得るためのコーディネーターの役割） ③個別な相談指導（養護教諭や学校医の要として取り組む。偏食，肥満，痩身願望，食物アレルギー，スポーツをしている児童生徒，食行動に問題を抱えている児に対する指導，助言）
学校給食の管理	①栄養管理（献立作成。学校給食実施基準に基づく適切な栄養管理） ②衛生管理（学校給食衛生管理基準に基づく危機管理，検食，保存食，調理指導，調理・配食等）
連携の調整	①教職員，家庭，地域（食育は学校の取り組みだけでは目標が達成できない。中心としてコーディネートを行う） ②食に関する全体計画に携わる（校長が作成する食に関する全体計画の根拠となる食の実態調査等を行う。食育の推進にあたっては，PDCAサイクル（第3章 章末資料3-1 図6参照）に基づいて行う）

文部科学省「栄養教諭を中核としたこれからの学校の食育」（平成29年3月）および「食に関する指導の手引（第二次改訂版）」（平成31年3月）より著者作成

かし，平成17年4月から**栄養教諭**制度の導入を柱とする「学校教育法の一部を改正する法律」が施行された。栄養教諭は教育に関する資質と栄養に関する専門性を生かして，教職員や家庭，地域との連携を図りながら，食に関する指導と学校給食の管理を一体のものとして行うことにより，教育上の高い相乗効果をめざすとしている。表7-9に**栄養教諭の職務**を示す。

4. 学校給食

(1) 学校給食法における目的と目標

学校給食の目的は平成21年4月に施行された改正**学校給食法**第1条において，「学校給食が

表7-10 学校給食の目標

① 適切な栄養の摂取による健康の保持増進を図ること。
② 日常生活における食事について正しい理解を深め，健全な食生活を営むことができる判断力を培い，及び望ましい食習慣を養うこと。
③ 学校生活を豊かにし，明るい社交性及び協同の精神を養うこと。
④ 食生活が自然の恩恵の上に成り立つものであることについての理解を深め，生命及び自然を尊重する精神並びに環境の保全に寄与する態度を養うこと。
⑤ 食生活が食にかかわる人々の様々な活動に支えられていることについての理解を深め，勤労を重んずる態度を養うこと。
⑥ 我が国や各地域の優れた伝統的な食文化についての理解を深めること。
⑦ 食料の生産，流通及び消費について，正しい理解に導くこと。

学校給食法 第2条

児童及び生徒の心身の健全な発達に資するものであり，かつ，児童及び生徒の食に関する正しい理解と適切な判断力を養う上で重要な役割を果たすものであることにかんがみ，学校給食及び学校給食を活用した食に関する指導の実施に関し必要な事項を定め，もって学校給食の普及充実及び学校における食育の推進を図ることを目的とする」とされ，その目標を表7-10のようにあげている。

(2) 学校給食の現状
① 学校給食実施状況
学校給食には完全給食（主食・おかず・ミルク），**補食給食**（おかず・ミルク），**ミルク給食**（ミルクのみ）の区分がある。学校給食実施状況等調査（令和5年度）によると，完全給食の実施率は小学校で98.8％，中学校で89.8％であり，その実施状況は単独調理場方式46.4％，給食センター方式53.1％であった。

② 学校給食の現状
学校給食をとる場所として，空き教室を改修したランチルームや専用の食堂が利用されている。食事を通してコミュニケーションを深めることを目的に，異クラス，異学年，また校外や保護者との交流給食，地域の人に対する招待給食も活発に行われている。あらかじめ数種類の食品や料理を選択できるセレクト給食もある。その他，家庭において伝統の行事食が減少しつつある現在，四季折々の行事食（第10章§2の7 表10-9参照）を取り入れ食文化の伝承の場としての行事給食，地元で採れた物を使用する地産地消（生産地で生産したものをその地域で消費する），地域に特有に発達した郷土料理も取り入れている。

(3) 学校給食の摂取基準と食品構成
① 学校給食摂取基準
学校給食の食事内容は，「児童又は生徒1人1回当たりの学校給食摂取基準」（令和3年2月改正・文部科学省）を目安にしている（次頁表7-11）。1日の食事摂取基準に対する学校給食のエネルギーは食事摂取の1日の必要量の1/3を基準値とした。各栄養表の割合は，カルシウムが最大で，日常生活で摂取しにくい実態を考慮して50％としている。近年の生活習慣病の若年化など健康問題を考慮し，前回改訂の食物繊維とナトリウムに加えマグネシウムを新基準値として位置づけ，亜鉛の摂取にも配慮するよう目標値を示した。

家庭の食事で不足しがちな栄養素の補給に学校給食が果たす役割は大きく，平成22年度カルシウムの摂取状況は次頁図7-15に示すとおりである。菓子類，調理加工品，嗜好飲料類の摂取量は給食のない日に増加した。

② 学校給食における食品構成
食品構成は，学校給食摂取基準をふまえ，穀類，野菜類，豆類，果実類，きのこ類，藻類，魚介類，肉類，卵類，乳類などから多様な食品を適切に組み合わせて，各栄養素を栄養バランス良く摂取する。また実態を把握の上，日本型食生活の実践，地場産物や郷土に伝わる料理を積極的に取り入れ，伝統的な食文化の継承に配慮することが重要である。

さらに，献立に使用する食品や献立のねらいを明確にした献立計画とし，学校給食を通して児童生徒が日常又は将来の食事作りにつなげることができるような内容とし，給食時間はもとより，各教科等でも給食を活用して効果的な食育の推進ができるような配慮が必要である。

学校給食のない日の顕著なカルシウム不足，食塩の過剰摂取，鉄の摂取不足などの学校給食における対応のみでは限界のある栄養素については，家庭への情報発信が必要である。

表7-11　児童又は生徒1人1回当たりの学校給食摂取基準（新）

区分	基準値			
	児童（6歳～7歳）の場合	児童（8歳～9歳）の場合	児童（10歳～11歳）の場合	生徒（12歳～14歳）の場合
エネルギー（kcal）	530	650	780	830
たんぱく質（%）	学校給食による摂取エネルギー全体の13%～20%			
脂質（%）	学校給食による摂取エネルギー全体の20%～30%			
ナトリウム（食塩相当量）（g）	1.5未満	2未満	2未満	2.5未満
カルシウム（mg）	290	350	360	450
マグネシウム（mg）	40	50	70	120
鉄（mg）	2	3	3.5	4.5
ビタミンA（μgRAE）	160	200	240	300
ビタミンB_1（mg）	0.3	0.4	0.5	0.5
ビタミンB_2（mg）	0.4	0.4	0.5	0.6
ビタミンC（mg）	20	25	30	35
食物繊維（g）	4以上	4.5以上	5以上	7以上

（注）
1. 表に掲げるもののほか，次に掲げるものについても示した摂取について配慮すること。
   ・亜鉛……児童（6歳～7歳）2mg，児童（8歳～9歳）2mg，児童（10歳～11歳）2mg，生徒（12歳～14歳）3mg
2. この摂取基準は，全国的な平均値を示したものであるから，適用に当たっては，個々の健康及び生活活動等の実態並びに地域の実情等に十分配慮し，弾力的に運用すること。
3. 献立の作成に当たっては，多様な食品を適切に組み合わせるよう配慮すること。

学校給食実施基準の一部改正について，文部科学省，令和3年2月

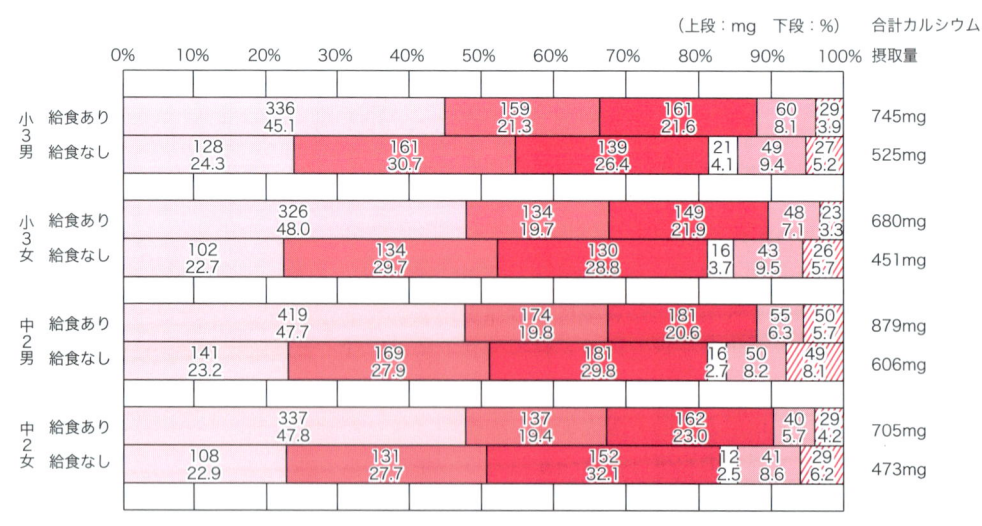

図7-15　各食事・間食（おやつ）・夜食からのカルシウム摂取量

平成22年度児童生徒の食事状況等調査報告書，日本スポーツ振興センターを一部改変

(4) 学校給食時間における食に関する指導

学校給食を教材として活用し，給食時間において，食に関する指導を行う場合，学校教育活動全体を通じて総合的に食育を推進するため，表7-6 **食に関する指導の目標**，表7-7 食育の視点，表7-8 発達段階に応じた食に関する指導の目標（例）などに基づいて行う。

🌲 演習問題

1. 市販の菓子類，デザート，惣菜，弁当などのエネルギーを調べ，1日の食事摂取基準の何％となるかを計算してみよう。
2. 学校給食のない日の食事の注意点を考えてみよう。
3. ダイエットの方法とその得失を考えてみよう。
4. 思春期にやせたがる理由を考えてみよう。
5. 夜食にふさわしい食品の組み合わせを考えてみよう。
6. 将来の生活習慣病の予防には，生活上どのような注意が必要かをまとめよう。

✳ 調理実習課題―学童期の給食― 8〜9歳食と12〜14歳食（口絵参照）

実習目的

「児童又は生徒1人1回当たりの学校給食摂取基準」に基づいて作成された8〜9歳，12〜14歳の給食の分量を理解する。

実習内容

8〜9歳，12〜14歳の給食を実習する。

計量スプーンによる重量表と切り方の図は，第4章末「調理実習課題」を参照する。

実習レポート

1. この給食にふさわしい朝食，夕食，間食を考えてみよう。
2. 学校給食摂取基準の食塩量に沿って作られた食事について，日常食べている食事の味つけと比較してみよう。
3. 図7-15に給食のある日とない日のカルシウム摂取量が示してある。偏食やアレルギーで牛乳が飲めない場合の対応を考えてみよう。

第8章
子どもの発育・発達と食生活
生涯発達と食生活

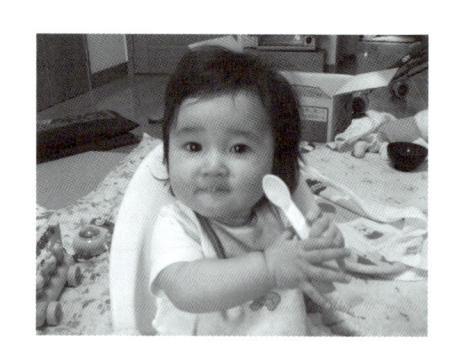

§1 生涯発達と加齢変化

1. 生涯発達

　人間の一生は胎児期から始まり，乳児期，幼児期を経て，学童期，思春期，成人期，高齢期のライフステージをたどる。成人期は，29歳までを青年期，30～49歳を壮年期，50～64歳を中年期と分類され，高齢期は，65～74歳を前期高齢期，75歳以上を後期高齢期と分ける。しかし，これらの年齢区分は必ずしも統一されていない。このライフステージによる区分の他に女性における妊娠期（第4章参照），授乳期（第5章参照），更年期（平均51歳で迎える閉経の前後の10年間）などが存在する。更年期においては身体の加齢変化を自覚しながら，ゆるやかな老化の道をたどり高齢期を経てやがて死をむかえる。この道筋が一般的な生涯発達と加齢変化といえるが，エイジングにより身体諸機能に劣えが目立つようになる。この章では，成人期と高齢期をとりあげる。

2. 加齢変化（成人期，高齢期）

　子どもの食生活は，発育・発達に対する影響が大であったが，成人期と高齢期の食生活は，健康の保持・増進および疾病と老化予防が栄養摂取の主目的となる。国民が生涯にわたって心身ともに健全に生活していくことは，きわめて重要である。
　成人期の食生活では，朝食欠食，昼や夕食における外食や中食の増加，女性のダイエットや男性の肥満などの食習慣上の問題がみられる。栄養摂取状況は，穀類に由来するエネルギー摂取量は減少し，動物性食品の摂取や脂肪比率が増加する傾向にあり，鉄，銅，亜鉛，マグネシウム，カルシウム，カリウムなどのミネラルの摂取量は少なく，食塩は10gを超えている。このような食生活がメタボリックシンドロームの発症と深くかかわっている。
　しかも高齢期では，消化・吸収力の低下や歯の欠損による咀しゃく力の減少などの生理的機能障がいによる老化が年齢の進行とともに進み，日常生活活動能力（ADL：日常生活での活動や食事，着脱衣，入浴などの活動能力や障がいの程度の指標）や生活の質（QOL）に深く影響するようになる。日本人は2022年男女平均で8.49～11.63年間の介護を必要とする期間を過ごすが，老化をいかに遅らせるか，また，健康寿命の延伸が食生活の課題となる（第1章§2参照）。

§2 成人期（働きざかり層）の食生活上の問題と健康への対応

成人期は，肥満，糖尿病，脂質異常症，高血圧などの**生活習慣病**による通院や入院が増加する年齢であり，生活習慣病の予防が最優先課題となる。

平成20年から食生活ばかりでなく運動，禁煙にかかわる生活習慣の改善を目指す**健やか生活習慣国民運動**が展開されている。

1. 肥満を予防・治療するための食生活

肥満とは，体脂肪の割合が正常より多い状態をさす。体重（体脂肪）は摂取エネルギーが消費エネルギーより多い時に増加し，肥満を招く。内臓脂肪の蓄積は，メタボリックシンドロームに進みやすく**動脈硬化**を引き起こすので，とくに注意が必要である。日本人の食事摂取基準では，50～64歳の目標とするBMIの範囲を20.0～24.9としている（第3章章末資料3-1表1）。朝食欠食，遅い夕食，夜食摂取，多量の間食，早食いなど肥満になりやすい食習慣に注意する。また摂取エネルギーを制限する場合に重要なことは，日々の新陳代謝に必要なたんぱく質，ビタミン，ミネラルは減らさずに，体脂肪になりやすい脂肪や糖質のとりすぎに留意し，筋肉を減らさずに体脂肪のみを減少させることである（第4章§3の4, 第11章§3の2参照）。

2. 糖尿病を予防・治療するための食生活

糖尿病とは，インスリンの不足や作用低下によって，血糖値の上昇を抑えるはたらきが低下して，高血糖が慢性的に続く病気である。1型糖尿病と2型糖尿病があり（第11章§3の4表11-10参照），2型は食事や運動などの生活習慣との関連が強い。発症すると食事療法や薬物療法が必要で，血管の動脈硬化が進み，網膜症，腎症，神経障がいなどの合併症，末期には透析や失明に至ることもある。そこで食事量は腹八分目を心がけ，その内容は穀物や砂糖などの糖質を制限し，魚，野菜類を多く，肉や動物性脂肪を少なくして動脈硬化を防ぐ。また，血糖値の上昇をゆるやかにする食物繊維の量を多くし，食事の最初にとることも勧められる（第4章§3の5, 第11章§3の4参照）。

3. 脂質異常症を予防・治療するための食生活

脂質異常症には，中性脂肪やLDL（悪玉）コレステロールも高くなる**高脂血症**と，HDL（善玉）コレステロールが低くなり問題となる場合がある。血中の中性脂肪が高いと皮下脂肪や内臓脂肪として蓄えられるので，糖質や脂質，アルコールを減らしてエネルギー摂取を制限し，食物繊維の摂取を増やす。LDLコレステロールが高い時には，動脈硬化のリスクが高くなるので，コレステロールの酸化を防ぐ**抗酸化物質**（カロテン，ビタミンCとE，ポリフェノールなど）の多い野菜や果物を積極的にとる。脂肪や甘い菓子類などの減量によりエネルギーを制限し，コレステロールの多い食品（第3章§1の4参照）を避け，飽和脂肪酸（肉の脂やバター）の減量をする。同時にコレステロール低下作用のある水溶性食物繊維（野菜，海藻，きのこ，果実，麦など），だいず製品，タウリン（イカ，タコ，貝類）などの摂取を増やす。

HDLコレステロールを増加させるには，脂肪酸の種類（魚やオリーブオイル，菜種油）に留意することと運動が有効といわれている。なお脂質異常症の重症化予防の観点からは，食事性コレステロールを1日200mg未満とし，運動が必須である（第11章§3の2参照）。

4．高血圧を予防・治療するための食生活

高血圧を放置すると動脈が硬化し血管はもろくなり，心臓にも負担がかかる。気づかぬうちに虚血性心疾患（狭心症や心筋梗塞）や脳血管疾患（脳卒中や脳梗塞）にまで進んでしまうこともある。食事療法ではまず減塩を行う。高い濃度の塩分の食事は，血液量を増やし，血管壁を収縮させて血圧を上げる作用があるので，高塩分の加工食品や調味料に注意する。コレステロール，飽和脂肪酸の多い肉などの動物性脂肪を制限して動脈硬化を予防する。また，エネルギーも制限し肥満を予防することも大切である。ナトリウムの排泄を促すためにカリウムや食物繊維が多い野菜，果物，いも類の摂取増加を心がけ，節酒，禁煙，運動，休養などで生活習慣の改善をする（第4章§3の6参照）。食塩相当量の食事摂取基準は成人男性7.5g/日未満，成人女性6.5g/日未満であるが日本高血圧学会減塩委員会では6.0g/日未満を推奨している。第3章　章末資料3-1を参照する。野菜・果物・魚・豆・低脂肪乳製品を増加させた米国で考案された食事療法であるDASH食は血圧低下効果が証明されており，また地中海食（認知症の項参照）も血圧低下効果を示している。

5．慢性腎臓病を予防・治療するための食生活

慢性腎臓病（CKD）とは，腎臓の働きが健康な人の60％未満に低下するかたんぱく尿が出るという腎臓の異常が数ヶ月間続く状態を言う。腎臓の機能は高年齢になるほど低下していくが，現在成人の8人に1人がその疑いがあると言われている。進行して腎不全の状態になると透析治療が必要となる。しかし，慢性腎臓病の初期には自覚症状がなく発見が遅れることが多い。

慢性腎臓病の原因は，腎炎などで腎臓そのものが悪くなる場合と，糖尿病や高血圧，高脂血症などの生活習慣病の進行により腎臓の機能が衰えていく場合がある。CKDが悪化すると心筋梗塞や脳卒中の危険も増していく。

そこでまず生活習慣病などを，食事療法や薬物療法で適切に管理し腎機能の低下を抑える。

食事療法の基本は減塩（3g〜6g以下/日）で，障害が進行するとたんぱく質制限が加わる。エネルギーの確保に注意しながら，病気の進行につれてカリウムやリンの制限にすすむ。

§3　高齢期の食生活上の問題と健康への対応

わが国は少子高齢社会であるが，令和5年の高齢化率（65歳以上人口割合）は29.1％という**超高齢社会**（65歳以上の人口が21％以上）であり，75歳以上の人口割合は16.1％となり，高齢化率が世界第1位となり社会問題となっている。健康寿命の延伸や介護予防が問題となり，過栄養の他に**低栄養**と関連が深い高齢によるフレイル（虚弱）を回避することが重要となる。65歳以上の食事摂取基準で目標とするBMIの範囲は，フレイルの予防及び生活習慣病の予防に配慮して，21.5〜24.9（第3章　章末資料3-1表2）としている。「食事，運動，生きがい」がキーワードとされる。老化の個人差は大きく**高齢期**を一括することはできないが，以下のような

ことが主に問題とされている。

1. 低栄養と食生活

① 低栄養とは

　たんぱく質とエネルギーの摂取不足による高齢者のたんぱく質・エネルギー**低栄養状態**（**PEM**：protein energy malnutrition）は，在宅・施設を問わず，大きな問題となっている。低栄養状態になると，筋肉や内臓の働きが衰え，活動的な日常生活が営まれにくくなる。また免疫力が低下し感染症にかかり易く，褥そう（寝たきりの圧力で皮膚の血液循環が悪化し，その部分が壊死する）のリスクも高まる。老化も加速され，認知症や寝たきり（廃用症候群）が問題となり健康寿命の短縮へと結びつきやすい。BMIが20未満のやせの場合や血清アルブミンが3.6g/dl以下の場合も低栄養状態が疑われる。令和5年度の国民健康・栄養調査結果では，65歳以上の低栄養傾向（BMI20以下）の者は男性12.2％，女性22.4％である。また，平成24年度の国立長寿医療研究センターの高齢者に対する栄養評価スケールでの調査結果では，在宅療養患者の高齢者の約8割が低栄養及び低栄養の恐れありとしている。

② フレイル（虚弱）とは

　フレイル（虚弱）とは，要介護状態に至る前段階をさし，老化に伴う認知機能や運動機能低下によって健康障害に陥りやすい状態のことで低栄養との関連が大きい。たんぱく質摂取量の低い高齢者では，フレイルが高度にみられると報告されており，血中低ビタミンD状態もリスクとなる。特に70歳以上では，介護予防の観点から脳卒中などの生活習慣病予防と共に，フレイルの予防が重要である。フレイルの定義は①体重減少，②主観的疲労感，③日常生活活動量の減少，④身体能力（歩行速度）の減弱，⑤筋力（握力）の低下，の5項目のうち3項目が当てはまれば，フレイルという。厚生労働省は，75歳以上を対象に2020年度より「フレイル健診」を導入し，健康寿命の延伸をめざす。

③ 低栄養を予防する食生活

　菓子などで空腹を満たさずバランスの良い食事をとる。簡単なツールとして食事バランスガイド（口絵，第3章§3の1（4）参照）や3・1・2弁当箱ダイエット法（第6章§4参照）の活用で，エネルギーやたんぱく質を補給する方法を学ぶ。また食欲のないときには，おかずを先に食べるように指導するとともに，間食として分食することも必要である。一人暮らしの高齢者（独居）や過疎地での生活の場合，買い物がしにくく，インスタント食品や好みのもので簡単にすませ，食物が偏りがちの傾向がある。配食サービスやデイケアなどの介護福祉の利用も薦めたい。また，農林水産省が取り組む「スマイルケア食」（新しい介護食品）の活用を図るとよい。

2. 認知症と食生活

① 認知症とは

　記憶障がいが進行する認知機能の障がいである。**認知症**の原因には脳血管障がい型とアルツハイマー型がある。脳血管障がい型認知症は脳の血管に脳梗塞がおこることで，その部分の働きが悪化することが原因となり，めまい・しびれ，言語障がい，知的能力低下等が発症する。若い時からの糖尿病，高血圧，脂質異常症などの血管が詰まり易くなる病気も原因のひとつである。アルツハイマー型は脳の中にβアミロイドとよばれる異常なたんぱく質が蓄積する（老人斑）ことも原因であるといわれ，脳内の情報を伝達する神経細胞が死滅していき，脳が萎縮

② 認知症を予防する食生活

国立循環器研究センターは，認知機能と各栄養食との関係は証明されていないが，認知症予防効果の高い食習慣として，地中海食（※1），DASH食（高血圧の項参照），MIND食（※2）に見られると報告している。

※1…地中海食：ギリシャ，イタリア，スペインの人達が食べていた伝統的な食事で，魚，野菜，果物，オリーブオイル，ナッツ，全粒穀物，赤ワイン等を中心とした食事法である。生活習慣病の発生率が低い。

※2…MIND食（マインド食）：摂るべき食品に，野菜，ベリー類，オリーブオイル，鶏肉，豆類，全粒穀物，魚，ナッツ，ワインをあげ，控えたい食品に豚・牛の赤身肉，バター，ファストフード，菓子類，チーズとし，組み合わせ自由で続けやすいとされる米国で発表された食事法で認知症予防に効果があるとされる。

魚に含まれるDHAやEPAは脳内で血液の凝固を防ぎ，動脈硬化の進行を抑え，脳血管障がい型のリスクを抑える。

緑黄色野菜に含まれるビタミンC，E，β-カロテン，フィトケミカルなどの抗酸化物質は，活性酸素の害を防ぎ，脳の神経細胞を守ることでアルツハイマー型の発症リスクを低下させる。また，LDLコレステロールの酸化を防ぐことで，脳血管障がい型認知症も防ぐとされる。その上，葉酸欠乏は，血中にホモシステインとよばれる有害なアミノ酸を増加させ，血管を傷つけ脳を梗塞させ，脳血管障がい型認知症を発症させるとともに，脳の神経細胞も傷つけアルツハイマー型も引き起こすこともある。これらのことから，緑黄色野菜の積極的な摂取が勧められる。

東京都健康長寿医療センター研究所は，血液検査項目の中で，赤血球数，HDLコレステロール値，アルブミン値の低い低栄養状態の者は，高い者に比較して認知機能低下リスクが約2～3倍高くなることを確かめている。

3. 骨粗しょう症予防と食生活

骨粗しょう症は，骨量の低下と骨質の劣化により骨強度が低下し，骨折のリスクが増大する骨格疾患と定義されている。高齢になると腸管からのカルシウム吸収が低下し，排泄が増加するため，骨を作る細胞である骨芽細胞より骨を壊す破骨細胞の活性が高まり骨の老化が進む。また加齢により**骨密度**も低下し**骨粗しょう症**が進行する。最近，高齢に伴って生じる骨格筋肉量の減少に筋力の低下（握力がない）か身体能力の低下（歩行速度など）を併せもつ時に診断されるサルコペニアや，運動器の障がいであるロコモティブシンドローム（略称ロコモ。第1章§2の1参照）が，高齢期の転倒，骨折の原因として注目されている。転倒による骨折で寝たきりになる危険が大きいサルコペニアを予防するには，十分なたんぱく質の摂取とともにレジスタンス運動（スクワットなど）が必要である。骨粗しょう症の予防には若い年代での最大骨量の増加が大切であり，若い時から自分の食生活を見直し，長期的視点で健康管理ができるようでありたい。骨密度を上げる食生活については，第7章§1学童期を参照する。なお，高齢期になってもたんぱく質とカルシウム及びカルシウムの吸収を促進するビタミンDの補給を心がける。高齢期においては適度な有酸素運動も大切になる。

4. 歯の欠損と食生活

　歯を失う原因には，**むし歯**と歯を支えている組織が破壊される**歯周病**（歯槽膿漏）との2つがある。歯周病は10～20代の約60%が罹患している歯肉炎と歯周炎に分類される。歯周病のメカニズムは歯に付着している細菌のかたまりである**歯垢**（プラーク）や歯垢が硬化して硬くなった歯石の中の歯周病菌により，あごの骨（歯根骨）が侵され歯が失われることである。

　これらの予防には歯の生えはじめる子どもの時からの正しい口腔ケア（第6章§3の4参照）と中年以上では定期的に歯石を除去する通院が重要といわれている。日本歯科医師会では「**8020（ハチマルニイマル）運動**」という，80歳で自分の歯を20本残そうというキャンペーンを行っている。20本以下になると食べる能力の低下が大きくなる。かむことにより，脳血管の血流量が上がり，脳細胞の働きが高まる。かみ応えのある食材は唾液の分泌に役立つ。8020達成者の割合は，歯科疾患実態調査の結果では昭和62年の7.0%から令和4年には51.6%へと上昇している。

5. 摂食・嚥下困難時の食生活

　老化や脳血管障がいなどの病気の後遺症により，食物がのどにつかえたり，むせたりすることが多くなる。**誤嚥性肺炎**を防がなければならない。とくに液体がむせやすくなるが，第13章§2の2を参照し，ゼリー状，とろみ状，ペースト状など嚥下機能の状態に合わせて誤嚥を防ぐ調理を工夫をしたり，また，特別用途食品のえん下困難者向け食品などで口から摂取できる期間を長くすることが大切である。人間は，口から食べる楽しみが生きる喜びとなるといわれている。

6. 脱水の予防

　高齢期では，筋肉量の減少に伴って体液量が減少している。高温多湿の環境下では，水や電解質が失われて**脱水症**をひきおこしやすい。

　高齢期ではのどの渇きを感じにくくなっているため，自分から水分をとろうとしない傾向が見られる。夏の気温の高い日，運動や入浴の前後，睡眠の前後には水分をとるようにすすめ，1日に1～1.5ℓの飲み物を飲むことは，血液の粘性を下げて梗塞と**脱水**の予防に役立ち，膀胱炎を防ぐことになる。

🌲 演習問題
1. 骨粗しょう症の原因と予防法についてまとめてみよう。
2. 加齢に伴う生理的変化について，神経系，消化器系，血管系，骨格系について調べてみよう。

第9章
食育の基本と内容

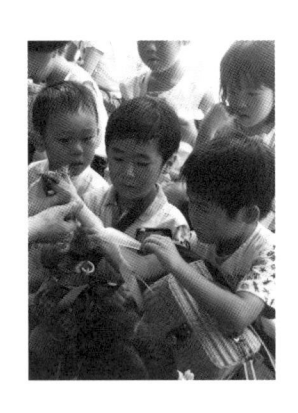

§1 保育における食育の意義・目的と基本的考え方

　児童福祉施設における保育では，保育者が子どもの最善の利益を第一に考え，子どもに人間として尊厳のある安定した環境を整えることが大切である。また，そのためには家庭との調整や，地域との連携なども含め，子どもの心身の健やかな育ちを支援することが求められている。

　保育の仕事の根底には，子どもと心を通わせながらかかわることで，共感する力，思いやりの心，自尊心などを育むことがある。今後，遊びや生活介助などロボットやICT（メールやチャットなどの情報伝達技術），IOT（自動で機器がインターネットにつながり仕事をサポートする仕組みなど）により自動化される部分は増えてくるであろう。しかし，子どもの心身の発育・発達と向き合う保育士の専門的業務には，ロボットの仕事には置き換えられない，一人ひとり違う個性をもつ子どもへのきめ細やかで，臨機応変な対応が必要とされる。そこで，これからの保育では，社会の変化に対応しつつ，より子どもの心に寄り添うことが重要となる。

　保育における食育は，食を通して身体と心を育むことであり，この行為の積み重ねは，健康に生きる力，考える力，行動する力などの育ちの土台となる。子どものこれらの育ちのプロセスにおいて，保育士の果たすべき専門的役割は大きい。

1．食は育つことの基礎

（1）食べることは生きること

　食べることは生きるための命をつなぐものである。また，子どもの育ちにおいて「子どもが食べること」は，単に口に食べ物を入れるだけではなく，食べる機会の一つひとつが子どもの心身の発育・発達に大きく影響している。子どもが食べ物を摂らなければ，体内の機能が活性化せず，体の成長が阻害されるだけでなく，十分な感性も育ちにくい。それは就学前の子どもだけでなく，保育士を目指す学生についても同様のことがいえる。例えば「痩せたい」と食べ物を制限した結果，肌荒れ，便秘などの身体の不調，またそれだけにとどまらず，はつらつとした前向きな気持ちの欠如などを感じたことがある人もいるであろう。発達の目覚ましい時期の子どもではなおさら，食べ物を適切なタイミングで適量食べていないと，その影響は大きいものになることが予想される。

　保育において，食育は何かを教えることにとどまらない。保育環境として食事内容に配慮するとともに，食を楽しみ，人とかかわるなかで，子どもが食に関心をもつことや，人を大切に

するなどの心を育むことができる環境づくりも含まれている。このように食育は広い範囲に及ぶので，その実践では，保育士自身が普段から食を大切にした生活を送ることが重要である。

（2）人と人をつなぐ力

人は一人では生きていけない。そこで，子どもの育ちのプロセスでは，人間関係を大切にしていくことが求められる。例えば支え合うことで身についていく人間力の基礎を，毎日の生活のなかで繰り返す食を通じて培っていく。その際に子どもの毎回の食事は，繰り返しではなく常に新しい食との触れ合いの機会であると捉える必要がある。子どもの育ちに応じて，おいしく楽しい食事の場を提供することは，共感し，人とつながる喜びを感じる機会となる。また，家族を大切にする心や周囲を思う心なども育っていく。この積み重ねにより大人になった時，相手を思いやりながら会話のキャッチボールができ，喜びや悲しみなどを共有できるようになるであろう。保育士は，子どもの身近にいる存在であることから，食事を介した人と人をつなぐ力の育成に，専門家としてかかわっていくことが期待される。

（3）食べることへの関心の育ち

食事は，エネルギーや栄養素の補給の場のみならず，家族や仲間とのコミュニケーションやマナーを身につける場でもある。食べる時には人を気遣う心，食べ物への感性など様々な育ちが周囲の大人のかかわりによって促進され，健康に気を付ける気持ちの醸成にもつながるのである。

子どもは大人から教わらなくても食べ物に関心をもつ大人と一緒にいることで，自然と影響されたり，模倣したりすることで料理の種類や味付け，盛り付け，食べ方などの基礎知識を身につけていくであろう。すなわち，子どもの食への興味や関心を育てるには，子どもの周囲にいる大人の食行動・食習慣が大きく影響することを常に意識して，大人自らが日常的に食への興味・関心を子どもに発信し続けることが重要である。

（4）食と心との関係

食は心の成長とも密接な関係をもっている。その子どもを取り巻く国や宗教，居住地域の地理的条件，風土や慣習，家庭環境などにより食文化や食環境は異なる。しかし，信頼できる他者と楽しく食べる経験の積み重ねによって心の安定が図られていくことは，どのような文化や環境であっても共通している。心が安定していない子どもは，食べることについて単に「空腹を満たすためのもの」としか捉えられず，共食する大人とのかかわりに共感性を見いだせないまま食事をしていることもある。保育士養成校の学生の食事風景の描写において，その例を挙げると，ある絵では，テレビと人の姿のない食卓に食べ物だけが描かれていたり，別な絵では，食卓に複数のスナック菓子等のパックが並んでおり，とても食事の形態とは言い難いものもあった。一方では，食卓に多くの料理が詳細に描写され，周りに座る人の顔には笑った目鼻が描かれ，にぎやかな光景が描かれていた。そしてこれらは，必ずしも一人暮らしだから人が少なく描かれ，実家暮らしだからにぎやかな描写になるというものではなかった（著者未発表データ）。これらは，子ども時代の生活環境において，すでに"「家族」という名の孤独の世界"を感じており，家族への愛着形成が未完成なまま大学生になった事例である。

なお，近年は一人で食べる「孤食」の他に，一緒に食べていても食べている物がそれぞれ違う「個食」など，さまざまな「こ食」も問題になっている。さらに，子どもの食は，保護者の経済格差の影響を受けているケースも増加しており，その点についての配慮も欠かせない。

2．保育における食育の連携

保育所保育指針（平成30（2018）年4月1日施行）では，食育は保育の一環と位置づけられ，子どもの育ちのなかで食育の重要性が示されている。子どもの食育は，保育士だけではなく，さまざまな職種の人，保護者，地域の人と連携をとりながら行われることが求められている。

（1）保育士の役割

保育士は，子どもの発達に応じ，さまざまな感性を引き出すような食育計画を立てていく役割を担っている。保育所には，保育士，調理員（師），栄養士，看護師などの職種の人が，それぞれの専門性を発揮しながら勤務している。ここに専門性の違いが明確に表れた例を挙げてみたい。保育士養成課程と栄養士養成課程の学生に，それぞれクロワッサンを教材として示し，「よく見て感じたこと」をたずねた。その回答は，保育士養成課程の学生では，「ぐるぐるしている」「つるつるしている」「茶色のところと白っぽいところがある」などといった見た目から受けたクロワッサンへの感想をさまざまな語句や擬態語を使って表現したものが多かった。一方，栄養士養成課程の学生の回答は，「どうやってたべようかな」「おいしそう」「油っぽい」などクロワッサンを食べる行為や食べた時の感想が多かった。回答傾向の違いから，学生であっても専門性によって視点が異なる傾向がみられたのである。

保育士は保育所の専門職種のなかで，子どもと接する時間が一番長く，子どものことを一番把握していると考えられる。そこで保育士には，食育を共に行う他職種の専門性を考慮した食育計画の立案や実践において，中心的存在としての働きが期待されている。

（2）調理員（師），栄養士の役割

子どもたちがわくわくして，食べたいと期待をもつような食事を提供することが，調理員（師）や栄養士に求められている。食べたいと心躍る気持ちを高めるには，五感で感じる体験が重要である。調理する際の食材を切る音やにおいにより，食べる前から食事への期待を高めることができる。また，季節（旬）のもの，新鮮なものを提供することで，食べ物の香りや色，味の印象は強まっていく。

調理員（師）や栄養士は，食品の調理法や料理の種類，見栄えのよい盛り付け方など，子どもに体験させたい内容について，経験値をたくさんもっている。さらに，それらを子どもが喜ぶ方法で表現することができる存在でもある。行事食もイベントの一環として提供するだけでなく，その行事に込めた意義を説明するなど，保育の一環として取り入れることで，子どもは食文化も学ぶことができる。

（3）保護者の役割

保育所と連携し，一貫した食育の環境整備を行うためには，家庭の協力は欠かせない。子どもが保護者に「今日は保育園で，みんなでカレーを作ったよ」と話したときに「おいしかった？　おうちでも一緒に作ろうか」といった食に関する会話が日常的に展開されるような家庭環境であることが望ましい。

しかし，食生活も多様化しており，子どもや保護者自身の食生活に対する関心が薄かったり，過度に気にしたりするなど，さまざまな状況の家庭がある。そこで保育士は，保護者との日々のかかわりの中で把握している家庭の状況にも配慮した食育計画の立案が望まれる。それにより，子どもの食環境が家庭でも無理なく整い，食に関する体験の場が多く設定されるようになる。この体験の積み重ねにより，子どもの食への感性は豊かなものに育っていくであろう。

（4）地域の役割

子どもの健全な育ちには，家庭，保育所，地域が，幅広いさまざまなかかわりをもつ環境が必要である。近年は，核家族化や一人親家庭の増加など，親子ともに，他人とかかわる機会が少ない場合もみられる。親子が部屋でほとんど会話もなく過ごしていては，子どもが人とのかかわりによって得られる育ちが期待できない。そこで，例えば子どもが友だちの家に行って遊んだり，お祭りや子ども会の行事に参加したりすることにより，地域の人とのかかわりをもつことができる。また，近年は地域住民などが「子ども食堂」を運営することにより，栄養バランスのとれたおいしい食事を低価格で提供し，大勢の人と交流できる機会なども設けられている。そこでは子どもたちが地域の幅広い年代の大人へ挨拶をするなど，社会のマナーを学んだり，地域の食文化にもふれたりすることができる。地域住民は，食育のサポーターとして子どもが社会に目を向ける機会を提供する役割を担っている。

3. 発育・発達に応じて育てたい「食べる力」

平成16（2004）年に「楽しく食べる子どもに～食からはじまる健やかガイド～」（厚生労働省）において発育・発達過程における主な特徴のうち，配慮すべき側面を心と身体の健康，人とのかかわり，食のスキル，食の文化と環境の4つに分類している（表9-1，9-2参照）。また，発育・発達に応じて育てたい**食べる力**を表9-3のようにまとめている。さまざまな「食べる力」が重なりあって形成される**食を営む力**を育成することが重要である。

（1）授乳期・離乳期

授乳期・離乳期は，安心と安らぎのなかで母乳やミルクを飲み，離乳食を食べる経験を通し，食欲や食べる意欲の基礎づくりを行う時期である。

特に離乳期では，おいしく食べた満足感を共感することで，食べる意欲を育み，自分で食物をつかんで口に運んで入れるなどの行動の習得から，スプーンや食器にも関心をもち，自分で食べようとする力を育むことができる。

（2）幼児期

幼児期は，睡眠，食事，遊びなどの活動にメリハリが出てくる時期である。また，食事リズムの基礎づくりの時期でもあり，食への興味や意欲が強くなってくる。十分身体を動かして遊び，「おなかがすいた」感覚をもち，規則的な食事リズムの繰り返しを体験することが生活リズムをつくり，食べられる量がわかるなど重要な時期である。

この時期には，食べ慣れないものや，嫌いな食べ物が出てくるので，一緒に調理をし，栽培や収穫作業の体験により好きな食べ物や興味のある食べ物が増えてくる。

また，身近な人と基本的信頼感を確認したり，家族や仲間と一緒に食べる楽しさを味わったりすることもできるようになり，子どもが体験を広げる基盤となる。自然や食文化，料理作りなど子どもの好奇心は広がっていき，食べ物や身体についても話題にするようになる。

（3）学童期～思春期

学童期～思春期は，食べることについて学習を通して，栄養バランスや食料の生産から流通，食卓までのプロセスなど，幅広い知識を習得する時期である。

学童期は，体験学習や食に関する学習を通して，作ってみたい，食べてみたい，知りたいな

表9-1 発育・発達過程に関わる主な特徴

	授乳期／離乳期 ──── 幼児期 ──── (学童期) ──── 思春期
心と身体の健康	著しい身体発育・感覚機能等の発達　　　　　　　　　　　　　　身長成長速度最大 脳・神経系の急速な発達　───────────────→　生殖機能の発達 　　　　　　　　　　　　　　　　　　　　　　　　　　　　精神的な不安・動揺 　　　　　　　　　　　　　　　　　体力・運動能力の向上 ────→ 　　　　　　　　　　味　覚　の　形　成 　　　　　　　　　　咀嚼機能の発達 　　　　　　　　　　言　語　の　発　達 　生理的要求の充足 ───→ 生活リズムの形成 　　　　　　　　　　　　　　望ましい生活習慣の形成, 確立 ─────→ 　　　　　　　　　　　　　　　　　　　　　健康観の形成, 確立 ─────→ 　安心感・基本的信頼感の確立 ─→ できることを増やし, 達成感・満足感を味わう ─→ 自分への自信を高める
人との関わり	──────────────〈関係性の拡大・深化〉────────────── 　　　　親子・兄弟姉妹・家族 ─────────────────→ 　　　　　　　　　　　　　　　　　　仲間・友人（親友）────→ 　　　　　　　　　　　　　　　　　　　　　　　　　　社会 →
食のスキル	哺乳 ──→ 固形食への移行 　　　　　　手づかみ食べ ──→ スプーン・箸等の使用 　　　　　　　　　食べ方の模倣 　食べる欲求の表出 ───→ 自分で食べる量の調節 ─→ 自分に見合った食事量の理解, 実践 → 　　　　　　　　　　　　　　食事・栄養バランスの理解, 実践 ─────→ 　　　　　　　　　　　　食材から, 調理, 食卓までのプロセスの理解 ───→ 　　　　　　　　　　　　食　事　観　の　形　成, 確　立 ───→ 　　　　　　　　　　　　　　　　　　　食に関する情報に対する対処 ──→ 　　　　　　　　　　　　　　　　　　　食べ物の自己選択 ──────→
食の文化と環境	─────〈食べ物の種類の拡大・料理の多様化〉───── 　　食べ方, 食具の使い方の形成 ──→ 食事マナーの獲得 　　食べ物の育ちへの関心 ─────→ 食料生産・流通への理解 ──→ 　　居住地域内の生産物への関心 ──→ 他地域や外国の生産物への関心 　　居住地域内の食文化への関心 ──→ 他地域や外国の食文化への関心 　─────〈場の拡大・関わり方の積極化〉───── 　家庭 ────────────────────────→ 　　　　保育所・幼稚園 ─────→ 学校 ──────→ 　　　　　　　　　　　　　　　　　　　　　塾など ───→ 　　　　　　　　　　　　　放課後児童クラブ・児童館など 　　　　　　　　　　　　コンビニエンス・ストア, ファストフード店など 　地域 ─────────────────────────→ 　　　　　　　　　　テレビ, 雑誌, 広告など ───→ 　──────〈食に関する情報の拡大・関わり方の積極化〉──────

「授乳・離乳の支援ガイド」2019年, p.43

表9-2 発育・発達過程に関わる主な特徴（表9-1）の解説

配慮すべき側面	解説
心と身体の健康	乳幼児期には, 身体や感覚機能, 脳や神経系が急速に発達する。周囲の大人の愛情と相互応答的な関わりのなかで, 生活リズムが確立され, 安心感や信頼感が育まれる。心の健康のためには, 達成感や満足感を味わいながら, 自分への自信を高めることが重要である。
人との関わり	子どもの発達は, 環境との相互作用で進み, 環境の中で最も重要なのが, 人との関わりである。それにより, 安心感や信頼感が育まれ, 家族関係が, 仲間, 社会へと発展する。
食のスキル	食のスキルとは, 食を営むために必要な能力をいう。食べ方や調理技術だけでなく, 食情報への対処法, 自分に合った適切な食べ物の選択, 一緒に食べる人への気遣いなど, 食事全体を構想し, 実践できる力が発達する。
食の文化と環境	食物は, 自然の中で生育した生物を収穫し, 保存加工され, 調理され, 食べられている。「自然・地域」「生物」「食べ物」「人間」, これらの広く深い関わりが, 食の文化と環境である。表9-1に示すように, 発達する。

「楽しく食べる子どもに〜食からはじまる健やかガイド〜」厚生労働省雇用均等・児童家庭局, 平成16年2月より抜粋

表9-3 発育・発達過程に応じて育てたい"食べる力"について

授乳期／離乳期	幼児期	（学童期）	思春期
安心と安らぎの中で食べる意欲の基礎づくり	食べる意欲を大切に、食の体験を広げよう	食の体験を深め、食の世界を広げよう	自分らしい食生活を実現し、健やかな食文化の担い手になろう

［発達過程に応じた"食べる力"の関連図］

食事のリズムがもてる
- 食欲がある
- おなかがすくリズムをもつ ── 1日3回の食事や間食のリズムをもつ

食事を味わって食べる
- いろいろな食品に親しむ ── 食べたいもの、好きなものを増やす
- 見て、触って、自分で進んで食べようとする
- 自分で食べる量を調節する ── 食事の適量がわかる ── 食べたい食事のイメージを描き、それを実現できる
- よく噛んで食べる ── 食事・栄養のバランスがわかる
- 安心と安らぎの中で飲んでいる（食べている）心地よさを味わう
- 食事マナーを身につける

一緒に食べたい人がいる
- 家族と一緒に食べることを楽しむ ── 一緒に食べる人を気遣い、楽しく食べることができる
- 仲間と一緒に食べることを楽しむ

食事づくりや準備に関わる
- 家族や仲間と一緒に食事づくりや準備に関わる ── 家族や仲間のために、食事づくりや準備ができる
- 味覚など五感を味わう
- 栽培、収穫、調理を通して、わくわくしながら、食べ物に触れる
- 自然と食べ物との関わり、地域と食べ物との関わりに関心をもつ
- 食べ物を食べて生きていることを実感する ── 食料の生産・流通から食卓までのプロセスがわかる

食生活や健康に主体的に関わる
- 食べ物や身体のことを話題にする ── 食生活や健康を大切だと思うことができる
- 自分の食生活を振り返り、評価し、改善できる
- 自分の身体の成長や体調の変化を知り、自分の身体を大切にできる
- 食生活や健康に関連した情報を得て、理解して、利用できる
- 食に関わる活動を計画したり、積極的に参加したりすることができる

→ 楽しく食べる子どもに

「楽しく食べる子どもに～食からはじまる健やかガイド～」
厚生労働省雇用均等・児童家庭局，平成16年2月，p.13

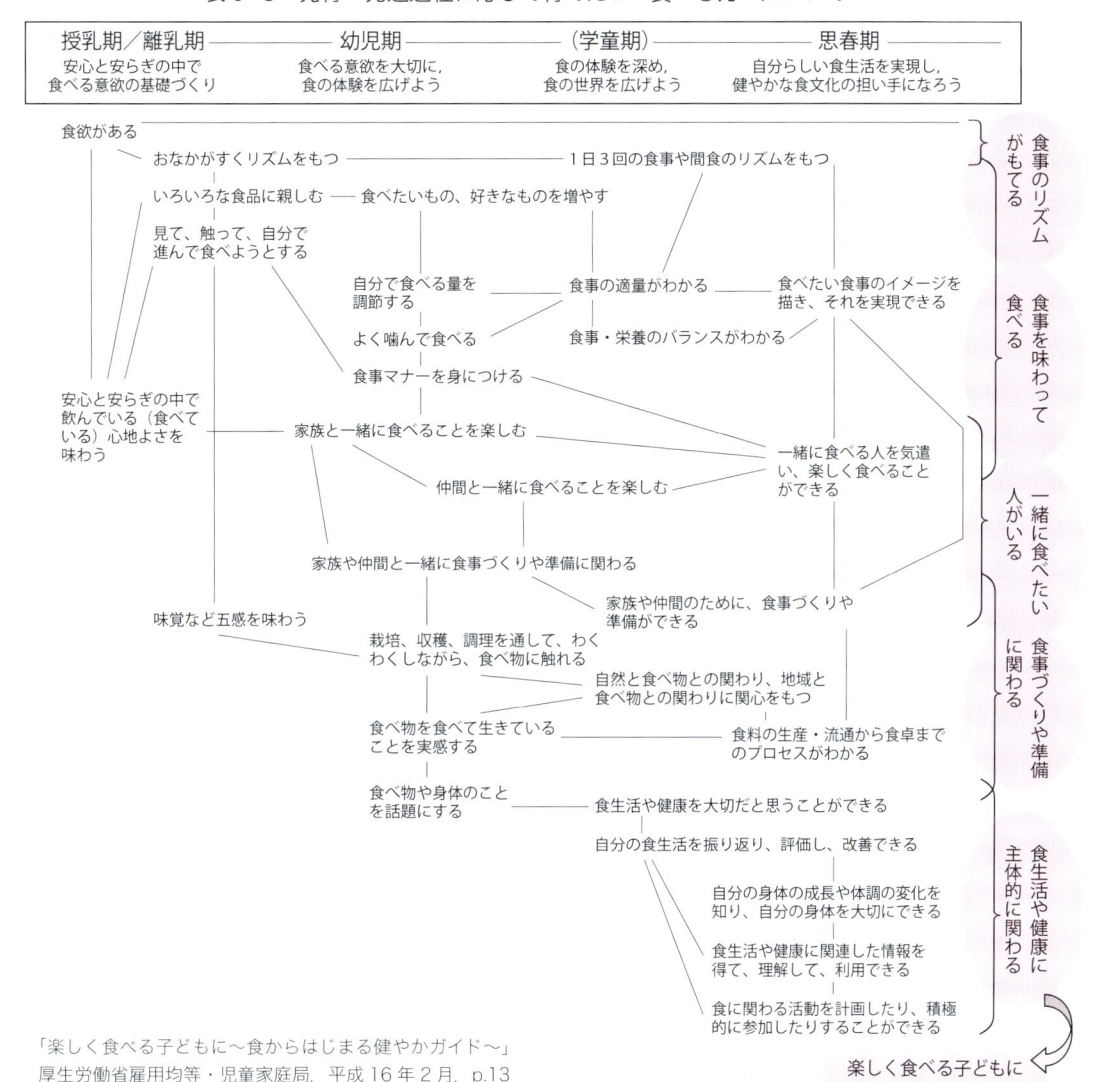

どの興味や関心が深まり、思春期では習得した知識を応用して自分の健康や食生活の課題について実践、自己評価ができるようになる。食の楽しさについては、学童期には家族や仲間とのかかわりや地域など、暮らしのなかで食の楽しさを実感し、思春期には、一緒に食べる人への気遣いができるようになる。また肥満や低体重（やせ）など将来の健康に影響を及ぼすようなことにならないように、自分の健康や食生活を振り返り、評価し、自分の身体を大切にできる力を育んでいく。

4. 食育基本法

① 食育基本法の制定

前述のような現状を踏まえ、食育の推進により国民の健全な食生活に関する取り組みを総合的かつ計画的に実践するため、**食育基本法**が平成17（2005）年7月に施行された。

食育基本法の前文は、以下のとおりである。

> 　21世紀における我が国の発展のためには，子どもたちが健全な心と身体を培い，未来や国際社会に向かって羽ばたくことができるようにするとともに，すべての国民が心身の健康を確保し，生涯にわたって生き生きと暮らすことができるようにすることが大切である。
> 　子どもたちが豊かな人間性をはぐくみ，生きる力を身に付けていくためには，何よりも「食」が重要である。今，改めて，食育を，生きる上での基本であって，知育，徳育及び体育の基礎となるべきものと位置付けるとともに，様々な経験を通じて「食」に関する知識と「食」を選択する力を習得し，健全な食生活を実践することができる人間を育てる食育を推進することが求められている。もとより，食育はあらゆる世代の国民に必要なものであるが，子どもたちに対する食育は，心身の成長及び人格の形成に大きな影響を及ぼし，生涯にわたって健全な心と身体を培い豊かな人間性をはぐくんでいく基礎となるものである。（後略）

　食育は子どもだけでなく，大人も食への意識を高め，食にかかわる人々や自然の恵みに対しての感謝の念や理解と食生活の適切な実践が必要であることが，この前文に示されている。食育基本法施行後，保育所以外の幼児期の子どもを預かる施設などでも，積極的に食育にかかわる取り組みが行われている。

　食に関する問題は家庭においても担っていくものであるが，食生活の多様化が進む中で，家庭において十分な知識に基づいて行うことが困難になりつつある。また指導すべき立場の保護者自身が望ましい食生活を実践できていない場合もある。家庭，学校，地域社会が連携して次世代を担う子どもの望ましい食習慣の形成に努める必要性もあり，食育基本法が制定された。

② 食育推進基本計画

　食育基本法に基づき，内閣総理大臣を会長とする食育推進会議は**食育推進基本計画**を作成し，食育推進に関する施策を総合的にかつ計画的に推進していくことが求められている。各都道府県や市町村においても作成に努め，推進を展開することを目指している。

　食育推進会議では，令和2年度から令和7年度までの5年間を対象とした，「第4次食育推進基本計画」において，特に取り組むべき重点事項として，①生涯を通じた心身の健康を支える食育の推進（国民の健康の視点），②持続可能な食を支える食育の推進（社会・環境・文化の視点），③「新たな日常」やデジタル化に対応した食育の推進（横断的な視点）を定めている。また，これらを持続可能な開発目標（Sustainable Development Goals: **SDGs**）の観点から相互に連携して総合的に推進していくこととしている。具体的目標は①食育に関心を持っている国民の割合　②朝食又は夕食を家族と一緒に食べる「共食」の回数　③地域等で共食したいと思う人が共食する割合　④朝食を欠食する子供の割合　⑤朝食を欠食する若い世代の割合　⑥栄養教諭による地場産物に係る食に関する指導の平均取組回数　⑦学校給食における地場産物を使用する割合　⑧学校給食における国産食材を使用する割合　⑨主食・主菜・副菜を組み合わせた食事を1日2回以上ほぼ毎日食べている国民の割合　⑩主食・主菜・副菜を組み合わせた食事を1日2回以上ほぼ毎日食べている若い世代の割合　⑪1日当たりの食塩摂取量の平均値　⑫1日当たりの野菜摂取量の平均値　⑬1日当たりの果物摂取量100g未満の者の割合　⑭生活習慣病の予防や改善のために，ふだんから適正体重の維持や減塩等に気をつけた食生活を実施する国民の割合　⑮食品中の食塩や脂肪の低減に取り組む食品企業の登録数など24項目につき，現状値と目標値を設定している。

③ 食育白書

これらの食育の推進内容は，食育基本法に規定される「食育の推進に関して講じた施策に関する報告書」として**食育白書**が発刊され，政府が毎年国会に提出し，実施状況を見守っている。

> ● 保育の現場から——保育所での食育とは
>
> 食に対する思いは，自分の体を大切にする思いに通じます。保育所時代から養っていくことが必要です。具体的な保育においては，それを，どのように全体的な計画や指導計画の「食育」の中に，盛り込み，実践していくかということになります（表9-9〜9-12）。3，4，5歳くらいになれば，彩りよい，いろいろな種類のものを食べること，何を食べると体のどの部分が育つかといった栄養素と体の関係についての理解，食材の部位やそのとれた場所を知る，といったことを保育士や調理師，栄養士が保育所の生活の中で日々伝えていきます。それによって食材に興味をもち，魚には骨があるから気をつけて食べるようになるなど，最終的には子どもが自分で自分の体を管理し，健康な体で一生を送ることができるようになるのが「食育」の意義です。それには，食に関する保育の内容が将来的にも習慣になりうるような，楽しいものでなくてはなりません。

④ 食育ガイド

平成31年3月改訂が農林水産省より公表。乳幼児から高齢者までの国民が，生活の中で食育に取り組めるよう具体的に示している。

§2 就学前の子どもに対する食育の推進

保育所保育指針（以下「保育指針」という）は平成11（1999）年改訂を経て，保育所の保育内容や運営などの基本として活用されてきた。その後8年経過する中で，子どもや家庭を取り巻く状況は変化し，不安や悩みを抱える保護者が増加した。平成16（2004）年に「楽しく食べる子どもに―保育所における食育に関する指針」（以下，「食育指針」という）が，また平成17（2005）年に食育基本法の制定により，食育が強調された。さらに平成18（2006）年に保育所と幼稚園の機能を一体化した「認定こども園」制度が創設，同年に教育基本法も改正され，幼児期の教育の振興が盛り込まれた。就学前教育の充実が課題になっていること等々，保育所をめぐる環境も様々に変化した。そこで平成20（2008）年，平成29（2017）年と保育所における質の高い養護と教育の機能が強く求められ，新たに保育指針の内容や構成が見直され改定となった。

1. 保育所における食育

(1) 保育所保育指針の改定

保育所は養護と教育を一体的に行うことを保育所保育の特性とする。すなわち「養護」は「子どもの生命の保持及び情緒の安定を図るために保育士等が行う援助や関わり」であり，「教育」とは「子どもが健やかに成長し，その活動がより豊かに展開されるための発達の援助」といわれる。また環境を通して子どもの保育を総合的に実施する役割を担うとともに，保護者に対する支援を行う。

保育の内容では,「ねらい及び内容」で主に「教育」に関する側面からの視点を示しているが,実際の保育においては養護と教育が一体となって展開されることに留意する。

(2) 保育所保育指針における食育の推進の強調

平成29年「保育所保育指針」および「幼保連携型認定こども園教育・保育要領」においては,食育を家庭とともに,園で取り組むことの必要性が強調された。また保育所保育指針において,保育に食育の視点を入れることが重要であるとして表9-4のように「**食育の推進**」が位置づけられている。詳細は,巻末資料1に「保育所保育指針」の食育に関する内容の抜粋を示したので参照する。

表9-4 「保育所保育指針」における食育の推進

第3章 健康及び安全 2 **食育の推進** (1) 保育所の特性を生かした食育 ア 保育所における食育は,健康な生活の基本としての「食を営む力」の育成に向け,その基礎を培うことを目標とすること。 イ 子どもが生活と遊びの中で,意欲をもって食に関わる体験を積み重ね,食べることを楽しみ,食事を楽しみ合う子どもに成長していくことを期待するものであること。 ウ 乳幼児期にふさわしい食生活が展開され,適切な援助が行われるよう,食事の提供を含む**食育計画**を全体的な計画に基づいて作成し,その評価及び改善に努めること。栄養士が配置されている場合は,専門性を生かした対応を図ること。 (2) 食育の環境の整備等 ア 子どもが自らの感覚や体験を通して,自然の恵みとしての食材や食の循環・環境への意識,調理する人への感謝の気持ちが育つように,子どもと調理員等との関わりや,調理室など食に関わる保育環境に配慮すること。 イ 保護者や地域の多様な関係者との連携及び協働の下で,食に関する取組が進められること。また,市町村の支援の下に,地域の関係機関等との日常的な連携を図り,必要な協力が得られるよう努めること。 ウ 体調不良,食物アレルギー,障害のある子どもなど,一人一人の子どもの心身の状態等に応じ,嘱託医,かかりつけ医等の指示や協力の下に適切に対応すること。栄養士が配置されている場合は,専門性を生かした対応を図ること。

保育所保育指針 厚生労働省,2017

(3) 食育における養護と教育の一体性

「食を営む力」は生涯にわたって育成されるものであり,その基礎を培うことが乳幼児の目標とされている。保育所での生活と遊びの中で乳幼児期にふさわしい食生活が展開されるには,どのような体験を積み重ねたらよいのであろうか。

食育においても,養護と教育を一体的に行わねばならない。すなわち,食育における「養護的側面」として,子どもはミルクや食事を欲した時,保育士により目を見つめてミルクを与えられ,おいしいねと話しかけられながら離乳食を食べさせてもらう経験を通して,「生命を保持」していく。また空腹を満たされる心地よさとスキンシップの中で,保育士に対する親しみと信頼感が育てられ,「情緒の安定」がもたらされ,成長とともに友だちどうし,食事を楽しみ合う子どもになっていく。この食事を与えるという「養護的側面」が基礎となり,子どもは日を追うごとに肉体的に成長し「健康」を保持し,保育士や友だちとの「人間関係」が豊かに

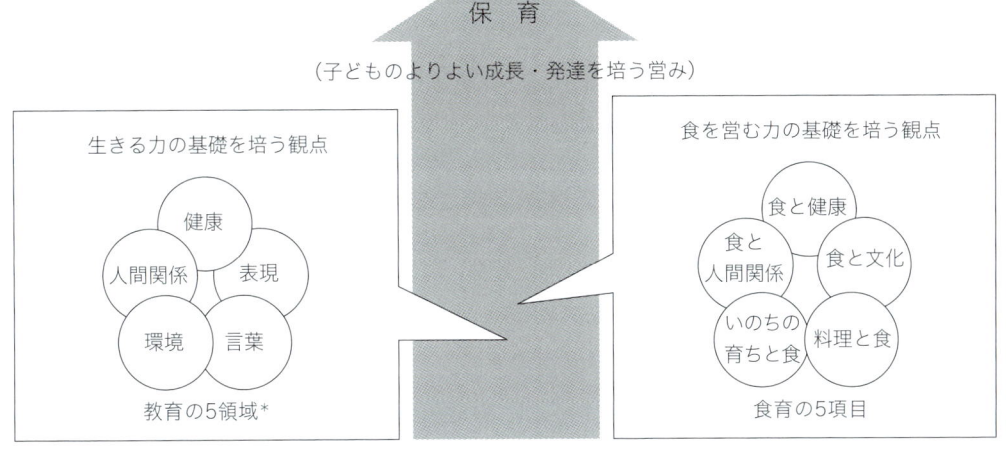

§2 就学前の子どもに対する食育の推進　189

「食と健康」　　　：食を通じて，健康な心と体を育て，自ら健康で安全な生活をつくり出す力を養う
「食と人間関係」：食を通じて，他の人々と親しみ支え合うために，自立心を育て，人とかかわる力を養う
「食と文化」　　　：食を通じて，人々が築き，継承してきた様々な文化を理解し，つくり出す力を養う
「いのちの育ちと食」：食を通じて，自らも含めたすべてのいのちを大切にする力を養う
「料理と食」　　　：食を通じて，素材に目を向け，素材にかかわり，素材を調理することに関心を持つ力を養う

図9-1　食育の5項目と教育の5領域の総合的展開

保育所における食育計画研究会『保育所における食育の計画づくりガイド』児童育成協会児童給食事業部 発行／日本児童福祉協会 編集・販売，2008，p.14 を一部改変

なっていく。このように養護の中では，教育の要素である健康や人間関係も深く関係している。食育は，「養護的側面」と「教育的側面」である健康，人間関係，環境，言葉，表現の5領域の視点を一体的に明確に認識しながら行うことが必要である（図9-1）。

　表9-11の食育指導計画を例に考えてみよう。栄養バランスのとれた食物の働きを知り，野菜を食べることの健康への影響を理解することは，自ら健康な心と体を育てる食習慣の基礎を身につけることであり，子どもの「健康」を守るために重要であることを少しずつ気づかせていく。また栄養士との個別な対応を通して，担当保育士以外との親しみあう「人間関係」を広げ，人とかかわる力を養っていく。その他，食べ物を育てる人，食品を売る人，調理する人に関心をもち，愛情や信頼感を形成することも「人間関係」として重要である。

　園庭や自然環境の整備により野菜の育ちの観察，ランチルームにおける食品パネルの展示，食品や料理の絵本，メニュースケッチブックの工夫，調理する前の給食食材の提示などによる調理室とのつながり，調理保育などの「環境」の整備に努める必要がある。

　これらの環境を通しての食育により，保育士や栄養士が語りかける言葉や話を興味深く聞き，新しく経験したことや食品・料理の名前などを話したり，それらに関連した過去の経験や知識を話題にする。また，ままごとやごっこ遊びなどを通して食と栄養に関する事柄を子どもが自分なりの「言葉」で「表現」し，言葉や表現が育つよう導く必要がある。また家庭の食卓や買い物での食品選択時にも母親に対して，新しい経験を自分なりの言葉で表現できるよう，家庭との連携が重要となる。このように5領域から構成される教育と養護からなる食育の内容は相互に関連をもちながら，一体的に，総合的に展開される。そして食育の内容に示されている5項目のねらいにある「食を営む力」の基礎を身につけ，小学校へつなげていく。

> **● 保育の現場から──保育所保育指針について学びを深める**
>
> 『保育所保育指針 第3章 健康及び安全 2 食育の推進の項の（1）保育所の特性を生かした食育 （2）食育の環境の整備等』（表9-4）のところを今までの園での実践をもとに，まとめてみることが大事です。先輩たちが行ってきたことが言葉に，あるいは文章にまとまっていなかった場合はまとめてみます。保育士として当然かかわってきたこと，これから行おうとすることを文章化することは専門家としての仕事の一つです。意識して，これから保育士を目指す方にも取り組んでほしいと思います。たとえば，乳幼児期に必要なことは何かとか，食育に関しても「全体的な計画」「指導計画」のなかに「食育計画」を作成して，いかに保育のなかに位置付けていくかなどをカンファレンス（職員会議）で職員全体で突き詰めて検討する必要があります。
>
> 保育の理念や内容を言葉で表現すると，たとえば「温かい落ち着いた雰囲気の食事部屋の設定がある」とか，「子どもたちの人間の絆の基礎を育む，根っこを育てる」などといった表現が出てきます。では，そのための方法論とは何でしょうか。これは，日々検討して，練り上げていく必要があります。
>
> 平成20年保育所保育指針では「告示」になり，保育所が一定の水準を保つように謳っています。その水準をクリアするように努めることはもちろんですが，それに満足することなく，一層その上に独自の良さを積み重ねて，保育所の独創性を築けるようにしていきたいものです。

2. 幼稚園における食育

幼稚園教育要領（平成29年）における食育に関する内容を巻末資料2に示す。幼稚園においては「先生や友達と食べることを楽しみ，食べ物への興味や関心をもつ」ことを指導する。その際①幼児の食生活の実情に配慮し，和やかな雰囲気の中で教師や他の幼児と食べる喜びや楽しさを味わうこと ②様々な食べ物への興味や関心を持つようにすることなどし，食の大切さに気づき，進んで食べようとする気持ちが育つように配慮する。

3. 認定こども園における食育

幼保連携型認定こども園教育・保育要領（平成29年）に基づき，食育は教育及び保育の一環として位置付けられている。第3章 健康及び安全の第2に食育の推進が位置づけられた。

§3 食育の内容と計画および評価

1. 保育所における食育に関する指針と目標

保育所における食育の目標は，保育所保育指針を基本としている。その考えに基づいて平成16年に厚生労働省から，「**楽しく食べる子どもに──保育所における食育に関する指針**」が出された。その目標を表9-5に示す。これらは「保育所保育指針」で述べられている保育の目標を，食育の観点から具体的な子どもの姿として表したものである。「食を営む力」は生涯にわたって育成されるものであり，乳幼児期の発達特性に即した保育の一環として食育を位置づ

け，無理のない実践を展開し，小学校へつなげるようにする。

表9-5 保育所における食育の目標

保育所における食育の目標を「現在を最もよく生き，かつ，生涯にわたって健康で質の高い生活を送る基本としての「**食を営む力**」**の育成**に向け，その基礎を培うこと」としている。このため保育所の食育は，**楽しく食べる**子どもに成長していくことを期待し，以下の5つの子ども像の実現を目指す。

① お腹がすくリズムのもてる子ども（空腹感や食欲を感じ，適切に満たす心地よさの経験）
② 食べたいもの，好きなものが増える子ども（食べ物への興味・関心をもち，食べてみようと試みられる環境が重要）
③ 一緒に食べたい人がいる子ども（家族や仲間との和やかな食事の経験）
④ 食事づくりや準備にかかわる子ども（食事作りに関わる活動を増やし，満足感や達成感を得る経験）
⑤ 食べものを話題にする子ども（食べものを媒介として人と話し，食べる行為で生きる喜びを感じ，栽培などいのちを育む営みとつながっている経験）

楽しく食べる子どもに—保育所における食育に関する指針　厚生労働省，2004

2．食育の内容

「保育所における食育に関する指針」に**食育の内容**（次頁表9-6）が示されている。食育の内容は「ねらい」と「内容」から構成され，「ねらい」は食育の目標を具体化したもので，子どもが身につけるべき心情・意欲・態度などを示す。そして「内容」はねらいを達成するために援助する事項である。3歳以上児の食育内容は，食を営む力の基礎を養うために必要な経験の内容を「食と健康」「食と人間関係」「食と文化」「いのちの育ちと食」「料理と食」（**食育の5項目**）から考える。また，養護的側面（生命の保持・情緒の安定）および「生きる力の基礎を培う」教育的側面から「健康」「人間関係」「環境」「言葉」「表現」の5領域と同様，項目間，領域間の関連をもちながら総合的に展開していくのが望ましい（本章§2の1 図9-1）。この5項目について3歳未満児では，その発達特性からみて，各項目を明確に区別することはできないので5項目に配慮しながら一括して示している。子どもの具体的な活動内容は，保育と同様食育に関しても，各保育所に固有な状況および地域の実態に即して計画的・総合的に取り組むことが重要である。

3．食育の計画

（1）PDCAサイクルを活用して

食育を推進するためには，食事摂取基準を活用する場合と同様に**PDCAサイクル**に基づく活用を基本とする。この考え方は健康教育や栄養教育でも取り入れられている。すべてのライフステージ，ライフスタイルや健康状態が異なる場合でも，個々人が目的を達成できるように導く有効な過程である（第3章　章末資料3-1　図6を参照）。

望ましい保健習慣・食習慣などが身につくためには，まず意識が，次に行動が変わり，その行動が維持・継続するとき目的は達成される。アセスメント→計画→実施→検証→改善を繰り返して目標が達成される過程をPDCAサイクルという。食育は，計画（Plan），実施（Do），検証（Check），改善（Action）という循環を重ねながら展開し，向上を目指す。

表9-6 食育の内容

	ねらい	内容	配慮事項
6か月未満児	①お腹がすき，乳（母乳・ミルク）を飲みたい時，飲みたいだけゆったりと飲む。 ②安定した人間関係の中で，乳を吸い，心地よい生活を送る。	①よく遊び，よく眠る。 ②お腹がすいたら，泣く。 ③保育士にゆったり抱かれて，乳（母乳・ミルク）を飲む。 ④授乳してくれる人に関心を持つ。	①一人一人の子どもの安定した生活のリズムを大切にしながら，心と体の発達を促すよう配慮すること。 ②お腹がすき，泣くことが生きていくことの欲求の表出につながることを踏まえ，食欲を育むよう配慮すること。 ③一人一人の子どもの発育・発達状態を適切に把握し，家庭と連携をとりながら，個人差に配慮すること。 ④母乳育児を希望する保護者のために冷凍母乳による栄養法などの配慮を行う。冷凍母乳による授乳を行うときには，十分に清潔で衛生的に処置をすること。 ⑤食欲と人間関係が密接な関係にあることを踏まえ，愛情豊かな特定の大人との継続的で応答的な授乳中のかかわりが，子どもの人間への信頼，愛情の基盤となるように配慮すること。
6か月から1歳3か月未満児	①お腹がすき，乳を吸い，離乳食を喜んで食べ，心地よい生活を味わう。 ②いろいろな食べものを見る，触る，味わう経験を通して自分で進んで食べようとする。	①よく遊び，よく眠り，満足するまで乳を吸う。 ②お腹がすいたら，泣く，または，喃語によって，乳や食べものを催促する。 ③いろいろな食べものに関心を持ち，自分で進んで食べものを持って食べようとする。 ④ゆったりとした雰囲気の中で，食べさせてくれる人に関心を持つ。	①一人一人の子どもの安定した生活のリズムを大切にしながら，心と体の発達を促すよう配慮すること。 ②お腹がすき，乳や食べものを催促することが生きていくことの欲求の表出につながることを踏まえ，いろいろな食べものに接して楽しむ機会を持ち，食欲を育むよう配慮すること。 ③一人一人の子どもの発育・発達状態を適切に把握し，家庭と連携をとりながら，個人差に配慮すること。 ④子どもの咀嚼や嚥下機能の発達に応じて，食品の種類，量，大きさ，固さなどの調理形態に配慮すること。 ⑤食欲と人間関係が密接な関係にあることを踏まえ，愛情豊かな特定の大人との継続的で応答的な授乳及び食事でのかかわりが，子どもの人間への信頼，愛情の基盤となるように配慮すること。
1歳3か月から2歳未満児	①お腹がすき，食事を喜んで食べ，心地よい生活を味わう。 ②いろいろな食べものを見る，触る，噛んで味わう経験を通して自分で進んで食べようとする。	①よく遊び，よく眠り，食事を楽しむ。 ②いろいろな食べものに関心を持ち，手づかみ，または，スプーン，フォークなどを使って自分から意欲的に食べようとする。 ③食事の前後や汚れたときは，顔や手を拭き，きれいになった快さを感じる。 ④楽しい雰囲気の中で，一緒に食べる人に関心を持つ。	①一人一人の子どもの安定した生活のリズムを大切にしながら，心と体の発達を促すよう配慮すること。 ②子どもが食べものに興味を持って自ら意欲的に食べようとする姿を受けとめ，自立心の芽生えを尊重すること。 ③食事のときには，一緒に噛むまねをして見せたりして，噛むことの大切さが身につくように配慮すること。また，少しずついろいろな食べものに接することができるよう配慮すること。 ④子どもの咀嚼や嚥下機能の発達に応じて，食品の種類，量，大きさ，固さなどの調理形態に配慮すること。 ⑤清潔の習慣については，子どもの食べる意欲を損なわぬよう，一人一人の状態に応じてかかわること。 ⑥子どもが一緒に食べたい人を見つけ，選ぼうとする姿を受けとめ，人への関心の広がりに配慮すること。
2歳児	①いろいろな種類の食べものや料理を味わう。 ②食生活に必要な基本的な習慣や態度に関心を持つ。 ③保育士を仲立ちとして，友達とともに食事を進め，一緒に食べる楽しさを味わう。	①よく遊び，よく眠り，食事を楽しむ。 ②食べものに関心を持ち，自分で進んでスプーン，フォーク，箸などを使って食べようとする。 ③いろいろな食べものを進んで食べる。 ④保育士の手助けによって，うがい，手洗いなど，身の回りを清潔にし，食生活に必要な活動を自分でする。 ⑤身近な動植物をはじめ，自然事象をよく見たり，触れたりする。 ⑥保育士を仲立ちとして，友達とともに食事を進めることの喜びを味わう。 ⑦楽しい雰囲気の中で，一緒に食べる人，調理をする人に関心を持つ。	①一人一人の子どもの安定した生活のリズムを大切にしながら，心と体の発達を促すよう配慮すること。 ②食べものに興味を持ち，自主的に食べようとする姿を尊重すること。また，いろいろな食べものに接することができるよう配慮すること。 ③食事においては個人差に応じて，食品の種類，量，大きさ，固さなどの調理形態に配慮すること。 ④清潔の習慣については，一人一人の状態に応じてかかわること。 ⑤自然や身近な事物などへの触れ合いにおいては，安全や衛生面に留意する。また，保育士がまず親しみや愛情を持ってかかわるようにして，子どもが自らしてみようと思う気持ちを大切にすること。 ⑥子どもが一緒に食べたい人を見つけ，選ぼうとする姿を受けとめ，人への関心の広がりに配慮すること。また，子ども同士のいざこざも多くなるので，保育士はお互いの気持ちを受容し，他の子どもとのかかわり方を知らせていく。 ⑦友達や大人とテーブルを囲んで，食事をすすめる雰囲気づくりに配慮すること。また，楽しい食事のすすめ方を気づかせていく。

§3 食育の内容と計画および評価 193

	ねらい	内容	配慮事項
3歳以上児	**「食と健康」** 食を通じて，健康な心と体を育て，自ら健康で安全な生活をつくり出す力を養う。 ① できるだけ多くの種類の食べものや料理を味わう。 ② 自分の体に必要な食品の種類や働きに気づき，栄養バランスを考慮した食事をとろうとする。 ③ 健康，安全など食生活に必要な基本的な習慣や態度を身につける。	① 好きな食べものをおいしく食べる。 ② 様々な食べものを進んで食べる。 ③ 慣れない食べものや嫌いな食べものにも挑戦する。 ④ 自分の健康に関心を持ち，必要な食品を進んでとろうとする。 ⑤ 健康と食べものの関係について関心を持つ。 ⑥ 健康な生活リズムを身につける。 ⑦ うがい，手洗いなど，身の回りを清潔にし，食生活に必要な活動を自分でする。 ⑧ 保育所生活における食事の仕方を知り，自分たちで場を整える。 ⑨ 食事の際には，安全に気をつけて行動する。	① 食事と心身の健康とが，相互に密接な関連があるものであることを踏まえ，子どもが保育士や他の子どもとの暖かな触れ合いの中で楽しい食事をすることが，しなやかな心と体の発達を促すよう配慮すること。 ② 食欲が調理法の工夫だけでなく，生活全体の充実によって増進されることを踏まえ，食事はもちろんのこと，子どもが遊びや睡眠，排泄などの諸活動をバランスよく展開し，食欲を育むよう配慮すること。 ③ 健康と食べものの関係について関心を促すに当たっては，子どもの興味・関心を踏まえ，全職員が連携のもと，子どもの発達に応じた内容に配慮すること。 ④ 食習慣の形成に当たっては，子どもの自立心を育て，子どもが他の子どもとかかわりながら，主体的な活動を展開する中で，食生活に必要な習慣を身につけるように配慮すること。
	「食と人間関係」 食を通じて，他の人々と親しみ支え合うために，自立心を育て，人とかかわる力を養う。 ① 自分で食事ができること，身近な人と一緒に食べる楽しさを味わう。 ② 様々な人々との会食を通して，愛情や信頼感を持つ。 ③ 食事に必要な基本的な習慣や態度を身につける。	① 身近な大人や友達とともに，食事をする喜びを味わう。 ② 同じ料理を食べたり，分け合って食事することを喜ぶ。 ③ 食生活に必要なことを，友達とともに協力して進める。 ④ 食の場を共有する中で，友達とのかかわりを深め，思いやりを持つ。 ⑤ 調理をしている人に関心を持ち，感謝の気持ちを持つ。 ⑥ 地域のお年寄りや外国の人など様々な人々と食事を共にする中で，親しみを持つ。 ⑦ 楽しく食事をするために，必要なきまりに気づき，守ろうとする。	① 大人との信頼関係に支えられて自分自身の生活を確立していくことが人とかかわる基盤となることを考慮し，子どもと共に食事をする機会を大切にする。また，子どもが他者と食事を共にする中で，多様な感情を体験し，試行錯誤しながら自分の力で行うことの充実感を味わうことができるよう，子どもの行動を見守りながら適切な援助を行うように配慮すること。 ② 食に関する主体的な活動は，他の子どもとのかかわりの中で深まり，豊かになるものであることを踏まえ，食を通して，一人一人を生かした集団を形成しながら，人とかかわる力を育てていくように配慮する。また，子どもたちと話し合いながら，自分たちのきまりを考え，それを守ろうとすることが，楽しい食事につながっていくことを大切にすること。 ③ 思いやりの気持ちを培うに当たっては，子どもが他の子どもとのかかわりの中で他者の存在に気付き，相手を尊重する気持ちを持って行動できるようにする。特に，葛藤やつまずきの体験を重視し，それらを乗り越えることにより，次第に芽生える姿を大切にすること。 ④ 子どもの食生活と関係の深い人々と触れ合い，自分の感情や意志を表現しながら共に食を楽しみ，共感し合う体験を通して，高齢者をはじめ，地域，外国の人々などと親しみを持ち，人とかかわることの楽しさや人の役に立つ喜びを味わうことができるようにする。また，生活を通して親の愛情に気づき，親を大切にしようとする気持ちが育つようにすること。
	「食と文化」 食を通じて，人々が築き，継承してきた様々な文化を理解し，つくり出す力を養う。 ① いろいろな料理に出会い，発見を楽しんだり，考えたりし，様々な文化に気づく。 ② 地域で培われた食文化を体験し，郷土への関心を持つ。 ③ 食習慣，マナーを身につける。	① 食材にも旬があることを知り，季節感を感じる。 ② 地域の産物を生かした料理を味わい，郷土への親しみを持つ。 ③ 様々な伝統的な日本特有の食事を体験する。 ④ 外国の人々など，自分と異なる食文化に興味や関心を持つ。 ⑤ 伝統的な食品加工に出会い，味わう。 ⑥ 食事にあった食具（スプーンや箸など）の使い方を身につける。 ⑦ 挨拶や姿勢など，気持ちよく食事をするためのマナーを身につける。	① 子どもが，生活の中で様々な食文化とかかわり，次第に周囲の世界に好奇心を抱き，その文化に関心を持ち，自分なりに受け止めることができるようになる過程を大切にすること。 ② 地域・郷土の食文化などに関しては，日常と非日常いわゆる「ケとハレ」のバランスを踏まえ，子ども自身が季節の恵み，旬を実感することを通して，文化の伝え手となれるよう配慮すること。 ③ 様々な文化があることを踏まえ，子どもの人権に十分配慮するとともに，その文化の違いを認め，互いに尊重する心を育てるよう配慮する。また，必要に応じて一人一人に応じた食事内容を工夫するようにすること。 ④ 文化に見合った習慣やマナーの形成に当たっては，子どもの自立心を育て，子どもが積極的にその文化にかかわろうとする中で身につけるように配慮すること。

	ねらい	内容	配慮事項
3歳以上児	「いのちの育ちと食」 食を通じて、自らも含めたすべてのいのちを大切にする力を養う。 ① 自然の恵みと働くことの大切さを知り、感謝の気持ちを持って食事を味わう。 ② 栽培、飼育、食事などを通して、身近な存在に親しみを持ち、すべてのいのちを大切にする心を持つ。 ③ 身近な自然にかかわり、世話をしたりする中で、料理との関係を考え、食材に対する感覚を豊かにする。	① 身近な動植物に関心を持つ。 ② 動植物に触れ合うことで、いのちの美しさ、不思議さなどに気づく。 ③ 自分たちで野菜を育てる。 ④ 収穫の時期に気づく。 ⑤ 自分たちで育てた野菜を食べる。 ⑥ 小動物を飼い、世話をする。 ⑦ 卵や乳など、身近な動物からの恵みに、感謝の気持ちを持つ。 ⑧ 食べものを皆で分け、食べる喜びを味わう。	① 幼児期において自然のもつ意味は大きく、その美しさ、不思議さ、恵みなどに直接触れる体験を通して、いのちの大切さに気づくことを踏まえ、子どもが自然とのかかわりを深めることができるよう工夫すること。 ② 身近な動植物に対する感動を伝え合い、共感し合うことなどを通して自らかかわろうとする意欲を育てるとともに、様々なかかわり方を通してそれらに対する親しみ、いのちを育む自然の摂理の偉大さに畏敬の念を持ち、いのちを大切にする気持ちなどが養われるようにすること。 ③ 飼育・栽培に関しては、日常生活の中で子ども自身が生活の一部として捉え、体験できるように環境を整えること。また、大人の仕事の意味が分かり、手伝いなどを通して、子どもが積極的に取り組めるように配慮すること。 ④ 身近な動植物、また飼育・栽培物の中から保健・安全面に留意しつつ、食材につながるものを選び、積極的に食する体験を通して、自然と食事、いのちと食事のつながりに気づくように配慮すること。 ⑤ 小動物の飼育に当たってはアレルギー症状などを悪化させないように十分な配慮をすること。
	「料理と食」 食を通じて、素材に目を向け、素材にかかわり、素材を調理することに関心を持つ力を養う。 ① 身近な食材を使って、調理を楽しむ。 ② 食事の準備から後片付けまでの食事づくりに自らかかわり、味や盛り付けなどを考えたり、それを生活に取り入れようとする。 ③ 食事にふさわしい環境を考えて、ゆとりある落ち着いた雰囲気で食事をする。	① 身近な大人の調理を見る。 ② 食事づくりの過程の中で、大人の援助を受けながら、自分でできることを増やす。 ③ 食べたいものを考える。 ④ 食材の色、形、香りなどに興味を持つ。 ⑤ 調理器具の使い方を学び、安全で衛生的な使用法を身につける。 ⑥ 身近な大人や友達と協力し合って、調理することを楽しむ。 ⑦ おいしそうな盛り付けを考える。 ⑧ 食事が楽しくなるような雰囲気を考え、おいしく食べる。	① 自ら調理し、食べる体験を通して、食欲や主体性が育まれることを踏まえ、子どもが食事づくりに取り組むことができるように工夫すること。 ② 一人一人の子どもの興味や自発性を大切にし、自ら調理しようとする意欲を育てるとともに、様々な料理を通して素材に目を向け、素材への関心が養われるようにすること。 ③ 安全・衛生面に配慮しながら、扱いやすい食材、調理器具などを日常的に用意し、子どもの興味・関心に応じて子どもが自分で調理することができるように配慮すること。そのため、保育所の全職員が連携し、栄養士や調理員が食事をつくる場面を見たり、手伝う機会を大切にすること。

楽しく食べる子どもに―保育所における食育に関する指針　厚生労働省,2004

① アセスメント（状況把握）

対象者（年齢別）の食事内容、食生活状況、食環境、生活リズム、好き嫌い、活動状況などについて、コミュニケーションをとりながら正確かつ多角的に把握することが必要である。その上で問題点は何か、優先順位をつけて問題抽出を行い、これを基本にして効果的な計画の立案や実践に発展させることができる。

② 計画

a 目標の明確化

アセスメントに基づき目標を明確にする。目標は長期・中期・短期の順に考え、実行可能な短期目標から実行に移す。

b 年間計画や指導計画

一般に目標達成までは長期に及ぶことが多いため、年間計画、月間計画、週間計画そして今日の計画へと具体化して計画する。

計画は8つの要素（6W1H1B）を基本として、何のために何をやるか（What）、いつ（When）、どこで（Where）、誰が（Who）、誰に（Whom）、どのような（How）内容でなぜ（Why）行うかを人的、物的、社会的資源、費用（Budget）など勘案して具体的な計画を作成する。

§3 食育の内容と計画および評価 195

表9-7 媒体の種類

掲示・展示媒体	実物, 標本, 模型 フランネルボード, マグネットシート 写真, チャート, グラフ
印刷媒体	リーフレット, パンフレット, 卓上メモ
映像媒体	コンピュータ, テレビ, ビデオ, DVD, OHP, スライド
聴覚媒体	放送, CD, MD
演示媒体	人形劇, 指人形, あやつり人形, 影絵, ペープサート, 紙芝居, エプロンシアター
その他	インターネット, ゲーム, 実物媒体, カルタ, 折り紙, サイコロ, すごろく

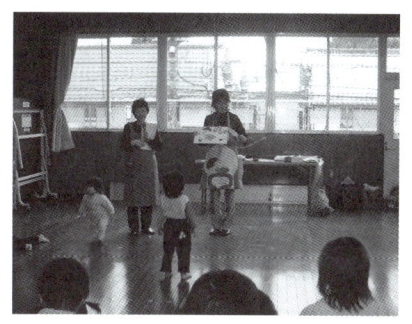

エプロンシアターでの食育の様子

c 展開方法を決める

子どもは聞くだけでなく, 体験として得た情報や感動を感覚的に記憶として積み重ねていくことが多い。できるだけ体験型や演習型, 観察型の計画を立て, 経験をたくさん積み重ねることを計画する。

d 教材・媒体を決める

表9-7は, 食育に使える媒体の種類である。子どもには聞く, 見る, 触れる, 嗅ぐ, 味わうなど, いろいろな感覚器官を重複して興味を集中させる方法を企画するとよい。実際の食品や給食は, 香りや味をも感じることができるので, 午前のプログラム計画であっても, 給食時間のメニューまでを食育プログラムとしておくと, 実際の食事に話がつながり, 生活の中での体験効果が高くなる。

また, 絵は大きくはっきり描き, 画面を動かすなど注目を引くように使用する。理解させたい部分に集中して媒体を活用すると, 話にリズムができ興味を高め話に集中させることが可能となる。媒体の使用例を図9-2に示す。

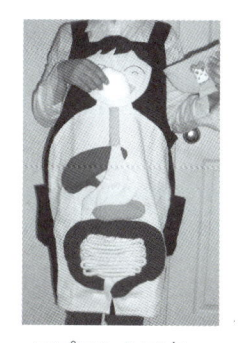

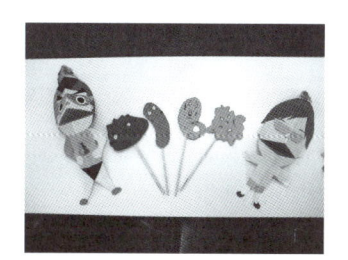

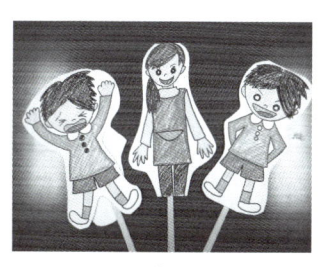

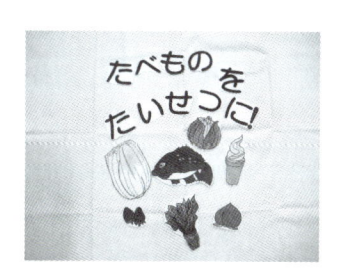

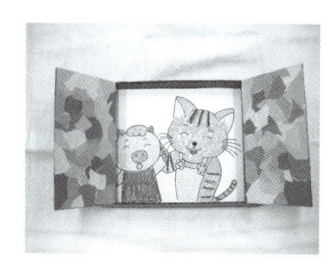

エプロンシアター　　パネルシアター　　マグネットシート

指人形　　ペープサート　　紙芝居

エプロンシアター：栄養士食育グループ「エプロンうさぎ」及川静
エプロンシアター以外：文京学院大学学生作品

図9-2 子どもが興味をもつ媒体の種類

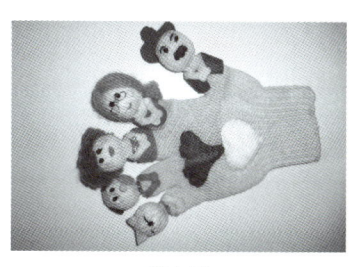

e 評価基準を決める

目標達成には，評価基準を設け，個人の独断や偏見にとらわれない客観的な評価基準により，目標達成の有無や程度を見極める必要がある。

とくに評価基準は，計画段階でよく検討しておくことが必要である。

f 記録票の作成

記録は施設内の食育指導の質向上に使用する場合と，第三者評価など，保育の質の外部評価に使用する場合がある。そのため，形式は1枚の資料に記載内容の種類が少なくフォーマットが決まっていると集積しやすいので，何を記載しておくべきか決め，施設職員が共有した形式のものを作成しておき，活用する。

(2) 保育所での食育の計画づくり

保育所や幼稚園における食育は，栄養の知識などの学習そのものではなく，小学校に行ったときに学習できる素地を築くための体験を積み重ねることである。体験とは，保育プログラムとしての栽培保育，調理保育だけではない。毎日の給食をより有効に活用して楽しく食べる体験として積み重ねることが最も生活に根ざした食育であることを，保育士だけでなく看護師，栄養士，調理師などの職員全体が共有し，それぞれの専門性を生かしてどのような食育の展開が可能かなど，日常の研修等においても研鑽しておく必要がある。

保育所保育指針では，保育所における**全体的な計画**とそれに基づいた保育を展開するための具体的な計画として立案される**指導計画**のなかにしっかり位置づく形で**食育計画**が作成される必要がある。表9-8には保育所における食育の計画づくりガイドを示す。

① 全体的な計画に位置づける

保育の基本的な計画である「全体的な計画」は施設長を中心に食育の視点を加味して作成される。食をめぐる現状と課題を話し合い，「食育における5つの子ども像」を参考に，保育目標としての子ども像を設定する。節目ごとの育ちを期待する姿として「ねらい」をあげ，ねらいを実現するための援助すべき事項を「内容」に，それに沿った「指導上の留意点」と「環境構成」を設定する。

② 指導計画に位置づける

「全体的な計画」に基づく具体的な計画として保育士，栄養士，調理師などが連携しながら立案される「指導計画」にも食育計画をしっかり位置づけ，各発達過程別の食育実践の方向性を示すように計画する。「保育所における食育の計画づくりガイド」では食事の提供を含む食育の計画とし，「子どもの姿」欄に計画作成の前提を，「予想される子どもの活動」欄に予測できるかぎりの姿が記述されている。期待する育ちの「ねらい（心情，意欲，態度の3側面）」と内容（子どもが経験すべき具体的な事項）を考え，「指導上の留意点」と「環境構成」の欄に食に関する援助のポイントを記載する。長期と短期の指導計画，3歳以上児と3歳未満児の相違に注意をはらいながら作成する。さらに各保育所における特性を考慮して柔軟に作成し，食育の計画を踏まえて実践が適切に進められているか把握し，次の食育実践の資料とするため，その経過や結果を記録し，食育の実践を評価，改善しなければならない。表9-9に指導計画の中に食育計画を作成している例を，表9-10，表9-11に食育計画の例を示す。

表9-8 『保育所における食育の計画*づくりガイド』（概要）

(平成19年11月 財団法人こども未来財団)

I 園の職員で食育の計画*づくりの進め方を考える

園内外での研修や会議などを通して体制づくりを行い，食育に関して全職員の共通理解を深め，子どもの興味・関心を精査しつつ，地域に根ざし，保育所の実情に応じたオリジナリティあふれる食育の計画づくりを！

II 食育の計画*づくりの基本的な考え方を理解する

「食を営む力」は生涯にわたって育成されるものであり，その基礎を培うことが乳幼児期の目標。食を通して，子どものどのような育ちを期待するのか考える

1. 保育所における食育の目標

　保育所における食育は，現在を最もよく生き，生涯にわたって健康で質の高い生活を送る基本としての「食を営む力」の育成に向け，その基礎を培うことを目標とする。そして，楽しく食べる子どもに成長していくことを期待し，5つの子ども像の実現を目指す。

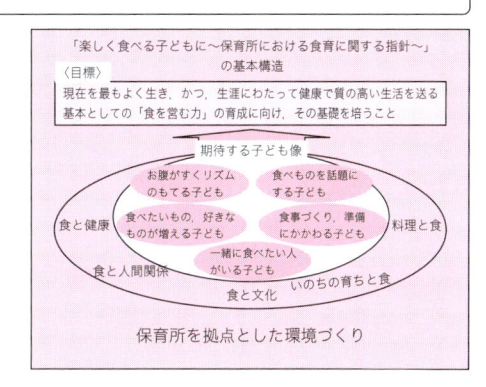

「楽しく食べる子どもに～保育所における食育に関する指針～」の基本構造

〈目標〉現在を最もよく生き，かつ，生涯にわたって健康で質の高い生活を送る基本としての「食を営む力」の育成に向け，その基礎を培うこと

期待する子ども像：
- お腹がすくリズムのもてる子ども
- 食べものを話題にする子ども
- 食べたいもの，好きなものが増える子ども
- 食事づくり，準備にかかわる子ども
- 一緒に食べたい人がいる子ども

食と健康／食と人間関係／食と文化／いのちの育ちと食／料理と食

保育所を拠点とした環境づくり

2. 保育所における食育の内容

1) 食育のねらいと内容

子どもの心情・意欲・態度を培う観点から，食を通してどのような体験を積み重ねることが大切なのかを考える

2) 食育の5項目（図9-1）

子どもの食を営む力の基礎を培うために必要な経験の内容を「食と健康」「食と人間関係」「食と文化」「命の育ちと食」「料理と食」の観点から考える

3. 保育所における食育の計画*の位置づけ

食育の計画は一貫性のあるものとして**保育計画****「指導計画」**にしっかり位置づける

III 園で食育の計画*づくりをすすめる

1. 食育の視点を含めた保育計画**を作成する
2. 食育の視点を含んだ指導計画を作成する
3. 保育所における食育の計画を評価し，改善する
4. 食育の計画づくりに関するQ&A

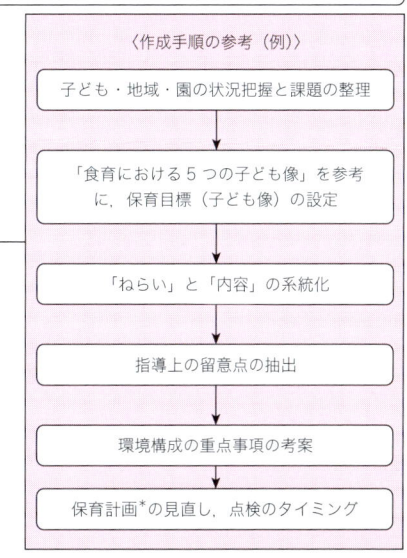

＊平成11（1999）年当時。
　平成29（2017）年改定の保育所保育指針では，「食育計画」とされた。
＊＊平成11（1999）年当時。
　平成29（2017）年改定の保育所保育指針では，「全体的な計画」とされた。

〈作成手順の参考（例）〉

子ども・地域・園の状況把握と課題の整理
↓
「食育における5つの子ども像」を参考に，保育目標（子ども像）の設定
↓
「ねらい」と「内容」の系統化
↓
指導上の留意点の抽出
↓
環境構成の重点事項の考案
↓
保育計画*の見直し，点検のタイミング

平成20年版『食育白書』内閣府

表 9-9　年間保育指導計画（例；2 歳児）

目標	○保育士を信頼し安心して生活する。 ○自分でやろうとする気持ちを大切にしながら基本的生活習慣を身につける。 ○戸外で十分体を動かして遊ぶ中で全身を使った運動遊びを楽しむ。 ○生活や遊びを通して自分の要求や感じたことを言葉で言えるようになる。 ○友だちとかかわって遊ぶ楽しさを味わいながら生活経験を広げる。		
期	1期（4・5月）		2期（6・7・8月）
ねらい	○新しい環境（保育士・保育室・友だち）に慣れる。 ○好きな遊びを保育士や友だちと安心して楽しむ。		○身の回りの事に興味を持ちやってみようとする。 ○友だちに関心を持ち好きな遊びを一緒に楽しむ。
食育のねらい	○楽しい雰囲気の中で適量を無理せず食べる。		○よく噛んで，最後まで食べようとする。
健康・清潔	○戸外で元気に遊ぶ。 ○薄着で過ごす。 ○保育士が見守る中で手洗い手拭きをしようとする。 ○自分で歯磨きをしようとし最後に保育士に磨いてもらう。 ○鼻汁が出たことを知らせ保育士に拭いてもらう（フンとかもうとする）。 ○食後にブクブクうがいをする。		○水遊びを楽しむ。 ○手洗い手拭きを自分でしようとする。 ○鼻汁が出たことを知らせ保育士に拭いてもらう。 ○ブクブクうがいとガラガラうがいの違いを知る。
食事	○楽しい雰囲気の中で適量を無理せず食べる。 ○正しいスプーン・フォークの持ち方を知り自分で食べようとする。 ○器に手を添え正しい姿勢で食べようとする。 ○保育士と一緒に食前食後のあいさつをする。 ○食後保育士に声をかけられ手や口を拭こうとする。		○食べ物をよく噛んで最後まで食べようとする。 ○スプーン・フォークを正しく持って食べる。 ○器に手を添え正しい姿勢で食べる。 ○自分で食前食後のあいさつをする。 ○食事中汚れたら手や口を自分で拭こうとする。
食育の実践	○野菜のおなか（野菜の名前を知る）。		○『そらまめくんのベッド』（絵本）。
栽培			
睡眠	○保育士についてもらい安心して眠る。		○保育士についてもらい安定して一定時間眠り機嫌よく目覚める。
排泄	○オムツがぬれたら嫌がらずに替えてもらう。 ○オムツがぬれていないときは保育士と一緒にトイレに行き排泄してみようとする。 ○保育士についてもらい排泄の後始末をしようとする（落とし紙）。		○オムツがぬれたことを知らせようとし取り替えてもらう。 ○オムツがぬれていないときは保育士と一緒にトイレに行き排泄してみようとする。 ○尿間隔が一定してきたらパンツで過ごす。 ○保育士についてもらい排泄の後始末をしようとする（落とし紙）。
着脱	○簡単な衣服の着脱を援助されながら自分でしようとする。 ○靴の出し入れ脱ぎ履きを自分でしようとする（左右の違いに気づかせていく）。		○簡単な衣服の着脱を援助されながら自分でしようとする。 ○ボタンのかけはずしに興味を持ちできるところをやろうとする。 ○靴の出し入れ脱ぎ履きを自分でしようとする（左右の違いに気づかせていく）。

※赤字は本書著者による。

		担任	園長
		印	印

| 子どもの姿 | ○身の回りのことを自分でしようとする気持ちが出てくる。
○足腰がしっかりとしてきて走る跳ぶ登るなどの基本的な運動機能が身につく。
○友だちと一緒にいることが楽しくなり同じ遊びを少しの間楽しめるようになるがまだ自己主張が強く自分の思い通りにならずけんかになることも多い。
○覚えた言葉を盛んに話し，言葉のやりとりを楽しもうとする。
○模倣することでイメージを広げ，見立て，ごっこ遊びが盛んになる。 ||

3期（9・10・11・12月）	4期（1・2・3月）
○身の回りのことを自分でやってみようとする。 ○友だちとのかかわりの中で言葉のやりとりやごっこ遊びなどを楽しむ。 ○戸外遊びを楽しむ中で全身を動かしたり，簡単な集団遊びをしてみる。	○身の回りのことを自分でする。 ○友だちとのかかわりを深めごっこ遊びや簡単な集団遊び等を楽しんでいく。 ○寒さに負けず戸外で身体を動かし元気に遊ぶ。 ○進級への期待を持つ。
○食事を楽しむ中で苦手なものでも食べてみようとする。	○箸の使い方を知り，使ってみる。 ○簡単な食事のマナーを知り，友だちと一緒に楽しく食べる（三角食べ・姿勢）。
○戸外で身体を動かして遊ぶ。 ○薄着で過ごす。 ○手洗い手拭きを自分で行い細かいところもきれいにしようとする。 ○自分で歯磨きをし最後に保育士に磨いてもらう。 ○鼻汁が出たら気づきかみ方を知り自分でかもうとする。 ○戸外から戻ったらガラガラうがいをしようとする。	○外気にふれながら身体を動かし元気に遊ぶ。 ○薄着で過ごす。 ○手洗い手拭きを自分で行い細かいところもきれいにしようとする。 ○自分で歯磨きをし最後に保育士に磨いてもらう。 ○ブクブク，ガラガラうがいをする。
○食事を楽しむ中で苦手なものでも少しは食べてみようとする。 ○スプーン・フォークを正しく持って食べる。 ○器に手を添えて食べる。 ○自分で食前食後のあいさつをする。 ○食事中汚れたら手や口を拭く。	○正しいスプーン・フォークの使い方を知り自分で食べる。 ○箸の使い方を知る。 ○器に手を添え正しい姿勢で食べる。 ○汚さずに食べようとする。
○魚の名前を知る（さんまの時期）。	
○秋まき野菜を育てる（二十日大根）。	○野菜を収穫し，調理してもらい味わう。
○保育士が見守る中，安定して一定時間眠り機嫌よく目覚める。	○保育士が見守る中，安定して一定時間眠り機嫌よく目覚める。
○尿意便意を知らせトイレで排泄する。 ○パンツ・ズボンを下げて排泄しようとする。 ○男児は男児用トイレで排泄しようとする。 ○ペーパーホルダーの使い方を知る（ホルダーを部屋に設定し練習する）。	○尿意便意を知らせトイレで排泄する。 ○パンツ・ズボンを下げて排泄し男児は男児用トイレで排泄する。 ○排泄後の後始末を自分でする。 ○和式トイレの使い方を知る（1Fのトイレ・スリッパ）。
○援助されながら簡単な着脱を自分でする。 ○衣服の前後・裏表に気づき保育士と一緒に直そうとする（たたもうとする）。 ○靴の左右に気づきながら自分で脱ぎ履きしようとする。	○簡単な衣服の着脱を自分でする。 ○衣服の出し入れをしようとする（衣類カゴ使用）。 ○靴の左右に気づきながら自分で脱ぎ履きする。

資料　川崎市観音町保育園　平成18年度　2歳児　年間保育指導計画（1）保育所における食育計画研究会
『保育所における食育の計画づくりガイド』児童育成協会　児童給食事業部　発行／
日本児童福祉協会　編集・販売，2008, p.64-65

表 9-10 保育所食育事業計画・実施・評価

項目			内容	
食育の長期的目標			食への興味を引き出し，好ましい食習慣の形成をはかる	
食育の具体的目標			バランスのとれた食事を心がけよう！自己チェックする力を養おう！	
アセスメント	目的		改善が望まれる食内容の把握	
	対象者（年齢・人数）		1～5歳児の保護者　57名	
	方法		アンケート①	
	内容		家庭での摂食状況および家庭での食行動	
	結果 食育内容・教材選択理由		野菜の苦手な子どもが多いという結果より，家庭との連携をとりながら進めるため，たべものノートを選んだ。	
実施	対象者（年齢・人数）		5歳児・12名	
	企画者		栄養士	
	食育実施者		栄養士	
	食育場面		給食前後の保育室	
	実施時期		10月～1月	
	食育期間・実施回数		11月～12月（20回）	
	食育方法及び教材		食育絵本，食品パネルの展示，たべものノートへのメニューのスケッチ	
	食育内容 環境づくり		たべものの働き，取り入れ方を学習する。子どもが，10日間の家庭での食事を「たべものノート」に描いたものに対し，栄養士が個別に対応し，黄赤緑のシールでの自己チェックを促す。 食品パネルは，常に保育室に掲げ，食育絵本は，自由に手にとって見ることができるようにする。	
評価	評価の段階	評価者（だれが）	評価対象者（だれを）	評価方法・内容及び結果（何を）・（どの様に）
	企画評価	園長 主任保育士	栄養士	保護者・担任保育士との連携がよくとれている。 子どもの反応を確認しながら進められている。
		担任保育士	栄養士	言葉だけの指導ではなく，絵本やパネル，たべものノートなど媒体がとても効果的である。
	プロセス評価	栄養士	子ども	絵本や食品パネルの効果があってか，子どもは食品名をよく知っている。ご飯・汁物の器に比べ，おかずの皿は描かず食材を単品で並べることが多い。簡単な料理名については知っており，言葉で表わすことができている。
		保護者	保護者自身	食生活を知られるのは，恥ずかしい気もするが，以前より気をつけて食事の支度をするようになっている。
	結果評価	保護者	子ども	少しずついろいろなものを食べてみようという気持ちが見られ，苦手な野菜も積極的に食べるようになった。 お手伝いの回数が増えた。 買い物での食品選びに関心を示し，コミュニケーションがもてた。
		保護者	保護者自身	忙しい朝でも何かプラスすることで，バランスのとれた食事にすることができることを学んだ。 三色を揃えようと，一品に食品を混ぜ込むことが多くなってしまった。
		保護者	栄養士	アンケート②　一定期間の食育が済んで月日が経つごとに，親子共に意識の薄れる傾向があるので，継続的な食育をしてほしい。
次への食育へ向かって			・三つの栄養素を揃えるだけでなく，主食・主菜・副菜の三つの料理での指導が大切である。 ・一時期だけで終わらず，継続的な食育が進められるよう，園全体としての取り組みが必要である。 ・一食だけの評価に終わらず，一日の流れとしての食事・おやつの描きが効果的である。	

「子どもの心とからだを育む食事手引書」社団法人茨城県栄養士会，2004, p.79

表9-11　保育所　食育指導計画（例）

	57日〜4か月未満	4か月〜6か月未満	6か月〜9か月未満	9か月〜1歳未満	1歳〜1歳3か月未満	1歳3か月〜1歳6か月未満	1歳6か月〜2歳未満
0歳児（一人ひとりの発達に合わせて進めていく）	・保育者にゆったり抱かれて乳（母乳・ミルク）を飲む ・授乳の後にゲップをして吐気する ・お腹が空いたらないて訴える	・よく飲み（母乳・ミルク）よく眠り よく遊ぶ ・保育者との安定した関係の中でミルクを飲む ・ミルク以外の味を知る	・保育者との安定した関係の中で食事をする ・ゆったりとした雰囲気の中で、食べさせてくれる人に関心を持つ ・ミルク以外の味やスプーンに慣れる ・吸うばかりでなく、舌や歯茎でつぶし、飲み込む	・自分で食べ物を持って食べようとする（パン耳、スライスりんごなど） ・食後、口の周りを拭いてもらい、きれいになった心地よさを感じる ・保育者と一緒に、しぐさで食前食後の挨拶をする	・食べることに期待を持ち，お腹がすいたら催促をする（身振りや、マンマなどの簡単な言葉で） ・保育者と一緒に（保育者をまねて）仕草や片言で食前食後の挨拶をしようとする	・保育者と一緒に手洗いをする ・いろいろな食べ物に興味を持って口に入れてみる ・保育者に手伝ってもらいながらスプーンを使って（うわ手持ち）食べようとする ・コップや椀を両手で持って飲もうとする。保育者をまねて、仕草や片言で食前食後の挨拶をする ・乳歯が生えそろい、噛んで飲み込む	・一緒に食べる友達に関心を持つ ・スプーンをうわ手持ちにして、食器に手を添え、自分で食べようとする ・食後、保育者に手伝ってもらいながら、自分で口の周りをふく ・保育者と一緒に、食前食後の挨拶をする

	1期（4月〜6月）	2期（7月〜8月）	3期（9月〜12月）	4期（1月〜3月）
1歳児（一人ひとりの発達に合わせて進める。必要に応じて0歳児の指導計画を参照）	・食べることに期待を持ち，お腹がすいたら催促をする（身振りや、マンマなどの簡単な言葉で） ・保育者と一緒に、仕草や片言で食前食後の挨拶をしようとする ・保育者と一緒に手洗いをする ・いろいろな食べものに興味を持って口に入れてみる ・保育者に手伝ってもらいながら、スプーンを使って（うわ手持ち）食べようとする ・コップや椀を両手で持って飲もうとする ・保育者をまねて、仕草や片言で食前食後の挨拶をする ・乳歯が生えそろい、噛んで飲み込む	・一緒に食べる友達に関心を持つ ・スプーンをうわ手持ちにして、食器に手を添え、自分で食べようとする ・食後、保育者に手伝ってもらいながら、自分で口の周りを拭く ・保育者と一緒に、食前食後の挨拶をする	・保育者を仲立ちとして、友達とともに食べることの喜びを味わう ・食べものに関心を持ち、食事への期待を持つ ・スプーンを使って、自分で食べる ・食後、保育者の手助けを受けて口の周りを洗ってみる	・自分から意欲的に食べる ・友達と一緒に食事を楽しむ中で、マナーを知る ・身近な食べもの（野菜・果物）を見たり、触れたりする
2歳児	・保育者を仲立ちとして、友達とともに食べることの喜びを味わう ・食べものに関心を持ち、食事への期待を持つ ・スプーンを使って食べる ・食後、保育者の手助けを受けて口の周りを洗ってみる	・友達と一緒に食事を楽しむ中で、簡単なマナーを知る ・身近な食べもの（野菜や果物）を見たり、触れたりする	・食後のブクブクうがいをする（高月齢児） ・スプーンを正しく持ち（鉛筆持ち）、反対側の手を器に添えて食べる	・自分から意欲的に食事をする ・保育者に言葉をかけられながら、食べものを交互に食べようとする ・スプーンの他に、フォークを使って食べる ・ブクブクうがいやガラガラうがいをする
3歳児	・スプーン、フォークを正しく持って食べようとする ・お箸の使い方を知り、正しい持ち方で食べようとする ・うがい、手洗いなど食事に必要な基本的生活習慣や態度を身につけようとする ・食後に自分で確認しながら手や口の周りを洗う ・身近な人と一緒に食べる楽しさを味わい、愛情や信頼感を持つ	・食材を見たり、食材に触れたりして、色、形、においなどに興味や関心を持つ（とうもろこし・そら豆・グリーンピース・たまねぎの皮むきなど） ・野菜の栽培を身近に見て、収穫を喜ぶ ・主菜・副菜・汁物を順番に食べる ・ランチルームでおやつを食べる	・さまざまな食べものを進んで食べる ・食べものをこぼさないように食べようとする ・自分の食器を片付けようとする	・自分が食べる食事の献立名を知る ・保育者の言葉かけによって交互に食べる ・食器の並べ方を知る ・自分の食事を配膳する（3月頃より）
4歳児	・友達と一緒に楽しく食事する ・挨拶や姿勢など食事のマナーを知って、皆で気持ち良く食事をする ・箸・スプーン・食器を正しく持って食べる	・野菜がどのように育っているか身近に見て、収穫を喜ぶ ・食器の正しい並べ方を確認し、意識して配膳をする	・食べものと身体の関係に関心を持ち、苦手なものでも自分から食べようとする ・献立名を知り、食材や料理に関心を持つ	・挨拶や姿勢など気持ちよく食事をするためのマナーを知る ・調理をしている人たちに感謝の気持ちを持つ
5歳児	・食事の準備から片付けまでを主体的に行う ・挨拶や姿勢など気持ちよく食事をするためのマナーを身につける ・包丁、皮むき器などの安全な使い方を知る ・自分達で料理を作ることを楽しみ、達成感を味わう	・栽培、食事などを通して、命を大切にする心をもつ ・栽培物の収穫を喜び、味覚を味わう ・調理の過程を知らせることで、食べることへの期待をもつ ・調理している人に感謝の気持ちをもつ ・身近な人たち（地域の子どもや高齢者、祖父母等）と食を通して関わり、親しみをもつ	・力いっぱい運動に取り組み、おいしく食事を食べる ・栽培物の収穫を喜び、味覚を味わう ・自分の適量が分かる ・食材を生産する人たちがいることや多くの人たちに支えられて生きていることを知る	・自分の健康に関心をもち、いろいろな食品の種類や働きを知る ・食事が健康にとって大切だということや清潔にすることの大切さを理解し、実行する ・健康で安全な食生活に必要な習慣や態度を身につける

4. 保育所における食育の実践

計画に沿って食育を実践する。実施に際しては動機づけが最も大切である。対象者の興味，関心をいかにして高めるか，食べ物や食生活の大切さに自分で気づき，理解しようとするように導く。実施にあたってはかかわる人全員が十分に話し合う時間を設け，意見を収集して共有化する。実施中は，記録のためにビデオや写真などを用い，子どもの様子だけでなくスタッフ，保護者参加型であれば保護者の表情や声かけなど，それぞれの状況を記録しながら進めることも必要である。表9-12に食育実践の例を示す。

(1) 給食の提供

食育の実践では給食の提供を活用する。保育所では，給食は毎日の生活に必ず実施されるものであり，最も日常的な食育の機会である。保育プログラムとの連動により，昼食前の取り組みや栽培など，食品に興味をもたせるには最も効果が大きい。

保育所の給食担当者側からは，子どもや保護者，保育士などに向けて本来の給食の役割をアピールすることも食育での役割の1つである。

しかし，楽しく食べることが保育所給食の目標であることから，子どもたちの身体状況に合わせた食事提供とともに，食事の彩りや嗜好，食事環境への配慮も必要である。

保育士は，すべての給食で扱う食品や料理の情報や食文化などについて，子どもの興味を抱くもとになるような食情報の提供を行い，給食の認識を共有化しておくことが必要である。

また，調理職員には直接子どもの食べる様子を観察してもらい，個々の子どもの様子などを知ってもらうとよい。

(2) 食事時間における声かけとかかわり

第10章§2の4（1）⑦を参照する。

(3) 調理保育

保育所保育指針における食育の推進（表9-4，巻末資料1）においても，子どもが体験することで，食材や調理する人への感謝の気持ちを育てることが強調されている。調理保育は園児が直接食品を見て，触って，感じる食育として人気がある。この目的として，調理への関心が高まる，偏食がなくなる，他人への思いやりや感謝の気持ちを育てることに役立っているとされている。園庭で栽培，収穫したものを調理して食べるときに参加する，給食室で使用する食材を見る，準備の手伝いへの参加として，たまねぎ・にんじん・まめ・たけのこ等の皮むき，ピーマン・かぼちゃの種取りなどが報告されている。その他食事ができるまでのプロセスを知り，かかわる体験として，作った料理には，カレーライス，おにぎり，サンドイッチ，焼きそば，おでん，目玉焼き，間食としてホットケーキ，おだんご，ドーナツ，クレープなどがあげられている。このような調理保育では，衛生面および安全面での配慮が欠かせない。

(4) 菜園活動

菜園活動は園庭における，きゅうり，なす，トマト，とうもろこし，かぼちゃ，こまつな等の栽培のため，土づくり，種まきや苗植え，水やりなどへの参加。また農園における稲作，稲刈りの手伝い

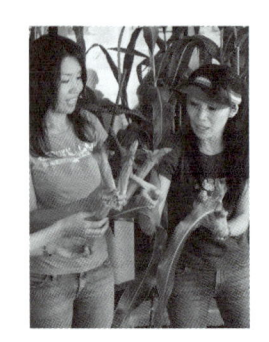

表 9-12 体験型食育プログラムの実践例

1	対象年齢	4・5歳児
2	発育・発達状況	基本的な生活習慣が身につき運動機能が向上している。仲間と活発に遊び，目的に向かい考えることもできる。他人の役に立つことがうれしく感じる。意欲旺盛に満足するまで取り組む子どもも見られる。
3	食育計画の目標	こまつなの収穫を体験し，収穫した植物を食事にして，生きる命をいただく経験をする。
4	ねらい	食物の命のつながりを体験する。
5	子どもの活動目標	こまつなの観察から，こまつなの特徴を知る。（植物を知る） 農家のおじさんの説明で収穫方法を知る。（社会と関わる） 収穫したこまつなを給食で味を知る。（食品の味を知る）
6	環境整備	地域の地元農家の畑に入る協力体制をつくる。給食のメニューにこまつながよく見える献立にしてもらう。
7	援助のポイント	植物収穫の目的，給食でこまつなを提供する目的を職員間で共有する。 こまつなはどのような植物で，どのような生育をするか，事前の保育で観察する自主菜園で見る機会をつくる。
8	家庭支援のねらい	買い物や食事作りのときに，保育所で収穫したこまつなの経験を話す。家庭のメニューに使用してもらい，家族でこまつなを味わい経験を共有する。

指導案（例）

プログラムの流れ	時刻	子どもの行動	保育士とのかかわり	調理職員の作業と子どもとのかかわり
導入	10:30	手洗い・身支度を整える 畑にでかける	着衣やくつの着脱を援助する 人数の確認	メニューを掲示しておく
展開	10:50	畑に到着し，収穫方法や順序の説明を受け収穫を開始する	1人1人がこまつなを抜き取ることができているか，順番に確認する	給食に使う野菜をサンプルケースにおいておく
	11:20	収穫したこまつなをかごに入れる	かごの位置や入れ方を指示	事前に仕入れたこまつなで調理を行う
	11:40	園に戻り，調理室で手渡す	手渡す行動の援助と声かけ	野菜を受け取り喜びほめる
	11:50	身支度を整え，手を洗うなど食事の準備をする	手洗い等，食事の準備，お当番への声かけ	配食準備
	12:00	「いただきます」	収穫のときのことなどを話題にする	食べている状況を確認し，子どもたちに収穫の様子を聞く
まとめ	12:30	「ごちそうさま」 活動内容を振り返る 感想を話す	ねらいとしてあげた命のつながりと植物が食事になり，自分の命をつなげていることを気づかせる	給食で食べたこまつな入りの料理について簡単に味わい方などを説明する
記録・分析		ビデオや観察記録から 1) 子どもの発する言葉を集積し，分類する 2) 活動目標別にその時の表情や行動を分類しておく	子どもとどのようにかかわっていたか記録 言葉や表情と子どもの反応について記録する	表情，食べ方，摂食量，会話内容の状況を観察，または保育士に知らせてもらい把握する 子どもの特性を直接確認した内容を記録しておく
保護者へ連携		壁新聞に取り組みの写真を掲示し，子どもの反応を載せる 余白を作るか，ご意見箱を用意し，保護者の意見を回収する お迎えのときの話題に取り上げ，保護者の意見を集積する		給食のサンプル写真を掲示し，その特徴を記事により解説する。傍らにアンケート用紙を置き，意見をもらう

評価		1) 観察やビデオから子どもはどのように反応し変化していたか
		  a. こまつなの収穫作業は，子どもの発達に適応していたか
		  b. 楽しさを表す言葉や表情は何か。また，ねらいは達成できたか
		  c. 否定的な行動の子どもはみられたか。理由として考えられることは何か
		2) 栽培植物と食事までのつながりの理解はできたか
		3) 保護者に内容を伝えることができたか
		  a. 保護者の意見から，保護者がどのように食育内容を捉えていたか
		  b. 家庭内で子どもと話をする話題として取り上げられていたか		

著者作成

などが行われている。その後の収穫物を活用した調理などの効果として，食べる意欲がでてきた，偏食が減った，食事や食品に関する会話が増えた，自然や調理する人に対する感謝の気持ちが育つ等が報告されている。

先にみた，表9-12は調理保育と連動した食育計画の一例である。

(5) 行事食を通して

年間を通して，四季折々の食材の活用，行事などの機会をとらえた「食」の実践は重要である。食文化の伝承という面からも，地域を含めた開かれた食育の実践が望まれる。**行事食**については第10章§2の7　表10-9を参照する。

(6) 保育時間における絵本の読み聞かせや種々の媒体（教材）の使用

表9-7，図9-2で示したように，様々な種類の媒体がある。それらの中から子どもが興味をもつ，テーマにふさわしい媒体を選択する。

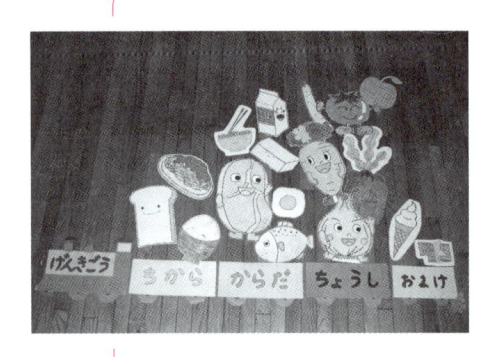

保育の現場から

● 食育実践例その1："げんき号"

"げんき号"はたべもの列車。お客さんは，たべもので，げんき号の3つの車両，ちから号，からだ号，ちょうし号はとっても仲良しでいつも一緒にいたい。

幼稚園児は自分で，未就園児は保護者と一緒に，どの食べ物がどの車両に乗るか考え，乗せてもらいます。全部乗ったら，車掌さんが登場し，子どもたちと指差し点検。「ごはん，パン，めん，乗ってるね。ちからよーし！　お肉，お魚，卵，おとうふ，からだよーし！　にんじん，ピーマン，たまねぎ，ちょうしよーし！」「ちから，からだ，ちょうし，三つそろったら，げんき号出発進行！」

そして，お弁当の時間。「今度はみんなが車掌さんになって，お弁当は，ちから，からだ，ちょうしがそろっているか，指差し点検してみよう」

そんなやりとりを続けていると，家庭でも指差し点検をし，「ちょうしがないと，子どもに指摘されてしまいました」という，保護者からの声も聞かれます。

栄養士の食育グループ「エプロンうさぎ」及川　静
※ "げんき号" 発案者：渡邊正雄氏（元神戸女子大学）

● 食育実践例その2：調理保育（クッキング保育）

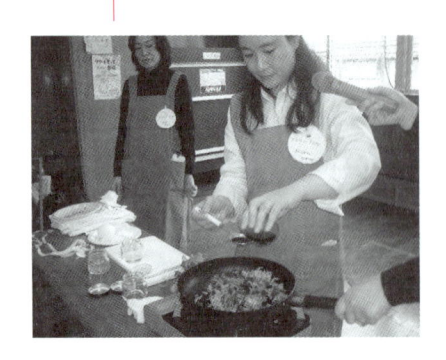

野菜を大好きになるには食べてみるのが一番と思い，実物に触れ，目の前で料理したり食べてみせると，とても興味を示します。

『大きなかぶ』のお話の後，かぶの実物を見せ，子どもたちと一緒に大事に洗います。丸い根の方は，皮をくるくるとむいて見せ，スライスして，みんなで食べてみます。葉は，子どもたちの前で炒め煮にすると，その音と香りを楽しめ，普段緑の野菜を食べない子もおかわりをするほど。保護者も驚いた様子で，「帰りにかぶを買って帰りました」という方も。

初めてズッキーニのソテーを食べたときは，恐る恐る，まずは母親の口に入れる子もいますが，そこで母親や周りの子のおいしそうに食べる姿に安心するのか，油で炒めただけ，味は何もつけなくても次第に夢中になって食べるようになりました。

　父親対象に野菜を食べる体験をしてもらったときも，初めは「これを食べるんですか？」と乗り気でなかった方が，野菜本来のおいしさに気づき，「これから食べようと思う」との感想を寄せてくれました。

　ぜひ，大人から子どもへ，子どもから大人へ，子ども同士のふれあいのなかで，食べることは楽しいという気持ちが広がっていって欲しいと思っています。

栄養士の食育グループ「エプロンうさぎ」及川　静

● **食育実践例その３：食育カルタ**

　子どもたちは遊びが大好き。遊びながら食育が身につくのが一番と考え，『楽しく学ぼう カルタで食育』を作成しました。カルタ遊びをしながら「食育」に関心をもってほしい，また，副題である「体も心も元気になぁれ」にはそのような願いをこめています。食育ゼミの学生が絵を描き，読み札に多角的な食育を盛り込んでいます。幼児にはやや難しい言葉もあり，保育者，教諭や保護者が説明するための解説書もついています。

　カルタゲームを継続している子どもたちの間で人気があり，読み札をすぐ覚え暗誦するので，さらに行動に結びつけるように導くことにより，遊びながらいつの間にか食育が身についていきます。このカルタは鎌倉市の保育所，幼稚園を始め 77 施設に寄贈され，使用されています。

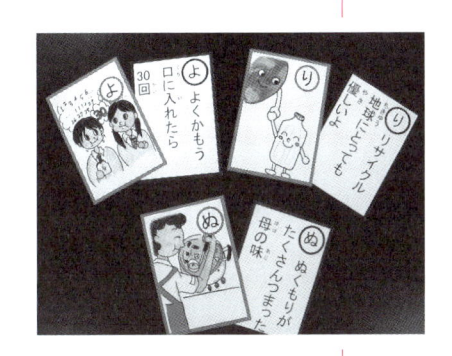

鎌倉女子大学 食育ゼミナール担当 塚田　信

5．食育の評価

　アセスメント，計画，実施の各段階の終了後には評価基準と照らし合わせ評価する。たとえば知識が向上したか，意識や態度は変化したか，行動が変化したか，環境は改善されたかなど評価をする。文書やテープ，映像媒体，写真などの記録をとり，集積する。改善の余地がある場合には，更なる目標達成に向けて留意事項を記載しておく。

　『保育所における食育の計画づくりガイド』において**食育の評価**のポイントを以下のように示している。

① 評価の方法は子どもの栄養摂取量，身長や体重などの量的評価と，「食を営む力の基礎」について，心情や意欲などの質的評価を行う。
② 評価の対象は，子どもの育ちをとらえる評価と，保育者の自己評価の両面から行う。互いの食育実践の理解やカンファレンスなどにより，子どもの行動の見方や自己の食育の実践を検討し，食育の質を向上させる。
③ 日常的な食育の評価の視点は「指導計画」に位置づく食育の計画の「ねらい」を用いる。
④ 長期的な視点からの評価は，「全体的な計画」に加味された「食育計画」や「食育指針」に示された「ねらい」を活用する。
⑤ 計画の評価，改善に当たっては，記録を通した実践の把握が必要となる。

なお表9-10の評価の欄に示すように、評価は「企画評価」、「プロセス評価」、「結果評価」というように、各ステージごとに行う。

評価の結果、達成されなかったことに関しては、経過のどの段階に問題があったかを検討し、その段階へ戻って繰り返すことによりステップアップし、目標達成を目指す。

実施後の反省会等で、時間を置かないうちに改善した計画を作成しておくことが望ましい。

§4　食育のための環境づくり

新保育所保育指針では、「保育の環境には、保育士等や子どもなどの人的環境、施設や遊具などの物的環境、更には自然や社会の事象などがある。保育所は、こうした人、物、場などの環境が相互に関連し合い、子どもの生活が豊かなものとなるよう、次の事項に留意しつつ、計画的に環境を構成し、工夫して保育しなければならない。」としている。

子どもの発達は、子どもがそれまでの体験を基にして、環境に働きかけ、環境との相互作用を通して、豊かな心情、意欲及び態度を身に付け、新たな能力を獲得していく過程である。

同様に、「食育のための環境」とは、食育が実現しやすい環境を整え、表9-5「保育所における食育の目標」①～⑤にあげた子どもの像が実現できるように配慮することが必要である。

1. 人的環境

食事の場は信頼関係の基礎を作る場となる。子ども同士、保護者、保育士や調理員、栄養士や地域の人などさまざまな人と一緒に食事をしたり、作ったりする中で子どもの人と関わる力が育まれるように配慮する。一緒に食べることにより、皆で食事を楽しむ子どもになる。

また地域の活動として保育所と高齢者施設との交流の場をつくり、お年寄りと食卓を囲むことも行われている。このような食を通したふれあい体験により、子どもたちは人との関わりを広げ、愛情、信頼感、思いやりや感謝の念が育まれる。食育の目標③「一緒に食べたい人がいる子ども」に育つ環境が必要である。

2. 物的環境

保育所保育指針では、食事の時間は情緒の安定のためにもゆとりある時間を確保し、食事する部屋が温かな親しみとくつろぎの場となることが必要である。そのためには、採光やテーブル、椅子、食器、スプーンや箸等の食具等、環境の構成に配慮することが大切であるとしている（第6章§2の4、第10章§2の4（1）③を参照）。

食事そのものも物的環境のひとつであると考えると、保育所の食事が食育の目標①「お腹がすくリズムのもてる子ども」となるためには、昼食、午前・午後のおやつ、夕食、補食等の食事時間を決め、お腹がすくという生理的リズムを実感できるよう、一日全体の保育内容の見直しも必要となる。

食育の目標②「食べたいもの、好きなものが増える子ども」を育むためには、子どもが意欲的に新しい食物に興味や関心をもち、食べてみようと試みることができる環境が必要である。保育所の食事で、季節を感じる旬の食材や行事食などで日本の文化にふれること等の経験の積み重ねで五感が豊かに育まれていく。これらの音、におい、感触、味などへの感覚を豊かにし

ていくための環境を構成するよう，食事の場という物的環境を整える必要がある。
　また，調理室などの環境との関わりとして，朝配達された給食食材に触れたり，簡単な調理過程の一部を手伝ったりし，調理過程に興味をもたせる。あるいは，栄養の基礎知識は献立食材を示しながら教えることも目標④「食事づくりや準備にかかわる子ども」となるために必要である。このように調理室の活用は，子どもと調理員とが関わる機会を作り，子どもの五感を発達させ，「食育の推進」としても重要な環境である。

3. 自然環境

　保育目標⑤「食べものを話題にする子ども」となるためには，食べ物について人と話すことができる環境が多いことが望ましい。そのためには食べる行為が食材の栽培から収穫といった命を育む営みとつながっていることを，子どもに体験させ，自分で育てたものを味わい，生きる喜びにつなげる必要がある。体験することにより，育てる大変さ，収穫の喜びを実感し，食のルーツを納得することができ，生きる力を育む環境作りとなる。また食物の生産，加工，販売，調理をへて食卓に並ぶシステムとしての食物を理解することは，食べ物に親しみがわき，大切にいただく心を養う原点となる。地域で生産された食べ物を見学することや日常的には買い物や調理のお手伝いをする体験は，育てる人，運搬，販売する人や食事作りをする人への感謝の気持ちが育まれる。

4. 情報環境

　食生活および健康に関する正しい情報が得られるような環境を整えることが大切である。急速に発展する情報社会の中にあって，食品開発も著しくその広告も魅力的である。TVをはじめとしていつでも多種多様な情報を受信することが可能である。
　子どもたちが心身ともに健康に発育するためには，正しい情報を選択，伝える環境を整えることが今後重要な課題となる。

§5　地域の関係機関や職員間の連携

1. 地域の関係機関との連携

　保育所における食育は，家庭や地域社会との連携のもとに実践することが必要である。保育所における食を通した乳幼児の健全育成について図9-3に，その具体的実践例について図9-4に示す。地域の自然，人材，行事や公共施設などを活用して子どもが豊かな食を体験できるよう工夫する。子どもたちの健康で安全な食育を推進するためには，他の保育所などの保育関係施設，幼稚園・小学校などの教育機関，医療機関，保健所，保健センターなどの保健機関，食料生産・流通機関，地域子育て支援センターなどと密接な連携をとりながら，食育の目標を共有し，それぞれの地域の特色に合わせて展開することが重要である。日頃，保育所の全職員が，地域の食育に関する情報の把握に努めることも必要である。
　これらの機関は地域に開かれた施設として専門的機能を地域住民のために，未就園の子育て

保育所からの発信

―考えよう！食を通じた乳幼児の健全育成を支えよう！保育所、そして家庭、地域とともに―

保育所

☆遊ぶことを通して
楽しく、そして思い切り遊ぶことで、子どもはお腹がすきます。まさに、健康でいきいきと生活するためには遊びが不可欠です。様々な遊びが、食の話題を広げる機会になるでしょう。

☆食文化との出会いを通して
人々が築き、継承してきた様々な食文化に出会う中で、子どもは食生活に必要な基本的習慣・態度を身につけていきます。自分たちなりに心地よい食生活の仕方をつくりだす姿を大切にしましょう。

☆人とのかかわり
誰かと一緒に食べたり、食事の話題を共有することが、人とのかかわりを広げ、愛情や信頼感を育みます。また、親しい人を増やすことが、食生活の充実につながることを気づかせていきましょう。

☆食べることを通して
おいしく、楽しく食べることは「生きる力」の基礎を培います。食をめぐる様々な事柄への興味・関心を引き出すことを大切にしましょう。

☆料理づくりへのかかわり
調理を見たり、触れたりすることは食欲を育むとともに、自立した食生活を送るためにも不可欠です。「食を営む力」の基礎を培うためにも、自分で料理を作り、準備する体験を大切にしていきましょう。

☆自然とのかかわり
身近な動植物との触れあいを通して、いのちに出会う子どもたち。自分たちで飼育・栽培し、時にそれを食することで、自然の恵み、いのちの大切さを気づかせていきましょう。

- 子どもの生活、食事の状況を共有し、家庭での食への関心を高め、協力しあって「食を営む力」の基礎を培いましょう。
- 食に関する相談など、保護者への支援を行いましょう。

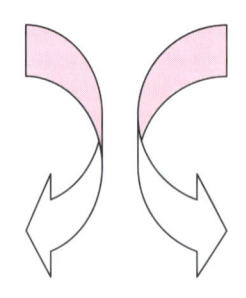

食に関わる産業や、地域の人々との会食、行事食・郷土食などとの触れ合いを通して、地域の人々との交流を深めましょう。

保健所や保健センターなどと連携し、離乳食をはじめとする食に関する相談・講習会など、未就園の地域の子育て家庭への支援を行いましょう。

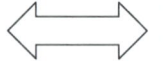

家庭 ⇔ **地域**

厚生労働省『楽しく食べる子どもに―食からはじまる健やかガイド』
「食を通じた子どもの健全育成（いわゆる「食育」の視点から）のあり方に関する検討会」報告書，2004, p.22

図9-3　保育所からの発信

保育所における具体的な実践例

保育所

💭「食育」の視点を含めた指導計画の作成、及び評価・改善を踏まえて

☆**遊ぶことを通して**
子どもの主体的な活動を大切にし、乳幼児期にふさわしい体験が得られるように、遊びを通した総合的な保育

☆**食文化との出会いを通して**
○旬の食材から季節感を感じる
○郷土料理に触れ、伝統的な日本特有の食事を体験する
○外国の人々など、様々な食文化に興味や関心を持つ
○伝統的な食品加工に出会い、味わう
○気持ちよく食事をするマナーを身につける

☆**食べることを通して**
○好きな食べ物をおいしく食べる
○様々な食べ物を進んで食べる
○慣れない食べ物や嫌いな食べ物にも挑戦する
○自分の健康に関心を持ち、必要な食品をとろうとする
○健康と食物の関係について関心をもつ

☆**人とのかかわり**
○友だちと一緒に食べる
○保育士と一緒に食べる
○栄養士や調理員など食事をつくる人と一緒に食べる
○地域のお年寄りなど様々な人と食べる
○身近な大人と食事の話題を共有する

☆**料理づくりへのかかわり**
○料理を作る人に関心を持つ
○食事を催促したり、要望を伝える
○食事の準備や後片付けに参加する
○自分で料理を選んだり、盛りつけたりする
○見て、嗅いで、音を聞いて、触って、味見して、料理をつくる

☆**自然とのかかわり**
○身近な動植物と触れあう
○自分たちで飼育する
○野菜などの栽培や収穫をする
○子どもが栽培・収穫した食材、旬のものや季節感のある食材や料理を食べる

・家庭とを結ぶ連絡帳
・「食事だより」などによる保育所の食事に関する情報提供、給食の実物の展示
・保護者参観での試食会や親子クッキング
・子どもの食に関する相談・講座

・地域での農業や食品の製造業従事者によるお話や、実演
・地域の人々との行事食・郷土食などでの触れ合い

・未就園の地域の子育て家庭への支援を目的とした離乳食などの食に関する相談・講座

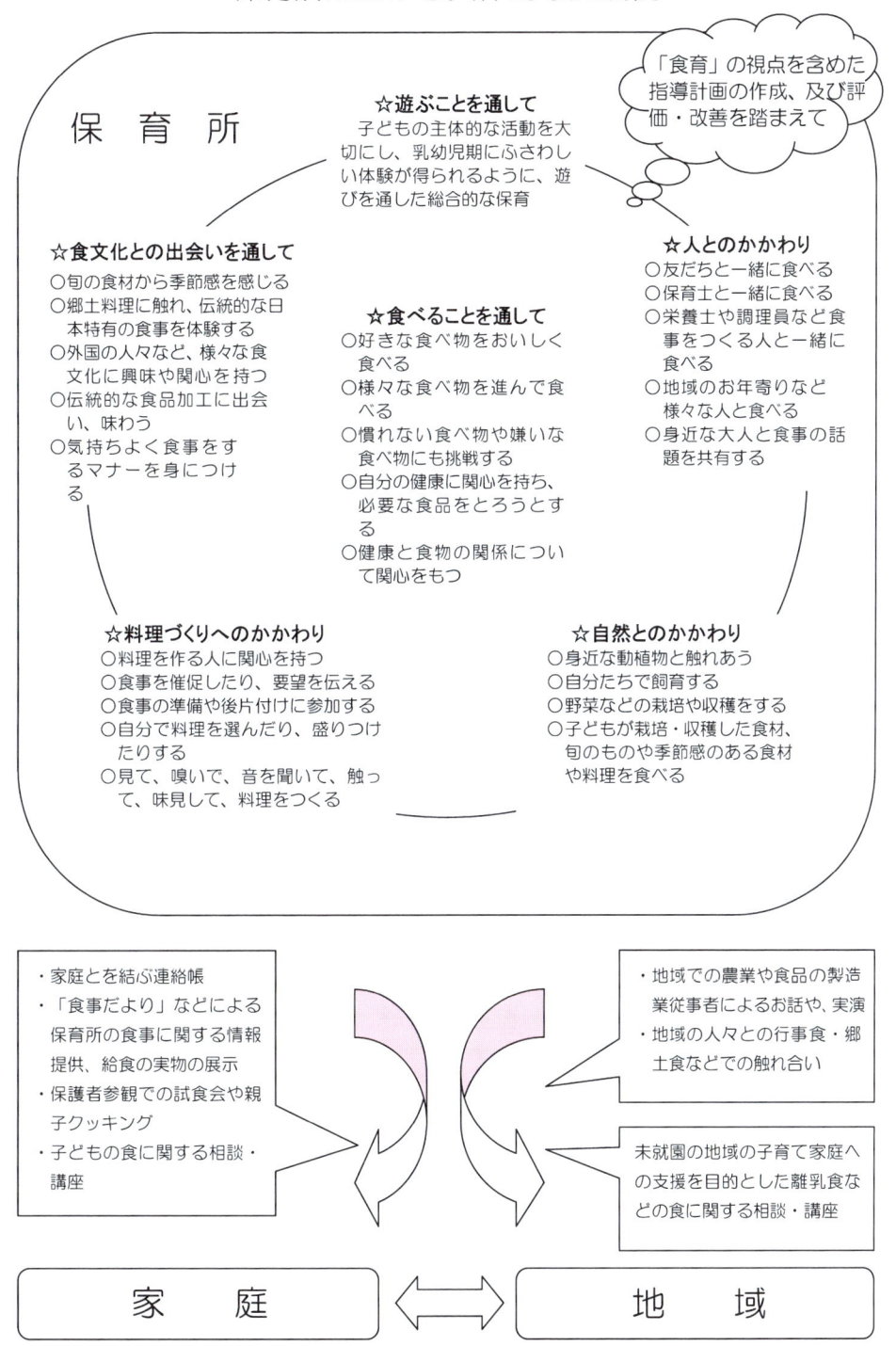

家庭 ⇔ **地域**

厚生労働省『楽しく食べる子どもに―食からはじまる健やかガイド』
「食を通じた子どもの健全育成（いわゆる「食育」の視点から）のあり方に関する検討会」報告書，2004，p.23

図9-4 保育所における具体的な実践例

家庭も含めて食に関する支援が求められている。食事を提供できる施設（調理室など）を活用して調理実習や試食会，講習会，講演会や行事（第10章§2の7参照）などを開催し，その時々に簡単でバランスの良い毎日の食事作りに役立つレシピを提供する。地域で活用できる行事食も多い。

また地域での運動会やバザー，農園見学，遠足などを通して食育活動の交流を行う，未就園児に対する支援が，保育所による講演会，相談会への参加の呼びかけやインターネットによる離乳食や幼児食の献立のお知らせなどでなされている。地域での様々な実践が拠点となり，推進の核として食育活動が広がっていくことが期待される。

2. 小学校との連携

① 保育情報の提供

乳幼児期の食育が「食を営む力」の基礎を培うものであることを考慮すれば，小学校との連携も不可欠になる。食に関する子どもの連続的な発達について小学校と連絡・協議する場をもち，互いに理解を深めることが大切である。子どもが入学に向かって期待感をもち，自信と積極性をもって生活できるように配慮する。

就学に際し，保育所は子どもの育ちを支えるための資料を保育所児童保育要録として小学校へ送付することが義務づけられている。保育を養護と教育の視点から報告するので，そこに食育の情報を加える。保育所からの情報を小学校が受けるのと同様に，保育所は小学校の食育情報を受け，両者が連絡を取り交流することが，子どもの成長にとって大切な連携である。

小学校では，保育所でどのような食育プログラムを受けたかの情報を把握したうえで，教育内容を作成することが発育・発達過程に合わせた食育となる。そのため，全体的な計画や指導計画において食育計画がどの程度導入されたか，実施記録を報告事項として送付できるよう準備しておく。

② 給食の情報提供

給食は栄養的な配慮，調理方法，食材の選択，楽しく食べる食事環境づくりなどの情報が提供可能な教育媒体である。これらの情報をどのように保育所で扱っていたか，保護者にどのように伝達していたかなどということも，学校側の学校栄養管理者に情報提供できれば，子どもの具体的な食に関する指導プログラムはより効果をあげ，子どもたちの身につくものになると考えられる。

③ 食育情報の交流

保育所での食育計画の作成には，小学校でどのような食の指導や給食の実施が行われているかなど，保育所に通う子どもたちの先の環境が把握されていることが必要である。市町村単位で小学校と保育所との情報交換ルートができていることが望ましいが，未配置の場合は，積極的に園長と校長との間で，小学校の担当者と食育状況が把握できる資料の送受信などコミュニケーションをとることが望ましい。

3. 子どもたちを取り巻く人々や職員・職種間の連携

社会や地域から求められている保育所の機能や役割は，保育に加え，延長・休日保育などの拡充，子育て家庭に対する相談・支援など広い範囲に拡大している。食育の取り組みにおいても同様，保育士，調理員，栄養士，看護師など全職員が共通認識のもとそれぞれの専門性を高めつつ，相互連携を進めていく必要がある。日頃から食環境の変化に対応し，全職員で見直し

協力体制をつくり，役割分担をして食育の実践に取り組む。そのためには，会議の場を設けることが不可欠となる（第10章§2の3 図10-2，同表10-4参照）。これらの活動にあたり，保育所内の職員間はもちろん医療機関，保健所，保健センター，地域子育て支援センターなどの他機関との連携も密に行う一方，研修会に参加するなど専門性の向上に努める。

§6 食生活指導および食を通した保護者への支援

1. 食に関する指導

　保育所と家庭は連携，協力して食育を推進する。家庭に対し，保育所が子どもの食事の様子や食に関してどのように取り組んでいるのかを園だよりや連絡帳などを通して伝えることは，家庭での食育の関心を高めていくことに繋がる。園だよりについては「食事だより」等による食事に関する情報提供や実物の展示をするといったことなどがある（第10章§2の4（2）を参照する。連絡帳の役割については次の「保育の現場から」を参照）。

　家庭との連携として，**献立表の掲示，幼児給食の実物の展示**（第10章§2の4（2）参照），離乳食各期食のデジタルカメラ撮影による提示などが行われている。これらは，家庭における夕食との重複を避けるための利用，栄養バランスの生きた指導媒体として，また離乳食進行上の家庭との連絡に役立っている。季節ごとに食生活上注意すべき点や取り組んでいる食育については，**給食だよりや園だよりにより家庭と連携**を深めている。個人に関しての食生活に関する気づきは**連絡帳**（次頁図9-5）が使用されている。

　保育所から家庭への通信，連絡帳，給食やおやつを含めた保育参観や試食会，保護者の参加による調理実践，行事などが考えられる。保育所から家庭へ，逆に家庭から保育所へ家庭での喫食状況など食育に関する情報が交流されることにより，食育は推進される。

> ● 保育の現場から──連絡ノートの活用
>
> 　連絡帳は，日々家庭と園を常に結び，連携する大切なツールです。とくに近年では，保育所の運営時間が延長保育などで長時間化し，保育士がシフト制で交替するため，保護者にとっては朝登園時の保育士と夕方から夜のお迎え時の保育士が異なるということもままあります。それだけに，連絡帳を通じてしっかり状況把握，情報を共有することが大切になっています。そうすることにより，24時間見通しをもった保育が家でも園でもできるのです。記述内容は，当然，子どもの発達年齢に応じて異なります。基本的におおむね3歳児以上を預かる幼稚園における連絡帳は活動的な内容（遊びや日常の子どもの様子，人とのかかわりについてなど）から成ることが多いと思いますが，主に0，1，2歳児を預かる保育所での連絡帳の紙面では，日常生活における「生理的な内容」がメインとなります。具体的には，朝，何を食べて登園したか，昼は園で何をどれくらい食べたか，睡眠はどれくらいとれたか，機嫌はどうだったか，誰と何をして遊んだか，尿や便に異常はなかったか，けがはなかったか，家に帰ってからの様子はどうか，夕食は何を食べたか，などといった内容です。
>
> 　保育への実際の活用としては，たとえば乳児で「ちょっと不機嫌だな」と様子をみていると，「お家でも，園でも便が丸一日でてないわ」と連絡帳を見て気づきます。すると保育士は，0歳児の

場合，水分を多めに与えたり，お腹をさすったり，足の屈伸をしたりと，腸を刺激するような遊びを意図的に取り入れます。連絡ノートは子どもの情報を家庭と園で共有するために役立てます。

		家庭から		保育園(所)から
食事	時刻（時 分）	主食（またはミルク），副食，その他	時刻（時 分）	主食（またはミルク），副食，その他
	前夜 18:10	煮込みうどん（鶏肉，野菜等）※りんご	9:30	牛乳全量摂取
	20:30	授乳	11:30	昼食全量摂取 パンおかわりする
	今朝 5:00	授乳	15:30	おやつ全量摂取 じゃこごはんおかわり 果物（バナナ）1口残
	7:40	シチュー（野菜，肉）ごはん いちごあまり食べず	16:50	麦茶飲む
睡眠	就寝（時 分） 起床（時 分） 22:00〜1:40 2:00〜4:00 4:30〜7:00		午睡（時 分） 12:50〜15:15 : 〜 :	
きげん	良・普・悪		良・普・悪	
排便	水・軟・普・堅　　　1回		水・軟・普・堅　　　0回	
入浴	有・無　検温（時 分）　℃		沐浴 有・無　検温（時 分）　℃	
連絡事項	だんだんおしゃべりがすごくなってきて「あったー」などと言いながら，好きなおもちゃを取りに行き，途中何回転んでも平気で泣かずに遊んでいます。お気に入りのバッグを片手にさげてその姿は一人前です。		園でも自分の意思をはっきりだすようになり「あーしたい」「こーしたい」という思いから「あっちに行こうか？」と手を出しても振り払って自分の行きたい所へ，遊びたい所へ行きます。こういう時は転んでも泣きません。	
お迎え	（父）　（時 分）18:00		記入者	ますますお姉さんになってきましたね。 保育士サイン

HO ○月 ○日 水曜日 天気晴
1歳4か月 女児
「乳幼児用れんらくちょう」ひかりのくに
社会福祉法人恩賜財団母子愛育会東京都認証保育所ナーサリールーム

図9-5 連絡帳(例)

2. 食に関する相談・支援

　子育てにおいて，食に関する不安・心配は決して少なくない。保育所は在宅の子育て家庭に対しても同様，子育ての知識，経験，技術などを有効に活用して，相談，支援する機会を積極的につくる。食の相談に応じ，助言，支援を行い，食育を通して地域の子育て家庭の不安を軽減するような取り組みが求められる。
　栄養士を中心として保育士もともに具体的な相談内容に対して，たとえば食事内容，調理に関すること，好き嫌いや偏食に代表される食べ方，食べさせ方，食物アレルギーなど種々あるが，相談に対応する。食べることへの援助を実際に参観する機会を設けるとわかりやすい。食

に関する相談でも，運動や睡眠時間など生活リズムに関連した視点から子どもの生活全般を見通した助言や改善指導を行う必要があるものもある。

　相談・助言に関しては必ず記録に残し，必要に応じては関係職員間で話し合い，検討する。さらに相談・助言の内容について高い専門性を必要とする場合など，関係他機関と連携のもと，ふさわしい機関に紹介・斡旋も視野に入れた活動を行う。その場合には利用者の了解が前提であり，相談者の意向を尊重して進める。

　保育所が，地域全体の子育て家庭への食育の発信拠点，食育推進の中核となって食に関する援助をしていくことが，期待されている。

演習問題

1. 「楽しく食べる子どもに―保育所における食育指針」にある"食を営む力"とは何か，まとめてみよう。
2. 食に関する子ども向きの図書をあげてみよう。
3. 保護者に向けた栄養や食生活など，食育に関連した園だよりの内容をパソコンで作成してみよう。読みやすくするために絵を入れたり，いろいろ工夫をしてみよう。
4. 4～5歳児向けの食育をわかりやすい媒体を使用し次の要領で行ってみよう。
「子どもに対する栄養教育」（対象の特性を把握し，問題点を整理する。教育の目標を設定し計画立案。指導の実施と結果の評価）
　　① テーマは何か。
　　② 目的は何か。
　　③ 内容は何か（展開法）。
　　④ 媒体は適切であったか，今後どう改善したいか。
　　⑤ この取り組みの後，子どもがどのように行動変容することを望むか？　その効果判定（観察，アンケート調査，調査研究など）をどのように行うか？
5. 3歳以上児に対する食育のテーマを，食育の5項目につき各1つ以上考えてみよう。
6. 考案した食育のテーマにつき，教育の5領域ごとにどんな工夫が必要か，簡潔にまとめてみよう。
7. SDGsの「17の目標」とは何か，検索サイトやパンフレットなどで調べてみよう。
8. 「第4次食育推進基本計画」啓発リーフレットのSDGsに関連する内容を抜き出してみよう。
9. 保育所給食の地産地消の取り組みについて，どのような例があるか調べてみよう。
10. 食べ残しをなくすためにどのような取り組みができるか考えてみよう。

第10章
家庭や児童福祉施設における食事と栄養

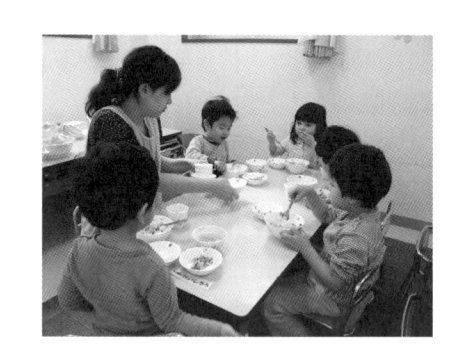

§1 家庭における食事と栄養

　幼児の食事は休・祝日はもちろんのこと，家庭でとることが圧倒的に多い。保育所に通う場合でも朝食や夕食は家庭であり，幼稚園に通う場合でも同様朝食と夕食，加えて間食を家庭でとるのが基本的である。延長保育では簡単な夕食（おにぎりなど）を食べて帰ることもあるが，家庭で栄養補充の夕食をとるので，正しい食事の重要性はいうまでもない。しかし最近，保育所の食事に依存しすぎて，朝食も夕食も軽く，手抜きがちになっているともいう。

　家庭での食事の大切さは，家庭での食事を作る人がその日の家族の健康に合わせてメニューや調理法を自由に変えられることにある。いわば「家庭医」の役割も果たす点である。外食や中食の調理では一般的に，食べる側の健康までは関与せず食べる人が誰であれ，一切関係なく作られる食である。安全で必要な栄養を家族の時々の様子に応じて供すことは，家庭で営まれている食事の大きな役割である。

　人間の一生は胎児期から始まり，乳児期，幼児期を経て，学童期，思春期，成人期，高齢期のライフステージをたどる。

　人が生まれて初めて出会う「食」は**母乳**である。授乳を通じて，母から子へ，子から母へとコミュニケーションが始まる。赤ちゃんは空腹になると泣いて母親を呼び，母親の声や胎内で子守唄としてきた心臓の鼓動を聞きながら，肌のぬくもりや快いゆさぶりとともに母乳が満腹感へと導いてくれる。この体験が，人生初めての，また最も大切な「食」との出会いである。母親に限りない信頼と安心感を抱き，また同時に母親は子に愛情を抱く「食事」の原点である。

　次の出会いは乳汁から食事へと展開される**離乳食**である。離乳食ではこの世の食べ物を初めて味わい，脳に記憶する大切な味覚教育の第一歩である。離乳食が進むにつれて乳児にとって未知の世界が広がる。自分の目で見てあごや歯を使って食べ物を食べるとき，乳児は五感を全開にして味わい，吸収するという世界を自ら開拓していく。

　味覚形成の基礎ができるこの時期に，食物の素材のおいしさを体験させることは，一生涯の味覚を決定するといっても過言ではない。

　また成長とともに，親，兄弟姉妹，家族の存在が認識され，分け合ってともに食べ，一緒に食卓を囲む人たちの姿，動作や雰囲気の中で相手の心を受け止め，他人への思いやりなど，健全な人間形成の基礎を体得していく。

1. 家庭における食事と栄養の現状および課題

(1) 食生活の現状および課題
① 生活リズムの乱れ
　生活が夜型化すると（第6章§2の1　図6-4参照），朝食に食欲がなく（第6章§2の1　図6-5），欠食につながる。朝食を欠食すると体温や血糖値が上昇せず，全身と脳の活性化を妨げる。朝食のみならず，3食のうち1食を欠食しても子どもの場合には十分でバランスのよい栄養が取りにくくなる。

　子どもたちにとっては，家庭での毎食の食事（食事時刻，食事内容，味付け，食事量など）を体験することが，食事とはどうあるべきかを学ぶ最も身近な教材でもある。望ましい食事をしている子はそれを"食事"として認識し，この食体験が，いつの間にか刷り込まれていく。

② 外食や中食の増加
　外食や中食（なかしょく：調理済み食品や惣菜，市販の弁当などを家庭で食べる）では，揚げ物などによるエネルギーの増加，味付けの濃さによる食塩の摂取が心配されている。第6章§2の3　図6-7に示すように，母親が子どものころに調理済み食品などをよく食べていた場合は，この傾向にあることが報告されている。

③ 孤食（食事を一人で食べる）や個食（家族が別々の物を食べる）の増加
　家庭における食事では，子どもの成長・発達段階に応じて，何をどれだけ食べるかという健康維持に関する視点だけでなく，いつ，どこで，どのように食べるかという食事作法をも含めた「食べ方」や社会性を身に付けるべきである。

　近年，家庭での「食卓」「団欒（だんらん）」の機能が低下してきている。空腹になれば，いつでも，どこでも，一人で，人とのコミュニケーション無しに，食事は一人でも済ませることができるようになった。社会環境が変化する中で，なお一層家庭の食卓が家族を結ぶ団欒の場であることが求められる。

④ 幼児食生活上の保護者の困り事
　1歳以上の幼児につき保護者が困っていること（第6章§5の1　図6-16）として，遊び食べ，偏食，むら食い，食べるのに時間がかかる，よくかまない，ちらかし食いなどがあげられている。

　最近の保護者は，忙しいとして食事づくりをあまり好まない，子どもに一度嫌がられた食品や料理を避けるなどの傾向がある。これらの問題はいずれも母親に適切な支援が必要になる。

(2) 栄養摂取上の問題点
　母乳栄養での離乳開始の遅延による鉄やビタミンDの不足の報告や離乳食が適切ではない場合の貧血のおそれは，授乳・離乳支援ガイドで指摘されている。また1999～2000年における瀧本らの12か月から18か月の離乳食のついての全国調査においてもカルシウムや鉄の摂取量が低く，食塩を過剰摂取している傾向がみられた。この傾向は幼児期，学童期でも同様である。

　学童期では，第7章§4の4　図7-15「各食事，間食（おやつ），夜食からのカルシウム摂取量」に示したように，給食のない日の昼食のカルシウム摂取量は，給食のある日の昼食と比較すると平均して約250mg，牛乳にして1本分以上は少ないことが報告されている。1日の摂取量が食事摂取基準を満たしていない学童期のカルシウムは，骨の成長や骨密度の増加に必要であり，カルシウム不足と骨折との関係（第7章§1の1参照）も危惧されている。

2. 保育所の献立の活用方法

第7章§2の2 図7-4に示すように，現在の子どもの食習慣を改善したいと意識している母親は約6割で，第1位は，食品を選ぶときや食事のバランスを整えるのに困らない知識や技術を身につけたい，次に副菜（野菜）を十分に食べたい，菓子や甘い飲み物をほどほどにしたい，主食・副菜・主菜を組み合わせて食べたいと続いた。これらの要望を解決するためにも保育所の献立を活用することが薦められる。

(1) 保育所の献立の基本

3～5歳児用の給食献立（昼食とおやつ）が，1週間ないし1か月単位で家庭に連絡されている。これらの献立は以下のような点に配慮して作られている。

① 栄養供与量の基本

3～5歳児の**給与栄養目標量**にそって，エネルギーおよびたんぱく質，脂肪，カルシウム，鉄，ビタミンA，B₁，B₂，Cや食塩などを1日の食事摂取基準の約50％を供給するよう栄養価計算されている（本章§2の3 表10-8参照）。これらの制約の中で，季節の旬のもの，地場でとれたものを利用し，行事食や郷土食を取り入れ，彩り豊かで美味しい献立をめざしている。1～2歳児食や離乳食は3～5歳児用の給食献立の中で，食べられるものは分量を減らしたり，切り方を小さくして供与している。また，与えることが難しい給食の場合は，同じ食材を用いて別の献立を作っている（口絵「保育所給食」参照）。

② 料理の組み合わせの基本

保育所の給食に使用されている食品は，表10-1に示すように，一食の中に3色のグループ，黄（エネルギー源となる），赤（体をつくる），緑（体の調子を整える）を組み合わせている（第3章§1の1 表3-2参照）。また料理は，主食，主菜，副菜の組み合わせになっている。たとえば2週間のうち，主食はごはん，パン，やきそばを，主菜としては，鶏挽肉，豚肉，さわら，豚挽肉，だいず，鶏肉，納豆，高野豆腐，ウインナーが使用され，調理法としては，あんかけ，煮物，いり煮，揚げ物などを用いている。副菜としては，野菜，いも，海藻などを，あえ物（おかか，甘酢，ごま），塩もみ，サラダ，炒め物，煮物，汁物などに料理している。

(2) 保育所給食活用のポイント

給食の献立は，栄養士がバランスよく摂取基準に基づいて作成したメニューであるから，食事内容の構成を知るためのよい資料として給食だよりを利用することができる。たとえば，ハンバーグには何を，チキンカレーには何を組み合わせるのが好ましいか。また副菜をもう一品つけるなら何をつけるか，などと考える知識を学ぶことができる。また，お迎えの時に実際の給食が展示されているので，主菜や副菜の種類と量，組み合わせ，彩り，切り方などを観察する。保育所の献立は，料理数が3皿以上であるが，家庭の朝食では簡便化が求められるので，一皿の中に主食，主菜，副菜を組み合わせたものや，主菜の代わりに乳製品，副菜の代わりに果物やジュースなどでバランスのとれた食事にすることもできる。

間食についても，市販の菓子を間食とする家庭が圧倒的多数であるが，時間の許すかぎり，休日などを利用して子どもと一緒に作る簡単なメニューの紹介もなされている。また同時に，家庭と保育所，幼稚園などが連携することで食生活が改善される。家庭での献立は保育所の給食と重複しないように，「給食だより」を参考にし，1日の食事全体としてバランスをとるように工夫する。

表10-1 公立保育所の3歳児献立表（例）

日/曜	献立名	おやつ 午前/午後
6/月	ごはん かぼちゃのそぼろあん（鶏挽肉・かぼちゃ） いんげんとにんじんのおかか和え すまし汁（ふ・きょうな）	牛乳 蒸しケーキ ーーーーー 牛乳 塩せんべい
7/火	ごはん ポークカレー（豚肉・じゃがいも・にんじん・たまねぎ・ピーマン） コールスローサラダ（キャベツ・きゅうり） なし	牛乳 せんべい ゼリー（ピーチ） ーーーーー 牛乳 ビスケット
8/水	パン やきそば（豚肉・にんじん・たまねぎ・キャベツ） ブロッコリーとトマトのサラダ スープ（たまねぎ・コーン）	牛乳 もちもちだいこん ーーーーー 牛乳 せんべい
9/木	ごはん 煮魚（さわら） れんこんのきんぴら（にんじん） とうがん汁（ねぎ） ぶどう	オレンジジュース クラッカーサンド ーーーーー ヨーグルト
10/金	ごはん だいずと春雨の炒り煮（豚挽肉・干ししいたけ・にんじん・チンゲンサイ） かぶの塩もみ 味噌汁（なす）	牛乳 大学いも ーーーーー 牛乳 ビスケット
11/土	ごはん 筑前煮（鶏肉・にんじん・ごぼう・干ししいたけ・さやいんげん） きゅうりの甘酢 味噌汁（ふ・わかめ） りんご	牛乳 ビスケット せんべい ーーーーー 牛乳 せんべい
13/月	ごはん コロッケ（豚挽肉・たまねぎ・じゃがいも） 温野菜（キャベツ・にんじん） スープ（たまねぎ・わかめ）	牛乳 いちごジャムサンド ミニトマト ーーーーー 牛乳 ビスケット
14/火	ごはん とうがんのそぼろあん（鶏挽肉・にんじん・たまねぎ） ほうれんそうの納豆和え 味噌汁（ふ・ねぎ） ぶどう	牛乳 ビスケット せんべい ーーーーー 牛乳 せんべい
15/水	パン マカロニグラタン（鶏肉・牛乳・たまねぎ・にんじん） トマトのサラダ（きゅうり） スープ（たまねぎ・エノキ・いんげん）	牛乳 じゃがバター ーーーーー 牛乳 ビスケット
16/木	ごはん 高野豆腐と野菜の煮物（にんじん・たまねぎ・さやいんげん） ズッキーニとウィンナーのソテー そうめん汁（こまつな） なし	牛乳 蒸しパン（ココア） ーーーーー ヨーグルト
17/金	ごはん 魚のフリッター（さわら） ひじきのサラダ（にんじん・きゅうり） 味噌汁（かぼちゃ・たまねぎ）	野菜ジュース フルーツヨーグルト和え ーーーーー 牛乳 せんべい
18/土	ごはん チキンソテー（キャベツ・さやいんげん・赤ピーマン） きゅうりのごま酢 味噌汁（にんじん・たまねぎ）	牛乳 ビスケット せんべい ラムネ ーーーーー 牛乳 ビスケット

※材料名の分類と栄養価を割愛

3. 家庭における食生活のあり方

以上のような保育所給食の献立を応用して，家庭の食事を見直すことが望まれる。

(1) 年齢による違いを把握

<u>年齢による分量の目安量，調理法や調理形態の違いを知り，自分の子どもに給食の献立を応用する必要がある。離乳食は4期（5～6か月・7～8か月・9～11か月・12～18か月）に分け</u>，授乳・離乳支援ガイドの離乳食の進め方の目安を参照する。<u>幼児は2期（1～2歳・3～5歳）に分けてふさわしい献立を考える</u>。分量は，第6章§2の2表6-4の1食の目安量の幼児と母親の比較量を参照するが，図10-1に示す50gの目安量などを参考に食材の必要量の大体の見当をつけていく。

薄味といわれる子どもの塩味は0.5%以下（大人の薄味といわれる生理食塩水0.9%の約半分）で，食事会などで味わうことができるが，汁物は同量の湯で薄める，家族全体を薄味とする，子どもの食事を取り分けてから調味するなどの方法をとる。

卵1個	魚の切り身½切れ	薄切り肉2枚
レタス2枚	キャベツ(小)1枚	トマト(小)½個
にんじん3cm径で5cm	かぼちゃ1切れ(5cm角)	たまねぎ(中)¼個	だいこん半月切り6cm径で3cm

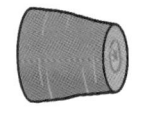

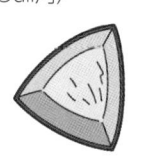

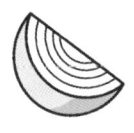

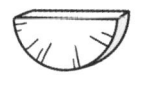

よく登場する食品については，だいたいの分量を目で覚えておく。たとえば卵はMサイズ程度で1個50g。この卵1個と大体同じ大きさのトマト，にんじん，かぼちゃ，たまねぎ，だいこんは約50g。薄切り肉なら2枚，魚の切り身は切り身半分で50gぐらい。豆腐や納豆などはパックの重量表示を利用すれば，計量の手間が省ける。

図10-1 食品50gの目安

(2) 献立の立て方

① はじめに主菜を決定

主菜に合わせて副菜や汁物，主食などを考える。主菜には，肉，魚，豆腐などの大豆製品，卵，乳製品などのたんぱく質の多い食品の中から選び，1日3食の主菜となる食品が異なる方が食生活に変化をつけやすい。肉は鉄分が多いが血中のコレステロールを上げやすく，魚はDHAは多いが，ダイオキシンなどを含むというように，利点と欠点をもっているので偏らないようにする。1週間を通し，肉（牛・豚・鶏）は部位や形態（1枚肉や挽肉）を変え，魚なら白身，赤身，青皮魚と種類を変え，貝・えび・いか・魚卵や小魚も加え，多種類の食品を選択する。

② 調理法に変化をつける

主菜や副菜の調理法は，家族の好みで決められるが，子どもも一緒に食べることが可能なものか，または，簡単に取り分けられるものを第一に考える。調理法には，生，ゆで，蒸し，あえ，煮る，焼き，炒め，揚げなどがある。偏ることなく用い，麺料理や鍋物も加えて変化をつける。

③ 献立の組み合わせは対照的にする

1食のなかの料理の組み合わせは，対照的になるように考える。例えば，加熱したものと生

のもの，味の濃いものと薄いもの，脂っこいものと淡白なもの，味付けも調味料を工夫し，硬いものと軟らかいもの，形の大小というように，食品の切り方，調理法，味付けの組み合わせを対照的に考えるとよい。

④ 和，洋，中華とバラエティーをつける

和風，洋風，中華風と傾向の違うスタイルを取り入れるとよい。一般に和風の献立は，塩分が多く乳製品や油脂が不足する傾向をもち，洋風の献立では，脂肪が多く，だいず製品や海藻類が不足する傾向がある。

⑤ できあがった料理の色彩を豊かに

赤，黄，緑，白，黒（紫）など彩りが豊かで美しいかを点検する。野菜の3分の1くらいを緑黄色野菜にすると色彩が豊かになりやすい（第6章§4の1参照）。

⑥ 食事バランスガイドを参考にする

1日の食事を食事バランスガイド（口絵および第3章§3の1（4）を参照）を参考にして，主食，主菜，副菜，牛乳・乳製品，果物の5料理について見直すと，バランスのよい食事とすることができる。

⑦ 行事食を取り入れる

園では数々の行事食が年間計画に取り入れられているので，家庭でも食文化を知るため，一緒に作ってみることも勧めたい。

⑧ 環境保護の視点を大切に

世界では飢餓で亡くなる人たちの多い国・地域もあることを知らなければならない。日本では食事の食べ残し，未開封食品の廃棄が多いのが現状である。家庭でも食物廃棄を減少させ，食物は"いのち"であることの実感をもち，適量購入，適量調理を行い，偏食改善をして無駄を少なく，大切にする心がけが必要である。

(3) 食生活の簡便化

<u>離乳食や幼児食を簡易化して変化のある食生活を楽しむためには，食事を一から作るのではなく，大人のものを変化させて取り分ける</u>（第5章§3の9④参照），フリージング（冷凍）しておいたものを利用する，一部にベビーフードを利用するなどの方法がある。

① 大人と同一料理や材料を利用する。

離乳食に向く材料で作った大人の料理を，離乳各期に合わせた調理形態に変える。幼児は年齢により，切り方を変えて利用する。

② フリージング（冷凍）をしておく

素材のままフリーズするときは，煮て刻んだ野菜（にんじん，たまねぎ，ほうれんそうなど）を冷凍しておく。また完成した離乳食や幼児食を冷凍しておくと，すぐ利用できて便利である。

③ ベビーフード製品の利用

粉末からレトルトまでさまざまな製品が市販されている。第5章§3の11 表5-20，表5-21のベビーフード製品を利用するときの留意点を参照し，適切な活用を図る。

④ 時には半調理済み・調理済み食品の利用も

多忙な人たちにとって，家庭ですべての食事を手作りするのは，時間的にも労力的にも大変なときもある。いつも必ず手作りをと思わず，半調理済み・調理済み食品の利用により，時間の短縮ができる。特別な事情の時には，何と何を組み合わせ，さらに簡単に何を作ればバランスよい食事となるかなどの基礎知識をもつことにより，時間や労力，経済性などを勘案して上手に利用することができる。

§2 児童福祉施設における食事と栄養

1. 児童福祉施設の種類と特徴

(1) 児童福祉施設の種類
給食を提供する主な**児童福祉施設**の種類と給食の役割を表10-2に示す。

表10-2 主な児童福祉施設の種類と給食の役割

施設の種類		施設の目標	給食の目標
助産施設		保健上必要があるにもかかわらず、経済的理由で入院助産を受けられない妊産婦に対して、助産を受けさせる施設。	母子ともに健康を維持し、出産に耐える体力を身につけるような栄養管理。
乳児院		乳児を養育する保護者がいない、または監護する保護者が不適切な場合、0歳から2歳児未満の子どもを入院させて療育する施設。	発育・発達の著しい乳幼児に適切な栄養管理と、摂食機能の発達を促し食べる根幹の食事の規則性を身につける。
保育所		日中乳幼児を養育できない子どもを保護者の委託により預かり、保育を行う施設。	発育・発達の著しい乳幼児に適切な栄養管理と保育として食べる力の基礎を養う。
児童養護施設		乳児を除く（理由により必要な場合、含む）、保護者がいない、または環境上養護を要する児童を入所させその自立を支援する施設。	成長に十分な栄養補給と、家庭的な雰囲気の食事の経験、食生活の自立能力を身につける。
障害児入所施設	福祉型障害児入所施設	障がい児を入所させ、保護、日常生活の指導及び独立自活に必要な知識技能の付与を支援する施設。	家庭的な雰囲気の食事環境で、個々の成長や身体機能に合わせた食事を提供し、日常生活能力に合わせ、子ども自身ができるだけ自分で食事ができるよう維持・向上させる食の支援を行う。
	医療型障害児入所施設	障がい児を入所させ、保護、日常生活の指導、独立自活に必要な知識技能の付与及び治療を支援する施設。	個々の疾病や摂食障がい、および成長や身体機能に合わせた食事を提供し、日常生活能力の維持・向上させる食の支援を行う。また、食のレクリエーション活動等の社会参加活動やコミュニケーション支援の役割も担う。
障害児通園施設	福祉型児童発達支援センター	障がい児を日々保護者の下から通わせ、日常生活における基本的動作の指導、独立自活に必要な知識技能の付与又は集団生活への適応のための訓練を支援する施設。	栄養の補給だけでなく、日常生活における基本的動作訓練として食事を提供することで、食事を楽しむ機会を重ねる。地元の幼稚園や保育園への就園を目指す子どもでは、食事の自立摂食を支援する。
	児童発達支援事業		
	医療型児童発達支援センター	障がい児を日々保護者の下から通わせ、日常生活における基本的動作の指導、独立自活に必要な知識技能の付与又は集団生活への適応のための訓練及び治療を支援する施設。	個々の子どもの疾病の状況に合わせた食事提供により成長・発達を支援する。保護者も障がいや疾病に合わせた食べさせ方や食事内容を学ぶ。
児童心理治療施設		環境上の理由により社会生活が困難となった児童を、短期間入所、あるいは通所させ、社会生活に適応するために必要な心理に関する治療及び生活指導を行う施設。	成長期の児童の障がいを配慮した食事の提供。
児童自立支援施設		不良行為や、問題を起こすおそれのある児童などを対象に、自立を支援することを目的とした施設。	成長期の児童の心身の安定を促す栄養管理と、これからの生活に必要な食生活の自立能力を身につける。

児童福祉法より著者作成

(2) 児童福祉施設の食事の役割
児童福祉施設の食事の役割は、子どもの発達に合った栄養補給を行い、将来、健康で生きる力の基礎となる食習慣を身につけさせることである。

入所・通所施設いずれの場合においても、毎日の大半の時間を施設で生活する子どもにとって、**食事のリズム**が**生体リズム**をつくり、規則正しい生活を送ることを可能にし、身体と心を

正常に機能させている。給食は，身体に良い献立を繰り返し見て食べる体験学習の機会であるだけでなく，施設職員や同年代の子どもと一緒に，マナーよく食べる食事経験を積み重ねることで，楽しく食べる体験もでき，自然と"楽しく食べる"ことを体得することができる。給食を介して施設職員と子どもたちがどのようにかかわり，楽しく食事の時間を過ごすかが，将来健やかに生きるための心と身体の成長を左右している。また児童養護施設や障がい児施設，児童自立支援施設など入所施設の場合，**食生活の自立能力**を身につけるための取り組みが含まれている。

2. 児童福祉施設給食の基本方針

(1) 給食の運営

児童福祉施設の栄養管理および食事の提供は**児童福祉施設における食事の提供ガイド**（平成22年厚生労働省）及び，「児童福祉施設における食事の提供に関する援助及び指導について」（令和2年3月厚生労働省）と「児童福祉施設における「食事摂取基準」を活用した食事計画について」（令和2年3月の厚生労働省通知）に基づいて行われている。

① 計画・献立の作成

給食の運営に当たっては，子どもの発育・発達状況，栄養状態，生活状態等について把握し，提供する食事の質と量についての計画（以下**食事計画**という）を立てるとともに，摂食・嚥下機能や食行動の発達を促すよう食品や調理方法に配慮した献立作成を行う。

② 運営状況の情報共有化，評価・改善

給食として提供された食事は，すべての子どもに適切であるものではない。適切な食事内容であったかは，子どもの食べ方や成長など子ども自身を対象に栄養管理の評価を行う必要がある。常に給食を食べている子どもを対象に評価し，給食の適切さを見直すことが大切である。

(2) 栄養管理と給与栄養量の目標設定

管理栄養士・栄養士に施設の子どもの身体状況や食生活の状況を提供または共有することが栄養管理が可能な給与栄養量の設定につながる。

給与栄養量の目標設定については以下のとおりである。

① 考え方

児童福祉施設の対象者は，乳児から18歳未満の児童であるため，発育・発達段階に応じた食事を提供する。入所施設における給与栄養量の目標は，「日本人の食事摂取基準」を参考にする。基本的にエネルギー，脂質，たんぱく質，ビタミンA・B_1・B_2・C，カルシウム，鉄，食塩，食物繊維について考慮することが望ましい。

② 栄養状態の評価

エネルギー摂取量については，定期的に身長および体重を計測し，成長曲線に照らし，観察，評価を行う。評価は，保育士だけでなく，管理栄養士・栄養士と情報を共有し，給食の栄養管理の評価・見直しを行うことが必要である。

③ 個人に応じた配慮

障害児入所施設では，一般健常児と異なる栄養補給法を要する場合や，親に見離された心の傷など強いストレスなどを考慮した食事管理を必要とするケースがある。また一般健常児においても，食物アレルギーや咀しゃく・嚥下などの問題をかかえている場合もあるため，必要に応じて個人の状況に基づいた食事計画を立てる。

(3) 献立作成および調理の留意点

㋐ **季節感**や**地域性**を考慮し，幅広い食品を取り入れる。また子どもの咀しゃくや嚥下機能，食具使用の発達状況を観察し，その発達を促すよう食品の種類や調理方法に配慮する。
㋑ 子どもの食に関する嗜好や体験が広がるよう，多様な食品や料理を組み合わせる。
㋒ アレルギー，肥満，疾病などには，個別に対応を行う。
㋓ バイキング給食などを取り入れ，自分にふさわしい適量の食事を選択する能力を養う。
㋔ 郷土料理，行事食などで変化に富んだ食事にする。

(4) 食育の実践

① 楽しく興味がわくように

施設の保育士は，子どもたちが給食に対し興味をもって楽しく食べるよう導く役割がある。このようなかかわりのなかで，給食は栄養補給，栄養教育の媒体としての効果を発揮する。保育所の食育の目標は，"「食を営む力」の育成に向け，その基礎を培うこと"であり，調理の知識や技術，栄養の知識などは，小学生以降に学ぶことで遅くはない。その学習がスムーズになるように保育所では第9章§2の1 図9-1食育の5項目と教育の5領域の総合的展開に沿って，食に興味・関心をもたせるような楽しい食育の展開が大切である。

保育士として，食べることにかかわる際には，子どもの発達（第9章§1の3 表9-2を参照）に合わせた配慮が必要である。

② 実践的な把握

給食施設は「何を，どのくらい食べているか」把握できるような献立表や栄養量の提示をしている。保育士は，児童の身体に必要なおおよそのエネルギー量などを知っておき，栄養表示を見て，おおよその摂取量が把握できるような管理能力があるとよい。知的障がいや情緒障がいなどではとくに甘いものなどが心身の安定につながる児童もみられることから，エネルギー過剰による肥満が生活習慣病の引き金になる。これらの管理には，医師に頼るだけでなく，学生時代から自分に必要な量を知り，食事に注意していくことで，将来保育する子どもたちに対し，有効な判断がつきやすくなると考えられる。

③ 望ましい食習慣を身につける

食生活の目標には，食事マナーや，一人暮らしでも健康維持が可能な**食べる力**の自立支援，楽しく食べる食事の機会の提供も含む。

④ 食文化への理解

伝統的な食文化を保育に取り入れ，自然の恩恵や「食」にかかわる人々の様々な活動への感謝の念や理解を深めつつ，環境や生産を考える機会とする。

(5) 食事を通したコミュニケーション

施設の食事は，家族同様，職員との団欒の場となる。児童が心を穏やかにして食事の場が楽しいという記憶の積み重ねは，生きる力を蓄える場でもある。一般家庭での孤食が増加し，職員自身が食事を通したコミュニケーションの経験が少ないことも否めない。食事マナーや生活指導等が過剰になり，「一人で食べたい」という気持ちにならないような配慮も必要である。

(6) 衛生管理

給食が衛生的かつ安全に行われるよう，食中毒や感染症の発生防止につとめる（第3章§3の2（2）参照）。本章§2の3（4）⑤および同4（1）⑤の手洗い等について参照する。

(7) 第三者評価基準における給食の評価

児童福祉施設では，**社会福祉法**による社会福祉事業として福祉サービスの質向上を目的とした**第三者評価制度**が設けられている。施設の種類は多岐に渡るため，これらの評価項目は独自項目と共通項目になっている。食事面では，表10-3に示す項目が，評価対象になっている。施設職員がチームを作り，多職種が連携した共通目標をもって，子どもの食とかかわることが，サービスの質の向上となる。

表10-3 児童養護施設における食生活に関する第三者評価項目

おいしく楽しみながら食事ができるように工夫している。

【判断基準】
a）おいしく楽しみながら食事ができるよう工夫している。
b）おいしく楽しみながら食事ができるよう工夫しているが、十分でない。
c）おいしく楽しみながら食事ができるよう工夫していない。

【評価の着眼点】
□楽しい雰囲気で食事ができるように、年齢や個人差に応じて食事時間に配慮している。
□食事時間が他の子どもと違う場合にも、温かいものは温かく、冷たいものは冷たくという食事の適温提供に配慮している。
□食事場所は明るく楽しい雰囲気で、常に清潔が保たれたもとで、職員と子ども、そして子ども同士のコミュニケーションの場として機能するよう工夫している。
□定期的に残食の状況や子どもの嗜好を把握するための取組がなされ、それが献立に反映されている。
□基礎的な調理技術を習得できるよう、食事やおやつをつくる機会を設けている。

【評価基準の考え方と評価の留意点】
（1）目的
○本評価基準では、評価者は食事の時間を共有し、食事をおいしく楽しく食べることができるような工夫等について施設における取組を評価します。
○食事が、変化に富んだ献立であるとともに子どもの発育に必要な栄養摂取量が確保されていることはもちろんのこととして、子どもの嗜好や子ども一人ひとりの健康状態に配慮した食事を提供するための取組や食育の取組についても評価します。

（2）趣旨・解説
○食事は、単に空腹を満たし栄養を摂取するためだけのものではありません。おいしく楽しく食べることにより、幸福感や精神的な充足を得ることができ、心の安定のために重要な役割を果たします。
○児童養護施設では、日々の生活援助と食事の提供とを別々の職員が担ってきました。家庭的養護の推進の中、これらを同一の職員が行う取組が増えてきています。例えば地域小規模児童養護施設では、献立について子どもの状況に応じて柔軟に対応できるのですが、そうした場合であっても、配慮のこもった食事を提供するとともに子どもの発育に必要な栄養摂取量を勘案する必要があります。
○発育に必要な栄養をしっかり摂るためには、食事が楽しい時間であること、年齢等にあった調理方法や味付けに配慮すること、そして子どもの嗜好を考慮した食事を提供することが必要で

○児童養護施設では、入所前の家庭生活において適切な食生活が営まれておらず、発達状況に応じた食習慣が身についていない子どもも少なくありません。ここでの食習慣は食事の場面にまつわることだけでなく、食材の買い出しから後片付けに至るまで食事に関わるすべてのことが含まれます。

○日常的に食材の買い出しから後片付けまでに触れることで、食生活に必要な知識及び技能を習得し、基本的な食習慣を身につけることができるよう食育を推進することが求められます。発達の状況に応じて、調理方法や買い物を手伝って材料の選び方等を知る機会を設けたり、食器洗いや配膳等を習慣化したり、また職員が範を示すことで、基本的な食習慣の習得に向けた支援が行われることが大切です。

(3) 評価の留意点

○食卓に、人間関係などその生活集団の雰囲気が反映されることを踏まえれば、食事の時間が、職員と子ども、子ども同士のコミュニケーションの場として機能し、和やかな雰囲気となっているかどうかも確認します。

○児童養護施設では子どもの年齢幅も大きく、食物アレルギーを持つ子など食事に特別な配慮が必要な子が増えています。病気のときなど健康状態に配慮した食事を含めて、子ども一人ひとりの状況に応じた食事の提供が行われているかを確認します。

厚生労働省 社会的養護の第三者評価について 第三者評価基準(全体)
https://www.mhlw.go.jp/stf/seisakunitsuite/bunya/kodomo/kodomo_kosodate/syakaiteki_yougo/03.html （2023.9.27）

厚生労働省「保育所における食事の提供ガイドライン」（平成24年3月）より、第4章「保育所における食事の提供の評価について」を次に示す。

第4章 保育所における食事の提供の評価について

このガイドラインの第2章、第3章の内容を十分に踏まえ、改めて保育所の食事の提供や保育所における食育について振り返り、より豊かな「食」の質の充実を目指すことを目的に評価のためのチェックリストを示す。保育所での「食」の質は、保育の質として重要な位置づけであり、自園調理、外部委託、外部搬入という方法や条件の違いに関係なく担保される必要がある。

日々の保育内容や食育の計画の評価・改善とともに、保育所運営という観点から自己評価、第三者評価の視点にもある項目も示している。また、自園調理の振り返りだけではなく、外部委託、外部搬入をしている保育所では関係者と共に、また今後導入を検討している自治体においても「質の高い食事提供・食育の実践」のための検討材料として活用いただきたい。

<評価の方法>

各項目において、評価のポイントを参考に、保育所における取り組み、若しくはこれから計画を行う食事の提供の方法や内容について、評価を行う。その際に、評価のポイントの内容については、本ガイドラインの趣旨を踏まえて評価を行う。

評価は、1．よくできている 2．できている 3．少しできている 4．あまりできていない 5．できていない の5段階で評価するとともに、その原因や課題を明確にする。そして、保育所や行政、関係者（業者等）で検討を行い、それを改善するための方法を見出し、共有できるようにする。さらに共有したことが実践されているかどうか、定期的に振り返ることが大切である。

＜評価のポイント＞

1. 保育所の理念、目指す子どもの姿に基づいた「食育の計画」を作成しているか
- 保育の理念に基づいた保育課程や指導計画に「食育の計画」が位置付いている。
- 「食育の計画」が全職員間で共有されている。
- 食に関する豊かな体験ができるような「食育の計画」となっている。
- 食育の計画に基づいた食事の提供・食育の実践を行い、その評価改善を行っている。

2. 調理員や栄養士の役割が明確になっているか
- 食に関わる人（調理員、栄養士）が、子どもの食事の状況をみている。
- 食に関わる人（調理員、栄養士）が保育内容を理解して、献立作成や食事の提供を行っている。
- 喫食状況、残食（個人と集団）などの評価を踏まえて調理を工夫している。また、それが明確にされている。

3. 乳幼児期の発育・発達に応じた食事の提供になっているか
- 年齢や個人差に応じた食事の提供がされている。
- 子どもの発達に応じた食具を使用している。
- 保護者と連携し、発育・発達の段階に応じて離乳を進めている。
- 特別な配慮が必要な子どもの状況に合わせた食事提供がされている。

4. 子どもの生活や心身の状況に合わせて食事が提供されているか
- 食事をする場所は衛生的に管理されている。
- 落ち着いて食事のできる環境となっている。
- 子どもの生活リズムや日々の保育の状況に合わせて、柔軟に食事の提供がされている。

5. 子どもの食事環境や食事の提供の方法が適切か
- 衛生的な食事の提供が行われている。
- 大人や友達と、一緒に食事を楽しんでいる。
- 食事のスタイルに工夫がなされている（時には外で食べるなど）。
- 温かい物、できたての物など、子どもに最も良い状態で食事が提供されている。

6. 保育所の日常生活において、「食」を感じる環境が整っているか
- 食事をつくるプロセス、調理をする人の姿にふれることができる。
- 食事を通して五感が豊かに育つような配慮がされている。
- 身近な大人や友達と「食」を話題にする環境が整っている。
- 食材にふれる活動を取り入れている。

7. 食育の活動や行事について、配慮がされているか
- 本物の食材にふれる、学ぶ機会がある。
- 子どもが「食」に関わる活動を取り入れている。
- 食の文化が継承できるような活動を行っている。
- 行事食を通して、季節を感じたり、季節の食材を知ることができる。

8. 食を通した保護者への支援がされているか
- 一人一人の家庭での食事の状況を把握している。
- 乳幼児期の「食」の大切さを保護者に伝えている。
- 保育所で配慮していることを、試食会やサンプルを通して伝え、関心を促している。
- レシピや調理方法を知らせる等、保護者が家庭でもできるような具体的な情報提供を行っている。
- 保護者の不安を解消したり、相談に対応できる体制が整っている。

9. 地域の保護者に対して、食育に関する支援ができているか
- 地域の保護者の不安解消や相談に対応できる体制が整っている。
- 地域の保護者に向けて、「食」への意識が高まるような支援を行っている。
- 地域の子育て支援の関係機関と連携して、情報発信や情報交換、講座の開催、試食会などを行っている。

10. 保育所と関係機関との連携がとれているか
- 行政担当者は、保育所の現状、意向を理解している。
- 外部委託、外部搬入を行う際は、行政担当者や関係業者と十分に話し合い、保育所の意向を書類に反映させ、実践している。
- 小学校と連携し、子どもの食育の連続性に配慮している。
- 保育所の「食」の質の向上のために、保健所、医療機関等、地域の他機関と連携が図れている。

食の提供における質の向上のためのチェックリスト
本ガイドラインの趣旨をよく理解し、評価のポイントとして挙げられている項目を参考にし、評価すること

	評価項目	評価	課題・改善が必要なこと
1	保育所の理念、目指す子どもの姿に基づいた「食育の計画」を作成しているか	1 2 3 4 5	
2	調理員や栄養士の役割が明確になっているか	1 2 3 4 5	
3	乳幼児期の発育・発達に応じた食事の提供になっているか	1 2 3 4 5	
4	子どもの生活や心身の状況に合わせて食事が提供されているか	1 2 3 4 5	
5	子どもの食事環境や食事の提供の方法が適切か	1 2 3 4 5	
6	保育所の日常生活において、「食」を感じる環境が整っているか	1 2 3 4 5	
7	食育の活動や行事について、配慮がされているか	1 2 3 4 5	
8	食を通した保護者への支援がされているか	1 2 3 4 5	
9	地域の保護者に対して、食育に関する支援ができているか	1 2 3 4 5	
10	保育所と関係機関との連携がとれているか	1 2 3 4 5	

1：よくできている　2：できている　3：少しできている　4：あまりできていない　5：できていない

厚生労働省「保育所における食事の提供ガイドライン」，平成24年3月

3. 保育所給食の概要

(1) 保育所給食の運営
① 保育所給食の形態
保育所給食の形態は，①保育所の**自園調理**，②保育所の調理室を利用した給食業者への**外部委託**，③公私立問わず満3歳以上児には**外部搬入方式**等がある。どのような形態による運営であっても，保育所は給食の目標を達成できるよう適切な指導を行う必要がある。

② 保育所給食の運営
保育所給食の運営は，図10-2と表10-4に示すように関係職員の協力の下に行われることが望ましい。保育所においては給食部門と保育その他の部門との連絡が十分とれるよう月に1～2回の**給食運営会議**を開催し，給食業務の問題点，献立内容，喫食状況，子ども自身の食べ方や成長など栄養管理の評価や食育のあり方などのほかに施設や設備の改善などを話し合う。

給食運営会議
- 施設長
- 給食関係者（栄養士，調理師など）
- 保育関係者（主任保育士，保育士など）
- その他の関係者（保健師，看護師，事務職員など）

検討事項
- 給食の運営の改善に関すること
- 食事内容及び食事環境の改善に関すること
- 栄養指導，生活習慣指導などに関すること

図10-2　保育所における給食運営会議の一例

厚生労働省雇用均等・児童家庭局母子保健課 監修『児童福祉施設における給食マニュアル』日本児童福祉協会，2002，p.44

表10-4　給食運営会議の業務内容

給食責任者の業務内容	調理責任者の業務内容
① 給食運営会議の開催運営	① 調理の準備
② 栄養管理目標，食品構成などの算定	② 調理（一般調理，特別調理）
③ 献立の作成及び栄養価の算出	③ 盛りつけ，配膳
④ 食品材料の購入計画，発注，検収，保管，受取	④ 食器の洗浄，消毒，収納
⑤ 検食，保存食に関すること	⑤ 厨芥，残菜の処理
⑥ 栄養指導	⑥ 調理器具，機材の手入れ
⑦ 給食の効果の検討	⑦ 給食関係施設内外の環境整備
⑧ 給食関係帳簿の処理，保管	⑧ 衛生管理に関する記録
⑨ 給食部門の衛生管理及び給食従事者の健康管理	
⑩ 給食施設の設備，作業環境などの改善	
⑪ 管轄保健所などとの連絡，連携	
⑫ その他の給食改善業務	

出典：図10-2に同じ

(2) 保育所給食の目標
① 保育所保育指針に沿った食事の提供
保育所保育指針において，保育所給食は乳幼児期にふさわしい食生活が展開され，適切な援助が行われるよう，食事の提供も含む食育計画の実践を行うなど，食べることを保育の一環として位置づけている（第9章および巻末資料1参照）。表10-5に給食年間指導計画の一例を示す。

表 10-5 給食年間指導計画

保育目標	生き生きと遊ぶ子を育てる	具体目標	●丈夫な元気いっぱい遊ぶ子 ●自分の気持ちを表現し，意欲的に遊ぶ子 ●心の豊かさをもった子	給食目標	●食事習慣を身につける ●自分の体に必要な食べ物に興味・関心を持つ

	1期	2期	3期	4期
目標（ねらい）	◆保育所給食になれる ◆正しい食事習慣を知る	◆色々な食品の名前を知る ◆衛生面に関心を持つ	◆残さず何でも喜んで食べる ◆食べ物と体のかかわりについて知る	◆正しい食習慣を身につけ，楽しく何でも食べる
給食室の配慮	◇家庭で食べ慣れた献立を取り入れる　調理に工夫をする（薄味・色彩・量） ◇喫食状況について担任と連携をとる ◇体調の悪い子の食事を担任と連絡を取りながら配慮する ◇盛り付けを少なくしておかわり・取り皿を用意する	◇食中毒に注意する（全職員で確認する） ◇食材を見せ献立名を知らせて食事に関心を持たせる ◇食欲が低下しやすいので口当たりの良い食品を献立に入れる ◇収穫物を料理の中に利用する	◇適温で食べられるように盛り付け時間を考慮する ◇季節の食品を取り入れて旬のおいしさを味わう ◇行事にちなんだ献立を取り入れてかかわりを知らせる ──→	◇苦手な食品・料理をあげて調理を工夫していく ──→
保育者の配慮	□家庭と連絡をとり子どもの食事状況を把握する □部屋の環境作り（花・テーブルの配置） □盛り付け量の調節 □配膳時の身支度・手洗いの徹底	□水分補給を十分にする □食中毒に注意する □子どもの食べている様子などを注意してみる □保育者自身がおいしそうに食べる □食器の並べ方・箸の持ち方を知らせる	□充分に体を動かし食事がおいしく食べられるようにする □行事にちなんだ献立を楽しむことを知らせる ──→	□マナーが身に付き，食事の仕方が上手になる ──→

資料提供　千葉市真砂第一保育所
保育所における食育研究会編『子どもがかがやく　乳幼児の食育実践へのアプローチ』児童育成協会　児童給食事業部　発行／日本児童福祉協会　編集・販売，2004，p.122

② 食育の推進

保育所保育指針では，**食育の推進**（第9章§2の1参照）が明確に示されている。保育内容は，全体的な計画や指導計画の段階で給食内容と連動させる打ち合わせをすることが，給食を効果的に活用することになる。

③ 食を営む力

保育所給食は「食育の目標」（第9章§3の1　表9-5）を達成するため，保育所での食事を通して「食を営む力」（第9章§3の2　表9-6）の基礎を培うことが求められている。これらを踏まえ年齢別の食育のねらいと内容（第9章および巻末資料1，2等）を基に計画し，個人の食生活に添って実践する。なお，第9章の保育所の食育の項を参照する。

(3) 保育所給食における調乳および食事の計画

表10-6は，保育所で提供される年齢区分別昼食・間食の回数であるが，保育時間の長さにより一律ではない。

表10-6 保育所の給食区分と食事時間(例)

	家庭	保育所	家庭	備考
0歳児 離乳期以前:調乳	6時 6時	9時,12時,15時 10時,14時	18時,21時 18時,22時	3時間おきの場合 4時間おきの場合
離乳期	6時 朝食	10時(離乳食とミルク),14時 10時,昼食,15時	18時,22時 夕食	離乳期の始め 離乳期の終わり
1~2歳児	朝食	10時,昼食,15時 (間食)　　(間食)	夕食	
3~5歳児	朝食	昼食,15時 (間食)	夕食	

※延長保育の場合は保育所で,補食または夕食(本章§2の4(3)参照)。

著者作成

(4) 保育所給食の特徴

① 発育段階に応じた食事の種類

保育所給食には,子どもの発育段階に応じた食事の種類がある(表10-7)。

表10-7 発育段階に応じた給食内容への配慮

発育段階に応じた 給食内容	配慮事項
乳汁	① 個別対応による授乳時刻,回数,量,温度への配慮。 ② 冷凍母乳を受け入れ,母乳育児の継続を支援する。
離乳食	① 個別に発育状態,咀しゃくや嚥下機能の発育状況を観察し,食品の種類,量,調理形態,食具等を個人対応する。
1~2歳食	① 咀しゃくや摂食行動の発達を促すよう,食品や料理の種類を広げる。自分で食べたいという意欲を培い,食事を楽しむことができるように,個別に食事内容,食具,食器の種類への配慮を行う。
3~5歳食	① 食べる楽しさが味わえるよう,多様な食品や料理を組み合わせる。 ② 食材を栽培したり,クッキング保育や配膳の準備を行う。 ③ 食物についての話題を増やしたり,行事食や郷土食を取り入れたりする。

著者作成

② 食事提供のために実態を把握する

発育・発達状況,健康状態,栄養状態などについては,入所時に個別に聞き取り(本章§2の4 図10-3参照),その後は次の点を定期的に把握し,給食の給与量に反映させる。なお登所時の視診により子どもの状態を把握し,**個別に対応**する。

㋐ 子どもの成長曲線を調べ,極端な体重の増減などの個別に対応の必要がある子どもの有無を確認する。
㋑ 一人ひとりの子どもについて,日常の生活状況(朝食の時間や内容,活動内容など)や食物アレルギーなどの情報を把握する。

③ 給与栄養目標量の作成
㋐ 年齢区分別の給与栄養目標量を作成

表10-8は,男女が同数であると仮定した保育所の場合の,年齢区分別に算出した保育所給

食の給与栄養目標量の例である。日常生活や保育プログラムでの活動等を考慮し、1〜2歳児、3〜5歳児の年齢区分ごとに、「日本人の食事摂取基準」を用いて、一人1日あたりの推定エネルギー必要量を求める。保育所での給与比率は、1日に必要なエネルギーや栄養素量のうち、昼食では1日全体の概ね1/3を目安とし、おやつでは1日全体の10〜20％程度の量を給与する配分を考える（厚生労働省の給与栄養目標量設定上の留意点に関する通知）。これを基本に、成長や活動量、食生活状況など各保育所の子どもの状況に合わせて設定、評価、見直しをする。

献立による日々の給与栄養量に幅があるので、一定期間の平均的給与量がこの値に近似しているよう献立が立てられる。なお0歳児は個人差が大きいので、個別対応とする。

⑦ たんぱく質、脂質、炭水化物

これらの栄養素については、年齢区分別一人1日あたり推定エネルギー必要量（総エネルギー量）に対する比率で算出する。

おおむね、たんぱく質はおよそ13〜20％、脂質は20〜30％未満、炭水化物は50〜65％未満の範囲内で、年齢区分別一人1日あたりの量を設定する。

とくに脂質は質の配慮として、植物油などn-6系脂肪酸のとりすぎに注意し、魚介類などに含まれるn-3系脂肪酸の摂取に配慮する。

⑨ カルシウム、鉄、ビタミン、ナトリウム（食塩）、食物繊維について考慮する

給食以外の食事状況や、子どもの食べ方の特性等を考慮し、「日本人の食事摂取基準」の年齢区分別推奨量、目安量、目標量いずれかの最大値を一人1日あたりの給与量とする。

⑤ 食事でとりきれないエネルギーや栄養素を間食で補給する

子どもにとって間食は、心を満たす楽しいものであるが、与える時間帯や内容の配慮が必要である。最近、家庭で与える間食内容は、市販のスナック菓子などが多いので、保育所ではできるだけ手作りのものを与え、子どもも食品に触れながら一緒に作る機会を増やすとよい。

④ 献立作成

⑦ 献立

献立作成は保健センターなどの児童福祉担当主管課に所属する管理栄養士の作成した献立を地域の多くの保育所が"統一献立"として使用するものと、独自に施設内の管理栄養士や栄養士がオリジナルで作成している場合がある。口絵の保育所給食に示すように、3〜5歳児の献立のなかで分量を減らし、調理形態を変化させることで利用できるものは1〜2歳児用、離乳期食と年齢の低いものに応用していく。応用できない場合にはその日に使用した食材を利用して別献立を作成し、食事と間食で給与目標量を満たすよう栄養価計算がなされている。

⑦ 季節・地域の特性

行事食（本章§2の7 表10-9）、郷土食、会食や交流食（地域、高齢者、異年齢）、季節や地域の産物の活用、菜園活動や園外活動（いも掘り、田植え、乳絞り）の収穫物利用やクッキング保育も取り入れる。第9章§3を参照する。また子どもが食べたいものが増えるよう、子どもの要望を取り入れる機会を設ける。

⑨ 保育内容との関連性

保育行事とその日のメニューに関連があると、献立を子どもに話すことができ、楽しい食事の雰囲気づくりとして話題に事欠かない。

⑤ 食事の展開の工夫

バイキング給食などで、自分の適量を選択する基礎を養う。

⑦ 豊富な食材を生活の中で

給食はおいしく食べることが重要である。料理は素材の味を大切に薄味を基本とする。彩り

表 10-8 ある特定の保育所における給与栄養目標量（設定例）

① 1～2 歳児の給与栄養目標量（男子）

	エネルギー (kcal)	たんぱく質 (g)	脂質 (g)	炭水化物 (g)	食物繊維 (g)	ビタミンA (μgRAE)	ビタミンB₁ (mg)	ビタミンB₂ (mg)	ビタミンC (mg)	カルシウム (mg)	鉄 (mg)	食塩相当量 (g)
食事摂取基準 (A)（1日当たり）	950	31～48	21～32	119～154	7	400	0.5	0.6	40	450	4.5	3.0
昼食＋おやつの比率 (B%)*	50%	50%	50%	50%	50%	50%	50%	50%	50%	50%	50%	50%
1日（昼食）の給与栄養目標量 (C＝A×B/100)	475	16～24	11～16	60～78	3.5	200	0.25	0.30	20	225	2.3	1.5
保育所における給与栄養目標量 (Cを丸めた値)	480	20	14	70	4	200	0.25	0.30	20	225	2.3	1.5

注）＊昼食及び午前・午後のおやつで1日の給与栄養量の50％を給与することを前提とした。

② 3～5 歳児の給与栄養目標量（男子）

	エネルギー (kcal)	たんぱく質 (g)	脂質 (g)	炭水化物 (g)	食物繊維 (g)	ビタミンA (μgRAE)	ビタミンB₁ (mg)	ビタミンB₂ (mg)	ビタミンC (mg)	カルシウム (mg)	鉄 (mg)	食塩相当量 (g)
食事摂取基準 (A)（1日当たり）	1,300	43～65	29～44	163～212	8	500	0.7	0.8	50	600	5.5	3.5
昼食＋おやつの比率 (B%)*¹	45%	45%	45%	45%	45%	45%	45%	45%	45%	45%	45%	45%
1日（昼食）の給与栄養目標量 (C＝A×B/100)	585	20～29	13～20	74～96	3.6	225	0.32	0.36	23	270	2.5	1.5
家庭から持参する米飯110gの栄養量 (D)*²	185	4	0	40	0.3	0	0.02	0.01	0	3	0.1	0
E＝C－D	400	16～25	13～20	34～56	3.3	225	0.30	0.35	23	267	2.4	1.5
保育所における給与栄養目標量 (Eを丸めた値)	400	22	17	45	4	225	0.30	0.35	23	267	2.4	1.5

注）*¹ 昼食（主食は家庭より持参）及び午前・午後のおやつで1日の給与栄養量の45％を給与することを前提とした。
*² 家庭から持参する主食量は，主食調査結果（過去5年間の平均105g）から110gとした。

食事摂取基準の実践・運用を考える会 編『日本人の食事摂取基準（2020年版）の実践・運用 特定給食施設等における栄養・食事管理 第2版』第一出版，2020，p.84

よく多種類の食品を使った給食を，毎日生活のなかで体験することが必要である。

㋕ 保育士からみた給食評価

子ども用の料理の味付けは，大人の1/2～2/3程度に控えている。職員自身の味付けや献立などの好みの評価を，給食側職員に伝えてしまわないよう注意が必要である。毎日の給食の味付けは，子どもたちの薄味志向を守り，健康食の味付けを覚えさせている。検食の評価は，脂っぽくないか，塩辛くないか，彩りよく出来上がっているか，子どもたちの摂食機能とマッチしているか，調理が品質良く仕上がっているか，調理形態が適切であったか，などという点を子どもの視点で給食側に伝えるようにする。保育士として，味覚の発達や食習慣形成プロセスと給食献立の特徴を知って給食を評価できるようでありたい。

㋖ 摂取量の把握

給食側は栄養管理の評価として，子どもの摂取量を把握する必要がある。この評価のため，

保育士は日々の子どもの摂食傾向を給食側に伝達することが重要である。

⑤ 衛生管理
㋐「命にかかわる」という認識をもつ
　子どもは抵抗力が弱く，食事摂取による食中毒や感染症は，命にかかわることも多い。給食による食中毒や異物混入事故は，**製造物責任法（PL法）**や**食品衛生法**などにより，事故賠償

― 保育の現場から ―

● 文化の違いが食事にもたらすもの

　現代は保育所に外国籍の方が入所する例も多くなりました。当然，日本の常識がすべてではありません。とりわけ食事に関してはお国柄に加えて，その家族で先祖代々引き継がれているものがあるので簡単に説明できるものではありません。その方の歴史を尊重し，お話をよく聞くということが大切です。とくに宗教食となると，結構食べられないというものが多くあります。たとえば，肉がダメだともちろん肉のエキスなどが入っているものもダメですから，料理そのものだけでなく，ソースなどの調味料やベビー用の菓子などにも注意です。また，ここで一つ注意しなければいけないのは，好き，嫌いとの混同です。「嫌いだから食べさせないで欲しい」というのとは話が違います。園では嫌いなものを無理に食べさせることはありませんが，この点についてはしっかりした説明が必要になります。

● バイキング形式の食事

　食事は楽しい雰囲気で食べなければ，どんな豪華なものでも美味しくないですよね。好きな人と食べたなら，更に美味しいですし。では，子どもたちはどうでしょう。一定量の盛り切りで，この年齢に必要なカロリーだからこれだけは食べなくてはと決まっていて，もし無理じいされているとしたら，楽しいはずの時間は悪夢の時間になってしまいます。「これ大好き，おかわり」といった時に「あなたの規定量はおわり」なんていうことになったら。「お家で食べるのと同じくらい保育園で食べるのが好き」と言ってもらえるためには，保育士となったあなたならどのような保育内容を考えるでしょうか。

　そのような時，先輩の保育士は考えました。「私たちレストランのバイキング料理好きよね」「そうそう，好きなものを好きなだけ食べられるって魅力よね」「子どもたちにも経験させたいわ」「きっと喜ぶわよ」「栄養士さんや調理員さんに食べやすい献立を一緒に考えてもらってね」。こうやって子どもたちに食事に興味をもってもらい，「あてがいぶち」ではない食事環境をつくりました。自分で食事を選べること，自分の食べられる量を自分で考えること，好きなもの，嫌いなものを表現していいこと，など立派な自立への一歩です。

　年齢によってできること，できないことがありますから，保育士はその辺の把握はしっかりしなければなりません。バイキング形式にすると好きなものばかり選択して，栄養バランスが崩れるという懸念もありますが，実際の子どもの様子からすると，たしかにそういう子どもも出てきますが，一方では，自分で「栄養バランスをとらなきゃ」と律する子どもも出てきます。ほかの日でバランスをとりますから，一日のみの食事でそこまで目くじらを立てなくてもよいでしょう。2，3歳は食べたいのに食べられなかったということがないようにうまく補佐をします。4，5歳になると，繰り返し教えているうちに自分にとっての適量を，主食・主菜・副菜とバランスよく選ぶこともできるようになります。発達年齢に応じた対応が必要です。いつもは嫌いなので我慢して食べていたけれど，今日は堂々と食べずに済んだと嬉しそうなときは，それを認めるなどといったことも必要です。毎日バイキング形式がいいということではありません。いろいろ多様な方法を考えてみてください。

請求の対象となるものであり，保育所経営にかかわる事態になることもある。

ⓘ「大量調理施設の衛生管理マニュアル」

食中毒を防止するため，児童福祉施設等では**大量調理施設**衛生管理マニュアルに基づいた衛生管理体制を確立する。主なものを以下にあげる。①原材料および保存食品の検収を実施し，記録する，②加熱調理における中心部の**加熱を75℃，1分間以上**とする，③シンクを用途別に分けて使用する，④調理後の食品の保管を10℃以下（冷蔵庫）または65℃以上（温蔵庫）で行う，⑤調理後2時間での料理の廃棄，⑥事故を防ぐため配食前に1人分の給食を食し，不適切な場合は代替品を用意するという**検食**の実施，などである。食中毒が起きたときの原因究明に備え，生の食材と料理を各50gずつ**2週間冷凍保存**する義務がある。

ⓒ 自分自身の衛生管理

食中毒防止のうえで，保育士として最も重要なことは，**手を洗う，検便で健康保菌者でないか調べ，接触感染源を絶つ**ことである。

4．保育所給食の実際

(1) 保育所給食と保育者のかかわり

① 入所時の対応

入所時の面接において，現在までの食事歴（図10-3）や保育所に対する食事に関する要望を聞き，保育所の方針に理解と納得を求める説明を行う。

● 保育の現場から――入所時の面接・面談

入所が決まったときの面接で，他の項目と一緒に，食事のことも詳しく保護者の方からお話を伺います。保護者は入園できた喜びとともに，それ以上の不安をもって面接にきます。まずは全部聞くことが大切です。具体的な項目は，多岐にわたります。母乳か人工栄養か混合栄養か？　離乳食の段階はどこまで進んでいるのか？　誰と食べているのか？　食事の時間帯は？　好きなもの，嫌いなものは？　使っている食事をするための道具は？　アレルギーの有無は？　もしあれば，その対象食材とそれへの対応の程度と方法は？　などです。それらの面談内容を基に園での保育を進めます。アレルギーや病気，障がいに関することなど，医療的な対応に関する事柄は必ず診断書も用意して頂き，保護者と了解事項を一つひとつ確認して方針を決めます。なお，それらの医療的な事項以外で，食事や生活習慣などについて問題点や疑問点（課題）を感じてもその場ですぐに指摘しないほうがよい

```
        入園面接用紙
          年　月　日：担当
園児名　　　　　　　　　　
          （H ． ．生）　か月
○今までの様子


○ミルク
・母乳・粉乳
・哺乳瓶の種類
○食事
・アレルギー：有・無　　宗教食（食文化）：有・無
・食事の段階（進み具合や食べる量）
・好き嫌いなど
○睡眠
・睡眠のリズム
・寝かせ方
○好きなおもちゃ



○備考
・登園日　　　　　・初日の登園時間
・保育時間
```

図10-3　入園面接用紙
社会福祉法人恩賜財団母子愛育会
東京都認証保育所ナーサリールーム

でしょう。その場で話して効果的に改善できそうな場合は構いませんが，たいていそうでないことが多くありますので，実際に入園して信頼関係ができてから，話していくとよいでしょう。決して焦らないことです。その子と保護者を取り巻く生活状況全体を把握していきながら，徐々に確実に対応していきます。

② 登所時の対応

毎日登所時に**視診**と会話を行うことにより，朝食摂取状況の把握などを通して，食育につなげていく。

● 保育の現場から──視診

朝，登園してきて子どもを受け入れるときは，必ず全身の状態をチェックし，変化がないか見ます。これは「さあ，始めますよ」というような大げさなものではなく，何気なく朝の挨拶をしながら，あるいは「今日はお天気がいいから，みんなでお散歩にいきましょうか」などと会話をしながら，さりげなく進めます。そして，保護者に「変わりありませんか？」とか，昨日なかった傷などがあったら，いつ，どこで，を確認します。「便がやわらかい」あるいは「下痢便がでた」ということがあったら保護者とよく話し，必要なら，配慮食とし，油抜き，あるいは離乳食などの段階を落とし，食べやすいものなどに食事を変更をします。これは，もちろん，栄養士，調理師とも最終的に確認します。これも職員間の連携が大切です。

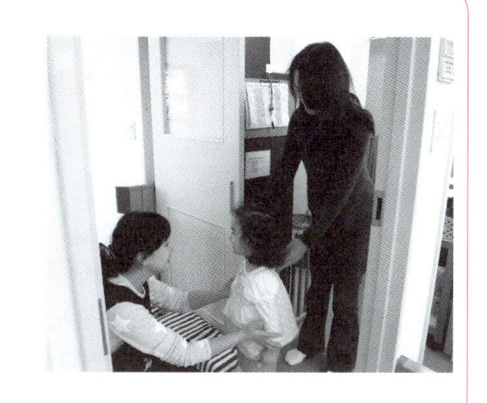

③ 食事環境への配慮

㋐ 部屋の清掃および採光や安全性に配慮した食事空間

食事をする環境は清潔にする。部屋の中を片付け，床のごみや汚れをふき取る。集団保育では，子どもの年齢に合わせて，片付けや清掃を教えることも大切である。床を掃く場合は，窓を開けて部屋を換気しながら行う。

㋑ テーブルといすの準備

食事をするテーブルの上部といすの汚れをふき取る。子どもたちは，保育士と一緒に食卓の準備をしながら，清潔な環境で食事をする習慣を自然に身につけることができる。

子どもは，集団の中で行動をともにすることにより健康的な習慣を無理なく自然に学ぶことができる。とくに，1歳半くらいの子どもは盛んに模倣をする時期なので，基本的な生活習慣を身につけさせることが容易である。保育者は子どもの発達に合わせて適切な健康教育を行うことに留意する。

㋒ 食器，食具への配慮と飲ませ方，食べさせ方

第6章 §2の4 (2) 幼児の食事支援の方法を参照する。

④ 食事のための手洗いと身支度
㋐ 保育士
　保育士は，手を洗ってから清潔な食事専用のエプロンと三角巾を身につける。<u>手洗い</u>の方法は，後述する図10-5のとおりである。
㋑ 子ども
　<u>乳児は自分で手洗いできない</u>ので，保育者が子どもを抱いて手を洗うか，おしぼりタオルで手指を清拭（せいしき）する。
　幼児には，食事の前に排泄（はいせつ）するように声をかける。排泄の後には必ず手洗いをさせる。子どもの年齢に応じて，手洗いに興味をもたせて，子どもが自発的に行う環境をつくることが大切である。感染予防のために手ふきタオルやハンカチは共用せず，一人ずつ用意させる。

⑤ 手洗いの意義と手順
㋐ 手洗いの意義
　身体のなかで最も細菌が付着しやすいのは手指である。<u>手洗い</u>は，<u>感染予防</u>の基本であり，保育士が日常の保育において正しい手洗いを実施することは集団保育における感染予防のために重要である。
　<u>手洗いは健康的な生活習慣の基本</u>となるので，乳幼児期の健康教育の重点となる。登所時や帰宅後，食事前や排泄後などに手を洗う習慣は，早い時期に身につけさせたい。

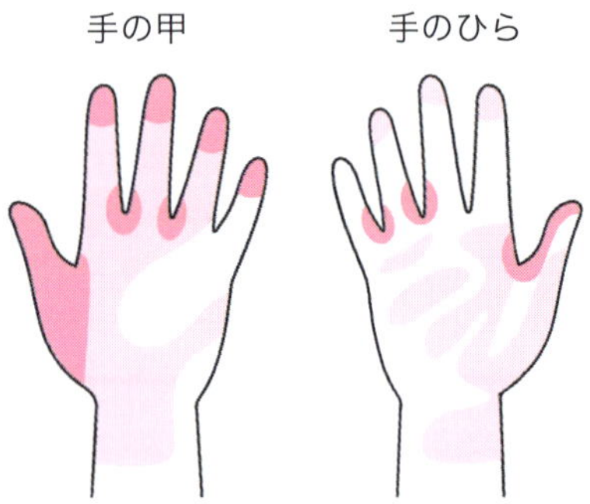

図10-4　手洗いミスの多い部位

㋑ 手洗いの要点と手順
　ⅰ　手洗いの手順は図10-5のとおりである。まず，流水で手を十分に濡（ぬ）らす。次に，<u>液体せっけんを用いて爪先や指の間などの手洗いミスの多い部位（図10-4）に注意して洗い</u>，流水でよくすすぐ。
　ⅱ　子どもは，遊びで泥や砂，粘土，絵の具などを使用するのでいろいろな汚れが手に付く。手に付着した泥や絵の具などは，まず流水でよく洗い流すことを教える。その後，固形せっけんあるいは薬用せっけん液を用いて手洗いする。
　ⅲ　手をすすぐときに，水がはねないように注意する。子どもには，濡れた手を振り回さないように教える。
　ⅳ　洗い終わったら，手に残った水分をペーパータオルでふき取る。<u>手ふきタオルの共用は感染の原因</u>になる。保育士や教職員は，使い捨てのペーパータオルを使用する。
　ⅴ　子どもの手ふきタオルは各自用意し，風通しのよい場所に名前や印を付けて下げる。子どもには，自分のタオルを使用することを教える。タオルが湿ったら乾いたものに取り替える。

㋒ 手洗いに使用する薬剤・薬品とその管理
　日常的な手洗いは，液体せっけんを用いて手を洗い，流水で十分にすすぐ方法でよい。<u>手洗いを頻繁（ひんぱん）に行うと"手荒れ"が起こりやすい。これは，皮膚（ひふ）の脂肪分が失われて，皮膚の表面に細かいキズができている状態である。健康な皮膚を保つためには，手洗いのあとに保湿クリームを塗り，皮膚の乾燥を防ぐことが大切である。</u>
　感染性胃腸炎が発生した場合，保育士は患児の排泄物や吐物の処理をするので，手が汚染される。他の子どもへの感染を予防するために，徹底した手洗いと手洗い後の**アルコール消毒**を行うことが必要である。また，感染症が発生した場合，消毒薬を用いて洗面台，便座，床等を

① 袖をまくりあげる。② 流水で手首から先を十分に濡らす。③ 液体せっけんを手につけて泡立てる。④ 手のひらを合わせ，よくこする。

（※①〜④イラスト省略）

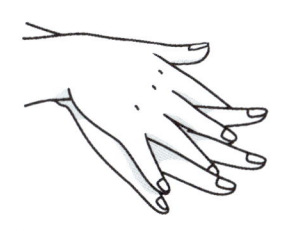

⑤ 手の甲，指の間を十分に洗う　　⑥ 指先，爪の間をよくこする　　⑦ 指の間を十分に洗う

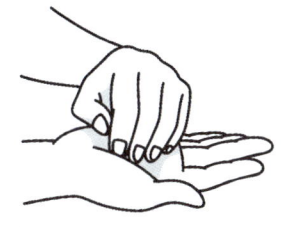

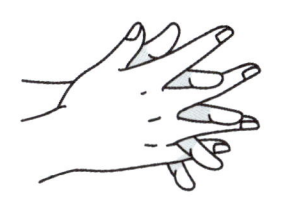

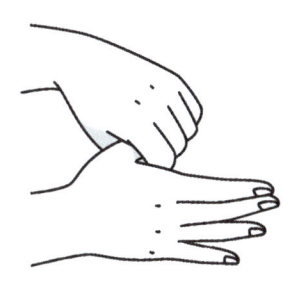

⑧ 親指と親指の付け根を握ってねじり洗いする　　⑨ 手首も忘れずに洗う　　⑩ 指から指先までよく洗い流す

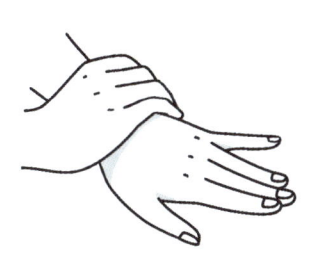

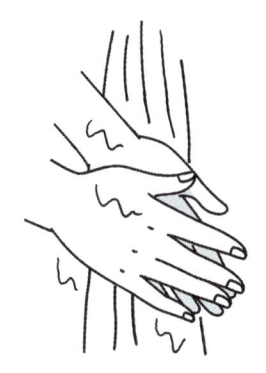

図 10-5　手洗いの手順

清拭する必要が生じる。これらの薬剤を常備し，安全に保管することが重要である。
　保育士は病児からの感染を予防し，他の子どもに感染を媒介しないように，感染管理に関する正しい知識と技術を習得し，保育施設の感染予防対策を具体的に実施する責務がある。

⑥　盛り付け，配膳の留意点
　盛り付け，配膳の留意点を以下にあげる。①発育・発達に応じた個別対応を行う。②温かい料理は温かく，冷たい料理は冷たく適温での配膳を行う。その日の活動量に応じておかわりもできるよう配慮する。③子どもの目の前で料理の出来上がりを見せるようにする。④子どもに配膳の手伝いをさせる場合，食事の目安量を確認させたり，適量を盛り付けることができるよう工夫し，器具を子どもの扱いやすいものとする。

―――― 保育の現場から ――――

● 盛り付けるときの対応
　食事量も，成長に必要なエネルギーをとるためには大切なことですが，無理じいになっては，つらいものになります。そのようなとき，たとえば，一貫して一定量を盛り付けるというより，「いっぱい」「少し」「おかわり」などという子どもの要求に合わせたり，また，バイキング形式にして子どもが好きなものを自分で選んで，食べる量の調整を自身でしてみるなど保育の流れを工夫しま

す。個別の場面ではその子自身の判断や選択を尊重しながらも，食事の全体としては，栄養バランスが取れるようにかかわり，配慮するという視点が重要です。もちろん，すべてを完璧にすることはできませんが，その現実のなかで，できるだけの最善を考え，その子の個性に応じた様々な機会設定やかかわり方の工夫を重ね，その経験から多様で楽しめる食事の仕方を用意できるようになることも保育士の大切な専門性の一つです。

● **配膳・片付け**

　幼児組になると，「自分でできることは自分でする」が食事の場面でも指導計画のなかに入ってきますし，「お当番」というお友だちや自分より小さい子のお世話をするということもでてきます。年齢にあった「お当番の仕事」は誇らしく，やりがいのある役割です。子どもたちが，「いっぱい食べる？」「少しだけ？」など量を聞いて盛り付けてあげたりする姿は，なかなかのお兄さん，お姉さんぶりです。「ごちそうさまでした」をしたら，自分の食器を配膳箱まで下げることも「自分でできることは自分でする」ということになります。初めは一枚のお皿から，年長組になれば重ねる順番も上手になってさっさと片付けていきます。自分の食べたテーブルの上は，きれいにして台布巾でふくなども上手です。保育所もお家と一緒です。特別な世界ではありません。日常の生活が大切です。

　保育士は，ともすれば「当たり前」で過ぎ去って，意識にのぼらないような日々の「生活」の出来事のなかに人としての「育ち」の要素を読み取って，子ども自身がそれを伸ばしていけるよう，それらの要素を意識して対応していけるような志向性や資質が大切です。

⑦ **食事時間における声かけとかかわり**
⑦ **保育士のかかわり**

　食事時間における保育士と子どものかかわり方は，保育士個人の日常生活の食習慣により異なり，個人の食生活歴に影響されていることが多い。保育士の素養として，保育士自身が日ごろから食に興味をもち，生活のなかで適正な食べ方を実践してみる経験が，保育士の質の向上につながっている。保育士自身，作る人とのかかわりや食品にまつわるエピソードなどの情報源が少ない場合には，給仕やはしの持ち方などしつけに終始してしまうことが少なくない。

　保育士は自らの食に対する態度が，子どもの将来の健康な生活基盤を築く重要な時期の手本になると認識し，自らが食べることを楽しみ，保育士を志した学生のときから食に興味をもった生活をすることが求められる。

④ **毎日の献立の特徴を子どもに伝える**

　給食の献立は，栄養・食教育の媒体としての役割をもっている。子どもたちは，自分が食べている食品や料理に興味をもつことが，食べる力の原点になる。食事の時間は，まず，自分の食べるものがどんな料理名か，その中に見える食品の名前が何であるか興味をもたせることが重要である。保育士自身，自らの食への興味をもつことが保育の専門家として必要であることを先に記述したが，"おいしいものを食べるのが好き" というグルメ志向とは異なる。食品や料理を知っていることは，将来，健康に生活するために，何をどう食べたらよいか自分で判断できる基盤として重要である。毎日，バラエティに富んだ給食献立は，季節感や動植物の命，五感での味わい方，健康やいわゆる "おばあちゃんの知恵" とよばれる様々な生活上の知恵，などの教育内容がコンセプトになっている。子どもがわかりやすい内容に構成して伝えることも，給食を食べる時間を保育として進める方法に加えてほしい。また，行事や季節感を取り入れた献立のときには，その由来や，行事にまつわる出来事（本章§2の7　表10-9参照）なども

話せるようにしたい。

⑦ 食べ方が気になる子どもへの対応

クラスのなかには，食べ方が気にかかる子どもが数名いることが多い。"よくかまない"は，1～2歳児だけでなく，3～5歳児でもみられる。幼児期の食べ方の不適切さは，小学生になって直るのではなく，むしろ固定化し，直すことが困難になりやすい。日常的にかまないために，のど越しのよい軟らかいものを与えることになり，やがてはしを使わない洋食の脂の多い料理を好むようになりがちである。いつも似たような料理を食べ，摂取食品数が少なくバランスよく食べることに興味を示しにくいメタボリックシンドロームの食習慣が形成されることも多い（第7章§3の3，第11章§3の2参照）。

⑧ かまないで食べる子どもへの対応

栄養士，看護師などの専門職員と保護者の協力を得て対応することが原則である（第6章§5の4を参照）。

㋐ 現状把握を行う

食べ方の不適切さは保育士自身の自己判断ではなく，複数で判断して直すべきもので，現状を把握したものから対応策を計画するとよい。

① 成長曲線の異常はないか　　　② 歯や咀しゃく機能は正常か
③ 手指の機能に異常はないか　　④ 施設内で気になる行動はないか
⑤ 家庭での食物は軟らかいものばかりなど偏りはないか
⑥ 家庭で食事の際，威圧的，または無理じいなど大人のかかわりに問題はないか
⑦ 食べる意欲はあるか
⑧ 特定の食物だけに起きる現象か

必要であれば，保護者に状況を説明し，家庭の状況を聞くとよい。

まれに，保護者には，"かんでいない"食べ方に違和感をもたないなどの場合がある。保護者の"子どもの食べ方に気がつく眼"の育成も含めて，食べ方や偏食傾向に気を配ることも生涯の食べる力の基礎をしっかりさせることにつながる。

㋑ 食べ方を直す取り組みの留意点

保護者に状況を説明し，声かけなどをすることを話しておく。

実態の把握から問題点を絞り込み，改善計画は問題点を改善するための目標をあげておく。子どもの立場になって改善計画を考えないと，食事時に近づいて「さあ，もぐもぐしましょう」としつこく迫ることになり，食べる意欲や食事の楽しさもなく，「食事は不快な時間」の記憶が一生残ることになる。

食べ方の不適切さは，授乳期からの生活リズムや，親と子どもの関係の築き方，食事をおいしいと共感する経験など，その子どもの生きてきたプロセスに原因があることが多い。

そのため，改善計画の設定は，卒園までの長期，1～2年後の中期，1か月後や2～3か月後などの短期の計画として目標を決めて実施し，記録，分析，評価をすべきものである。

保育士は，今後増加する偏食等の対応では，食を通じた子どもの健全育成の担当者として，確実に保育所における食育に関する指針などを理解して対応し，他職種との連携が望まれる。

⑨ 食事の評価・改善

食事の実践にあたった全職員による記録を基に，評価と食事内容の修正を行い「食育」の一環として給食の運営を改善する。

― 保育の現場から ―

● あいさつの意味

いろいろな文化を伝承していくことは、大変重要なことです。たとえば、食事のときのマナーやあいさつの意味などを知らせていくことも大人として、保育士として大切です。食事のあいさつの意味は、食べ物への感謝、またそれが自分の目の前にこうして並ぶまでにかかわってくれた人への感謝、「食べられる」ということを通じての「世界全体への感謝」であるともいえましょう。

一昔前では家族でそろって食事をし、また学校給食などでは、（その指導方法のよしあしは別としても）食事のときに全員で配膳されたごはんを前に着席し、一斉に「いただきます」、「ごちそうさま」のあいさつをしていたイメージもあるかと思いますが、近年の食事状況は大きく変わってきています。まず家族でそろって食事をするのが大変難しい忙しい社会です。また、保育所での状況も以前とは変わってきており、保育士は食事時に子どもたちと一緒に食べるということは私の園ではありません。保育士はそれぞれシフトの合間で各自でお弁当などの食事をとります。したがって子どもたちの食事の時間は、保育士にとっては保育の時間になります。また、子どもたちも「全員がそろって一斉に」ではなく、5～6人のグループで配膳がそろったところから順次、「いただきます」と食べ始めていきます。

かつてとは違う状況の変化が進行するなかでも、やはり、食べ物についての尊さと感謝を忘れないように努めることは大切です。

根気のいることでもあり、また食育にも通じますが、野外での自然体験や食物の栽培活動など、保育におけるあらゆる日常場面で、食につながる"生きた感覚"を子どもたちのなかに自然に育まれるように配慮し、取り組むことが必要です。これには保護者も含め、保育士自身も単なる「消費」としての食事ではない、食への"生きた感覚"を取り戻し、実践する必要があります。日々の生活、保育のなかで大事にしたい事柄です。

● 食事の言葉かけ

また、子どもは、大人から教わるよりも、お友だちのなかから何倍ものスピードで多くを学ぶことが日常接しているとよくわかります。たとえば、あまり好きなものではなくて、食事が進まない場合、「食べないと大きくなれないわよ」などという言葉より「○○ちゃんは、これおいしいの？ よかった。いっぱい食べてね」などと、周囲の子どもたちに褒めながら声をかけ、場を盛り上げると、全然食べる気がなかった子も急に一生懸命食べだしたりします。そこですかさず「あれ、頑張っているのね。すごい。嫌いだけれど頑張ってみようってえらいな。さすがお兄さんになったのね、嬉しいなー」なんて言ったら「おかわり」までついたりすることもあります。保育所給食の良さは好きな友だち、仲間と楽しく食べられるということが、何よりもの栄養になるのだと思います。食べない、食べられない子どもにつらさを感じさせることなく、友だちや周囲とのよい相互作用のなかで、その子の自発的な発奮が促されるよう配慮することが大切です。

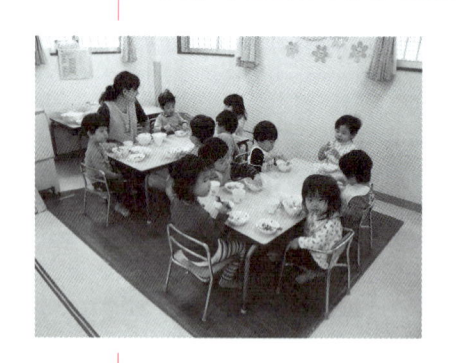

●「言葉かけ」の考え方

食事場面（それだけに限らず保育場面全般にも見受けられますが）で、実習生や若い新人保育士さんたちのなかには、食事をしている子どもたちを前に、何も声をかけられず無言で戸惑っていたり、

あるいは子どもたちに「ああよね，こうよね，次どうしようね」などとひっ切りなしに，過剰なほど働きかけている姿を目にします。過剰にかかわっている人に聞いてみると，「そのようにしないと，自分が働いていないとみられるのではないかと思ったのです」との返事でした。いずれの場合にも，「人とかかわる」ということについての不安があるようです。そのようなことも背景にあるのでしょうか，「言葉かけ」についても，何か「こうすればうまくいく」，「このような言葉をかければうまくいく」などと"「言葉かけ」信仰"のような誤解があるように思います。「言葉かけ」という実体はありません。「声（ことば）をかける」という行為があるのです。行為には必ず「なぜそうしたか」という動機があります。子ども自身の健やかな育ちを支援するために保育士がいます。保育士は様々な食事場面のなかで，その具体的な支援をどうするかという視点から，こう対応しよう（かかわろう，声をかけよう）と行為の動機が生まれるものだと思います。行為の結果として出された言葉にのみとらわれずに，その基になる動機を大事にしてください。

　もちろんこれには，多くの経験と豊かな人生経験の学びが必要で，そう容易ではありません。でも，身近で簡単なところから始めることができます。家で，親御さんやきょうだいたちと，学校でクラスメートや先生たちと，クラブ・サークル活動で，あるいはアルバイトや趣味を通じてなど，いろいろな人と話し，ぜひ豊かな人付き合いをしてみてください。保育現場で子どもたちを前にして不安になる前に，少しでも自分を豊かにできるといいですね。きっとそれが何よりの「言葉かけ」につながると思います。

● 保育所ではいすに座って食べるが家では立ち歩きで困っていると言われた事例

　たしかに，こういう話はよく聞きます。なぜでしょう。保育所ではいい子，お家ではわがまま。でもちょっと考えてみてください。これが逆だったらどうでしょう。想像するとわかりますよね。お家だから，甘えてわがままして，結局叱られて泣いてひと騒動になるのです。保育所などの集団生活ですとやはり，子どもはいい恰好をしたいものです。逆に，そうでなければ，お友だちが「おかしいよ」などと声をかけたりします。新入児の1，2歳児位は特にこのパターンが多いのですが，だんだんお友だちと同じように最後まで座っていられるようになります。保育士も「食事中歩き回るのは，迷惑ですからやめましょうね」などとその都度声をかけます。

　お家で「保育園ではすごく上手に食べられるのですって，先生褒めてくれたわよ」「へー，見せて欲しいな」などの会話から，急にお兄さん，お姉さんになったりします。おだてるのではなく，上手に食べられていることはしっかり褒めることも大切です。

● 食べる順序

　食事のマナーのなかで，気になることがあります。特に保護者の方にいえることですが，子どもに対して「ごはんよりも，おかずを食べて欲しい。栄養バランスのよいものから食べさせたい」という考えをもっている方が多いということです。いわゆる「交互たべ」三角食べの問題です。ご飯にはご飯の，野菜には野菜の，魚には魚の，肉には肉の栄養素があり，それゆえ，それぞれまんべんなく食した方がよいということは確かですが，子どもはそうはいきません。「好きなのものから食べてしまう」「一皿ずつ食べていく」ということ（いわゆる"ばっかり食べ"）はよくあります。これも，先述のあいさつの問題とも関係しますが，頭ごなしの指導は意味がありません。一品だけ食べていく子どもには「変わり番こに食べたらおいしいわよ」などと，適宜，声はかけます。このようなことにはむしろ，食育の内容やふだんの保育活動での，食や自然に関する物語やエピソード，体験，知識などの方が大きくものをいってきます。子どもも漠然とではありますが，「バランスよく，いろいろなものを食べた方がよい」ということは何となく，頭では理解しているものです。子どもの自然な行動を褒めたり，認めたりしながら，保護者の期待（それはそれで受け止めますが）はさて

おき，まずは，いろいろなものを口の中で味わうおいしさ，楽しさを子ども自身が自分で見つけられるよう環境構成に配慮し，粘り強く見守り，支援することが必要です。

(2) 家庭への給食情報の提供
① 食に関する情報提供，情報交換

保育所での食事に関しては献立表の掲示や給食サンプルの展示によって，保護者に対して実態を示して情報提供が行われている。また連絡帳によって，1日全体の栄養管理の観点から，家庭に日々の献立を示し，子どもの喫食状況を知らせている。給食をどのくらい食べたのか，会話や元気の有無などを記入する。収穫など食育プログラム実施の日は，食事時に子どもへの話題提供のヒントを記入し，その会話風景などが折り返し記入してもらいやすいようにすると，家庭への支援状況が把握しやすい。

② 食育
食育は保育所，家庭，地域が連携し，協同で進める必要がある（第9章§5の1 図9-3と図9-4を参照）。保育所の有する専門的機能を地域住民のために活用し，子育て家庭への食育の発信拠点となることが期待されている。そのためには未就園の子に対する支援を含め，食に関する講習，相談会，調理実習，試食会，園だより，給食だより，レシピの提供などが求められている。

―――― 保育の現場から ――――

● 献立，サンプル掲示

給食だよりは栄養士が作成しています。毎月1回1か月分の献立表を家庭に配布して，日々の献立を見て家庭での参考にしてもらいます。それによって昼食と夕食が重複したりしないようになります。献立と旬の食材の紹介や，調理法などちょっとしたコメントが載っているお便りです。ご家庭への食に関する情報提供の役割もあります。

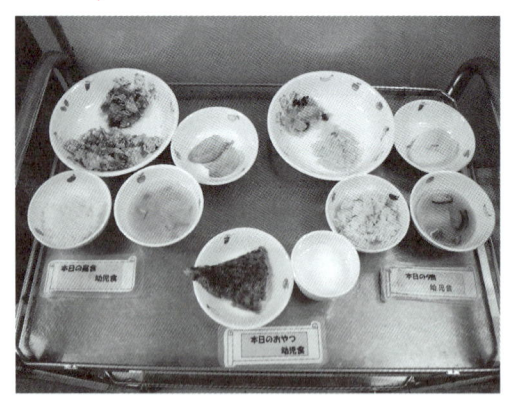

また，毎日，昼食，おやつ，補食，夕食すべてを，園の入り口付近にサンプル提示します。「こういう風に調理したら食べやすいですね」などと，園の献立表の横に展示された「本日の給食サンプル」を見ながら保育士と会話をする保護者の姿もみられます。子どもに「おいしかった？ お家でも作ってみようか」などと子どもに話しかけ，楽しいひと時が生まれるきっかけにもなっています。

食事サンプルの展示はご家族への理解を促進するとともに，園が提供している食事について，保護者に対しての説明責任を果たすということでもあります。安全や衛生管理にも万全を期すということです。離乳食は段階的に進められる食事ですから，すべての見本を並べるのは無理です。そこで，デジタルカメラで撮影し，保護者の方にお見せすることもあります。

一方，保育所では安全管理の観点から法律により，保育所で出すすべての食事について，別途で1セットを一定期間（最低2週間）保存しています。この保存された食事は，（あってはなりませんが）万一の衛生管理上の問題（食中毒や感染症など）が発生した際の保健所への提出資料ともなります。

§2 児童福祉施設における食事と栄養

● 園だよりの活用

園だより（図10-6）について，私の園ではだいたい月1回，月初に発行することが多いですが，各園様々でしょう。園長からのメッセージやその月の行事，その月に誕生日のくる子どもの紹介をしたり，あるいは，今月の歌の紹介，各クラスから子どもたちの様子や，特集を組んで一つのことをテーマに掘り下げて，保護者の方に子育ての情報提供をしたりなど，それぞれ読みやすいように工夫がされています。昨今はパソコンで作成するので，ますますカラフルでカット入りの読みやすく，楽しいものが多いようです。

たとえば，「食」に関することであれば「忙しい朝の超簡単なごはんの作り方」とか「午前中，ボーッとして遊べない子は夜更かし，朝食抜きで体が動かず活動できません」などと現実の子どもの姿を知らせて，問題提起をすることもあります。

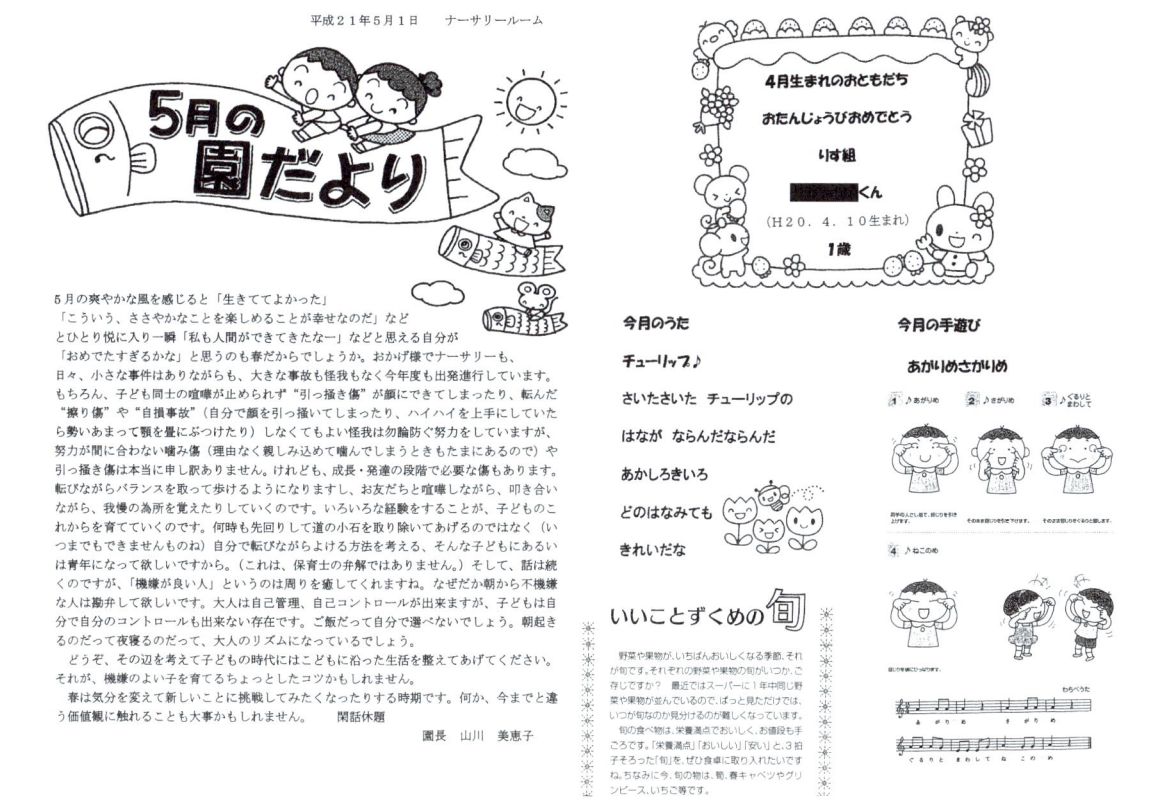

図10-6 園だより（2009年5月号，4月号より一部抜粋）

社会福祉法人恩賜財団母子愛育会東京都認証保育所ナーサリールーム

(3) 保育所給食に対する多様なニーズへの対応

近年，保育所は，社会の動向を反映し，少子化支援対策等の役割などから，**延長保育，夜間保育，休日保育，一時保育，病児保育**など，多様なニーズへの対応も求められ，食べることの支援体制づくりも必要になっている。延長保育や夜間保育での食事面への対応（**間食や補食10％程度，夕食は25〜30％を目安**）や一時保育でも食事の内容や雰囲気に慣れないことへの対

応や配慮が求められている。食の支援体制は，**食物アレルギー**についての対応面は整備されてきた（第12章参照）。しかし**体調不良児に対応**（第11章参照）した食材や調理形態への対応や**障がいのある子どもへの対応**（第13章参照）はいまだ整っていない状態である。その他，地域の子育て家庭への育児支援として離乳食作りや講習会・講演会等も求められている。

保育の現場から

● 延長保育

保育所では，まずだいたいどちらの園も，食事の提供をしていると思います。今，朝食もだしている園もありますし，延長保育を行っていれば補食を，夜間保育を行っているところは夕食も提供しています。子どもたちが健やかに育つよう，栄養バランスのとれたものを一定の時間に食するということは，特に乳幼児期にとっては大事な生活リズムの基本です。

食事においては，多忙な現代社会のなかでも特に朝食などは，働いている家庭においてはゆっくり食べられることは少ないでしょう。唯一家族そろってとれる機会が夕飯になるというのが大半の姿ではありませんか。しかし，「夕食も保育所で」となると，そのチャンスがありません。今の社会の仕組みがそういう家庭をつくっているといえますが，そのままでいいとはいえません。

夜間保育を実施している園では，せめて家庭的な雰囲気での食事をと環境設定などを工夫していますが，利用者が増えつづけていることは確かで，100名園児がいるなかで，40名近くが夕食にかかるとなると，そううまくはいかないのが実情です。課題は山積しています。補食は家庭での夕食までの補いという形ですから，軽いものにして夕食に影響がでないものを提供します。子どもにも「おかわりはしない」と約束をすることが基本的な考え方になっています。

● 地域への取り組み（その1）

地域への取り組みの一環として，子どもたちに好評の献立メニューから，「献立レシピカード」を作成し在園の保護者をはじめ，地域の方にも差し上げたりして活用頂くといった情報発信もしています。これは，大変好評で，地域の家庭に，栄養バランスのとれたおいしい食事の情報を提供できることになり，食生活の向上の一助になればと考えています。とくに核家族化が進み，共働きで，多忙な若い夫婦の家庭などにとっては，料理の情報の有無はその上の世代にどう育てられたかにより，かなり差異がありますから，栄養や食そのものだけでなく，食文化の提供（継承）という側面も含めて，重要な情報発信といえるのではないでしょうか。

● 地域への取り組み（その2）

身近な子育て支援として体験保育などがあります。地域の方が保育参加されたときなどは給食を提供して，実際に味見をしていただいています。その際に，子どもに対する職員の食べさせ方などの方法も見てもらい，保護者の方に体験してもらえるようにしています。家でも活用できる技術や子育てのコツを取り入れていただけたらと思っています。これらのことは，各園それぞれにいろいろな事業として行われています。「百聞は一見にしかず」ですから，保育士を目指すみなさんも実習の際に意識して注目し，あるいは身近な機会を捉え，足を運んで実践してみてください。

5. 児童養護施設の給食

(1) 対象者の特徴

児童養護施設の入所児は，離婚や親の心身・健康上の理由などで養育ができない児童である。最近の傾向では，親のいない子どもは減少し，ネグレクト（養育放棄）などの虐待により子どもの安全確保を目的に措置されるケースが多い。児童の入所前状況は，成長期にふさわしい食生活にはほど遠く，カップめんや市販弁当，スナック菓子，ジュースなどをいずれも少量，1日1回の食事など不規則に与えられるため，飢えていて家庭で調理をした食事を楽しんで食べた経験がないことも多い。そのため，不規則な食事時間，欠食，偏食，孤食などの問題をかかえている場合がある。

入所直後は，見ず知らずの人々になじめず，規則正しい生活環境変化のショックと，食べ慣れない食事が，親と離れた複雑な心境に大きくのしかかるために，子どもの心的負担は計り知れないものがある。

(2) 給食の役割

児童養護施設の給食には以下の3つの機能がある。

① 成長期に見合った栄養量を補給する。
② 将来健康に自立して暮らすための食習慣の形成・食事準備のスキルを身につける。
③ 心を穏やかにさせ，安心できる食事内容と時間を与える。

児童養護の観点では，毎日の生活スタイルをなるべく家庭に近い状態にするよう年齢の低い子どもから高校生を少数の縦割りにした生活にする小規模グループホーム型での養護を行う傾向にある。

給食の提供の面から，配食された分量の一部を，家庭のようにおかわり用に残し，食欲がある子どもの分とすることがある。このような形態の場合，個々の子どもがどのくらい食べているかを把握することは難しい。

子どもの成長曲線に，著しい体重の増減がないか，日常行動や見た目の元気さに普段と変わったことがないか観察し，記録する。

(3) 給食で給与する栄養量の決定

施設に入所する子どもたちの入所前の栄養状態は，決して良いとはいえない。入所直後は，偏った食生活が続いたことにより，バラエティに富んだ給食が食べられないことも多い。保育士や児童指導員などからの心のケアにより給食が食べられるようになり，子どもの様子も変化する。施設の食生活は給食であるため，一般家庭のように，準備してもらえないことによる朝食欠食にはならない。しかし，精神的な部分が食べ方に及ぼす影響因子が大きいので，入所児童の成長曲線の観察，評価は欠かせない。給食では子どもたちの健康情報から「日本人の食事摂取基準」により必要な栄養量を算定し，給食で給与すべき栄養量を決定，評価を行っている。

(4) 児童養護施設の食生活の特徴

① 食生活の自立支援

18歳以降，施設を出て自立することを余儀なくされる。そのための食生活の自立支援が必

要である。食品の購入・調理・盛りつけ・食器洗いなどのプロセスにふれる機会が少ないが，いくらでどんな食品を買い，どのような調理用具が必要かなどの，食事作りや食事にかける時間とお金の配分などについて，食生活の自立訓練が必要である。

② 職員の食行動は子どもの手本

一般家庭では，子どもは大人の行動をまねることで食行動を学習する。直接処遇職員の食べ方や食に対する考え方が子どもの手本となる。しかし，自身の食事習慣の歴史や経験で対応されていることが多く，根拠が不明な指導がなされることもある。このように職員間の食事観や知識が異なり，人により判断が異ならないよう，根拠ある共通認識で支援をする必要がある。

③ 外食

食事には従来，普段の食事「ケの日」と，行事や祭など「ハレの日」の献立がある。中食や外食などのメニューは「ハレの日」の料理が多く，非日常的な魅力を感じるものである。

食べるときのコミュニケーションの経験が少ない入所児童にとって，外食願望は"焼肉"や"ステーキ"などの料理のみへの興味であるが，飲食店での食事は，非日常的な料理と雰囲気で高揚し，一緒に食べる仲間や指導員とかかわることで，さらに楽しい食事の思い出をつくる機会となる。

④ 困難な食の問題解決

子どもにとって親は自分を守る唯一の存在である。その親から見離され危害を加えられても，子どもにとって親がいなければ頼るものがなくなるという不安感から，危害を与える親であっても心から嫌う子どもは少ない。直接処遇職員は，その複雑な心を受け止めつつ，施設での生活で心の傷を癒し，意欲をもって生きることを支援する。食べることは生きる力の源である。しかしバランスよく食べる習慣がない子どもにとって，慣れない施設の給食がストレスになることもある。また心が癒されない子どもは不登校や感情を抑えられないなど過激な行動もみられることが多い。給食を食べることは子どもに適切な栄養補給を可能にしているが，心のケアとの両輪で進める必要がある。

6. 児童養護施設における食生活の自立支援

(1) 食生活の自立支援の重要性

児童養護施設では，18歳で退所以降，親元に戻ることは少なく，ほとんどの者は自立した生活を余儀なくされる。施設での生活が長い者，親が食事を作る姿を見る，または手伝うなどの経験のない者の場合，自立したときに何をどのように食べたらよいかという食生活の自立支援が大きな問題となることがある。

一般の家庭で育った子どもが親元を離れて自立する場合でも，食生活は社会生活を健康に維持するうえで大きな障がいになってしまう例が多く，児童養護施設で育ったからという理由ではなく，食生活の自立能力低下は全国民の問題である。児童養護施設のサービスとして退所後の生きる力を支える能力として重要である。

しかし，実際のところこの食生活の自立支援は，組織として多職種が連携して取り組んでいる施設は少ない。

栄養学的な研究においても，心身ともにストレスの多い児童養護施設の子どもたちへの食生活の自立支援の指導方法は確立されておらず，一般家庭の子どもたちへの食生活の自立支援より困難であることは明らかである。

そのなかで，明日の生きる力の基礎づくりを支援する保育士や児童指導員は，食生活の自立支援を行うことになるが，施設職員が連携し，その経験の記録を集積し，個人の指導経験で終

わらせないような指導システムが必要である。

(2) 食生活の自立支援システム

　児童養護施設においても食育基本法施行後，食育が推進されている。食育は入所した子どもの年齢や，生育歴が異なるため，多様な展開が求められる。施設職員には保育士・児童指導員など**直接処遇職員**のほかに，**間接処遇職員**として栄養士が配置されているところが多い。栄養士とは栄養指導を業とする専門職である。児童養護施設の栄養士は施設の子どもたちの栄養管理を目的に給食を管理するとともに，食育や食生活の自立指導など子どもの食に関する問題解決についても業務範囲であるため，自治体や栄養士会などが主体となり，研修等を受けている場合が多い。食生活の自立支援では，直接処遇職員が抱え込んで行うのではなく，積極的に専門性を活用できるような組織づくりを行い，多職種と連携した食生活の自立支援サービスを実施することが，労務環境向上とサービスの質向上の面から望まれる。

　また，施設運営は閉鎖的になりやすいので，人的資源の少ない児童養護施設には地域の協力が必要であり，里親だけでなく，施設職員にはない地域住民の力を活用する。たとえば，地域の方を招待して交流する招待給食など，食のふれあいから学ぶことも，子どもたちの人生の幅をひろげるために役立つ。

(3) 食生活の自立支援組織と資源（例）

　支援は入所児童の食育プログラムの延長上にあり，退所時には食べることを面倒なことと捉えないような意識づくりが意識改革目標になる。

　食生活の自立支援は，3つの資源を柱に指導計画を作成する。

① 資金
- ⑦ 食事作りに必要な金額を収入のどの程度まで使うことができるかなど家計のやりくり
- ④ 食事を作るための器具準備の予算と支出
- ⑦ 食材料の購入方法；購入する分量，単価，購入する食品内容

② 物
- ⑦ 食生活に最低限必要な鍋，はし，食器の種類と使い方
- ④ 日常の常備すべき食品
- ⑦ 食品の識別法と保存法
- ④ 調理方法と片付け方，ごみ処理方法
- ⑦ 一人暮らしを想定したキッチンや冷蔵庫などの環境設定

③ 指導する人
- ⑦ 保育士や児童指導員
- ④ 専門的な部分は栄養士

　指導計画は，保育所の食育同様，マネジメントサイクル（第9章§3の3参照）を用いた方法で実施し，個人情報に配慮し子どもの様子や評価基準による評価，記録の作成を行う。標準化（マニュアル化）をしておくと，対応する職員が変わっても白紙の状態から開始することなく，事例を参考に計画を立てる際の事前情報が多くなり，子どもたちの食生活の自立支援例の積み重ねができ，効果の高いサービス提供のヒントとなる。

7. 行事と行事食

　「食」は単に栄養を補給するばかりでなく，命をつなぐために他の生命を頂いている。した

がってその命を「いただく」感謝の気持ちや，そこに連綿と続く日本文化があり，伝承されている。その日本文化の中心は米の収穫や家庭の幸福にある。豊作の祈願，感謝，無病息災などの家族への健康祈願，お食い初め，七五三，お誕生祝いなどの子どもの成長祈願，還暦，古希など日本人が生きていくための知恵や，心のこもった行事が考えられ，それに伴ってそれらに意味づけられた食事が工夫されてきている（表10-9）。

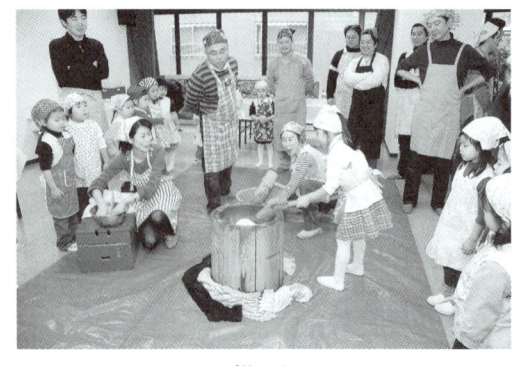

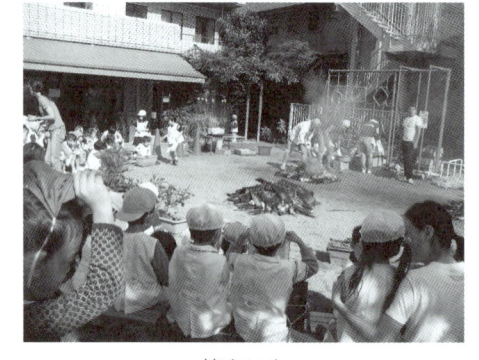

餅つき　　　　　　　　　　　　　焼きいも

🌲 演習問題

1. 大人の食事から離乳食へ展開する方法を考えてみよう。
   例1　おでん（ゆで玉子，ちくわ，はんぺん，だいこん，さといも，こんぶ）
   例2　魚のホイル焼き（白身魚，豆腐，にんじん，ねぎ，しめじ）
   例3　シチュー（鶏肉，じゃがいも，にんじん，セロリ）
   例4　ギョウザ（豚挽肉，キャベツ，ねぎ，にら，ギョウザの皮）
2. 東京都幼児向け食事バランスガイド（第3章§3の1（4）表3-19）を参考に3〜5歳児にふさわしい，1日の献立を作成してみよう。
3. 行事食を列挙してみよう。また，その行事食のなかで子どもと一緒に楽しんで作ることのできる料理を考えてみよう。
4. 保育所給食は3〜5歳児の食事を基本にしている場合が多い。1〜2歳児にはその何割を配膳すればよいか。エネルギーとカルシウムの目標値で計算してみよう。
5. 保育所実習で子どもの食生活上，どのような問題があったか年齢別にまとめてみよう。
6. 周囲の子どもについて，食生活でどのような問題をもっているのか，保護者に尋ねてみよう。
7. 口絵ページの「保育所給食」では3〜5歳の献立を調理し，1〜2歳用，12〜18か月用，9〜11か月用に分量を変化させて展開している。そして調理形態を細かくし，食べやすく煮込むことで離乳各期の食事を作っている。7〜8か月，5〜6か月の離乳食は3〜5歳児に使用した食材を利用して別に作っている。展開方法を理解しよう。
8. 牛乳，卵，だいず，小麦，米のうち1つの食物アレルギーをもっている園児に対して何を除去し，何を代替食品とするか，3〜5歳食について考えてみよう。
9. この演習問題7の献立にふさわしい間食を表10-8の保育所における給与栄養目標量に沿って年齢別に考えてみよう。

表 10-9　行事と行事食の例 (保育所における)

行事名	月日	内容
正月	1月1日	1年の最初の行事が正月の祝いである。正月の本来の意味は，魂が新たになる月で1つ年を重ねる日で，「年神」を家に迎え，そこから始まる1年を生き抜くエネルギーをもらう。したがって，その年の五穀豊穣を祈願する日でもある。お節料理，雑煮で祝う。
七草粥	1月7日	正月七日の朝食に，七草（せり，なずな，ごぎょう，はこべ，ほとけのざ，すずな（かぶ），すずしろ（だいこん）の若菜を，かゆに炊き込んで食べる。万病を払い，長生きするといわれている。正月にご馳走を食べて疲れた胃を休め，不足しがちな野菜の栄養成分を補う意味もある。
節分	2月3日	節分は立春，立夏，立秋，立冬など季節の変わり目の前日をいう。このなかで，立春前日の2月3日の節分だけが行事化している。節分に欠かせない食べ物は豆である。豆まきは「祓え清め」の行事である。豆には霊力があると考えられる穀霊信仰が，この行事の背景にあると伝えられている。
雛祭り	3月3日	平安時代に貴族の子女たちが興じた雛遊びと，中国から伝わった3月上巳（じょうし）の日の祓いのための人形を流す行事，さらに奈良時代，平安時代の貴族が3月3日に催していた曲水（きょくすい）の宴を背景に成立したものと考えられている。いずれにしても昔の上流社会のままごとのようなものであったらしい。菱餅，雛あられ，白酒などが食べ物として供される。菱餅は元気になるようによもぎの若葉が入れられた草餅と，白酒を入れた餅，女の子のめでたい意味で食紅で赤色にした餅が重ねられる。重ねるのはお雛様を飾る雛壇を意味する。
こどもの日	5月5日	端午（たんご）の節句といわれた。「端午」は「端（はじめ）」の「午（うま）の日」の意味で，もとは月はじめの午の日をさしていた。午が五に通じることから「五日」になったといわれている。端午の節句には粽（ちまき）を食べる。古く，中国・楚の国に粽にまつわる高官がいて，この高官が他界したのが5月5日だったという説もある。粽の由来は，このとき竹筒に米を入れて水中に流して霊を弔ったことにあるという説がある。この節句に柏餅が食べられるのは，粽よりも遅くなってからだという。柏の葉は，新芽がでるまで落ちないので，「子どもが生まれるまで親は死なない」「家が途絶えない」という思いを重ねて，柏の葉を子孫繁栄につなげたといわれている。
七夕	7月7日	七夕は，織姫と彦星が年に一度だけ天の川をはさんで会うことができるという中国の伝説と日本の「棚機津女（たなばたつめ）」という信仰，中国の芸能などの上達を願う行事が混じり合ったものという説がある。日本では，7月7日に行われる豊作を祖霊に祈る祭りであるお盆行事の一環として行う意味合いも強い。江戸時代に，五色の短冊に願い事を書き笹に飾る風習となる。天の川にちなみそうめんに星型に抜いた野菜を飾る。
お月見	9月9日	秋の風流な「月見」の行事は，旧暦8月15日（中秋の十五夜）と9月13日（後の13夜）に行われる。暑さがやわらぎ大気も澄んでくるこの時期に中秋の名月を見ることは歴代の歌人にとっては絶好の題材だったからだという。月見に団子を食べるようになったのは江戸時代で，それ以前は十五夜は「芋名月」，十三夜は「豆名月」といった。排気ガスや真夜中の照明などなく夜空に月が見えたころは，団子は月に喩えた食べ物で，十五夜のときは15個の団子を月の見える縁側などに飾るのが習慣である。
クリスマス	12月25日	キリストの誕生を祝う日で，キリスト教徒にとっては大切な日である。サンタクロースは子どもの守護神で，煙突から家に入り，子どもたちの靴下にプレゼントを入れるという習慣はアメリカで広まったとのことである。クリスマスケーキにいちごの載ったショートケーキを食べるが，これは日本だけの習慣である。外国ではこの時期にとれるもので祝うのが習慣である。
大晦日	12月31日	1年の最終の日の12月31日である。夜になると年の境目ということで，正月の準備で忙しく，眠らずに年神様を迎える。大晦日には一般に，「年越しそば」を食べるところ，その他特別な料理（たとえば，大分県臼杵の『黄飯汁（きめしじる）』など）を食べるところもある。年越しそばを食べる説には諸説があるが，そばを食べるようになったのは江戸時代のようである。そばのように「細く長い形」により，長寿につながることの意味であることから「寿命そば」「のびそば」という呼び方もある。

第11章
特別な配慮を要する子どもの食と栄養
疾病および体調不良の子どもへの対応

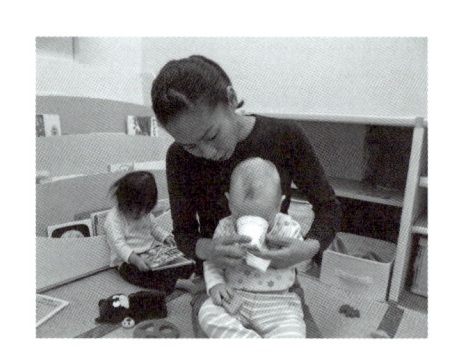

§1 子どもの疾病の特徴と食生活

1. 子どもの疾病の特徴

① 先天異常や出生時の異常に関連した疾患がある

出生時に症状が認められる場合と出生後に症状が出る場合があり，疾患により治療法や生活上の障がいの程度は様々である。先天性疾患の子どもは成長するまで医療が必要となることがある（本章§3の1　表11-5参照）。

② 感染症に罹患しやすい

疾病に対する免疫が弱いため感染症に罹りやすい。感染症の病原は，ウイルス，細菌，寄生虫などである。主な症状は発疹・発熱・下痢・嘔吐などで，口内炎や口腔に特徴的な症状がみられることもある。ウイルスによる感染症では特徴的な発疹がみられる。発症後は集団から隔離し，速やかに医療機関を受診する。集団生活では，感染症が伝染しやすく大きな問題となる。胎児は母体から供給される免疫で感染から守られている。出生後は母乳中の感染防御因子が新生児を感染から守る（第5章§2参照）。その後は，予防接種による感染予防が重要となる。

③ 病状の進行や変化が速い

子どもの病気は，悪化するときも回復するときも変化が速い。突然に病気の症状が現れ，急速に悪化して重症となることがある。そのため，子どもの状態を常に注意深く観察する必要がある。表11-1に病児保育，病後児保育，通常の保育内での対応の違いについて示す。

④ 脱水症を起こしやすい

水分摂取が不足するか，発熱，多量の発汗，嘔吐・下痢などにより体内から水分が失われる状態を脱水という。新生児や乳児は幼児や成人に比べて体重に占める水分の割合が多く，体重あたりの必要水分量が多く（第13章§2の2　表13-7参照），不感蒸泄も多い。新生児や乳児は，口渇を自覚して自分で水分を摂取できないため，発熱，下痢・嘔吐などで脱水になりやすい。乳幼児が脱水を起こす原因疾患で最も多いのはウイルス性胃腸炎である。また，子どもは食欲不振が続く場合や高温環境でも脱水を起こしやすい。体内からは水分のみでなくミネラルやビタミンも失われる。

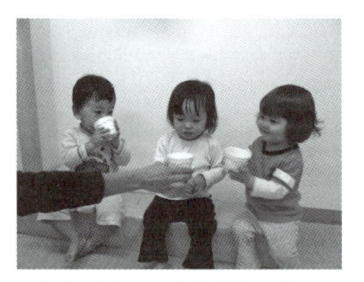

保育所内での水分補給の様子

⑤ 子どもは自分で症状を説明できない

子どもは体調不良や病気の症状をうまく説明できないので，保護者や保育士は日常的に子ど

もの健康状態をよく観察し，普段と異なる病的な兆候を早期に発見することが重要である。
  ⑥ **心理的な問題が身体症状として現れることがある**
  不安や怖れ，不満や悩みなどが体の不調や症状として現れる場合がある。近年，子どもの心身症は増加している。
  ⑦ **小児期からの食生活や生活習慣などの乱れが生活習慣病をもたらす**
  睡眠不足や不適切な食生活，運動不足などが若年からの生活習慣病を増加させている。

表 11-1 病児保育・病後児保育・通常の保育内での対応の違い

細目	事業内容	スタッフ	体調
病児保育	医療機関併設型の施設において病気の急性期にある子どもも対象とすることができる	・医師（常駐している） ・保育士 ・看護師	急性期にあっても入院には至らないケース
病後児保育	病気の急性期を過ぎ，回復期あるいは症状が軽い子どもを対象とする	・医師（常駐していなくてもかかりつけ医師と連携し，保育所併設・派遣型等で実施できる） ・保育士 ・看護師	病状がある程度安定し，回復期にあるもの
通常の保育内での対応	事業実施園で保育中に微熱を出すなど，体調不良となった場合等に保護者が迎えにくるまでの間，保育所でみる。実施保育所において，前年度の実績等から年間のべ200人程度見込まれること。実施場所は保育所の医務室，余裕スペース等で，衛生面に配慮されており安静が確保できる場所とする	事業を担当する保健師，助産師，看護師または准看護師を1名以上配置することとし，医療機関等において看護等経験を有する者が望ましい	保育中に微熱を出すなど体調不良になった場合であり，保護者が迎えにくるまでの間，緊急的な対応を必要とする場合。ただし，当日の緊急対応に支障のない範囲で保育所への登所前からの体調不良についても，医師の判断により当面症状の急変が認められない場合に対象とできるものとする

著者作成

2. 病児の食事と留意点

(1) 消化のよいものを与える

病児の食生活においても健康なときと同じように，エネルギー，たんぱく質のほかに，十分な水分とビタミン，ミネラルの補給が必要である。しかし，消化吸収力の弱った消化管に対する配慮を必要とする。このような健康状態においては，野菜スープの上ずみ，みそ汁の上ずみ，重湯，くず湯などの流動食が消化管に対する負担が少ない。次にかゆ，煮こみうどん，フレンチトースト，マッシュポテトなどのでん粉性の食品に進み，野菜の煮つぶしや脂肪の少ない茶碗蒸しや豆腐，ささみなどを与えていく。なるべく口から飲む・食べることができるように，食事は子どもの好みに合わせて消化のよい食べやすいものを用意して，少量ずつ何回にも分けて与えるとよい。味噌汁の上ずみや野菜スープは塩分を調節するだけで経口補液のかわりとなる。下痢や嘔吐があっても，症状の治まり具合を観察しながらひと匙ずつでも与えると効

果がある。一方，胃内の停留時間が長い肉類や食物繊維，脂肪の多い食品は控える。保育士は，病児の不安や苦痛を軽減しながら根気よく食事摂取をすすめるのがよい。なお第13章§2の2　表13-3②も参照する。

(2) 脱水症を予防する

病児の食生活では**脱水症の予防**が重要となる。脱水が考えられるときは，水分摂取量と排泄量の出納を把握し全身状態を観察する必要がある。脱水症の程度と症状を表11-2，図11-1に示す。脱水症の予防には，市販の**乳幼児用イオン飲料**を飲ませるとよい。下痢であっても，腸粘膜から水，電解質，糖の吸収は行われるので経口摂取した電解質液は吸収される。脱水症の経口補液療法に用いられる経口補液製剤および水分補給に用いる飲み物の成分組成と特徴を表11-3に示す。

表 11-2　脱水症の程度と症状

症状		軽症	中等度	重症
体重減少	乳児	5%以下	5〜10%	10%以上
	年長児	3%以下	3〜9%	9%以上
皮膚	緊張度	良好	低下	かなり低下
	色調	青白い	浅黒い	斑点状
	四肢の温度	少しひんやり	ひんやり	冷たい
粘膜（口唇など）		乾燥	かなり乾燥	カラカラに乾燥
尿量		軽度低下	低下	無尿
口渇感		軽度	中等度	強度
啼泣時の涙		出る	出るが少ない	出ない
大泉門		平坦	少し陥没	明らかに陥没

森川昭廣・内山聖・原寿郎　編『標準小児科学』（第6版）医学書院，2006，p.207，表9-9

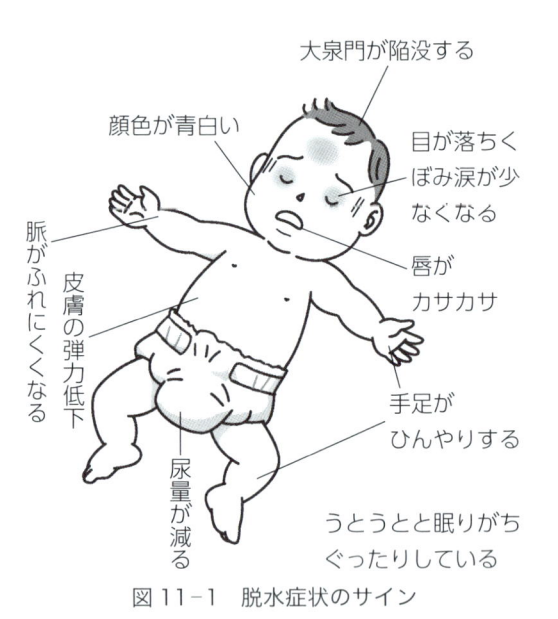

図 11-1　脱水症状のサイン

● 保育の現場から——具合の悪くなった子どもの対応

朝は元気で登園してきても，幼い子どもは体調の変化が速く，日中，保育所で具合が悪くなる場面もでてきます。その場合は保護者に連絡を入れ，医療機関を受診していただきます。「熱が37.5℃以上ある」を目安に連絡を取ることが多いのですが，子どもの場合，単なる発熱よりも体全体の状態を見て判断します。「いつもと違う」，この違和感が非常に大事です。そのためにも，保護者はもちろんですが，保育士も「いつもの子どもの状態」をいかに把握しているかが大切になってきます。一方，気づきにおける違和感は大切ですが，状態が少しでも懸念される場合は早期の医療機関との連携が必要です。保護者のお迎えを待つ間は，脱水に気をつけ，水分補給，安静の維持，状態（体温，呼吸，排泄状況；第2章§2の2　図2-14参照，顔色など）をしっかり把握し，保護者に伝えられるようにします。食欲があれば，消化のよいもの，脂っこくないものなどを判断して，好きなものは食べさせてみたり，適切なものを口に入れてあげて様子をみましょう。

表11-3 経口補液製剤および水分補給に用いる飲み物の成分組成と特徴

	Na (mEq/l)	K (mEq/l)	Cl (mEq/l)	糖質 (%)	浸透圧[1] (mOsm/kg・H$_2$O)	特徴
ソリタ-T 顆粒2号	60	20	50	3.2	205	下痢で失われた電解質バランスに調整してある製剤
ソリタ-T 顆粒3号	35	20	50	3.3	167	
乳児用イオン飲料	25〜32	20	20〜25	4〜5	285〜290	体液と等張で吸収しやすい
スポーツドリンク[2]	5〜23	1〜5	5〜18	6〜10.5	300〜700	高浸透圧で下痢を誘発しやすいものもあるので注意
果汁（100%天然）	0〜2	12〜46	0〜1	9〜14	549〜898	高浸透圧で下痢を誘発しやすいものもあるので注意
野菜スープ	37〜55	7〜31	57	0	調理法・食塩添加量で異なる	食塩の適量添加で電解質の調整可能
白湯・麦茶	ほとんど0	ほとんど0	ほとんど0	0	ほとんど0	電解質をほとんど含まないが利用しやすい

[1] 浸透圧は，半透膜を通して，濃度の低い溶液から高い溶液へ溶媒が移動するように働く圧力で，ミネラルや糖質の分量が多くなると浸透圧は高まる．食物中の浸透圧が高いと低下させるために腸管壁から水分が引き出され，便の水分含量が多くなり，浸透圧性下痢が起きることがある．体液と等張（同濃度）のものは，下痢を起こさない．
[2] スポーツドリンクを乳幼児に与える場合には約2倍に薄めると浸透圧が下り，下痢しにくくなる．

平山宗宏 監修『母子健康・栄養ハンドブック』医歯薬出版，2000, p.268を参考に著者作成

§2 小児に多い疾病・症状と食生活

1. 発熱と食生活

子どもは，体温調節機構が未熟なため急に**発熱**することが多い．発熱の主な原因は感染症である．細菌やウイルスに感染すると体内に**発熱物質**が産生され，それが血流により運ばれ，間脳の視床下部にある**体温調節中枢**に作用して体温が上昇する．

(1) 水分摂取
脱水を予防するために水分を補給する．経口摂取ができれば，湯冷まし，麦茶，野菜スープ，乳幼児用イオン飲料等を少量ずつ頻回に与える．飲料は炭酸が含まれていないものにする．幼児には果汁を与えてもよい．

(2) 授乳と食事
① 乳児
母乳はいつものとおり欲しがるだけ与えてよい．ミルクは，決められた量を与える．ゼリーやプリン，ヨーグルトは水分が多く口あたりや喉ごしがよいので摂取しやすい．

② 幼児
アイスクリームは水分が多く栄養価も高いのでよい．食事は高たんぱく，高カロリーでビタミン類を含む消化のよいものを与える．発熱によりビタミンAとCの消耗が激しいので，果

汁，果肉のつぶし，野菜スープなどを与えてビタミン類を補給する。
　調理方法は，材料を小さく切り，薄味で軟らかくすると食べやすい。食欲が落ちているときは，子どもの好みに合わせて食べられるものを少量ずつ頻回に与える。

2．下痢と食生活

　下痢とは便がゆるくなりかゆ状や泥状，水様の状態で排出されることである。急性の下痢は感染症が原因となることが多い。食物アレルギーやその他の疾病，心理的な理由で慢性の下痢を起こすことがある。

(1) 水分摂取
　下痢や嘔吐が頻回に起きると脱水になりやすいので水分補給が重要である。水分を与える場合は，高浸透圧のものは下痢を誘発しやすいので注意する。表11-3を参照する。

(2) 食事
a　下痢のとき
① 乳児
　母乳は，医師に禁止されなければ与えてよい。下痢がひどいときは一時的に離乳食を中止して，母乳やミルクのみとする。ミルクは少量ずつ回数を多くする。医師から乳糖を含まないラクトレス，ボンラクトなどの下痢治療乳を指示されることがある。
② 幼児
　嘔吐や腹痛がなければ，湯冷ましや麦茶，乳幼児用イオン飲料を少量与えて様子をみる。下痢が悪化しなければ少量ずつ増やして頻回に与える。薄めた果汁を与えてもよい。冷たいものは下痢を誘発しやすいので避ける。水分摂取のあとに排便があっても，下痢が悪化しなければ消化のよい食事やミルク，離乳食を少量ずつ与える。スープ，味噌汁などから始めて，整腸作用のあるりんごやにんじんのすりおろしなどを与えるとよい。

b　下痢のあとの食事
① 乳児
　離乳食は離乳初期の内容かまたは一段階戻して少量から与える。便性の回復に伴い通常の離乳の段階に進めていく。
② 幼児
　㋐ スープ，味噌汁，整腸作用のあるりんごやにんじんのすりおろしなど，食物繊維が少なく腸を刺激しないものを与える。
　㋑ 重湯，おかゆ，パンがゆ，マッシュポテト，うどんなどの炭水化物を与える。
　㋒ 便性を観察しながら，徐々に豆腐や白身魚，茶碗蒸し，ささみなどのたんぱく質を与える。たんぱく質は腸粘膜の修復を促進する。脂肪は吸収しにくいので脂肪分を多く含むものは与えない。
　㋓ 牛乳の乳糖や乳脂肪が下痢の原因になることもあるので，注意する。
　㋔ 食事は消化・吸収のよい調理形態にして，食欲や便性の回復に伴い通常の食事に戻す。

3．便秘と食生活

　便秘とは排便回数が減少するか，便が出にくく苦痛を伴う状態をいう。新生児の排便回数

（第2章§2の2　図2-14参照）は，通常1日2～7回，生後1～2年でほぼ成人と同じ1回から3回くらいとなる。排便回数が通常より減少すれば，一応便秘と考えてよい。新生児の便秘では，腸や肛門の異常など便秘の原因となる先天的な疾患の有無を調べる必要がある。乳児は，排便時にうまく腹圧をかけられないことがある。幼児では，トイレに行くのを嫌がったり何らかの心理的な原因で便秘となることがある。

便秘の大部分は，一時的な脱水や食事量の不足，食事内容の影響による急性の便秘や明らかな原因のないものである。適切な食事と身体運動が排便を促す。

(1) 水分摂取

水分の摂取量が少ないと体の中の水分も不足し，大腸での水分吸収が多くなるため，便が硬くなる。十分な水分の摂取が必要である。1日の水分必要量は第13章§2の2　表13-7を参照する。

(2) 食事

① 乳児

母乳栄養児で体重増加不良の場合は母乳不足が考えられるので，ミルクを足す。

便を軟らかくする下記の食品を与えて便性の変化を観察する。

㋐　果汁：すいか，メロン，プルーン果汁を薄めずに与える。
㋑　糖分：マルツエキス（麦芽糖70%・デキストリン2%を含む褐色の水飴状の糖）を白湯に溶いて与える。

② 幼児

㋐　腸内乳酸菌の産生を促す：ヨーグルトに小さじ1杯程度のオリゴ糖を混ぜたものを与える。
㋑　食物繊維の摂取を増やす：野菜類，きのこ類，海藻，果実，全粒粉パン，コーンフレーク，クリームコーン，豆類，いも類を与える。調理形態も大きめとする。

4. 嘔吐と食生活

嘔吐とは，胃の内容物を口や鼻からいきおいよく噴出する状態をいう。乳幼児は胃の形状が成人と異なり噴門の括約筋も未発達なため嘔吐しやすい（第2章§2の2　表2-8参照）。

嘔吐の原因となる疾患は多く，年齢によって考えられる疾患は異なる。新生児や乳児では胃腸の通過障がい（肥厚性幽門狭窄症や腸重積症），幼児ではアセトン血性嘔吐症（周期性嘔吐症，自家中毒ともいう）などで吐く。感染性の胃腸炎や消化器の病気だけではなく，脳炎や髄膜炎などの神経系の疾患でも嘔吐がみられる。

吐物の内容と量を嘔吐前の食事と関連させて観察する。嘔吐前の吐き気や頭痛，腹痛，発熱の有無，意識状態，心理的要因についても観察する必要がある。

(1) 水分摂取

乳児，幼児ともに嘔吐，吐き気や気分の不快が治まり欲しがるようになったら，湯冷まし，麦茶，イオン飲料，薄めた果汁等を試しに少量与える。嘔吐があっても，1さじずつゆっくり与えて飲めるようであれば脱水予防のためになるべく水分を与えるのがよい。小さな氷片を与えてもよい。

(2) 食事（嘔吐のあと）
① 乳児
母乳栄養児には，欲しがるだけ母乳を与える。人工栄養児は，嘔吐が治まってから湯冷まし，麦茶，イオン飲料などを少量ずつ何度か与え，少しずつ量を増やす。ミルクを20〜30ml与えて様子をみる。その後，ミルクの量を少しずつ増やして通常の量に戻す。

② 幼児
水分が飲める状態になってから食事を与える。消化・吸収のよい調理形態にして食欲や一般状態を観察する。回復に伴い通常の食事に戻す。

5．咳・喘鳴（呼吸時にヒューヒュー，ゼーゼーする）と食生活

咳は，かぜ症候群，気管支炎，気管支喘息，副鼻腔炎，マイコプラズマ肺炎，百日咳など多くの疾患にみられる症状である。咳には気道内の異物や分泌物を取り除く働きがある。
喘鳴は，気道が狭窄により生じる呼吸に伴う雑音である。気管支喘息，肺炎，誤嚥，気道異物などにより生じる。原因に応じた治療が必要である。

(1) 水分摂取
水分摂取を十分に行う。咳に伴い痰が出ると，水分が失われて痰の粘稠度が増す。咳が治ったときに，麦茶，湯冷まし，イオン飲料など，子どもが飲みやすいものを与える。

(2) 食事
冷たい飲み物やアイス菓子，柑橘類，酸っぱいもの，炭酸入りの飲み物などのどを刺激するものは避ける。子どもの好みに合わせて，消化がよくのどごしのよいものを少しずつ何回も与える。

6．口内炎，鵞口瘡と食生活

口内炎は，口唇の内側，舌，口蓋，頬粘膜にできる潰瘍である。**アフタ口内炎**と症状の強い**急性ヘルペス性歯肉口内炎**がある。いずれも痛みがあり，食事を摂取することが困難となる場合がある。
鵞口瘡は，真菌の一種であるカンジダの口腔感染で口腔粘膜，舌，歯肉，口蓋に白色の菌苔が付着する。痛みはないが，不快感で授乳の障がいや食欲低下を招くことがある。これらの口腔粘膜の疾患には対症療法を行う。

(1) 水分摂取
水分摂取を十分に行う。湯冷ましや麦茶，イオン飲料を少量ずつ頻回に与えて脱水を予防する。

(2) 食事
㋐ 食べるものは熱くても冷たすぎてもしみるので体温程度にする。ミルクも冷ます。
㋑ 舌ざわりがよく，滑らかで飲み込みやすいプリン，ヨーグルト，ゼリーなどを与える。
㋒ やわらかく，薄味に調理する。酸味，塩味の強いものはしみるので避ける。

7. 体調不良児に対する保育所での対応

熱は下がったので保育所に登所したが，微熱，咳，便はゆるいなどの体調不良児に対する対応は，栄養士，看護師などと相談し，その日の保育所給食で対応できるのか，新たに献立が必要なのか判断する必要がある。表11-4の回復期のための食事対応チェックシート（例）に示すように，食事の対応は，水分の補給，軟食，のどごしのよい食事，普通食となる。軟食の指示がでた場合，普通食の中から次のようなものを選択する。主食として，かゆ，軟飯，雑炊，煮こみうどん，パンなど。主菜として，卵料理，豆腐料理，挽肉や白身魚を主に，硬い肉や脂肪の多い魚はさける。副菜として，軟らかく煮た野菜類を使用し，調理用の油は少量使用する。第13章§2の2　表13-4も参照する。のどごしのよい食事は本章§2の5.咳・喘鳴と食生活，6.口内炎，鵞口瘡と食生活の項を参照する。

表11-4　回復期のための食事対応チェックシート（例）

回復期（離乳食）

15年10月27日（月）（1歳3ヶ月）
保護者（　　　　　　）記入者（　　　　　　）　担任　給食　所長

児童名	F・J（○男・女）	生年月日	H．．．	クラス名	

①医師からの指示は〈○有・無〉	○	診断名（風邪による下痢）・指示日　10月25日	
		食事指導内容（消化の良いもの，量は少なめに，牛乳は止めてミルクにすること）	
		普通食で良い	
②薬の服用は		無し　○有り（整腸剤）	
③便の状態は〈普通・無〉	○	○軟便・○下痢便（昨夜　食後　軟便1回，下痢2回　今朝は無し）	BC
④嘔吐，吐き気は		無し　有り（　　　　　　　　　　　　　）	
⑤発熱は〈有・○無〉 今朝36.4℃		有り（　℃　時　分）	A
		熱性痙攣の既往歴　○無・有	
⑥鼻汁	○	無し　多い・少ない	
⑦咳は	○	無し　多い・少ない	D
⑧喘鳴	○	無し　多い・少ない	DA
⑨咽頭は	○	普通　喉が赤い	D
⑩口腔内は	○	普通　ただれている・水疱（アフタ）有り	D
⑪機嫌は	○	普通　悪い	
⑫家庭の食事　食欲　水分	哺乳時間 水分摂取	19時00分・6時20分・　時　分・　時　分 (200cc)　(150cc)　(　cc)　(　cc) ○充分・少量	
	前夕食内容 食欲	18時00分頃・　内容　煮込みうどん（ささみ，野菜入り） ○有・普通・無	
	今朝食内容 食欲	6時20分頃・　内容　おかゆ・レバー野菜 ○有・普通・無	
⑬保育所での対応とその後の経過　（食事対応　10月20日～　月　日） 2004/10/27　（昼食）　五目豆→人参の煮物 　　　　　（おやつ）　牛乳→ミルク 　　　　　　　　　　　炊き込みごはん→野菜入りおじや　に変更			

【食事対応】　※医師からの指示に添う。（家庭の食事を参考に）　A 水分の補給・B 軟食（1）・C 軟食（2）・D 喉越しの良い食事・E 普通食

参考資料：平成13年度厚生科学研究（子ども家庭総合研究事業）報告書「保育所における給食の在り方に関する調査研究」（主任研究員：水野清子）保育所における食育研究会 編『子どもがかがやく 乳幼児の食育実践へのアプローチ』児童育成協会 児童給食事業部 発行／日本児童福祉協会 編集・販売，2004，p.83

§3 食事療法

1. 先天性代謝異常症の食事療法

① 先天性代謝異常症の原因

食物から摂取されたたんぱく質や糖質は，体内で代謝により，様々に変化し，最終的に水や炭酸ガスとなって排泄されるが，各反応ごとに酵素が存在している。しかしこの**酵素が欠損**すると，**異常な代謝産物**が発生する。これを**先天性代謝異常症**とよび，遺伝子の異常が原因で現在500種以上が知られている。**アミノ酸代謝異常症，糖質代謝異常症，脂質代謝異常症，金属代謝異常症**などがあり，神経や肝臓，腎臓や骨などに異常な代謝産物がたまり，知的障がい，運動障がい，皮膚症状などが知られている。

② 先天性代謝異常症の治療

一部の病気では食事療法や酵素補充療法が開始されているが，有効な治療法が存在しないものもある。日本では生後5～7日にすべての新生児を対象に，次の6疾患の**マス・スクリーニング検査**を行っている。**フェニルケトン尿症，メープルシロップ尿症，ホモシスチン尿症，ガラクトース血症，先天性甲状腺機能低下症**（クレチン症），**先天性副腎過形成症**の6疾患で，そのうち表11-5に示す4疾患は，発見後直ちに特殊ミルクを用いた食事療法が開始される。

表11-5 先天性代謝異常症の食事療法

	摂取制限物質	食事療法と特徴
フェニルケトン尿症	フェニルアラニン	・フェニルアラニンをチロシンに代謝する酵素の欠損により，フェニルアラニンが蓄積し，放置すると痙攣が出現し，精神遅滞となる ・フェニルアラニンを発育に必要な量に制限した低フェニルアラニン食にする ・乳児期には治療用のミルクを中心に母乳や育児用ミルクを与える ・離乳期以降は，フェニルアラニン含量の少ない野菜，いも類，果物，油脂，砂糖，穀物などを組み合わせた食事とする ・でん粉めんやでん粉米などの低フェニルアラニンで高エネルギーの治療用食品や低たんぱく質のひき肉風食品などを用いる
メープルシロップ尿症	ロイシン イソロイシン バリン	・3種類のアミノ酸の代謝阻害により，それらが体内に蓄積する ・放置すると生後数日で哺乳困難，痙攣，呼吸障がいとなる ・幼時期には3種類のアミノ酸を制限した治療乳を使用し，離乳期以降たんぱく質源は治療用ミルクが中心で，必要最小量のアミノ酸を自然食品で補充するが，肉，魚，卵，乳製品，だいず製品はほとんど使用できない
ホモシスチン尿症	メチオニン	・メチオニンからシスタチオンを合成する酵素の欠損で，痙攣，知能障がい，毛髪の褐色化が起こる ・治療用ミルク（高シスチン，低メチオニン）を使用し，離乳期以降は自然食品に含有するメチオニン摂取が増えるので，低たんぱく食品を利用する
ガラクトース血症	ラクトース ガラクトース （摂取禁止）	・ガラクトースを利用する酵素の欠損で，血中にガラクトースが上昇し，嘔吐，下痢，白内障，精神・運動発達遅延をきたす ・だいず乳または，治療用ミルク（ガラクトース除去）を使用し，離乳期以降も乳糖を含む食品を禁止する

著者作成

治療のガイドラインに沿って早期に食事療法で治療を開始すれば，元気で正常な発育・発達が可能となっている。具体的な献立は恩賜財団母子愛育会が発行した「食事療法ガイドブック─アミノ酸代謝異常のために」を参考にするとよい。

2. 小児生活習慣病（小児期メタボリックシンドローム）の食事療法

(1) 肥満の食事療法

摂取エネルギーが消費エネルギーより多いとき，体脂肪が蓄積して肥満が発生する。体脂肪1kgは約7,200kcalのエネルギーをもつので，1日240kcalを30日間余分に摂取すると，体重が1kg増加する計算となる。

① 食習慣の改善

肥満になりやすい子どもの食習慣（表11-6）を改善する。

表11-6　肥満になりやすい子どもの食習慣

① 朝食を抜くことが多く，昼から夜にかけての食事が多い	⑧ 菓子類，嗜好飲料の摂取量が多い
② 間食や夜食が多い	⑨ よくかまないで食べる傾向がある
③ 1回の食事量が多い	⑩ 食べ方がはやく，満腹中枢が刺激される前に食べすぎる
④ 好き嫌いが多い	⑪ マヨネーズが大好きで何にでもかける
⑤ 家族そろっての食事が少なく，一人食べが多い	⑫ 主食・主菜・副菜のそろったバランスのとれた食事をとっていない。とくに副菜が少ない
⑥ 緑黄色・淡色野菜の摂取が少ない	
⑦ 牛乳を1日に1ℓ近く飲む	⑬ ファストフードや外食が多い

② 子どもの成長・発達への留意

大人の肥満と異なり，子どもは成長・発達の途上にあるということに留意することが重要である。体重を減らすより増やさずにおき，その体重に見合う身長の伸びを待つ方針にすることが多い。肥満が軽度の場合には，食習慣や外遊び，運動習慣の見直しを行い，摂取エネルギーの制限は行わない。

③ エネルギーの制限

成長期であるため過度のエネルギー制限は行わず，推定エネルギー必要量の90％のエネルギーとし，たんぱく質約20％，脂肪25〜30％，糖質50〜55％とする。エネルギーの過不足は身長・体重成長曲線のパターンで判断し，身長が伸びている年齢では，体重は現状維持，身長は成長曲線の基準線にそって伸びるパターンをめざす。

④ 脂質の制限

・肉や魚は摂取する分量や選択する種類や部位でエネルギーは大きく異なる（表11-7）。
・揚げ物の回数を減らす。揚げ物の給油率は，衣の量が多いほど，材料の切り方が小さいほど高く，エネルギーが高い。
・調理に使用するバター，植物油，マヨネーズなどの調理用油脂の量を減らす。また樹脂加工フライパンやノンオイルドレッシングなどを利用する。
・油などの使用の有無による調理法の違いによってもエネルギー差が大きい（表11-8）。

⑤ 糖質の制限

・過剰な糖質は中性脂肪に変えられ貯蔵されるので，とくに単純糖質である砂糖，菓子類，甘味飲料を制限し，次に主食，果実などを控える。

表11-7　魚や肉などの種類・部位別エネルギー量（100gあたり）

食品名	エネルギー(kcal)	たんぱく質(g)	脂質(g)	食品名	エネルギー(kcal)	たんぱく質(g)	脂質(g)
牛ロース	295	13.7	24.7	鶏卵	142	11.3	9.3
牛挽肉	251	14.4	19.8	まぐろ脂身（とろ）	308	16.7	23.5
牛ひれ・牛もも	187	16.9	11.4	まぐろ赤身	115	22.3	0.8
ウィンナーソーセージ	319	10.5	29.3	うなぎ	228	14.4	16.1
豚ロース	248	17.2	18.5	ぶり・さば・さんま	240	17.6	16.2
豚挽肉	209	15.9	16.1	生さけ	127	18.6	3.7
豚ひれ・豚もも	145	17.7	6.4	あじ	108	16.5	3.0
鶏挽肉	171	14.6	11.0	かれい	89	17.8	1.0
若鶏胸皮付	133	17.3	5.5	きす	73	16.1	0.1
若鶏胸皮なし	105	19.2	1.6	たら	72	14.2	0.5
若鶏もも皮付	190	17.0	13.5	えび	78	15.7	0.2
若鶏もも皮なし	113	16.3	4.3	いか	76	13.4	0.3
ささみ	98	19.7	0.5	木綿豆腐	73	6.7	4.5

日本食品標準成分表（八訂）増補2023年より著者作成

表11-8　調理法によるエネルギー量の変化

魚			肉			なす		
塩焼き	ムニエル	てんぷら	網焼き	しょうが焼き	とんかつ	焼きなす	しぎ焼き	揚げ煮
魚 80g	魚 80g 小麦粉 3g 油 4g	魚 80g 小麦粉 15g 卵 8g 油 8g	肉 60g	肉 60g 油 4g	肉 60g 小麦粉 3g 卵 4g パン粉 6g 油 6g	なす 100g	なす 100g みそ 7g 砂糖 3g 油 3g	なす 100g 油 10g 砂糖 3g
80kcal	130kcal	220kcal	80kcal	120kcal	170kcal	18kcal	70kcal	120kcal

日本食品標準成分表（八訂）増補2023年より著者作成

(2) 脂質異常症の食事療法

高コレステロール，高中性脂肪などの**脂質異常症**の場合，以下の点に留意する。

① **コレステロール**の体内での合成を防ぐため，コレステロールの原料となる肉の脂身に多い**飽和脂肪酸**を減らす。また過剰なエネルギーも**中性脂肪**となりコレステロールの原料となる。
② コレステロールの多い食品を控えめにする（第3章§1の4参照）。
③ 食物繊維はコレステロールの排泄を促すので十分に摂取する（第3章§1の3　表3-6参照）。
④ LDLコレステロールを下げ，HDLコレステロールを上げる魚，だいず製品，オリーブオイル，なたね油を摂取する。

3．小児腎臓病の食事療法

(1) 急性腎炎症候群の食事療法

急性腎炎は溶連菌による上気道感染に引き続いて発症することが多く，**浮腫**，**血尿**，**高血圧**の三大症状を呈するが，その腎機能の程度に応じて適切な食事療法が必要となる。
　急性期（乏尿期）にはたんぱく質，食塩（表11-9），水分を制限する。その後，回復につれて制限を解いていく。

(2) 慢性腎炎症候群の食事療法

慢性腎炎症候群は無症状でたんぱく尿と血尿が持続するが，3歳児健診，就学時健診（小学

表11-9　食品に含まれる食塩量

分類	食品名	100g中の含塩量(g)	1回分の常用量 分量(g)	1回分の常用量 目安量	1回分の常用量 含塩量(g)
調味料	食塩	99.5	5	小さじ1杯	5.0
	固形コンソメ	43.2	5	中1粒	2.2
	しょうゆ	14.5	6	小さじ1杯	0.9
	減塩しょうゆ	8.3	6	小さじ1杯	0.5
	淡色辛みそ	12.4	6	小さじ1杯	0.7
	減塩みそ	10.7	6	小さじ1杯	0.6
	ウスターソース	8.5	5	小さじ1杯	0.4
	トマトケチャップ	3.1	6	小さじ1杯	0.2
	フレンチドレッシング	6.4	5	小さじ1杯	0.4
	マヨネーズ	1.9	5	小さじ1杯	0.1
	バター	1.9	4	小さじ1杯	0.1
塩蔵品・佃煮・漬物	白子干し	4.2～6.6	10	大さじ2杯	0.4～0.7
	塩ざけ	1.8	60	小1切	1.1
	イクラ	2.3	40	大さじ2杯	0.9
	たらこ	4.6	40	中1/2腹	1.8
	あみ佃煮	6.9	10	大さじ山1杯	0.7
	魚干物	1.9～3.6	30	1枚	0.6～1.1
	梅干し	7.6～18.2	10	小1個	0.8～1.8
	塩こんぶ	18.0	15	大さじ1杯	2.7
	たくあん漬け	2.5～3.3	20	2切	0.5～0.7
	福神漬け	5.1	15	大さじ1杯	0.8
乳・魚肉の加工品	チーズ	2.8	20	スライス1枚	0.6
	ちくわ・かまぼこ	2.5	80	焼ちくわ大1本	2.0
	魚水煮缶詰	0.6～0.9	50	約1/4缶	0.3～0.5
	魚フレーク味付缶詰	1.7～1.9	50	約1/4缶	0.9～1.0
	ハム・ソーセージ	1.6～5.8	20	ハム1枚・ウィンナー1本	0.3～1.2
	ベーコン	2.6	20	1枚	0.5
その他	ごはん	0	150	茶碗中1杯	0
	パン	1.1	85	大1枚	0.9
	茹うどん	0.3	200	4/5玉	0.6
	蒸中華麺	0.3	160	1玉	0.5
	スパゲッティ(乾)	0	70	1袋	0
	即席カップ麺	1.1～7.1	80	1個	0.9～5.7

日本食品標準成分表(八訂)増補2023年より著者作成

校入学の前年の秋)や学校検尿(小,中,高校生)で発見されることが多い。腎機能に低下が予測される場合には**減塩食**を心がける。『エビデンスに基づくCKD診療ガイドライン2023』(日本腎臓学会)では,小児慢性腎臓病において「たんぱく質制限による腎機能障害進行の抑制効果は明らかではなく,また成長障害を生じ得るため行わないことを提案する」としている。

(3) ネフローゼ症候群の食事療法

ネフローゼ症候群は高度のたんぱく尿,低たんぱく血症,浮腫や高脂血症が特徴である。浮腫および尿量減少がある時期は,食塩および水分制限を行う。ステロイド薬を使用することが多いので,肥満を防止する必要がある。また低たんぱく血症,高度たんぱく尿に対して過剰なたんぱく負荷をしないことが大切といわれている。寛解期(かんかい)には腎機能,血圧が正常であれば普通食となるが,高血圧を合併する場合は付加食塩を制限する。

(4) 慢性腎不全の食事療法

十分なエネルギーを与え,たんぱく質,食塩と水分を制限する。たんぱく質3gを1単位とする**腎臓病食品交換表**を用い,**低たんぱく質食品**や粉あめなどの治療用特殊食品を使用する。

4. 小児糖尿病の食事療法

(1) 糖尿病の種類

糖尿病は膵臓(すいぞう)のβ細胞から分泌される**インスリン**の絶対的または相対的不足により,エネルギー源として糖質を利用できなくなる。そのため血中にぶどう糖濃度が高くなり,尿に糖が排泄される病気である。学校保健安全法により,「糖尿病」と「腎臓疾患」を早期に見つけるため義務づけられている**学校検尿**によって発見されることが多い。1型糖尿病と2型糖尿病の相違点を表11-10に示す。糖尿病の特徴的な症状にのどの渇き,多飲多尿,全身のだるさ,食

べているのに体重が減少することなどがあげられる。病状が進行すると，脂肪の分解によって産生されたケトン体により**糖尿病性ケトアシドーシス**が進行し，意識障がいやけいれんを起こすこともある。

表11-10　1型糖尿病と2型糖尿病の相違点

	インスリンの分泌能力	発生年齢	発病原因	血中膵島自己抗体 基本的治療法	糖尿病性昏睡	経口血糖降下剤の効果	発生のスピード	体型
1型糖尿病	膵β細胞の破壊による インスリン欠乏	乳幼児10歳から15歳にピーク	ウイルス感染等による自己免疫異常など	高率に陽性 インスリン療法	起こしやすい	なし	急激に現れる	やせ型
2型糖尿病	インスリン抵抗性と インスリンの分泌低下	学童期以降	肥満など	陰性 食事療法・運動療法	まれに	あり	ゆっくりと現れる	肥満型に多い

著者作成

(2) 小児1型糖尿病の食事療法

1型糖尿病においては，自己血糖測定，インスリン注射，食事量，運動前の補食，低血糖対策などに留意する必要がある。

① エネルギー制限は行わず，成長・発達をもたらすのに必要かつ十分な年齢相応のエネルギーを摂取し，その結果生じる高血糖はインスリンで調節する。指示エネルギーに対する三大栄養素の配分は脂肪：たんぱく質：糖質を20〜30％：10〜20％：50％と糖質を制限する。食物繊維，ビタミン，ミネラルの摂取不足に留意する。
② 食事には，80kcalを1単位とする**糖尿病食事療法のための食品交換表**を利用する。
③ インスリン療法で避けがたいものに**低血糖**（血糖値が60mg/dl以下の状態）がある。低血糖の症状として，無気力，だるさ，頻脈，ふるえなどが出現する。対処法として糖質を含んだ果汁，ペットシュガー，グルコース錠（グルコースサプライ）などを携帯し摂取する。
④ 間食や夜食には急激に血糖が上がる砂糖の多い甘い菓子や飲み物を避ける。チョコレートやケーキなどは誕生日や行事食などの自由摂取日に与える。低エネルギー食品である人工甘味料を使用した菓子を手作りしてもよい。

(3) 小児2型糖尿病の食事療法

最近，肥満の増加につれ，小児にも**2型糖尿病**が増える傾向がみられる。

肥満のある場合は同年齢の摂取エネルギーの70〜80％に制限する。糖質を50％エネルギーとし，遊びや運動も取り入れて肥満の解消をめざす。

🌲 演習問題

1. 脱水症のときの水分補給の目安量について，2歳児と5歳児の基準体重で計算してみよう（第13章§2の2　表13-7を用いて）。
2. 風邪の初期で，微熱があり便もゆるいが，食事をほしがる子どもに口絵の保育所給食3〜5歳食の献立をどう変更して与えればよいか考えてみよう。

第12章
特別な配慮を要する子どもの食と栄養
食物アレルギーのある子どもへの対応

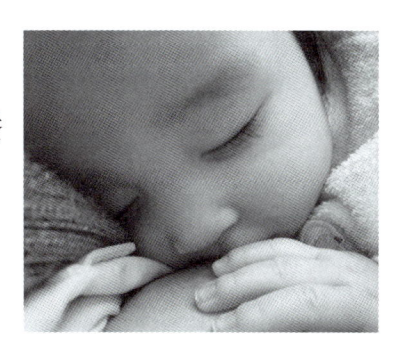

§1 食物アレルギーとは

1. 食物アレルギーの定義と症状

　人体にはウイルスや細菌などの異物に対抗する免疫機能が備わっている。食物アレルギーとは，本来体に害を与えない食物を異物と誤認し，免疫反応が過剰に働く現象といえる。アレルギーの原因となる物質を**アレルゲン**または**抗原**といい，食物，花粉，ダニ，ホコリなどの多くの物質が存在する。アレルゲン（抗原）が体の中に入ると，異物とみなし排除しようとする免疫機能が働き，その物質に対して**特異的IgE抗体**が作られ，マスト細胞（皮膚や粘膜に分布する細胞）などに結合することを**感作**という。感作が成立後に同じアレルゲンが再度体内に入ると，特異的IgE抗体と結合し，**抗原抗体反応**が起きる。その時，マスト細胞からヒスタミンなどの物質が放出され，アレルギー症状が発症する。本来，病原性のない食物たんぱく質等に対しては，IgE抗体をつくらないように調節されている。この仕組みが弱く抗体がつくられる場合に食物アレルギーが発生する。食物アレルギー症状は表12-1に示すように，皮膚，粘膜，呼吸器，消化器あるいは全身に生じる。

　食物アレルゲンは小腸で吸収された分子量の大きいたんぱく質であるといわれる。食品は消化酵素によって分解されるが，乳幼児では十分に分解されずに大きい分子のままで吸収されることがあり，また，腸管粘膜での高分子量の抗原に対する吸収を阻止する防御機構である免疫力も弱く，アレルギーを起こしやすい。消化能力は年齢と共に向上し，アミノ酸に分解されてから吸収されるようになり，免疫力も向上するため，図12-1に示すように，アレルギー反応は起こりにくくなる。

　従来は食物アレルギーのアレルゲンは，食物に含まれるたんぱく質であるため，消化管でアレルゲンが吸収され，感作が成立する**経口感作**が主体であると

表12-1　食物アレルギーの症状

皮膚症状	あかみ，じんましん，腫れ，かゆみ，しゃく熱感，湿疹
粘膜症状	目の充血・腫れ，かゆみ，涙，まぶたの腫れ 鼻水，鼻づまり，くしゃみ 唇や舌の腫れ，口の中の刺激感や違和感
呼吸器症状	喉の違和感・かゆみ・締め付けられる感じ，声がかすれる，飲み込みにくい，咳，「ゼーゼー」「ヒューヒュー」，胸が締め付けられる感じ，息苦しい，唇や爪が青白い（チアノーゼ）
消化器症状	気持ちが悪くなる，嘔吐，腹痛，下痢，血便
神経症状	頭痛，元気がない，ぐったり，不機嫌，意識もうろう，尿や便を漏らす（失禁）
循環器症状	血圧低下，脈が速い，脈が触れにくい，脈が不規則，手足が冷たい，顔色・唇や爪が白い（末梢循環不全）

『厚生労働科学研究班による食物アレルギーの栄養食事指導の手引き2022』「食物アレルギーの栄養食事指導の手引き2022」検討委員会をもとに著者作成

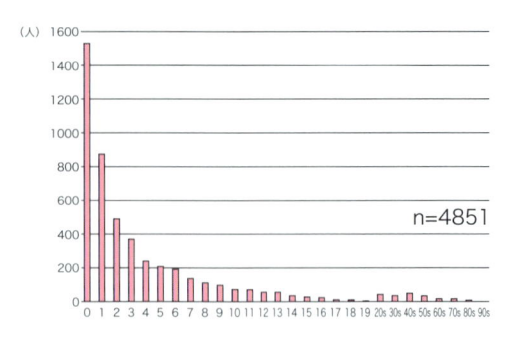

図12-1　食物アレルギーの食物アレルギーの年齢分布
出典：今井孝成ほか：アレルギー 69：701-705, 2020

表12-2　年齢群ごとの新規発症例　n=2764

	0歳 (1356)	1, 2歳 (676)	3-6歳 (369)	7-17歳 (246)	≧18歳 (117)
1	鶏卵 55.6%	鶏卵 34.5%	木の実類 32.5%	果物類 21.5%	甲殻類 17.1%
2	牛乳 27.3%	魚卵類 14.5%	魚卵類 14.9%	甲殻類 15.9%	小麦 16.2%
3	小麦 12.2%	木の実類 13.8%	落花生 12.7%	木の実類 14.6%	魚類 14.5%
4	—	牛乳 8.7%	果物類 9.8%	小麦 8.9%	果物類 12.8%
5	—	果物類 6.7%	鶏卵 6.0%	鶏卵 5.3%	大豆 9.4%

年齢群ごとに5%以上を占めるものを上位5位表記
今井孝成・杉埼千鶴子・海老澤元宏，アレルギー：69(8)，701-705, 2020.

考えられていた。ところが近年，**経皮感作**で食物アレルギーは進行することがわかってきた。正常な皮膚は角質に守られ，異物が侵入しにくくなっているが，湿疹などのある皮膚からは，環境の中にあるホコリ中の食物アレルゲンが皮膚から侵入し経皮感作が起こり，その後その食物を口から摂取した時に，アレルギー反応が起きてしまう。そのため，新生児期から，保湿剤の塗布などの対応をしっかり行い皮膚のバリア機能を高めることが，食物アレルギーの予防にとって重要であるといわれる。乳児・幼児早期の即時型食物アレルギーの主な原因である鶏卵，小麦は，その後加齢とともに多くの原因食物が症状もなく摂取できるようになり，**耐性獲得（寛解）**となる。食物アレルギーの年齢分布を図12-1に示す。消化能力は年齢とともに向上し，アミノ酸に分解されてから吸収されようになり，免疫力も向上するため，図12-1に示すように，アレルギー反応は起こりにくくなる。

遺伝的にアレルギーになりやすい素質（**アトピー素因**）のある人が，アトピー性皮膚炎，食物アレルギー，気管支ぜんそく，アレルギー性鼻炎などの疾患を合併して発症する様子を**アレルギーマーチ**という。

2．食物アレルギーの疫学

食物アレルギーの有症率は乳児が7.6〜10％，2歳児が6.7％，3歳児が約5％，保育所児が4.0％，学童以降が1.3〜4.5％とされている。原因食物は鶏卵，牛乳，小麦が多い。年齢ごとにその頻度は異なり，幼児期は木の実類，魚卵類，学童期になると，甲殻類，果物類などが新たな原因となる。また，近年，木の実類の増加が著しく，特にくるみによる食物アレルギーの増加が報告されている（『厚生労働科学研究班による食物アレルギーの栄養食事指導の手引き2022』）。表12-2に年齢群ごとの新規発症例を示す。食品表示法において，容器包装された加工食品等には，**特定原材料**として，8品目は極めて微量（数ppm）であっても食品表示する義務がある（表12-3）。この特定原材料は，食物アレルギーの症例が多いものと症状が重いものである。**特定原材料に準ずる**20品目は，表示を推奨されているが，表示されない場合があるので，製造・販売会社への問い合わせが必要となる。

表12-3　アレルギー表示対象品目

義務表示	推奨表示
えび，かに，くるみ*，小麦，そば，卵，乳，落花生	アーモンド，あわび，いか，いくら，オレンジ，カシューナッツ，キウイフルーツ，牛肉，ごま，さけ，さば，大豆，鶏肉，バナナ，豚肉，まつたけ，もも，やまいも，りんご，ゼラチン

＊推奨表示から義務表示へ移行された。
　完全施行は2025年4月1日。
消費者庁「アレルギー表示について」

表 12-4 食物アレルギーの臨床型分類

臨床型	発症年齢	頻度の高い食物	耐性獲得（寛解）	アナフィラキシーショックの可能性	食物アレルギーの機序
食物アレルギーの関与する乳児アトピー性皮膚炎 1	乳児期	鶏卵，牛乳，小麦，大豆など	多くは寛解	(+)	主にIgE依存性
即時型症状 2（じんましん，アナフィラキシーなど）	乳児期〜成人期	乳児〜幼児：鶏卵，牛乳，小麦，そば，魚類，ピーナッツなど 学童〜成人：甲殻類，魚類，小麦，果物類，そば，ピーナッツなど	鶏卵，牛乳，小麦，大豆などは寛解しやすいその他は寛解しにくい	(++)	IgE依存性
食物依存性運動誘発アナフィラキシー 3（FDEIA）	学童期〜成人期	小麦，エビ，果物など	寛解しにくい	(+++)	IgE依存性
口腔アレルギー症候群 4（OAS）	幼児期〜成人期	果物・野菜など	寛解しにくい	(±)	IgE依存性

・食物アレルギーは「IgE依存性食物アレルギー」と「非IgE依存性食物アレルギー」に分類される。
・IgE依存性食物アレルギーは，症状などの特徴から表1に示す4つのタイプ（臨床型）に分類される。
・非IgE依存性食物アレルギーには，新生児・乳児食物蛋白誘発胃腸症（Non-IgE-GIFAs）が含まれる。これは新生児・乳児消化管アレルギーとも同義。新生児・乳児期早期に嘔吐や血便，下痢などの消化器症状を認める。牛乳，最近増えている卵黄，他に大豆，コメ，小麦などを原因とする食物蛋白誘発胃腸炎症候群（FPIES）も含まれる。

1 食物アレルギーの関与する乳児アトピー性皮膚炎
　乳児アトピー性皮膚炎に合併して認められる食物アレルギー。食物に対するIgE抗体の感作が先行し，食物が湿疹の増悪に関与する原因食物の摂取によって即時型症状を誘発することもある。ただし，すべての乳児アトピー性皮膚炎に食物が関与しているわけではない。
2 即時型症状
　食物アレルギーの最も典型的なタイプ。原因食物摂取後，通常2時間以内にアレルギー反応による症状を示すことが多い。
3 食物依存性運動誘発アナフィラキシー（Food-Dependent Exercise-Induced Anaphylaxis, FDEIA）
　原因食物を摂取後に運動することによってアナフィラキシーが誘発される病型。原因食物摂取から2時間以内に誘発されることが多い。感冒，睡眠不足や疲労などのストレス，月経前状態，非ステロイド性抗炎症薬（NSAIDs）服用，アルコール摂取や入浴なども発症の誘発因子となる。
4 口腔アレルギー症候群（Oral Allergy Syndrome, OAS）
　口唇・口腔・咽頭粘膜におけるIgE抗体を介した即時型アレルギー症状を呈する病型。食物摂取直後から始まり，口唇・口腔・咽頭のかゆみ，咽頭違和感，血管浮腫などを来す。花粉-食物アレルギー症候群では生の果物や野菜の摂取によるOASを来すことが多い。

『食物アレルギーの診療の手引き2020』「食物アレルギー診療の手引き」検討委員会を，『食物アレルギーの栄養食事指導の手引き2022』「食物アレルギーの栄養食事指導の手引き2022」検討委員会に基づき一部改変

3．食物アレルギーの臨床型分類

　食物アレルギーの臨床型分類を表12-4に示す。食物不耐症（乳糖不耐症，ヒスタミン中毒など）は，免疫機序が関与しない食物過敏症のため食物アレルギーに含まない。

4．妊娠期・授乳期の食物除去による食物アレルギー予防について

　授乳・離乳の支援ガイド（2019年）では，食物アレルギーなどのアレルギー疾患予防のために，妊娠中や授乳中に母親が特定の食物やサプリメントを過剰に摂取したり，避けたりすることは効果がなく，バランスのよい食事が重要であるとしている。また，母乳による予防効果

表 12-5　食物アレルギーの発症予防のまとめ

項　目	コメント
妊娠中や授乳中の母親の食事制限	食物アレルギーの発症予防のために妊娠中と授乳中の母親の食事制限を行うことを推奨しない。
母乳栄養	母乳には多くの有益性があるものの，食物アレルギー予防という点で母乳栄養が混合栄養に比べて優れているという十分なエビデンスはない。
人工乳	普通ミルクを避けて加水分解乳や大豆乳を用いることで，食物アレルギー発症が予防される十分なエビデンスはない。生後3日間の間だけ1日5mL以上の人工乳を追加した児では，1歳時点の牛乳アレルギーが多かったという報告がある。生後1か月以降に普通ミルクを1日10mL以上追加すると，その後の牛乳アレルギー発症が抑制されたという報告がある。
離乳食の開始時期	生後5～6か月ごろが適当〔授乳・離乳の支援ガイド（2019年改定版）〕であり，離乳食の開始を遅らせることは推奨されない。
鶏卵の早期摂取	生後5～6か月から加熱卵黄を摂取開始してよい。
乳児期発症早期からの湿疹の治療	乳児期早期の湿疹が食物アレルギーのリスク因子となることは多くの疫学研究から明らかであり，離乳食開始前には，湿疹発症早期から治療を開始し，速やかに湿疹を十分にコントロールしておくことは推奨される。
腸内フローラ	乳児期早期の腸内フローラがその後のアレルギー発症に関連するという疫学研究はあるが，妊娠中や授乳中のプロバイオティクス，プレバイオティクス，シンバイオティクスの使用が食物アレルギーを予防する十分なエビデンスはない。
ビタミン・魚油	ビタミン・魚油の摂取が食物アレルギーを予防する十分なエビデンスはない。

海老澤元宏・伊藤浩明・藤澤隆夫 監修 日本小児アレルギー学会 食物アレルギー委員会 作成『食物アレルギー診療ガイドライン2021』，協和企画，2021, p.65

について，6か月間母乳を与えても，小児期のアレルギー疾患が予防される十分なエビデンスはないとされている。表12-5に食物アレルギーの発症予防に関するまとめを示す。

5．離乳期の食物アレルギー予防について

　食物アレルギーの発症を心配して，離乳の開始や特定の食物の摂取開始を遅らせても，食物アレルギーの予防効果があるという科学的根拠はないことから，生後5～6か月頃から離乳を始めるように情報提供を行う。離乳を進めるにあたり，食物アレルギーが疑われる症状がみられた場合，自己判断で対応せずに，必ず医師の診断に基づいて進めることが必要である。なお，食物アレルギーの診断がされている子どもについては，必要な栄養素等を過不足なく摂取できるよう，具体的な離乳食の提案が必要である。

　子どもに湿疹がある場合や既に食物アレルギーの診断がされている場合，または離乳開始後に発症した場合は，基本的には原因食物以外の摂取を遅らせる必要はないが，自己判断で対応することで状態が悪化する可能性も想定されるため，必ず医師の指示に基づいて行うよう情報提供を行う。

● 保育の現場から──アレルギー発症

　アレルギーの症状が出るのは様々で，今までは平気だったものがある日，口の周りが真っ赤になって園で発症したということもあります。園に入る前からミルクなどにアレルギーをもっている子もいます。これらについては，入園時の面談で逐一確認はしますが，その上でも，保育士が食事を支援する際には十分な観察が必要です。本来は，家で初めての食材は経験してもらうほうがよいのですが，園で初めてということもありますので注意が必要です。発症したときの症状を見て，保護者に連絡をしてすぐに病院へ行っていただくこともあるでしょうし，様子を見る場合もあるでしょう。それほどひどくない程度で赤くなるなどの発症について，最初の1回目で即座に医療的な対応をするかどうかは保護者との相談により，判断が分かれます。しかし，対処法については医療行為に関連し，原因物質を特定して対応する必要があるため，一度，検査を受けていただくよう必ず勧めています。いずれにしても，的確な判断ができるようにしっかりした知識の習得が必須です。

そこで，離乳食の摂取は遅らせないほうがよいといわれ，日本小児アレルギー学会は，「鶏卵アレルギー発症予防に関する提言」において，アトピー性皮膚炎の乳児では，鶏卵の摂取が遅いほど鶏卵アレルギーを発症するリスクが高まることから，医師の管理の下，生後6か月から鶏卵の微量摂取を開始することを推奨している。

§2　食物アレルギーの治療

1. 食物アレルギーの食事指導

(1) 必要最小限の原因食物の除去

正しい診断に基づいた**必要最小限の原因食物**とそれを含む加工品を除去する。すなわち，食べると症状が誘発される食物だけを除去する。原因食物でも症状が誘発されない範囲までは食べることができる。

食物の摂取制限が厳しいほど，栄養素等の不足や偏りがおきやすく，それにより発達遅滞や心理的抑圧のリスク増加などを防ぐ必要がある。**授乳・離乳の支援ガイド (2019年)** では，子どもに食物アレルギーが疑われる場合には，必ず医師の診断に基づいて食物制限を行うことが重要であるとしている。

(2) 完全除去の食事

次頁表12-6に食物アレルギーの主な原因食品と**完全除去**の食事についてまとめた。

2. 保育所，幼稚園および学校での対応

(1) アレルギー疾患生活管理指導表による対応

保育所給食においては，**保育所におけるアレルギー疾患生活管理指導表**（表12-7）で対応し，幼稚園・学校給食においては，学校のアレルギー疾患に関する取り組みガイドライン（2020年に改訂発表予定）に基づき，医師の診断による**学校生活管理指導表**（アレルギー疾患用）の提出を必須としている。

(2) 保育所給食の特徴と食物アレルギー

① アレルギー疾患生活管理指導表

保育所においてアレルギーを有する子どもに対応する場合は，表12-7に示す保育所におけるアレルギー疾患生活管理指導表（以下「**生活管理指導表**」という）による対応が必須となる。

生活管理指導表は，保育所の生活において，特別な配慮や管理が必要となった園児に限り，医師が作成し，保護者と面談を行い，施設内での対応を決める。また1年に1回以上，必要に応じて見直しを行う。保育所給食の基本は完全除去であるが，調味料や油脂などに極少量含まれている場合は，症状が出ない場合が多い。またそれらが給食で利用できるか否かは，調理上の負担を左右する。そこで，これらについて除去を必要とする場合は生活管理指導表の「保育所での生活上の留意点」C.除去食品で摂取不可能なもので再度確認する。

表12-6 食物アレルギーの主な原因食品と完全除去の場合の食事

	食品の特徴と除去の考え方
鶏卵	・鶏卵アレルギーは卵白のアレルゲン（オボムコイド，オボアルブミンなど）が主原因である。加熱卵黄（少量の卵白が付着するもの）は摂取可能な児が多い。 ・ただし，**鶏卵による食物蛋白誘発胃腸炎患者は，**卵白より卵黄で症状が誘発されることが報告されている。卵黄を摂取した数時間後に繰り返し嘔吐を認めるような場合にはこの病型である可能性を考慮する。 ・卵白の主要な原因たんぱく質である**オボアルブミンは，容易に加熱変性するため，**加熱温度や，加熱時間，調理方法によって，食べられる場合がある。逆に，加熱鶏卵が摂取可能でも，加熱が十分でない鶏卵や生鶏卵などでは症状がでる可能性があり，**加工食品や卵料理の幅を広げる手順を具体的に指導する。** ・**鶏肉や魚卵は，鶏卵とアレルゲンが異なるため，基本的に除去する必要はない。** ・加工食品の原材料である**卵殻カルシウム**（焼成・未焼成製品）は，ほとんど鶏卵たんぱく質を含まないため摂取することができる。 ・まれであるが，鳥由来のアレルゲンに経気道感作された後，交差反応による**鶏卵アレルギー（bird-egg 症候群）**が報告されている。 ・bird-egg 症候群のアレルゲンはアルブミンであり，熱に不安定な性質をもつ。十分に加熱した鶏卵では症状が出ないことがある。重症度に応じて医師の指示に従う。
牛乳	・牛乳のアレルゲンには**カゼイン，β-ラクトグロブリン**などがある。カゼインは主要なアレルゲンで，加熱によるアレルゲン性の変化を受けにくい。β-ラクトグロブリンは加熱によって反応性が低下する。 ・**牛肉は，牛乳とアレルゲンが異なるため，基本的に除去する必要はない。** ・牛乳以外の**やぎ乳**や**羊乳**などは，アレルギー表示の範囲外であるが，牛乳と強い交差抗原性があり，使用できない。 ・**アレルギー用ミルク**（特別用途食品・ミルクアレルゲン除去食品）は，牛乳たんぱく質を酵素分解して，分子量を小さくした「**加水分解乳**」と，アミノ酸を混合してミルクの組成に近づけた「**アミノ酸乳**」，大豆たんぱくを用いた調製粉末大豆乳がある。加水分解乳は，最大分子量の小さいものほどアレルゲンの酵素分解が進んでおり，症状が出にくい。アミノ酸乳は，脂質が少なく，通常の調乳条件では高浸透圧のため下痢を来しやすい。アレルギー用ミルクの選択は医師の指示に従う。 ・新生児・乳児食物蛋白誘発胃腸症（新生児・乳児消化管アレルギー）患者や重症な牛乳アレルギー患者は，加水分解乳で症状が出る可能性がある。 ・ペプチドミルクは，たんぱく質の酵素分解が不十分でアレルゲンが残存しており，牛乳アレルギー児には使用できない。 ・加工食品の原材料には，「乳」の文字をもつ紛らわしい表記が多く，十分な理解が必要である。 ・**乳糖には，**ごく微量（数μg/g）のたんぱく質が含まれる場合があるが，加工食品中の原材料レベルでの除去が必要な場合はまれである。摂取可否については医師に確認する。 ・**牛乳・乳製品の除去でカルシウム不足に陥りやすい。他の食品での補充を指導する。** ・**飲用乳の代替に豆乳を用いる場合には，牛乳と比較して，カルシウム含有量が少ないことに留意する。**
小麦	・小麦の主要なアレルゲンに，**グリアジン**や**グルテニン**などがある。 ・**大麦**や**ライ麦**などの麦類と小麦は，交差抗原性が知られている。しかしすべての麦類の除去が必要となることは少ない。 ・**醤油の原材料に利用される小麦は，醸造過程でアレルゲンが消失する。したがって原材料に小麦の表示があっても，基本的に醤油を除去する必要はない。** ・**麦茶は大麦が原材料で，たんぱく質含有量はごく微量であるため，除去が必要なことはまれである。** ・米や他の雑穀類（ひえ，あわ，きび，たかきびなど）は，摂取することができる。 ・食物依存性運動誘発アナフィラキシーの原因食物として最も頻度が高い。 ・小売店で販売される「**米粉パン**」は，小麦アレルゲンであるグルテンを使用していることがある。食品表示や製造者に必ず確認する。 ・給食では，**押し麦や米粒麦，もち麦などの大麦加工品を使用することがある。**大麦摂取の可否は，個別に確認の上で給食対応を決定する。 ・**グルテンフリー表示**は欧米の基準であり，我が国のアレルギー表示の基準とは異なる。このため重症な小麦アレルギー患者は，グルテンフリー表示の製品で症状が誘発される可能性がある。一方で農林水産省が認証する米粉を対象とした「**ノングルテン**」表示は，1ppm 未満基準であり，通常摂取が可能である。

§2 食物アレルギーの治療 267

除去する食品	調理の工夫
・鶏卵，その他の鳥の卵（うずらの卵など） ・鶏卵を含む加工食品：マヨネーズ，練り製品（かまぼこ，はんぺんなど），肉類加工品（ハム，ウインナーなど），調理パン，菓子パン，鶏卵を使用している天ぷらやフライ，鶏卵をつなぎに利用しているハンバーグや肉団子，洋菓子類（クッキー，ケーキ，アイスクリームなど）など ＊bird-egg症候群では鶏卵の摂取は医師の指示に従う。	**肉料理のつなぎ**： 　片栗粉などのでんぷん，すりおろしたいもやれんこんをつなぎとして使う。 **揚げものの衣**： 　水と小麦粉や片栗粉などのでんぷんをといて衣として使う。 **洋菓子の材料**： 　・プリンなどはゼラチンや寒天で固める。 　・ケーキなどは重曹やベーキングパウダーで膨らませる。 **料理の彩り**： 　カボチャやトウモロコシ，パプリカ，ターメリックなどの黄色の食材を使う。 ・**鶏卵不使用の魚・肉加工品**（ちくわやウインナーなど），マヨネーズ風の調味料の他，小麦や牛乳のアレルギーでなければ，**鶏卵不使用の食パンやコーンフレーク**なども利用できる。 ・**鶏卵不使用のクッキーやビスケット**，ゼリーなどの菓子類は，給食のおやつや外出時の携帯品として利用できる。また，**鶏卵不使用のプレミックス粉**の利用で，家庭で手軽におやつを作ることができる。
・牛乳 ・牛乳を含む加工食品：ヨーグルト，チーズ，バター，生クリーム，全粉乳，脱脂粉乳，一般の調製粉乳，れん乳，乳酸菌飲料，はっ酵乳，アイスクリーム，パン，カレーやシチューのルウ，肉類加工品（ハム，ウインナーなど）洋菓子類（チョコレートなど），調味料の一部など ・牛乳以外のやぎ乳・羊乳 ＊アレルギー用ミルクの選択は医師の指示に従う。 ＊ペプチドミルクは使用できない。	**ホワイトソースなどのクリーム系の料理**： ・じゃがいもをすりおろしたり，コーンクリーム缶を利用する。 ・植物油や乳不使用マーガリン，小麦粉や米粉，豆乳でルウを作る。 ・市販の乳不使用のルウを利用する。 **洋菓子の材料**： ・豆乳やココナッツミルク，アレルギー用ミルクを利用する。 ・豆乳から作られたホイップクリームを利用する。 ・**アレルギー用ミルク**は，母乳代替に加えて，カルシウム補給に利用できる。特有のアミノ酸臭があり，月齢が進むと飲みづらいことがある。果物ピューレやココアなどで風味をつけたり，ダシや豆乳の味を生かした料理に利用するなどの工夫をする。 ・乳製品の代替に，**豆乳で作られた**ヨーグルトやアイスクリーム，生クリームなどが市販されている。
・小麦 ・小麦粉（薄力粉，中力粉，強力粉，デュラムセモリナ小麦） ・小麦を含む加工食品の例：パン，うどん，マカロニ，スパゲティ，中華麺，麩，餃子や春巻の皮，お好み焼き，たこ焼き，天ぷら，とんかつなどの揚げもの，フライ，シチューやカレーのルウ，洋菓子類（ケーキなど），和菓子（饅頭など） ＊大麦の摂取可否は主治医の指示に従う。	**ルウ**： 　米粉や片栗粉などのでんぷん，すりおろしたいもなどで代用する。 **揚げものの衣**： 　コーンフレーク，米粉パンのパン粉や砕いた春雨で代用する。 **パンやケーキの生地**： 　米粉や雑穀粉，大豆粉，いも，おからなどを生地として代用する。市販の米パンを利用することもできる。 **麺**： 　市販の米麺や雑穀麺を利用する。 ・**小麦の代替品に米や雑穀，とうもろこし粉**を使ったパン・めん類などが市販されている。小麦以外の粉やでんぷんを料理に取り入れることで，料理のレパートリーを広げることができる。

「食物アレルギーの栄養食事指導の手引き2022」検討委員会『食物アレルギーの栄養食事指導の手引き2022』p. 18-26をもとに著者作成

表 12-7　保育所におけるアレルギー疾患生活管理指導表（食物アレルギー・アナフィラキシー）

病型・治療

A. 食物アレルギー病型
1. 食物アレルギーの関与する乳児アトピー性皮膚炎
2. 即時型
3. その他（新生児・乳児消化管アレルギー・口腔アレルギー症候群・食物依存性運動誘発アナフィラキシー・その他：　　　　　）

B. アナフィラキシー病型
1. 食物（原因：　　　　　　　　　　　　　　　　）
2. その他（医薬品・食物依存性運動誘発アナフィラキシー・ラテックスアレルギー・昆虫・動物のフケや毛）

C. 原因食品・除去根拠　該当する食品の番号に○をし、かつ《　》内に除去根拠を記載
1. 鶏卵　《　》
2. 牛乳・乳製品　《　》
3. 小麦　《　》
4. ソバ　《　》
5. ピーナッツ　《　》
6. 大豆　《　》
7. ゴマ　《　》
8. ナッツ類*　《　》（すべて・クルミ・カシューナッツ・アーモンド・　　　）
9. 甲殻類*　《　》（すべて・エビ・カニ・　　　）
10. 軟体類・貝類*　《　》（すべて・イカ・タコ・ホタテ・アサリ・　　　）
11. 魚卵*　《　》（すべて・イクラ・タラコ・　　　）
12. 魚類*　《　》（すべて・サバ・サケ・　　　）
13. 肉類*　《　》（鶏肉・牛肉・豚肉・　　　）
14. 果物類*　《　》（キウイ・バナナ・　　　）
15. その他（　　　　　　　　　　）

［除去根拠］該当するもの全てを《　》内に番号を記載
①明らかな症状の既往
②食物負荷試験陽性
③IgE抗体等検査結果陽性（※）
④未摂取

「*は（　）の中の該当する項目に○をするか具体的に記載すること」

D. 緊急時に備えた処方薬
1. 内服薬（抗ヒスタミン薬、ステロイド薬）
2. アドレナリン自己注射薬「エピペン®」
3. その他（　　　　　　　　　　）

（左側縦書き：アナフィラキシー（あり・なし）　食物アレルギー（あり・なし））

保育所での生活上の留意点

A. 給食・離乳食
1. 管理不要
2. 管理必要（管理内容については、病型・治療のC.欄及び下記C.E欄を参照）

B. アレルギー用調整粉乳
1. 不要
2. 必要　下記該当ミルクに○、又は（　）内に記入
　ミルフィーHP・ニューMA-1・MA-mi・ペプディエット・エレメンタルフォーミュラ
　その他（　　　　　　　　　　　　　　　　）

C. 除去食品においてより厳しい除去が必要なもの
　病型・治療のC.欄で除去の際に、より厳しい除去が必要となるもののみに○をつける
　※本欄に○がついた場合、該当する食品を使用した料理については、給食対応が困難となる場合があります

1. 鶏卵：　　　卵殻カルシウム
2. 牛乳・乳製品：　乳糖
3. 小麦：　　　醤油・酢・麦茶
6. 大豆：　　　大豆油・醤油・味噌
7. ゴマ：　　　ゴマ油
12. 魚類：　　かつおだし・いりこだし
13. 肉類：　　エキス

E. 特記事項
（その他に特別な配慮や管理が必要な事項がある場合には、医師が保護者と相談のうえ記載。対応内容は保育所が保護者と相談のうえ決定）

D. 食物・食材を扱う活動
1. 管理不要
2. 原因食材を教材とする活動の制限（　　　）
3. 調理活動時の制限（　　　）
4. その他（　　　　　　　　　　）

「保育所におけるアレルギー対応ガイドライン」（2019年改訂版）厚生労働省、2019年

② 食物アレルギーの解除と新規発症

　主要原因食物の鶏卵，牛乳，小麦は年齢を経て食べられるようになる子どもが多く，3歳までに約50％，5～6歳までに約60～70％で耐性が獲得され**解除**が進む。定期的（6～12か月毎）に医療機関を受診し，**食物経口負荷試験**を実施する中で，解除が可能か確認していく。発症は乳児が最も多く，その後2歳までに全患者の80％が発症する。このため保育所給食において，新たな発症が起こる。また保育所で初めて食物アレルギーの発症が起こることもある。そば，ピーナッツは誘発症状が重篤になる傾向があり，また，エビ，カニ，キウイ，バナナは幼児期以降に新規発症する傾向があり注意が必要である。あえて給食で利用しないことも予防対策の一つである。

　除去していたものを解除する時は，負荷試験の結果，食べられるという医師からの診断があっても，家庭において複数回食べて症状が誘発されないことを確認した上で，保育所での解除を行うべきである。保護者と保育所の間で，書類を作成し対応することが必要である。

● 保育の現場から──食物アレルギー対応

　食物アレルギーをもったお子さんが大変増えています。卵，牛乳，小麦，魚卵類などが多くみられますが，最近は木の実類のアレルギーのお子さんも結構います。

　保育所では，もし，食物アレルギーを疑われたら，必ず医師の診断，数値検査を受けていただき，そのうえで保護者と面談し具体的にどのように治療，除去，制限していくかという対応方針を決めます。（保育所や）保護者の方が勝手に素人判断して決めたりすることはできませんし，食品を除去するということは，治療のひとつですから専門医の診断に基づいて行われます。

　保育所と保護者が面談するということは，医師の診断書の読み取り方に間違いが起こらないように双方で確認するという意味もあります。万一，誤った対応などで，急性ショック症状（アナフィラキシー症候群）などを起こすことなどがあっては命にかかわりますから，この点は慎重に話し合い，確認します。その結果，特殊な食材に限定され，地域の店では販売されないようなもの，あるいは，たいへん高価な物などしか食材として利用できず園として困難を生じるときは，持参いただくこともあります。

　一方，対応を受ける子どもにとっては，食事，おやつの時間がその子にとって，「みんなと違う」という思いが生じる時間になる場合もあります。いじめなどの原因にならないよう，子ども同士の人間関係や受け手としての心理的な負担にも配慮することが必要です。保育所では，そのような負担ができるだけ少なくなるよう，職員がそれぞれの立場でいろいろな配慮をしています。たとえば，栄養士は，なるべく，食材が違っても見た目や栄養価が変わらないように献立を変更・調整します。調理師は他のものと混じったりしないように鍋や釜を別にして調理します。保育士は間違えて配膳したり，子どもがいたずらや誤ってお隣の子の食器に手を伸ばして食べたりしないように気をつけます。食べる直前まで，アレルギー食にはラップをかけておいたり，名前カードを置いたり，トレーに載せておいたり工夫します。誰が見てもわかるようにしておかないと「ちょっと目を離したすきに」ということが往々にして起きてしまうものなので，気が抜けません。先述した急性ショック症状などの危険性もありますので，周囲との連携がとくに大事です。保育所の食事時は，「Aちゃんは卵だめ，つなぎで入るのもダメだから今日はこれに変更です」「B君は今日はアレルギーを起こすものはないからお友だちと一緒です」などといった職員間の確認も，子どものプライバシーに配慮して小さい声で，しかし，日々しっかりと行われています。

表 12-8　保育所における給食の注意点

保育所給食の特徴と対応のポイント
①食数は少ないが，提供回数や種類が多い
②対象年齢が低く，年齢の幅が広いため，事故予防管理や栄養管理がより重要
③経過中に耐性の獲得（原因食品除去の解除）が進む
④保育所において新規の発症がある
⑤保護者との相互理解が必要

保育所の給食・離乳食の工夫・注意点
①献立を作成する際の対応
1）除去を意識した献立
2）新規に症状を誘発するリスクの高い食物の少ない献立
3）調理室における調理作業を意識した献立
②保育所で"初めて食べる"ことを避ける
③アレルギー食対応の単純化
④加工食品の原材料表示をよく確認する
⑤調理室において効率的で混入（コンタミネーション）のない調理と搬送
⑥保育所職員による誤食防止の体制作り
（知識の習熟，意識改革，役割分担と連携など）
⑦食材を使用するイベントの管理
⑧保護者との連携
⑨除去していたものを解除するときの注意

保育所におけるアレルギー対応の基本原則
○全職員を含めた関係者の共通理解の下で，組織的に対応する
・アレルギー対応委員会等を設け，組織的に対応
・アレルギー疾患対応のマニュアルの作成と，これに基づいた役割分担
・記録に基づく取組の充実や緊急時・災害時等様々な状況を想定した対策
○医師の診断指示に基づき，保護者と連携し，適切に対応する
・生活管理指導表（※）に基づく対応が必須
（※）「生活管理指導表」は，保育所におけるアレルギー対応に関する，子どもを中心に据えた，医師と保護者，保育所の重要な"コミュニケーションツール"。
○地域の専門的な支援，関係機関との連携の下で対応の充実を図る
・自治体支援の下，地域のアレルギー専門医や医療機関，消防機関等との連携
○食物アレルギー対応においては安全・安心の確保を優先する
・完全除去対応（提供するか，しないか）
・家庭で食べたことのない食物は，基本的に保育所では提供しない

「保育所におけるアレルギー対応ガイドライン」（2019年改訂版）厚生労働省, 2019年

③ 食事以外での食材の使用に注意する

食事以外での食材を使用する時（豆まき，おやつ作りなどの調理体験，小麦粉粘土を使用した遊び），非日常的なイベント時（遠足，運動会など）に事故が起こることが多く注意が必要である。

④ 現状と事故防止策

対象は0～6歳児であり，アレルギー除去についての理解がない。そこで誤食予防のため，周囲の配慮や監視，環境整備が必須となる。

保育所の給食事故の原因の上位は「誤配食（44.4％）」「他の園児の食物を食べた（16.9％）」「原材料の見落とし（13.7％）」であった。教育・保育施設等における事故防止及び事故発生時の対応のためのガイドライン（平成28年3月）では，人的エラーを減らす方法の例を次のように述べている。

- 材料等の置き場所，調理する場所が紛らわしくないようにする。
- 食物アレルギーの子どもの食事を調理する担当者を明確にする。
- 材料を入れる容器，食物アレルギーの子どもに食事を提供する食器，トレイの色や形を明確に変える。
- 除去食，代替食は普通食と形や見た目が明らかに違うものにする。
- 食事内容を記載した配膳カードを作成し，食物アレルギーの子どもの調理，配膳，食事の提供までの間に2重，3重のチェック体制をとる。

保育所におけるアレルギー対応ガイドライン（2019年改訂版） より，「保育所給食の特徴と対応のポイント」「保育所の給食・離乳食の工夫・注意点」「保育所におけるアレルギー対応の基本原則」を表12-8に示す。

(3) 緊急時の対応（アナフィラキシーが起こった時の「エピペン®」の使用）

アナフィラキシーガイドライン2022では，「アナフィラキシーは重篤な全身性の過敏反応であり，通常は急速に発現し，死に至ることもある。重症のアナフィラキシーは，致死的になり得る気道・呼吸・循環器症状により特徴づけられるが，典型的な皮膚症状や循環性ショックを伴わない場合もある」と定義された。軽症の症状が複数あるのみではアナフィラキシーとは判断しない。

最も注意すべきは，意識や血圧の低下などの**アナフィラキシーショック**の状態であり，リスクの高い患者にはアドレナリン自己注射薬（**エピペン®**）が処方される。エピペン®は，医師の治療を受けるまでの間に症状の進行を一時的に緩和する薬で，使用すべき状況は「一般向けエピペン®の適応（日本小児アレルギー学会）」に示されている。緊急時にはその場にいる保育士等が注射を行うことになるので，保管場所や使用法の周知が重要になる。

🌲 演習問題

1. 食物アレルギーをもつ子どもに対して，どのような配慮が必要か，食品，栄養，心理面から考えてみよう。
2. 食物アレルギーと関連のある食品についてどのような表示がされているか，市販食品を調べてみよう。
3. 卵と牛乳，小麦の3つのアレルギーをもつ子どものおやつをどうしたらよいか，考えてみよう。

第13章
特別な配慮を要する子どもの食と栄養
障がいのある子どもへの対応

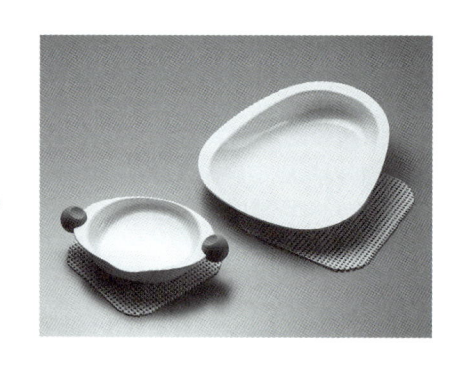

§1 障がいの特徴と食生活

1. 障がい児とは

① 障がい者の定義

障害者基本法の第2条に「1　障害者　身体障害，知的障害，精神障害（発達障害を含む。）その他の心身の機能の障害（以下「障害」と総称する。）がある者であつて，障害及び社会的障壁により継続的に日常生活又は社会生活に相当な制限を受ける状態にあるものをいう。」と定義されている。

② 障がいの種類

障がい児には生まれつきに何らかの原因により障がいをもって出生した先天性の場合と，病気や不慮の事故により障がいをもつ場合がある。障がいの種類は肢体不自由，視覚障がい，聴覚・平衡機能障がい，音声・言語機能障がい，臓器障がい（心臓，腎臓，呼吸器）などの身体障がいと知的障がい，精神障がい（発達障がいを含む）があるが，その障がいの程度は様々である。

2. 摂食行動や摂食・嚥下機能発達を障がいする疾患や障がい

摂食行動や摂食・嚥下機能発達に遅れや異常がみられる主な疾患や障がいの種別と食生活の特徴を解説する（表13-1）。このうち主にダウン症候群，知的障がい，運動機能障がい，重症心身障がい児などには次節以下に述べる摂食・嚥下機能の障がいがみられる。

障がいをもつ小児が健康を維持するには，栄養のバランスを考慮した食事を喫食することが大切である。そしてこの「食」を通じて食事介助者とのコミュニケーションを図りながら，楽しい食事時間を過ごすことにより心身の発達を促すことができる。

保育の現場から

● **統合保育（障がい児等の保育）**

保育所は児童福祉施設ですから，「保育を必要とする」ということからいろいろな子どもが入所します。医療的なケアがとくに必要なければその子の発達の保障のためにも，お友だちと一緒に過ごす時間はとても有意義です。それは，障がいをもっている子だけでなく，障がいをもっていない子にとってもいえます。先天的にもって生まれた病気，あるいは成長していくなかで徐々に判明してくる疾病もあります。とくに乳幼児期はまだ，病名もはっきりしない，あるいは「気になる子」

表 13-1　摂食行動や摂食・嚥下機能発達に遅延や異常がみられる主な疾患や障がいの種類と食生活

疾患・障がい	区分	内容
自閉症	特徴	脳の情報処理機能が一般の人とちがい理解しにくい特徴がある。社会性や他者とのコミュニケーション能力の発達が遅れ，活動と興味の対象が限定されるため，物事に強くこだわる行動がみられる。具体的には，多動傾向・パニック・言葉の遅れ・オウム返し・物へのこだわり・執着・視線が合わない・指差しをしない・視覚優位・耳ふさぎなどがある。脳波異常やてんかん発作を合併しやすく睡眠障がいなど生活リズムの障がいがしばしばみられる。
	食生活	認知発達の遅れや知覚過敏が関与する，強い偏食やこだわりの食行動がみられる。運動と規則的な生活リズムで，食べる意欲を引きだす。こだわる食品については，量を決める，他の食品と交互に与えて執着を弱めていく。できたことをほめ，毎日1回，1口でもできる喜びを定着させていく。
てんかん	特徴	種々の成因によってもたらされる慢性の脳疾患で，大脳ニューロンの過剰な発射に由来するてんかん発作を特徴とし，強直性や断続的な筋収縮，痙攣などを起こす。重い発作では意識がなくなることもある。多くは小児期から思春期に発病する。脳波を測定し，種々の抗痙攣剤を用いることで発作はコントロール可能だが，副作用として眠気を伴い，唾液を増やし，摂食・嚥下障がいを強めるものもある。薬物だけでなく，生活リズムを整え，暴飲暴食を避け，規則正しい生活が重要。また便秘や眠くなってきた時，大きな音や光が発作の誘因となるので，環境を整える。
	食生活	食事中に発作を起こすこともあり，食物や嘔吐物による気道閉塞（窒息）に注意する。口の中に食べ物が入っている時や嘔吐しそうな時には，側臥位にし，顔を横に向ける。
視覚障がい	特徴	先天盲と途中失明の場合がある。主疾病の要因で食生活の日常的動作の習得が難しい。
	食生活	視覚からの食欲増進が起こらないので，嗅覚からおいしさを感じさせる献立・調理の工夫が望ましい。食物の感触体験の学習が発達を促す。
口唇裂・口蓋裂	特徴	顎，顔面に最も多い先天性形態異常である。口唇の形成される胎生期の癒合不全で生じる。これにより哺乳障がい，発音障がい，歯列咬合不正，摂食・嚥下機能障がいなどが起きる。口唇裂の治療は，生後3〜6か月に口唇形成術を，口蓋裂は生後1〜3歳に口蓋形成術を行う。これらと歯列矯正，言語療法を行うことで十分な社会活動が可能となる。
	食生活	哺乳に障がいのある場合は，裂部をカバーするように口腔に装着する口蓋床（乳児の口の型をとり，口蓋の裂部を閉鎖するもの）を早期から用いて哺乳を助ける。哺乳困難児用の乳首も各種開発（口絵；食具および自助具類参照）されている。乳首にミルクの逆流を防止するストッパーを内蔵するもの，ミルクの流量を調節できるものなど工夫されている。離乳食への移行時には，上顎の口蓋床と口唇で食物を取り込みにくいことに配慮し，ゆっくりと進める。
ダウン症候群	特徴	染色体異常のなかで最も多い疾患。筋緊張が弱く乳児期は体がとても柔らかいのが特徴。そのため首のすわる時期以降，運動発達段階の停滞が顕著となる。知的障がいがあり顔立ちや体に特徴がみられ，先天性心臓疾患などの合併症をもつことが多い。また上顎が深くなっている高口蓋やかみ合わせの異常が多くみられる。性格は穏やかであるが，頑固な面もある。
	食生活	筋緊張が低く，口腔形態の特徴から，咀しゃく・嚥下の機能が不十分なことが多い。丸飲みをする，舌が出やすいなどの食べる機能障がいがみられることがある。白米などの炭水化物を好む傾向があり，肥満になりやすい。食事はよくかむ癖をつけさせ，規則正しい生活と適度な運動が必要。
知的障がい	特徴	知的発達（記憶，言語，思考）に遅れがみられ，生活上，適切な行動をとれない状態。原因は，胎生期や出生時の条件や乳幼児期の熱病などによる。
	食生活	感覚過敏傾向があり，匂いや味に敏感なため，食物に対し慎重さや不安をもちやすく，偏食や食事拒否を生む。逆に感覚鈍麻な場合には，口中に詰め込みすぎたり，丸呑みする。口腔内で味わう，咀しゃく，嚥下などの機能発達が阻害されると，将来誤嚥しやすい。またコップ，さじ，はしの使用は未熟である。周囲の音や行動に気をとられ，食事の中断も多い。
運動機能障がい（肢体不自由）	特徴	脳性まひなどの神経疾患，出生時の脳への損傷や代謝障がい，遺伝性，また後天的な病気やけがによる運動発達の遅れや障がい。摂食・嚥下機能発達障害の主要因となる。
	食生活	むせやまひにより摂食姿勢がとれないことが多く摂食訓練は作業療法士や言語聴覚士により行われる。上肢の回復訓練には，食事の内容や形態，自助具の工夫も必要。不自由な体を最大限使用して生活したり，反対に動けない場合もあり，個人に応じたエネルギーを過不足なく与える必要がある。
重症心身障がい	特徴	重度の運動と知的障がいを合わせもつ障がい。さらにてんかん，呼吸障がい，排泄障がい，摂食障がいをかなりの頻度で合併している。そのため医療管理下で保護し，療育および日常生活の支援を必要とする。
	食生活	障がいの程度が重いほど栄養状態が悪くなる傾向がある。摂食・嚥下が困難，呼吸障がいのため胃食道逆流による嘔吐，誤嚥により栄養摂取量が不足する。改善するためには，摂食能力に見合った食事形態，分量の食事を提供し，喫食状況を確認して栄養評価を行い，低栄養状態を防ぐ必要がある。また長時間の食事により，苦痛を感じている場合もある。

著者作成

とされる場合もありますので，保育士としては子どもの様子をしっかり観察することが必要です。保護者にとっては保育所に入所し，友だちと一緒にいることによって刺激を受けて子どもがより良く成長するのではないかという期待があります。

何かある場合，とくに食事場面において，特徴的な行動がでるお子さんが多いので注意が必要です。過食，逆にほとんど食べない，極端な偏食，嚥下力の弱さなどには気をつける必要があります。

● 統合保育における食事場面

障がいをもっている子どもの食事場面では，お友だちとは違うことも当然あります。具体的には，白い色をしたもの以外は食べることができなかったり，いすに座ることができず，ずっと立ち食べだったり，大きな声で奇声をあげていないと落ち着かなかったり，といったことなどがあげられます。ほかのお友だちは始め，何事？ という感じで驚きますが，やがて，その子が少し色がついているものでも，食べられたのを見ると「先生，〇〇ちゃん食べてる。早く見てー。大きくなれるよ」とものすごく喜んでくれたりします。「ここに，座りな。おいで」と自分の隣にお友だちを誘う言葉も何気なく優しい様子です。食事を通して「人と人との絆」を，素直に見せてくれる子どもたち。「頑張って食べてみましょう」なんて声をかける大人の言葉がむなしく聞こえるときがあります。ただし，介助などが必要なお子さんには，専門職から医療的なケアの仕方の指導，指示を受けなければならないことはもちろんあります。

環境への配慮として，体のまひでいすに座りにくいなど身体的な特徴については，その子に合ったいすを用意するなどの工夫が必要です。

また，障がいをもっているお子さんのなかには，食欲がコントロールできず，食べ過ぎになり肥満傾向になるお子さんもいます。そのような場合，保育士は健康状態（栄養摂取状況など）を把握しながら，本人が意識しないうちに，興味をそらせ，次の遊びに誘うなど，保育の展開に工夫が必要です。また，食についてこだわりがあって，いつも同じものしか食べられない障がいをもつお子さんもいます。「栄養がとれない」と心配して，無理にでも食べさせてあげたくもなりますが，そこは無理じいしても吐きだしてしまうなど，なかなか効果はあがらないばかりか，本人の主体性を阻害することにもなりかねません。そもそも，障がいをもった子に対して，「座りましょう」「これもおいしいから食べてみて」などと声はかけますが，日々のその場の対応では，それ以上のことはできないものです。あとはお友だちの様子を見てもらい，刺激を受けてまねをしてくれるまで見守るなどです。時期が来るのを待つ，あるいは専門の医師に聞くなどの努力が必要です。大変な忍耐と根気が必要なことは確かですが，毎日の生活の中から自然に興味がいくように，絶え間ない働きかけを様々工夫して日々継続していきます。

● 気になる子

「気になる子」といういい方を保育士はよくしますが，たしかにその言葉のとおり，どこが悪いとか，ここが遅れているなどとはっきり断定はできないものの，他児との行動のずれが大きい子どもや目線が合わないといった子どもがいます。最近では，発達障がいに関連して，**ADHD（注意欠如・多動性障がい）**や**LD（学習障がい）**といった言葉も耳にしますが，基本的に保育所の発達年齢では，何らかの障がいを確定的に診断できる年齢ではありません。そのような医療的な判断は慎重を必要とし，通常小学生以上になってからというのが，おおむね実際のところのようです。要するに就学前までは「気になる子」はちょっと落ち着きがない，お友だちとのかかわりがちょっとうまくいかない子どもといった認識になるのが保育現場での実情です。

実際の食事場面では，多動で落ち着きがなく，立ち歩いてしまったり，逆に全く食べなかっ

り，行動が緩慢で食べるのが極端に遅いといったことなどがみられます。食べ始めには1対1の関係で保育士がそばについて様子を見ます。一人の保育士が食事の介助のため，あちこち動き回るのも落ち着きませんので連携した保育士の動きの確認も必要です。多動の子どもでも緩慢な子どもでも，それぞれの個性や考えがあります。その子のリズムとペースを大事にしながら，保育のかかわりを調整することも必要です。たとえば，食事場面など，やはり他者の支援が必要になるような場合は保育士が密にかかわることもありますが，遊びの場面などでは，比較的自由にその子の世界やペースを尊重して見守るかかわり方をするといったメリハリをつけることなどがあげられます。

§2 摂食・嚥下機能障がい児の食生活の実際

1. 摂食・嚥下機能障がいについて

(1) 障がい児に摂食・嚥下機能障がいが起こる原因

　食べる機能は離乳期における口唇や舌，手指などの協調運動とそれを発達させるための調理形態の食事をとることで段階的に発達する。しかし，図13-1に示すように健常児と比較して障がい児は摂食・嚥下機能の発達が遅れる傾向がある。障がい児を摂食・嚥下障がいに導く阻害要因は図13-2に示すように個体側（➡）と環境側（⇨）に考えられる。

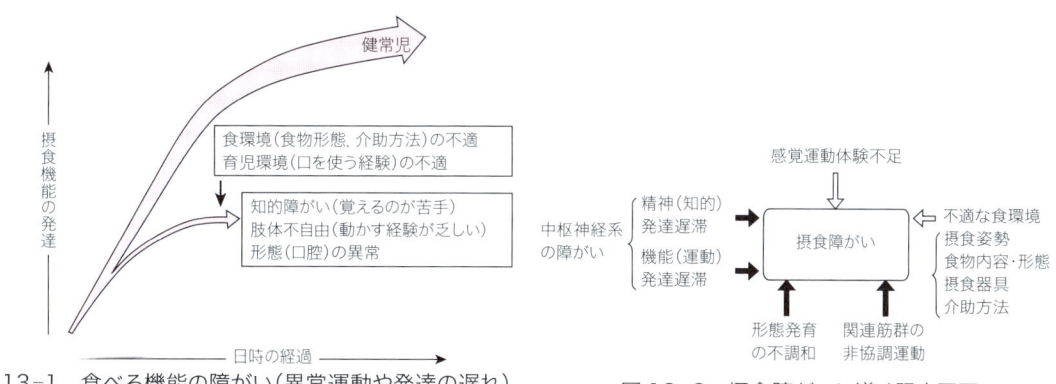

図13-1　食べる機能の障がい（異常運動や発達の遅れ）が起こる主な要因

図13-2　摂食障がいに導く阻害要因

向井美惠「障害児からみた摂食行動の発達」二木武ほか　編著『小児の発達栄養行動』新版（第2版），医歯薬出版，1995，pp.147-163より，著者改変

(2) 摂食機能障がいの特徴的な症状

　摂食機能の8つの発達段階における機能不全がある場合，表13-2に示すように，むせ，舌突出，丸飲みなどの症状があらわれる（第2章§2の1　表2-6参照）。

(3) 摂食・嚥下機能の障がいとは

　摂食・嚥下機能（第2章§2の1　図2-11参照）の障がいは次の①〜⑤の5段階に分けられる。

表13-2 摂食機能障がいの特徴的な症状

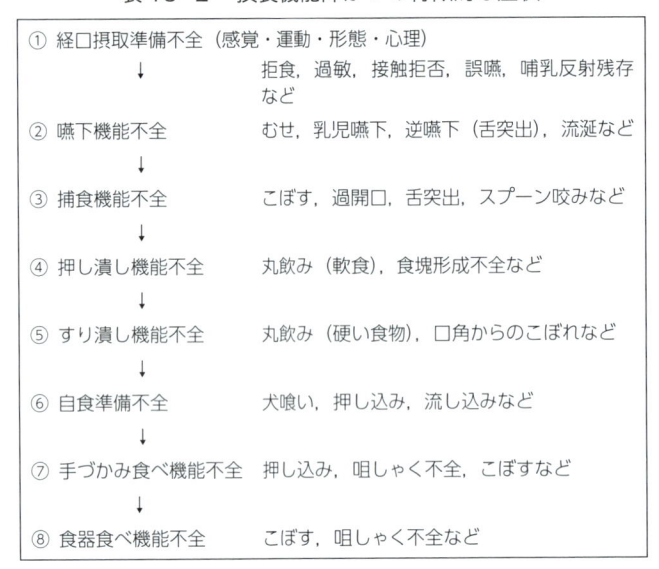

① 経口摂取準備不全（感覚・運動・形態・心理）	拒食，過敏，接触拒否，誤嚥，哺乳反射残存など
↓ ② 嚥下機能不全	むせ，乳児嚥下，逆嚥下（舌突出），流涎など
↓ ③ 捕食機能不全	こぼす，過開口，舌突出，スプーン咬みなど
↓ ④ 押し潰し機能不全	丸飲み（軟食），食塊形成不全など
↓ ⑤ すり潰し機能不全	丸飲み（硬い食物），口角からのこぼれなど
↓ ⑥ 自食準備不全	犬喰い，押し込み，流し込みなど
↓ ⑦ 手づかみ食べ機能不全	押し込み，咀しゃく不全，こぼすなど
↓ ⑧ 食器食べ機能不全	こぼす，咀しゃく不全など

向井美惠「障害児からみた摂食行動の発達」二木武ほか 編著『小児の発達栄養行動』新版（第2版），医歯薬出版，1995，pp.147-163

① 口への取り込みの障がい

この動作で最初に覚える機能は口唇を使いながら捕食し，「口（顎）を閉じる」ことである。しかし，障がい児によってはこの動作ができないので介助者が口唇を閉じる（口唇閉鎖）という摂食訓練が必要になる（本章写真13-1～4）。

② 咀しゃく機能の障がい

口へ取り込んだ食物は咀しゃくして食塊に整えられる。食塊を形成するには，歯，舌，口唇の動きに加え，唾液分泌が必要である。この唾液は成人で約1日に1.5リットル分泌され口腔内の潤いと食物の咀しゃくで使われている。しかし，障がい児は口唇を閉じることが上手にできず，よだれとして排出してしまう。さらに咀しゃく中は呼吸をしているので，咽頭へ食物が落ちることを防ぐ必要がある。これらの咀しゃく機能が十分でないため食塊を作りにくいので，食物の調理で工夫しなければならない（口絵；摂食・嚥下困難食参照）。

③ 咽頭への送り込みの障がい

食塊が舌の奥へ動かされると嚥下中枢が刺激され咽頭に送られる。このとき口を閉じ，舌の動きで送り込む。しかし障がい児ではむせることが多い。

④ 咽頭通過の障がい

食塊が咽頭に送り込まれると，まず鼻咽腔が閉じて食塊が鼻に入るのを防ぐ。同時に喉頭が上昇し喉頭蓋が喉頭を閉じ，声門が閉じて，気管への誤嚥を防ぐ。そして食塊は食道に送り込まれるが，その一瞬には呼吸を止めている。これら一連の筋の協調運動がうまくいかないと，誤嚥を起こすことになる。誤嚥とは，咽頭から食道へ嚥下されていくべき食物や水分が，誤って気管内に流れ込むことをいう。誤嚥のある障がい児では唾液も気管内に誤嚥されることがある。健常者は誤嚥した場合，咳嗽反射（気管に異物が入ると咳で除こうとする）が起こり自力で出すことができるが，重度の嚥下障がいがある場合には，気管に食物が入ってもむせないことがある。この状態をサイレントアスピレーション（むせない誤嚥）という。誤嚥で恐ろしいのはこれにより誤嚥性肺炎に罹患することである。何度も発熱を繰り返している場合には，誤嚥を繰り返していることが考えられるのでリハビリテーション対策が必要になる。

⑤ 食道通過の障がい

食塊が食道上部に達すると，声門が開いて再び呼吸が始まる。食道蠕動で食塊が胃に送り込まれると，胃の噴門を閉鎖して逆流を防ぐ。この蠕動運動が障がいされ，胃に近い食道の筋肉が十分に開かなくなり通過障がいが起こる。

2. 摂食・嚥下困難児の食事

(1) 栄養摂取量の考え方

摂食・嚥下機能障がい児は食べる機能だけでなく、嚥下反射や呼吸状態、生活リズム、てんかん発作など多くの要因により栄養状態が変化する。動きの多いアテトーゼ（不随意運動）児や、呼吸努力にエネルギーを使うような子どもは多大のエネルギーを必要とする。

逆に最重症の肢体不自由児のように、ほとんど自発運動のない小児の安静時代謝量は健常児の60％程度であることがわかっている。このように消費エネルギー量には個人差が大きい。

表13-3-①　誤嚥しやすい食品と形態

	形態	食品
1	硬くて食べにくいもの	肉、りんご、干物など
2	水分状のもの	水、ジュース、みそ汁など
3	食品内の水分の少ないもの	食パン、凍り豆腐、カステラ、もちなど
4	繊維の多いもの	たけのこ、もやし、海藻、こんにゃく、アスパラガス、れんこんなど
5	かまぼこなどの練り製品や魚介類	いかなど
6	口腔内に付着しやすいもの	わかめ、のり、青菜類など
7	酸味が強く、むせやすいもの	酢の物、柑橘類、柑橘系ジュース、梅干しなど
8	喉に詰まりやすい種実類	ごま、ピーナツ、だいずなど

田中弥生・宗像伸子『臨床栄養別冊 おいしい、やさしい介護食─症状に合わせて選べる5段階食』医歯薬出版、2004, p.4

表13-3-②　飲み込みやすい食品形態

形態	食品
プリン状	プリン、豆腐、ムース
ゼリー状	ゼリー、煮こごり、かんてん寄せ
マッシュ状	かぼちゃ、じゃがいも、さつまいも
とろとろ状	とろろいも、生卵、納豆
かゆ状	全がゆ、パンがゆ、くず湯
ポタージュ状	ポタージュ、シチュー
乳化状	牛乳、アイスクリーム、ヨーグルト
果肉飲料	いわゆるネクターのりんご、バナナ、ももなど

国立療養所重症児（者）栄養研究会

(2) 摂食・嚥下困難食に適した食事形態

摂食・嚥下機能の発達は表13-4に示すように離乳食の考え方が基本になっている。子どもの摂食・嚥下機能の発達年齢と調理形態がどこに該当するのか見極め、適切な食事形態のものを与えることが重要である（口絵：摂食・嚥下困難食参照）。表13-3-①、②に誤嚥しやすい食品と形態および飲み込みやすい食品形態を示す。

また、日本摂食嚥下リハビリテーション学会から、嚥下調整食分類2021が明示されている（図13-3）。この分類は小児嚥下障害における発達過程を考慮した嚥下調整食とも一致していないが、個々の症例で適切な食事形態を選んだうえで、連携の共通語とし、本分類を国内の病院・介護施設・在宅医療および福祉関係者が共通して使用できることを目的としている。この学会分類2021では、コード0、

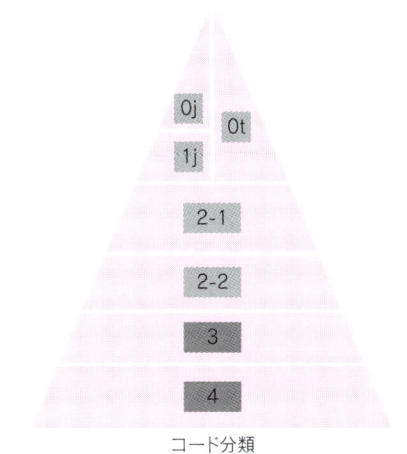

図13-3
日本摂食・嚥下リハビリテーション学会
嚥下調整食分類2021

＊『日摂食嚥下リハ会誌 25（2）：135-149, 2021』または日本摂食嚥下リハ学会HPホームページ：
https://www.jsdr.or.jp/wp-content/uploads/file/doc/classification2021-manual.pdf『嚥下調整食学会分類2021』を必ずご参照ください。

表13-4 摂食・嚥下機能と調理形態

食種	経管栄養	嚥下開始食	マッシュ食（初期食）嚥下練習期	すりつぶし食（中期食）押しつぶし練習期	押しつぶし食（後期食）咀しゃく練習期	一口大食 幼児食 自立食	固形食
摂食・嚥下機能の発達	・咀しゃく・嚥下機能に重い障がいがあり、経管栄養	成熟嚥下の練習期の始め 口唇を閉じて飲み込む 乳児嚥下（乳を飲むチューチュー）→成熟嚥下（ゴックン） ・水分摂取はヨーグルト状かムース状	押しつぶし嚥下の練習期 ・舌の動きが発達し、上あごに食物を押しつけることができる ・水分摂取もできはじめる	咀しゃくの基本的な動きの練習 ・水分摂取が上手になる ・コップのふちを上唇と下唇で押さえられるようになる ・前歯で捕食、奥歯でかむ練習ができるようになる	成熟嚥下の完了期 ・一口量をかみとれる ・唾液で食べ物をまとめることができる	障がいのない人に準ずる
舌の動き	・なし ・前後運動	・前後運動	・前後運動 ・上唇の形が変わらず、下唇が内側に入る	・前後運動 ・上下運動 ・左右の口角が同時に伸縮する	・前後運動 ・上下運動 ・左右運動 ・咀しゃく側の口角が縮む		
調理形態・内容	・自然食品流動食 ・半消化態流動食 ・消化態流動食（成分栄養剤） ・調製粉乳	「ゼリー食」 ・水分がむせない程度の硬さでトロミがついている	「ドロドロ食（ヨーグルト状）」 ・つぶつぶや繊維の残らないもので口に入ったらそのまま飲み込める形状 ・牛乳・スープはトロミ状態	「舌の動きでつぶせる硬さ」 ・舌の動きを使ってつぶれるくらいの軟らかさ ・水分が少なくてもしっとりした状態	「奥歯で軽くつぶせる硬さ」 ・指でつぶせる硬さ ・でん粉や増粘剤を使用して食塊を作りやすく調理工夫する	「前歯や奥歯でかめる硬さ」 ・かみ切れない硬さを除けばほとんど食べられる ・食べ物の大きさは一口大と軟らかさに配慮した調理	何でも食べられる
献立例	【市販品の例】（食品扱い）オクノス、CZHi、メイバランス、F2α、育児用粉ミルク、ボンラクト、MA-1 （薬価扱い）*ラコール®NF、エネーボ®、ツインライン®NF、エレンタール®P、エレンタール® ※薬価扱いの栄養剤は医師の処方箋が必要。	水分ゼリー 葛湯 トロミの水分	重湯、パンがゆ裏ごし、ミキサーがゆ、じゃがいも裏ごし、ヨーグルト、肉・魚・卵のペースト、かぼちゃの裏ごし、野菜類の裏ごし、コンポートの裏ごし	パンがゆ、全がゆ、うどんくたくた煮（1cm）、プリン、魚のムース、鶏肉のテリーヌ、ふわふわ卵、絹ごし豆腐、野菜の軟らか煮、ゼリー（コンニャク、寒天は除く）	パンがゆ、全がゆ、軟飯、ゼラチン米がゆ、肉団子のあんかけ、卵豆腐、煮奴、ほぐし魚のあんかけ	軟飯、フレンチトースト、うどん軟らか煮、煮魚、オムレツ、ハンバーグ、挽肉料理、しゃぶしゃぶ用薄切り肉、豆腐料理、ゆでキャベツ、果肉の軟らかい果物（メロン、バナナなど）	ごはん、パン、めん類（うどん、そば、スパゲッティ）、唐揚げ、ハム、かまぼこ、焼き魚、たけのこ、ごぼう、干ししいたけ、生野菜
概要		・経管栄養から経口栄養への第一ステップ	・経管栄養から経口摂取への練習	・移行期にあたり舌運動の機能により食形態が変わる。それぞれの段階別の主食、主菜、副菜の一部を練習用に使う ・硬い食物はミキサーにかける ・捕食やかむ訓練で、パンの耳、フレンチポテト、きゅうり等のスティック状の野菜を試みる ・水分が少なく、歯につきやすい食品は適さない（ビスケット、クッキー） ・食材をみじん切りにしない（食物の硬さ、大きさ、形がかわらず丸飲みになりやすい）		・軟食と常食を兼ねている場合が多い ・硬い肉や繊維の多い食品はかめないので調理の工夫が必要 以下のものは様子をみながら与える ・弾力があり、つぶしにくい→かまぼこ、ハム ・食塊を作りにくく、飲み込みにくい食品→なし、りんご	

「食事形態一覧」東京小児療育病院・みどり愛育園と「摂食機能と調理形態」東京都肢体不自由教育研究会栄養士部会、2000より著者作成

表 13-5 学会分類 2021（食事）早見表

コード【I-8項】		名称	形態	目的・特色	主食の例	必要な咀嚼能力【I-10項】	他の分類との対応【I-7項】
0	j	嚥下訓練食品 0j	均質で，付着性・凝集性・かたさに配慮したゼリー 離水が少なく，スライス状にすくうことが可能なもの	重度の症例に対する評価・訓練用 少量をすくってそのまま丸呑み可能 残留した場合にも吸引が容易 たんぱく質含有量が少ない		（若干の送り込み能力）	嚥下食ピラミッド L0 えん下困難者用食品許可基準 I
0	t	嚥下訓練食品 0t	均質で，付着性・凝集性・かたさに配慮したとろみ水（原則的には，中間のとろみあるいは濃いとろみ*のどちらかが適している）	重度の症例に対する評価・訓練用 少量ずつ飲むことを想定 ゼリー丸呑みで誤嚥したゼリーが口中で溶けてしまう場合 たんぱく質含有量が少ない		（若干の送り込み能力）	嚥下食ピラミッド L3 の一部（とろみ水）
1	j	嚥下調整食 1j	均質で，付着性，凝集性，かたさ，離水に配慮したゼリー・プリン・ムース状のもの	口腔外で既に適切な食塊状となっている（少量をすくってそのまま丸呑み可能） 送り込む際に多少意識して口蓋に舌を押しつける必要がある 0j に比し表面のざらつきあり	おもゆゼリー，ミキサー粥のゼリーなど	（若干の食塊保持と送り込み能力）	嚥下食ピラミッド L1・L2 えん下困難者用食品許可基準 II（ゼリー状）（UDF：ユニバーサルデザインフード）
2	1	嚥下調整食 2-1	ピューレ・ペースト・ミキサー食など，均質でなめらかで，べたつかず，まとまりやすいもの スプーンですくって食べることが可能なもの	口腔内の簡単な操作で食塊状となるもの（咽頭では残留，誤嚥をしにくいように配慮したもの）	粒がなく，付着性の低いペースト状のおもゆや粥	（下顎と舌の運動による食塊形成能力および食塊保持能力）	嚥下食ピラミッド L3 えん下困難者用食品許可基準 III UDF 区分 かまなくてもよい
2	2	嚥下調整食 2-2	ピューレ・ペースト・ミキサー食などで，べたつかず，まとまりやすいもので不均質なものも含む スプーンですくって食べることが可能なもの		やや不均質（粒がある）でもやわらかく，離水もなく付着性も低い粥類	（下顎と舌の運動による食塊形成能力および食塊保持能力）	嚥下食ピラミッド L3 えん下困難者用食品許可基準 III UDF 区分 かまなくてもよい
3		嚥下調整食 3	形はあるが，押しつぶしが容易，食塊形成や移送が容易，咽頭でばらけず嚥下しやすいように配慮されたもの 多量の離水がない	舌と口蓋間で押しつぶしが可能なもの 押しつぶしや送り込みの口腔操作を要し（あるいはそれらの機能を賦活し），かつ誤嚥のリスク軽減に配慮がなされているもの	離水に配慮した粥など	舌と口蓋間の押しつぶし能力以上	嚥下食ピラミッド L4 UDF 区分 舌でつぶせる
4		嚥下調整食 4	かたさ・ばらけやすさ・貼りつきやすさなどのないもの 箸やスプーンで切れるやわらかさ	誤嚥と窒息のリスクを配慮して素材と調理方法を選んだもの 歯がなくても対応可能だが，上下の歯槽堤間で押しつぶすあるいはすりつぶすことが必要で舌と口蓋間で押しつぶすことは困難	軟飯・全粥 など	上下の歯槽堤間の押しつぶし能力以上	嚥下食ピラミッド L4 UDF 区分 舌でつぶせる および UDF 区分 歯ぐきでつぶせる および UDF 区分 容易にかめるの一部

学会分類 2021 は，概説・総論，学会分類 2021（食事），学会分類 2021（とろみ）から成り，それぞれの分類には早見表を作成した。
本表は学会分類 2021（食事）の早見表である。本表を使用するにあたっては必ず「嚥下調整食学会分類 2021」の本文を熟読されたい。なお，本表中の【　】表示は，当該本文中の該当箇所を指す。
*上記 0t の「中間のとろみ・濃いとろみ」については，学会分類 2021（とろみ）を参照されたい。
本表に該当する食事において，汁物を含む水分には原則とろみを付ける。【I-9項】
ただし，個別に水分の嚥下評価を行ってとろみ付けが不要と判断された場合には，その原則は解除できる。
他の分類との対応については，学会分類 2021 との整合性や相互の対応が完全に一致するわけではない。【I-7項】
*『日摂食嚥下リハ会誌 25（2）：135-149, 2021』または 日本摂食嚥下リハ学会 HP ホームページ
https://www.jsdr.or.jp/wp-content/uploads/file/doc/classification2021-manual.pdf『嚥下調整食学会分類 2021』を必ずご参照ください。

コード 1，コード 2，コード 3，コード 4 の五段階を分類として設定されている。コード 0 と 1 では，細分類として j と t を設定している。j はゼリー状，t はとろみ状の略である。ペースト状の食品であるコード 2 の食品の種類は多いため，不均質さによって，2-1 と 2-2 との分類を行っている。表 13-5 に，日本摂食嚥下リハビリテーション学会嚥下調整食分類 2021 の内容を示す。

(3) 食べやすくするための献立と調理上の工夫

① 献立は少量で栄養価が高い（高カロリー，高たんぱく，高ビタミン，高ミネラル）食事を基本とする。さらに消化・吸収しやすい食品を選択する。
② 食物を咀しゃくしやすく，さらに飲み込みやすくするためにかたくり粉，葛粉，コーンスターチ，ルー，増粘剤などを用いる。食品を飲み込みやすくするために，水分を使う場合にはできるだけ栄養価のある食材（だし汁など）を使用し，水分量を最小限にする。
③ **舌で潰せる硬さ**の食物に調理するため，つなぎとしてでん粉質が多く含まれる食材（じゃがいも，やまいも，さといも，いんげんまめなど）または食感を生みだすために魚肉練り製品（はんぺん，魚のすり身）を使用した献立が適している。

④ 咀しゃく機能が十分でないため，口へ食物を取り込んでから食塊ができにくい。舌の動き（前後・上下・左右）に合わせて，食道通過までにバラバラに分離しないように食塊の形成がされるよう寒天やゲル化剤を利用する。
⑤ テクスチャー調整食品を利用した調理。料理に適切な食感（テクスチャー）を与え，飲み込みやすくすることができる製品（テクスチャー調整食品）が市販されており，トロミ調整食品（増粘剤）とトロミ調整改良剤（ゲル化剤）に分類される。
　ア．トロミ調整食品（増粘剤）
　　　加熱することなく水分にトロミ（粘度）がつけられるので，食卓で手軽に使用できる。個人の口腔機能に合わせ，トロミに強弱をつけることが大切で表13-6に示す用途がある。

表13-6　用途の例（増粘剤の使用量は水分量に対して3％程度が目安である）

水分	お茶類（日本茶，紅茶，麦茶），ジュース類，牛乳
水分の多い果物	みかんの果汁，もも，なし，りんご等のペースト状に加工したもの
水分の多い野菜	トマトのペースト，おろしだいこん，おろしきゅうり，野菜ペースト
離水しやすい主食・副食	米がゆ，パンがゆ，煮込みうどん，水分の多い煮物
汁物	味噌汁，すまし汁，スープ類

　イ．トロミ調整改良剤（ゲル化剤・ゼリー化剤）
　　　伝統的に使用されている**寒天**，**ゼラチン**等のほか，デキストリンと**増粘多糖類**（カラギーナン，キサンタンガム，グアーガム，ローカストビーンガム）を混合したゲル化剤が開発されている（口絵：摂食・嚥下困難食参照）。両者とも溶解するには十分な水と加熱が必要になる。後者のゲル化剤を使用した料理の特徴は，固めてから型抜きして盛り付けができる，さらに60度くらいまで加温しても崩れない性質があり，温菜料理に使用した場合には温かく美味しく食べられる。
⑥ 摂食・嚥下機能の発達に合わせた食形態に調理をしなければならないので，通常の調理器具以外に調理補助器具（フードプロセッサー，フードカッター，すり鉢，裏ごし器，おろし器，調理ばさみなど）（口絵：食具および自助具類参照）が必要になる。これらを使用して，食材や調理済み食物を粉砕することにより滑らかな摂食・嚥下困難食を作ることができる。
⑦ 水分の調理：摂食・嚥下機能障がい児は水分を摂取することが難しい場合が多く，常にむせやすく誤嚥しやすい。トロミ調整食品（増粘剤）を使用するかゼラチンまたはゼラチン寒天などを使用することが，水分の誤嚥防止につながる。

表13-7-①　水分摂取バランスと年代別・水分摂取量の目安量

水分摂取〈成人〉		水分排泄〈成人〉		年齢別体重kgあたり水分摂取量	
飲料	1500ml	不感蒸泄	800ml	乳幼児	100～130ml/kg/日
食事	500ml	肺	(400ml)	児童・生徒	60～100ml/kg/日
代謝水	400ml	皮膚	(400ml)	成人	30～40ml/kg/日
		便	100ml	高齢者	25～30ml/kg/日
		尿	1500ml	エネルギー摂取量あたりの水分必要量 小児1.5ml/kcal　成人1.0ml/kcal	
合計	2400ml	合計	2400ml		

注）不感蒸泄とは気道や皮膚から失われる水分。
表中では肺と皮膚の合計数値で示す。

表13-7-②　体重別水分必要量の目安（多目の算出）

体重	維持水分量（1日あたり）
0～10kg	100ml/kg
10～20kg	1000ml+50ml/kg（10kgを超えたkg）
20kg以上	1500ml+20ml/kg（20kgを超えたkg）

和田攻ほか　編『輸液実践ガイド』文光堂，2001，pp.2-8より著者作成

(4) 摂食・嚥下困難者への水分量管理

体重の約60～70％が水分であり水分補給は生命を維持するため不可欠である。とくに乳幼児は体内の細胞内液，外液におよそ70％の水分量が含まれているが貯水力が低いため脱水症（第11章§1参照）を起こしやすい。防ぐためには個人個人の身体状況に合った水分量が必要である。そこで1日の水分摂取バランスと摂取量の目安量を表13-7-①，②に示した。

(5) 摂食・嚥下障がいから起こる低栄養（PEM）の防止

PEM（Protein Energy Malnutrition；たんぱく質・エネルギー不足）とは，健康的に生きるために必要な栄養素であるエネルギーとたんぱく質が摂れていない状態のことである。高齢者の低栄養からくるサルコペニア（筋肉量が減少して筋力低下や，身体機能低下をきたした状態）やフレイル（加齢により心身が老い衰えた状態）防止を視野に入れて日本人の食事摂取基準（2020年版）が改定された。障がいにより摂食・嚥下機能が低下している重度心身障がい児は食事摂取量の減少に伴い，低栄養状態になりやすい。栄養改善にはエネルギー量とたんぱく質が重要な栄養素であり，充分に摂取できるように配慮する。防止策として以下のことなどがあげられる。

- 「第13章§2の2の(3) 食べやすくするための献立と調理上の工夫」を参照しながら少量で高エネルギー食・高たんぱく食の食事を調理する。
- 食事と栄養補助食品（高カロリーゼリー・プロテイン等）を併用する。
- 食事と経管栄養剤（表13-4参照）を併用し，エネルギー量，たんぱく質を強化する。

3. 食事介助の方法

① 触刺激・緊張性咬反射への対応

筋緊張が強く感覚過敏になりやすい障がい児は顔や口，頬に触れるだけで嫌がったり泣いたりする場合がある。スキンシップをしながら少しずつ慣らすことが大切である。食事中の口唇の過敏を少なくする方法として，食事介助前にガーゼに包んだ氷を触れさせ，刺激を当て過敏をとる方法もある。

緊張性咬反射により食物を口腔内に取り込んだときにスプーンなどの食具を咬んでしまう場合には，指で軽く口唇の周囲を触るとリラックスする。無理にスプーンを抜かないほうがよい。

② 摂食時の姿勢

軽度の摂食・嚥下障がい児（嚥下の際に容易に食塊を咽頭に運べる）では積極的な随意動作を促すために体幹の角度は90度でほぼ健常者と同じと考えてよい。首の座っていない場合は体幹の角度を45度くらいにしたほうが，頸部が安定するので口の動きに集中しやすく，食べやすい。重症児（食塊を咽頭に運べない）では体幹角度は15～45度くらいにするとよい。この方が誤嚥を起こしにくく，重力を一部利用することで楽に嚥下ができる。

重度の障がい児は口唇閉鎖機能を獲得していない。介助者がしっかりと口唇をコントロールして自発的な動きを助け介助すると捕食しやすくなる。

③ 摂食時の頸部の角度

かんだり飲み込んだりするときには，前頸部の筋を使うので，顔が上向きになったり横向きや下向きになりすぎないよう気をつける。また日常生活で寝たきりが多い児は，上体を少し起こした仰臥位で食べることが多くなるが，誤嚥を防止するために後頭部に枕などを置いて，頸部を少し前屈させるような角度を基本とする。

④ 誤嚥させないための注意点

介助法は児の状況に応じて，口唇や下顎を閉じさせたまま嚥下させる。その他，一度に多量の食物を口に入れない，頭部を動かさないようにする。

嫌いなものは口の動きが悪くなり誤嚥しやすいので，無理をしない。自ら食べようという意欲がでるような心理的なサポートをする。

⑤ 摂食機能と食具の工夫

自分でスプーンやはしを使って食べるようになる前には，手づかみで食べる時期がある。これは，目と手の協調運動を促し，摂食機能を高めるので大切な時期である。食事指導をするうえできわめて大切な要素として食具の選択がある。運動麻痺や不随意運動などのある障がい児には，食事に用いる改良食器や改良スプーンなどの**食事用自助具**の工夫が必要である。とくに，食物を口まで上手に運べない場合には個々の上肢（じょうし）機能に合わせて作成した食事用の自助具を使用すると自立へ向けて摂食機能が向上する（口絵；食具および自助具類参照）。

ア．皿

改良された介護食用の皿は，食物をスプーンですくうときにこぼれないよう深みをつけて土手が作成されている。このためにスプーン操作が苦手の児が皿の縁にスプーンを押し当てることでこぼさずにすくえるのが特徴である。さらに，すくうときに皿の移動を防止するために**すべり止めのマット**を敷きストッパーとして使用する場合もある。

イ．コップ

水分を飲むときに首をうまくコントロールして傾けられずにコップと鼻がぶつかるなど，傾けることが難しい場合に用いる改良コップがある。鼻とぶつかる部分がカットされているので水分がこぼれにくく，飲みやすく工夫されている。水分を吸綴（きゅうてつ）する力がある障がい児にはストロー付きのコップを利用する。

ウ．スプーン・フォーク

改良スプーンには握りやすいように柄（え）の太いタイプや口に取り込みやすいように柄の曲がっているタイプがある。柄の太いタイプでは手の形に合わせたものや，柄の曲がっているタイプでは左／右手用などいろいろな工夫がされている。口唇でうまくスプーンの上の食物を取り込めないような口唇機能の低い子どもでは深さが浅いもの（ほとんど平らに近いもの）がよい。口に触れたときの感触が苦手の子どもや，かみ込んでしまう子どもにはシリコン製のスプーンやレンゲを横にして使用することもある。

4．摂食機能訓練の実際

① Kくん（脳性麻痺）の摂食指導の様子（写真13-1，2）

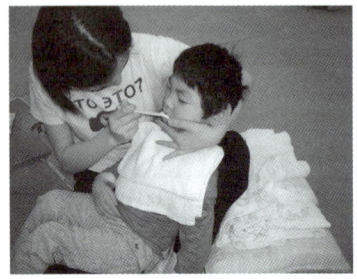

写真13-1 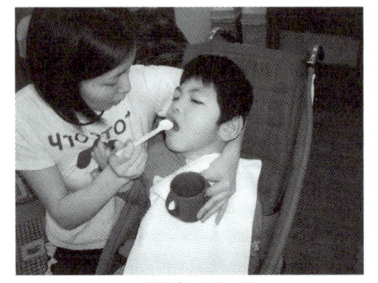　　　　　　写真13-2

（承諾を得て掲載）

主な栄養補給は全面経管栄養で嚥下訓練開始前に誤嚥検査（VF：video-fluorography）を実施した。嚥下時に明らかな誤嚥はないものの梨状窩（食道と気管の分岐部の近くにある窪み）に唾液と混じった食べ物が貯まり，呼吸とともに気管に流れこむが，咳をして出せるという結果であった。嚥下準備レベルの訓練に良い，トロミ糖水を使用して，座位のリクライニング角度60〜80度で訓練をしている様子である。訓練のあとには排痰をしっかり行っている。嚥下訓練中は頸部が伸展しやすいので左腕で頸部をコントロール，嚥下の際に頸部の動きを誘導し，口唇閉鎖を促している。

② Aさん（脳性麻痺）の摂食指導の様子（写真13-3，4）

食事形態の段階は自立食にあたり，経口摂取が上手にできるお子さんで上肢訓練を行っている様子である。

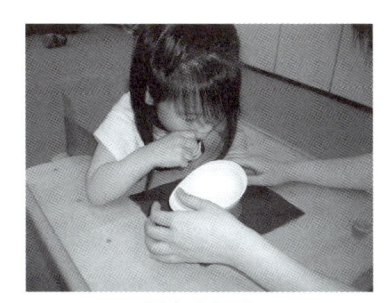

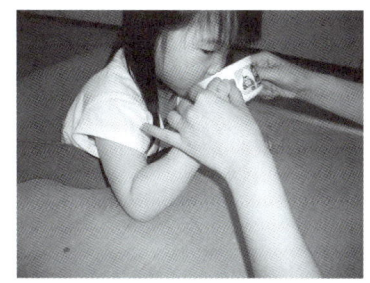

写真13-3　　　　　　写真13-4

（承諾を得て掲載）

〈上肢機能の特徴〉

体幹が前傾しやすく，左腕は屈曲し，左右の手関節も屈曲しやすい特徴がある。

〈食事動作訓練〉

スプーンは柄が手掌に入る大きさで短く，持ちやすく，口から手の距離が短いものを使用。また，食器は左手で押さえることが難しいため，すべり止めを敷き，動かないようにしている。そして食器は食物をすくいやすくするために片方が高くなっている。上肢訓練ではこのような自食を援助するように工夫された食器を設定して手関節の背屈を促し，スプーンを口に入れるときの角度調整をしながらスプーンからしっかりと口唇で摂取することを促している。写真13-4は両手付きマグカップで水分を飲む訓練をしている様子である。

5. 経口摂取ができない障がい児の栄養管理

① 経管栄養法の種類

摂食・嚥下の障がいにより経口摂取ができない障がい児には**経管栄養法**（表13-8）が行われる。経管栄養剤（流動食）の種類には食品から作られている自然食品流動食と天然の食品を消化・吸収しやすくするために加工した，半消化態栄養剤・消化態栄養剤がある。障がい児の消化吸収機能の状態を見極め選択する。

② 経管栄養の課題

経管栄養剤（流動食）には栄養素がバランスよく配合されている。この流動食を経管から強制的に摂取するために低栄養状態になりにくい。その反面，限られた食品で流動食が作られているため，長期間にわたり使用した場合には摂取栄養素の偏りで不足する栄養素がある。そこで栄養評価を踏まえた栄養管理が必要になる。経管栄養の障がい児は口から食べる楽しみが失われるので，少しでも摂食・嚥下機能があれば食べる能力を引きだすリハビリテーションが大切である。

表13-8 経管栄養法の種類と対応法

	方　法	特　徴
経鼻経管胃栄養法	・鼻腔より胃内に栄養チューブを挿入し留置固定	・一度の挿入で1～2週間取り替えずに済む
経鼻経管（十二指腸）空腸栄養法	・姿勢管理や薬物療法でのコントロールが困難な嘔吐や胃食道逆流がある場合，胃幽門を越えて十二指腸までチューブを挿入し固定する	・経鼻胃栄養法に比べ胃食道逆流や嘔吐を減らせる。挿入手法が難しい（X線によるチューブ先端位置の確認）
口腔ネラトン法（間欠的経口経管胃栄養法）	・食事あるいは水分補給のたびにゴム製のネラトンチューブを口から胃内に挿入し流動食あるいは経腸栄養剤，水分を注入，終了後は抜去する	・嚥下反射を誘発し，嚥下の咽頭期を改善する。留置管がないため，咽頭の正常菌叢が維持できる
胃瘻腸瘻	・内科的治療では胃食道逆流や誤嚥のコントロールが困難な重症例に胃瘻形成術を行い，胃内に留置したカテーテルもしくはガストロボタンより流動食あるいは経腸栄養剤，水分を注入する	・手術が必要。経鼻や経口の栄養法に比べ管理が楽で介護量も軽減 ・術後合併症として癒着性イレウスや胃食道逆流の再発，皮膚管理がある ・注入時間を長めにとらないと，下痢や腹部膨満が生じる

注）栄養点滴を行う場合，栄養剤（流動食）をボトルの部分に入れて注入速度を胃，腸に負担がかからないように調整しながら落下させる医療器具をイリリガートルという。これを留置した栄養チューブや胃管チューブに接続して栄養剤を入れる（口絵；食具および自助具類参照）。

江草安彦　監修　岡田喜篤・末光茂・鈴木康之　責任編集『重症心身障害療育マニュアル』医歯薬出版，1998，p.113を参考に著者作成

🌸 演習問題

1. 摂食・嚥下困難食の調理は食物をつぶせる硬さで，飲み込みやすくすることが調理ポイントである。この調理に用いる食材（つなぎ）と調理の工夫および使用される調理器具を考えてみよう。
2. 摂食・嚥下機能障がいがある小児は摂食量が一般的に少ない。少ない量で栄養価を高くする調理方法を考えてみよう。
3. 摂食訓練に使用される自助具の特徴と口腔機能および手指機能の改善効果を考えてみよう。
4. 口絵の幼児期の食事を表13-4のマッシュ食，すりつぶし食，押しつぶし食の食事に展開してみよう。
5. 障がいをもった子どもへの食べさせ方，支援方法についてまとめてみよう。

✳ 調理実習課題──摂食・嚥下困難食（口絵参照）

実習目的

摂食・嚥下困難な子どものための食事，およびその作成方法や飲み込みやすくする食材について理解する。

実習内容

摂食・嚥下困難な子ども食の献立を実習する。

計量スプーンによる重量表と切り方の図は，第4章末「調理実習課題」を参照する。

実習レポート

これらの食事は，健常児にとってどのような月齢，または，どのような状況のときに利用できるか考えてみよう。

巻末資料1　保育所保育指針（抄）

※赤字は著者による。食育の所はタイトルに集約して付した。

平成29年3月　厚生労働省

第1章　総則
2. 養護に関する基本的事項
(2) 養護に関わるねらい及び内容
(イ) 内容
④ 子どもの発達過程等に応じて、適度な運動と休息を取ることができるようにする。また、食事、排泄、衣類の着脱、身の回りを清潔にすることなどについて、子どもが意欲的に生活できるよう適切に援助する。

イ 情緒の安定
(イ) 内容
④ 一人一人の子どもの生活のリズム、発達過程、保育時間などに応じて、活動内容のバランスや調和を図りながら、適切な食事や休息が取れるようにする。

3. 保育の計画及び評価
(1) 全体的な計画の作成
ウ　全体的な計画は、保育所保育の全体像を包括的に示すものとし、これに基づく指導計画、保健計画、食育計画等を通じて、各保育所が創意工夫して保育できるよう、作成されなければならない。

第2章　保育の内容
1. 乳児保育に関わるねらい及び内容
(2) ねらい及び内容
ア 健やかに伸び伸びと育つ
(ア) ねらい
③ 食事、睡眠等の生活のリズムの感覚が芽生える。
(イ) 内容
③ 個人差に応じて授乳を行い、離乳を進めていく中で、様々な食品に少しずつ慣れ、食べることを楽しむ。

(ウ) 内容の取扱い
② 健康な心と体を育てるためには望ましい食習慣の形成が重要であることを踏まえ、離乳食が完了期へと徐々に移行する中で、様々な食品に慣れるようにするとともに、和やかな雰囲気の中で食べる喜びや楽しさを味わい、進んで食べようとする気持ちが育つようにすること。なお、食物アレルギーのある子どもへの対応については、嘱託医等の指示や協力の下に適切に対応すること。

2. 1歳以上3歳未満児の保育に関わるねらい及び内容
(1) 基本的事項
ア　この時期においては、歩き始めから、歩く、走る、跳ぶなどへと、基本的な運動機能が次第に発達し、排泄の自立のための身体的機能も整うようになる。つまむ、めくるなどの指先の機能も発達し、食事、衣類の着脱なども、保育士等の援助の下で自分で行うようになる。発声も明瞭になり、語彙も増加し、自分の意思や欲求を言葉で表出できるようになる。このように自分でできることが増えてくる時期であることから、保育士等は、子どもの生活の安定を図りながら、自分でしようとする気持ちを尊重し、温かく見守るとともに、愛情豊かに、応答的に関わることが必要である。

(2) ねらい及び内容
ア 健康
(イ) 内容
② 食事や午睡、遊びと休息など、保育所における生活のリズムが形成される。
④ 様々な食品や調理形態に慣れ、ゆったりとした雰囲気の中で食事や間食を楽しむ。

(ウ) 内容の取扱い
② 健康な心と体を育てるためには望ましい食習慣の形成が重要であることを踏まえ、ゆったりとした雰囲気の中で食べる喜びや楽しさを味わい、進んで食べようとする気持ちが育つようにすること。なお、食物アレルギーのある子どもへの対応については、嘱託医等の指示や協力の下に適切に対応すること。

④ 食事、排泄、睡眠、衣類の着脱、身の回りを清潔にすることなど、生活に必要な基本的な習慣については、一人一人の状態に応じ、落ち着いた雰囲気の中で行うようにし、子どもが自分でしようとする気持ちを尊重すること。また、基本的な生活習慣の形成に当たっては、家庭での生活経験に配慮し、家庭との適切な連携の下で行うようにすること。

ウ 環境
(イ) 内容
① 安全で活動しやすい環境での探索活動等を通して、見る、聞く、触れる、嗅ぐ、味わうなどの感覚の働きを豊かにする。

オ 表現
(イ) 内容
③ 生活の中で様々な音、形、色、手触り、動き、味、香りなどに気付いたり、感じたりして楽しむ。

(3) 保育の実施に関わる配慮事項
ア　特に感染症にかかりやすい時期であるので、体の状態、機嫌、食欲などの日常の状態の観察を十分に行うとともに、適切な判断に基づく保健的な対応を心がけること。

3. 3歳以上児の保育に関するねらい及び内容
(2) ねらい及び内容
ア 健康
(イ) 内容
⑤ 保育士等や友達と食べることを楽しみ、食べ物への興味や関心をもつ。
⑦ 身の回りを清潔にし、衣服の着脱、食事、排泄などの生活に必要な活動を自分でする。

(ウ) 内容の取扱い
④ 健康な心と体を育てるためには食育を通じた望ましい食習慣の形成が大切であることを踏まえ、子どもの食生活の実情に配慮し、和やかな雰囲気の中で保育士等や他の子どもと食べる喜びや楽しさを味わったり、様々な食べ物への興味や関心をもったりするなどし、食の大切さに気付き、進んで食べようとする気持ちが育つようにすること。

第3章　健康及び安全
1. 子どもの健康支援
(3) 疾病等への対応
ウ　アレルギー疾患を有する子どもの保育については、保護者と連携し、医師の診断及び指示に基づき、適切な対応を行うこと。また、食物アレルギーに関して、関係機関と連携して、当該保育所の体制構築など、安全な環境の整備を行うこと。看護師や栄養士等が配置されている場合には、その専門性を生かした対応を図ること。

2. 食育の推進
(1) 保育所の特性を生かした食育
ア　保育所における食育は、健康な生活の基本としての「食を営む力」の育成に向け、その基礎を培うことを目標とするこ

と。
イ　子どもが生活と遊びの中で，意欲をもって食に関わる体験を積み重ね，食べることを楽しみ，食事を楽しみ合う子どもに成長していくことを期待するものであること。
ウ　乳幼児期にふさわしい食生活が展開され，適切な援助が行われるよう，食事の提供を含む食育計画を全体的な計画に基づいて作成し，その評価及び改善に努めること。栄養士が配置されている場合は，専門性を生かした対応を図ること。

(2) 食育の環境の整備等
ア　子どもが自らの感覚や体験を通して，自然の恵みとしての食材や食の循環・環境への意識，調理する人への感謝の気持ちが育つように，子どもと調理員等との関わりや，調理室など食に関わる保育環境に配慮すること。
イ　保護者や地域の多様な関係者との連携及び協働の下で，食に関する取組が進められること。また，市町村の支援の下に，地域の関係機関等との日常的な連携を図り，必要な協力が得られるよう努めること。
ウ　体調不良，食物アレルギー，障害のある子どもなど，一人一人の子どもの心身の状態等に応じ，嘱託医，かかりつけ医等の指示や協力の下に適切に対応すること。栄養士が配置されている場合は，専門性を生かした対応を図ること。

3. 環境及び衛生管理並びに安全管理
(2) 事故防止及び安全対策
イ　事故防止の取組を行う際には，特に，睡眠中，プール活動・水遊び中，食事中等の場面では重大事故が発生しやすいことを踏まえ，子どもの主体的な活動を大切にしつつ，施設内外の環境の配慮や指導の工夫を行うなど，必要な対策を講じること。

巻末資料2　幼稚園教育要領（抄）

※赤字は著者による。
平成29年3月　文部科学省

健康
〔健康な心と体を育て，自ら健康で安全な生活をつくり出す力を養う。〕
1　ねらい
(1) 明るく伸び伸びと行動し，充実感を味わう。
(2) 自分の体を十分に動かし，進んで運動しようとする。
(3) 健康，安全な生活に必要な習慣や態度を身に付け，見通しをもって行動する。

2　内容
(1) 先生や友達と触れ合い，安定感をもって行動する。
(2) いろいろな遊びの中で十分に体を動かす。
(3) 進んで戸外で遊ぶ。
(4) 様々な活動に親しみ，楽しんで取り組む。
(5) 先生や友達と食べることを楽しみ，食べ物への興味や関心をもつ。
(6) 健康な生活のリズムを身に付ける。
(7) 身の回りを清潔にし，衣服の着脱，食事，排泄などの生活に必要な活動を自分でする。
(8) 幼稚園における生活の仕方を知り，自分たちで生活の場を整えながら見通しをもって行動する。
(9) 自分の健康に関心をもち，病気の予防などに必要な活動を進んで行う。
(10) 危険な場所，危険な遊び方，災害時などの行動の仕方が分かり，安全に気を付けて行動する。

3　内容の取扱い
(4) 健康な心と体を育てるためには食育を通じた望ましい食習慣の形成が大切であることを踏まえ，幼児の食生活の実情に配慮し，和やかな雰囲気の中で教師や他の幼児と食べる喜びや楽しさを味わったり，様々な食べ物への興味や関心をもったりするなどし，食の大切さに気付き，進んで食べようとする気持ちが育つようにすること。

引用・参考文献

- 青木菊麿・小川雄二 編著『改訂 小児栄養演習』建帛社，2006
- 足立己幸・針谷順子『3・1・2弁当箱ダイエット法』群羊社，2004
- 新しい食生活を考える会 編著『八訂準拠ビジュアル食品成分表』大修館書店，2021
- 飯塚美和子・桜井幸子 ほか編『最新小児栄養──豊かな心と健やかな成長をめざして』学建書院，2008
- 飯沼一宇 ほか編『小児科学・新生児学テキスト』診断と治療社，2007
- 五十嵐 隆 監修『授乳・離乳の支援ガイド（2019年改定版）実践の手引き』母子衛生研究会，2020
- 池本真二・稲山貴代 編著『食事と健康の科学──食べること「食育」を考える』建帛社，2006
- 石井光子「栄養評価と援助」『小児看護』30(7)，884-889 へるす出版，2007
- 市江和子 編『小児看護学』オーム社，2007
- 一條元彦 編『母子にすすめる栄養指導』メディカ出版，1997
- 井上美津子 編『食べる力はどう育つか』大月書店，2002
- 岩崎良文・戸谷誠之 編『栄養学各論 改訂第3版』南江堂，2004
- 上田玲子 編著『子どもの食生活──保育と小児栄養 改訂版』ななみ書房，2008
- 江草安彦 監修『重症心身障害療育マニュアル』医歯薬出版，1998，pp.108-113
- 海老澤元宏 ほか『厚生労働科学研究班による食物アレルギーの栄養食事指導の手引き2022』，2022
- 海老澤元宏 ほか 監修『食物アレルギー診療ガイドライン2021』協和企画，2021
- 大谷貴美子・饗庭照美 編『調理学実習』講談社，2003
- 大塚親哉 監修，金子堅一郎 編『イラストによるお母さんへの病気の説明と小児の診療 改訂3版』南山堂，2004
- 大橋優美子 ほか監修『看護学学習辞典 第2版』学習研究社，2002
- 大山牧子『NICUスタッフのための母乳育児支援ハンドブック 第2版』メディカ出版，2010
- 岡佐智子 編著『保育士のための小児栄養 演習・実習』相川書房，2006
- 岡田知雄 編著『よくわかる子どもの肥満』永井書店，2008
- 改訂・保育士養成講座編纂委員会 編『改訂・保育士養成講座 小児栄養 改訂2版』全国社会福祉協議会，2006
- 金子辰之助 原著『日本人体解剖学 改訂19版 下巻』南山堂，2000，p.561
- 金子芳洋 編『食べる機能の障害──その考え方とリハビリテーション』医歯薬出版，1987
- 金子芳洋 監修『上手に食べるために』医歯薬出版，2005
- 亀城和子 ほか『保育所の食事を通して食育を 第3版』学建書院，2006
- 鴨下重彦・柳澤正義 監修『こどもの病気の地図帳』講談社，2002
- 国立健康・栄養研究所 監修，中村丁次 ほか編『臨床栄養学』南江堂，2008
- 厚生労働科学研究班「食物アレルギーの診療の手引き2020」，2020
- 厚生労働省「授乳・離乳の支援ガイド」，2007
- 厚生労働省「授乳・離乳の支援ガイド」，2019
- 厚生労働省「日本人の食事摂取基準（2015年版）」，2014
- 厚生労働省「日本人の食事摂取基準（2020年版）」，2020
- 厚生労働省「保育所におけるアレルギー対応ガイドライン（2019年改訂版）」，2019年
- 厚生労働省「保育所における食育に関する指針」，2004
- 厚生労働省「保育所保育指針」，2017
- 厚生労働省雇用均等・児童家庭局母子保健課 監修，日本児童福祉協会 編『児童福祉施設における給食マニュアル』日本児童福祉協会，2002
- 巷野悟郎・向井美恵・今村榮一 監修『心・栄養・食べ方を育む乳幼児の食行動と食支援』医歯薬出版，2008
- 河野陽一 編『新しい診断と治療のABC 食物アレルギー』最新医学社，2005
- 小林登『子ども学』日本評論社，1999
- 才藤栄一 ほか編『摂食・嚥下リハビリテーションマニュアル』医学書院，1996，pp.84-85

- 坂本元子 編著『子どもの栄養・食教育ガイド』医歯薬出版，2005
- 「特集 食育講座―小児医療に関わる人のために」『小児科臨床』61(7) 日本小児医事出版社，2008
- 菅沼安嬉子『簡単にわかる体のしくみと病気の起こり方』慶應義塾大学出版会，2001
- 菅野貴浩・神野慎治・金子哲夫「栄養法別にみた乳児の発育，哺乳量，便性ならびに罹病傾向に関する調査成績（第11報）」『小児保健研究』72(2)，253-260，2013
- 澤田淳 編『最新小児保健 第5版』日本小児医事出版社，2010
- 食事摂取基準の実践・運用を考える会 編『日本人の食事摂取基準（2020年版）の実践・運用：特定給食施設等における栄養・食事管理』第一出版，2020
- 杉山みち子 ほか編著『臨床栄養活動論 第3版』同文書院，2008
- 全国栄養士養成施設協会・日本栄養士会 監修『管理栄養士受験講座 食べ物と健康』第一出版，2008
- 田角勝・向井美惠 編著『小児の摂食・嚥下リハビリテーション』医歯薬出版，2006
- 田島眞 編著『ガイドラインまるごと理解 食べ物と健康』医歯薬出版，2005
- 田中弥生・宗像伸子『臨床栄養別冊 おいしい，やさしい介護食―症状に合わせて選べる5段階食』医歯薬出版，2004
- 辻英明・小西洋太郎 編『食品学 食べ物と健康』講談社サイエンティフィク，2007
- 堤ちはる・平岩幹男『やさしく学べる子どもの食―授乳・離乳から思春期まで』診断と治療社，2008
- 内閣府 編『平成18年版 食育白書』時事画報社，2006
- 内閣府 編『平成19年版 食育白書』時事画報社，2007
- 内閣府 編『平成20年版 食育白書』佐伯印刷，2008
- 内閣府 編『平成21年版 食育白書』日経印刷，2009
- 中村丁次 監修『からだに効く栄養成分バイブル 最新改訂版』主婦と生活社，2006
- 中村博志・田花利男 監修『重症心身障害児の栄養管理マニュアル』日本小児医事出版社，1996，p.67
- 中屋豊・宮本賢一 編著『エッセンシャル基礎栄養学』医歯薬出版，2005
- 中村丁次・田中延子 監修，成瀬宇平 ほか編『食育指導ガイドブック―基礎からわかる・授業に活かせる』丸善，2007
- 二木武・帆足英一・川井尚・庄司順一 編著『新版 小児の発達栄養行動』医歯薬出版，1995
- 日本栄養士会 監修，武見ゆかり・吉池信男 編『「食事バランスガイド」を活用した栄養教育・食育実践マニュアル 第3版』第一出版，2018
- 日本小児看護学会 監修・編『小児看護事典』へるす出版，2007
- 日本糖尿病学会 編『小児・思春期 糖尿病管理の手びき 改訂第2版』南江堂，2007
- 蓮村幸兌・佐藤悦子・塚田邦夫 編『スリーステップ栄養アセスメントを用いた在宅高齢者食事ケアガイド 第2版』第一出版，2006，pp.119-121
- 原敏郎・高橋孝雄・細井創 編『標準小児科学 第8版』医学書院，2013
- 平山宗宏 監修『母子健康・栄養ハンドブック』医歯薬出版，2000
- 藤沢良知『図解食育―ほしいデータがすぐ見つかる！』全国学校給食協会，2007
- 藤田美明・池本真二 編著『管理栄養士講座 ライフステージ栄養学』建帛社，2007
- 二見大介・高野陽 編著『新保育ライブラリ 子どもを知る 小児栄養』北大路書房，2009
- 保育所における食育計画研究会 編『保育所における食育の計画づくりガイド』児童育成協会児童給食事業部，2008
- 保育所における食育研究会 編『子どもがかがやく乳幼児の食育実践へのアプローチ』児童育成協会児童給食事業部，2004
- 堀内勁 ほか編著『カンガルーケア―ぬくもりの子育て小さな赤ちゃんと家族のスタート 改訂2版』メディカ出版，2006
- 向井美惠 編著『乳幼児の摂食指導―お母さんの疑問にこたえる』医歯薬出版，2000
- 文部科学省「幼稚園教育要領」，2017
- 安井利一 監修『子どものための歯と口の健康づくり』医歯薬出版，2000
- 柳沢幸江『育てようかむ力』少年写真新聞社，2004

・山口規容子・水野清子 共著『新 育児にかかわる人のための小児栄養学 改訂第2版』診断と治療社，2008
・山崎祥子『じょうずに食べる 食べさせる―摂食機能の発達と援助』芽ばえ社，2005
・幼児食懇話会 編『幼児食の基本』日本小児医事出版社，1998
・ラ・レーチェ・リーグ日本「第2回エリア・コンファレンス2008」NPO法人ラ・レーチェ・リーグ日本事務所，2008
・和田攻 ほか編『輸液実践ガイド―すぐに役立つ基本と応用のすべて』文光堂，2001
・BFHI 2009 翻訳編集委員会 訳『UNICEF/WHO 赤ちゃんとお母さんにやさしい母乳育児支援ガイド ベーシック・コース』医学書院，2009
・ChaCha Children & Co. 編『見る・考える・創りだす乳児保育Ⅰ・Ⅱ』萌文書林，2023

索引

あ

アイコンタクト　11
愛情遮断症候群　11
愛着　11
愛着形成　94, 133
IUGR　76
亜鉛　46, 167
悪性新生物　3
悪玉コレステロール　40
アタッチメント　11
アテトーゼ　277
アデノシン・3・リン酸　47
アトピー性皮膚炎　262, 263
アナフィラキシー　263, 271
アナフィラキシーショック　271
アフタ口内炎　254
アミノ酸　42, 256
アミノ酸スコア　42
アミノ酸プール　42
アミノペプチダーゼ　37
アミラーゼ　37
アラキドン酸　40, 95
アルコール　89
アルコール消毒　234
α-リノレン酸　40, 41
アレルギー　261
アレルギーマーチ　262
アレルゲン　261, 266

い

胃　29, 31, 37
胃液　31, 37, 42
育児用調製粉乳　92
育児用ミルク　98, 104, 105
胃結腸反射　32
移行乳　96
1型糖尿病　260
一時保育　241
一汁三菜　50
一酸化炭素　88
溢乳　25, 29, 94
遺伝的・内的要因　21
EPA　40, 41, 79, 87
インスリン　84, 259
咽頭　26, 27, 276

う

ウイルス性胃腸炎　248
ウェルニッケ（Wernicke）脳症　45, 82
う蝕誘発性　145
運動機能障がい　273
運動器の障がい　3, 178

え

永久歯　27, 158
エイコサペンタエン酸　40, 79
衛生管理　232
HDL　40
ADHD　274
ATP　47
栄養　35
栄養機能食品　58
栄養教諭　170
栄養素　35
SDGs　186
エストロゲン　76, 86, 158
n-3系脂肪酸　40, 41, 51, 70, 87, 229
n-3系多価不飽和脂肪酸　79
n-6系脂肪酸　40, 70
エネルギー　69
エピペン®　271
LD　274
LDL　40
園外活動　229
嚥下　25, 26, 91, 272
嚥下障がい　276, 277
嚥下反射　26, 91
園だより　211, 240, 241
延長保育　241, 242

お

黄疸　103
嘔吐　248, 253
オキシトシン　86, 94
オリゴ糖　59, 93, 95
オレイン酸　40

か

外食　8, 138, 244
解糖系　47
灰分　44, 94, 105
カイロミクロン　40
カウプ指数　22
学習障がい　274
鵞口瘡　254
過酸化脂質　41
果汁　112

下垂体前葉　86
カゼイン　37, 95
学校栄養職員　170
学校給食　170
学校給食摂取基準　171, 172
学校給食法　170
学校生活管理指導表　265
学校における食育　168
果糖　37, 38
カフェイン　89
かみごたえ　133, 137
ガラクトース　37, 38
カリウム　46, 73
カルシウム　36, 46, 73, 80
カルシウム摂取　158, 171, 172
カルボキシペプチダーゼ　37
カロテン　36, 44, 51, 71
がん　3
環境・外的要因　21
環境ホルモン　106
管腔内消化　37
間食　131, 142, 143, 144
完全給食　171
感染症　248
完全除去　265, 266
感染防御因子　93, 95, 248
肝臓　29, 31
間脳下垂体系　76

き

起床時刻　13, 135
キシリトール　39, 145
基礎代謝量　48
気になる子　274
機能性表示食品　58
キモトリプシン　37
休日保育　241
吸収　35, 36
給食運営会議　226
給食サンプルの展示　240
給食だより　211, 216, 240
給食の実物の展示　211
急性ヘルペス性歯肉口内炎　254
吸啜　25, 91, 99, 106
吸啜窩　25, 28
吸啜反射　26, 91
牛乳貧血　115
給与栄養目標量　216, 228, 229
教育の5領域　189

行事食 204, 245, 247
郷土料理 171
凝乳酵素 42
虚弱 177
巨大児 76
巨脳症 22
起立性調節障がい 167
緊急帝王切開 77

〈く〉
クッキング保育 204, 229
グリコーゲン 37
グリコーゲン分解 38
グルコース 37, 47
クワシオルコル 12, 44

〈け〉
経管栄養 278
経管栄養法 283, 284
経口感作 261
経皮感作 262
血液脳関門 57
月経不順 165
血糖値 38
血尿 258
血便 33
下痢 33, 248, 252
ゲル化剤 280
減塩 176
減塩食 259
健康寿命 3, 6, 174
健康づくりのための食生活指針 6, 160
原始反射 25
検食 232

〈こ〉
口蓋垂 26
口角 27, 29
抗菌作用 93
口腔 26, 31, 37, 122, 146
高血圧 84, 163, 176, 258
高血糖 167
抗原 261
抗原抗体反応 261
光合成 47
抗酸化物質 41, 175
抗酸化力 44, 45
高脂血症 175
講習 240
口唇 27, 29, 123
口唇反射 26
口唇裂・口蓋裂 106, 273
喉頭 26, 27, 276
喉頭蓋 26, 27, 276

口内炎 254
高比重リポたんぱく質 40
交流給食 171
誤嚥 27, 125, 140, 141, 276, 277
誤嚥性肺炎 179, 276
極低出生体重児 76
国連児童基金 96
孤食 8, 138, 162, 181
個食 8, 163, 181
五大栄養素 35
骨折 178
骨粗しょう症 45, 46, 158, 178
骨端線 158
骨密度 158, 165, 178
言葉かけ 238
子どもの貧困率 14, 15
誤配食 271
個別指導計画 152
コレステロール 41, 258
混合栄養 97, 110
献立 49, 50, 137
献立表の掲示 211, 240

〈さ〉
サーカディアンリズム 135
菜園活動 202, 229
再石灰化 145
臍帯 76
最大骨量 158
催乳ホルモン 86
細胞膜 40
サイレントアスピレーション 276
搾乳 101
サルコペニア 178
酸化LDL 40
三角食べ 239
三大栄養素 35

〈し〉
視覚障がい 273
子宮 86
子宮収縮 94
子宮内胎児死亡 76
子宮内胎児発育遅延 76
歯垢 145, 179
嗜好 29, 150
脂質 35, 39, 40, 41, 70, 95
脂質異常症 163, 175, 258
歯周病 179
思春期やせ 14
思春期やせ症 158, 166
試食会 240

視診 233
SIDS 88, 95
指導計画 196, 197, 198, 201, 227
児童福祉施設 220
児童養護施設 243
歯胚 27
市販外特殊ミルク 105
市販特殊ミルク 105
自閉症 273
ジペプチダーゼ 37
脂肪酸 39
脂肪性エネルギー 36
脂肪分解酵素 39
社会福祉法 223
射乳ホルモン 86
煮沸消毒 106, 107
宗教食 231
重症心身障がい 273
就寝時刻 13, 135
修正月齢 92
十二指腸 31
終末殺菌法 108
手根骨 18
主菜 49
主食 49
受動免疫 20
受動喫煙 88
授乳後の排気 110
授乳・離乳の支援ガイド 93, 97, 112, 114, 263, 265
消化 35, 36
障がい児 272
障害者基本法 272
生涯発達 174
消化液 31, 37, 111
消化管出血 115
消化酵素 37
脂溶性ビタミン 44, 45
招待給食 171
小腸 31, 37
小頭症 22
少糖類 35, 37
小児期メタボリックシンドローム 163, 164, 257
小児(の)生活習慣病 14, 163, 164, 257
消費期限 57
賞味期限 57
食育 180
食育基本法 185, 186
食育計画 188, 196, 197
食育推進基本計画 186

食育の5項目　189, 191
食育の視点　169
食育の推進　168, 171, 187, 188, 227
食育の評価　200, 205
食育の目標　190
食育白書　12, 187
食塩摂取量　8, 9
食事計画　221
食事性亜鉛欠乏症　167
食事摂取基準　49, 62, 79, 80, 136, 159
食事バランスガイド　xiv, 10, 50, 54, 61, 79
食事誘発性体熱産生　48
食事用自助具　282
食生活指針　6, 7, 137, 160
食生活の自立支援　243, 244
褥そう　177
食中毒　55, 232
食道　31, 276
食に関する指導の手引　168
食に関する指導の目標　168
食品衛生法　231
食品添加物　57, 143
食物アレルギー　242, 261
食物アレルギー診療ガイドライン2021　264
食物アレルギーの栄養食事指導の手引き2017　262, 267
食物アレルギー診療の手引き2020　263
食物繊維　38, 70
食物連鎖　81
食欲中枢　153
食料の自給率　12
食を営む力　183, 188, 191, 227
食塊　26, 276, 278, 279
しょ糖　37
初乳　96
自律授乳　99
自律神経失調症　167
新奇性恐怖　151
神経管閉鎖障がい　81
神経性やせ症　166
心血管病　164
人工栄養　94, 104
心疾患　3, 176
腎臓　32
身体活動レベル　68
身体障がい　272

〈す〉

随意動作　281
膵液　31, 37
水銀　81
推奨量　64
膵臓　29, 31
推定エネルギー必要量　69
推定平均必要量　64
水頭症　22
水分　44
水分補給　47, 250, 281
睡眠時間　13
水溶性食物繊維　38
水溶性ビタミン　44, 45
頭蓋内出血　103
頭蓋内出血症　45
スキャモンの臓器別発育曲線　17
スクラーゼ　37
健やか親子21　6, 79
健やか生活習慣国民運動　175

〈せ〉

生活習慣病　3, 4, 164, 175
生活の質　174
生活の夜型化　13, 160
生活リズム　14, 112, 135, 153
精神障がい　272
成人の嚥下　26
製造物責任法　231
生体リズム　135, 220
成長曲線　22, 23, 115, 221
成長ホルモン　13
成乳　96
生理活性物質　93
生理的体重減少　18
生理的免疫不全状態　20
世界保健機関　96, 157
世界母乳育児行動連盟　96
咳　254
摂食・嚥下困難食　277, 281
摂食症　166
摂食障がい　166, 275
セルロース　38
セレクト給食　171
繊維　35
全体的な計画　187, 196
善玉コレステロール　40
先天性代謝異常症　256
蠕動運動　31, 276
蠕動様運動　25, 29
腺房　86
喘鳴　254

〈そ〉

相談会　240
増粘剤　280
咀しゃく　26, 111, 139, 154, 155, 276
粗大運動　21
卒乳　101
ソフトカード　94, 95

〈た〉

タール便　33
第一制限アミノ酸　42
第一反抗期　132
ダイエット　165
ダイオキシン　104
体温調節中枢　251
胎芽期　78
体格指数　77
第三者評価項目　223
第三者評価制度　223
胎児性アルコール症候群　89
代謝　35, 36
体重減少性無月経　167
耐性獲得　262
体たんぱく質　42
大腸　31
第二反抗期　159
胎盤　74
胎盤循環　77
胎盤の娩出　99
胎便　32
耐容上限量　64
大量調理施設衛生管理マニュアル　232
ダウン症候群　273
唾液　31, 37, 111
多価不飽和脂肪酸　40
脱灰　145
脱水　179, 248, 250
脱水症　47, 179, 250
多糖類　35, 37
楽しく食べる　10, 191, 221
たばこ　88
WHO　96, 157
WABA　96
食べ物の3つのはたらき　35, 36
食べる力　183, 222
探索反射　26, 91
短鎖脂肪酸　38
胆汁　31, 39
単純脂質　39
炭水化物　35, 70
単糖類　35, 37
断乳　101

胆嚢　29, 31
たんぱく質　35, 36, 41, 69, 95
たんぱく質の補足効果　42

〈ち〉
地産地消　171
窒素　41
窒息　120, 121, 125, 140, 141
知的障がい　272, 273
注意欠如・多動性障がい　274
中性脂肪　39, 258
腸　29
腸液　31
超高齢社会　176
朝食欠食　13, 136, 162
調理実習　240
調理保育　202, 204
調理補助器具　280

〈つ〉
つわり　78, 82

〈て〉
手洗い　234
DHA　40, 41, 79, 87, 95
DOHaD説　14, 83
TCAサイクル　47
低う蝕性甘味料　39
低栄養状態　12, 83, 177
低エネルギー甘味料　39
低血糖　260
低骨密度　4
低出生体重児　4, 76, 77
低身長　22
捏舌反射　91
低体重　76, 83
低比重リポたんぱく質　40
デキストリン　37
テクスチャー　280
鉄　46, 73, 80, 116
手づかみ食べ　29, 124, 152
鉄欠乏性貧血　83, 167
てんかん　273
電子伝達系　47
でん粉　37, 51

〈と〉
銅　46
糖アルコール　39
統合保育　272
糖脂質　39
糖質　13, 35, 37, 47, 95
糖質性エネルギー　36
糖新生　38
糖尿病　85, 163, 167, 175, 259, 260

糖尿病合併妊娠　85
糖尿病性ケトアシドーシス　167, 260
動脈硬化　175
特定原材料　262
特定健診・特定保健指導　4
特定保健用食品　58, 145
特別用途食品　58
ドコサヘキサエン酸　40, 79
トランス脂肪酸　41
トリグリセリド　39
トリプシン　37
トロミ調整改良剤　280
トロミ調整食品　280

〈な〉
ナイアシン　45
内臓脂肪　4
内臓脂肪症候群　4
内臓脂肪蓄積　5, 164
中食　8, 138, 244
ナトリウム　46, 73
難消化性オリゴ糖　39

〈に〉
2型糖尿病　260
ニコチン　88
二次性徴　158
日常生活活動能力　174
二分脊椎　81
日本型食生活　10
入園面接用紙　232
乳化　39
乳管　86
乳管開通マッサージ　86
乳管洞　86
乳管壁　86
乳歯　27, 158
乳児型嚥下　25
乳児用調製液状乳　104, 105
乳児用調製粉乳　94, 104, 105
乳児ボツリヌス症　55, 112
乳首　106
入所時の面接　232
乳腺　86
乳腺葉　86
乳糖　37, 38, 93, 95
乳幼児身体発育曲線　18, 19, 92
乳幼児突然死症候群　88, 94
乳幼児用イオン飲料　250
妊産婦のための食事バランスガイド
　　　　　　　　　　　xiv, 6, 79
妊産婦のための食生活指針　6, 79

妊娠悪阻　82
妊娠後期　74, 75
妊娠高血圧症候群　77, 85
妊娠初期　74, 75
妊娠水血症　78
妊娠性貧血　82
妊娠線　77
妊娠中期　74, 75
妊娠中毒症　85
妊娠中の体重増加指導　6, 77
妊娠糖尿病　77, 84
妊娠の成立　74
妊娠前からはじめる妊産婦のための食生
　　活指針　xv, 6, 79
認知症　177

〈ね〉
ネフローゼ症候群　259
粘液便　33
年間保育指導計画　198, 199

〈の〉
脳　86, 131
脳下垂体　86
脳血管疾患　3
脳神経細胞間のネットワーク　20, 158
能動免疫　20
脳の脂質　38
脳の神経細胞　20
脳の低血糖　13

〈は〉
パーセンタイル　22
ハードカード　95
バイキング給食　229
バイキング形式　231
排泄　35, 36
排尿　32
排便　32, 104
麦芽糖　37
白色便　33
ハサップ　148
8020運動　179
発疹　248
発熱　248, 251
発熱物質　251
早寝早起き朝ごはん　13, 135
パントテン酸　45

〈ひ〉
PFCバランス　9, 10
PEM　12, 177, 281
PDCAサイクル　66, 191
BMI　22, 77, 85

PL法 231
ピークボーンマス 158
皮下脂肪 4
微細運動 21, 131
非識字率 12
ビタミン 35, 44, 71, 95
ビタミンE 45
ビタミンA 45, 71, 80, 81
ビタミンAを過剰摂取 81
ビタミンK 45
ビタミンK_2シロップ剤 103
ビタミンK不足 103
ビタミンC 36, 45, 72
ビタミンD 45, 70, 178
ビタミンB_{12} 45
ビタミンB_2 45, 72
ビタミンB_6 45
ビタミンB_1 38, 45, 72
ビタミンB_1欠乏症 82
必須アミノ酸 42
必須脂肪酸 41, 87
ヒト絨毛性ゴナドトロピン 76
ビフィズス菌 39, 93, 104
非ヘム鉄 83
肥満 14, 84, 155, 163, 164, 165, 175, 257
肥満度 22
病後児保育 249
病児保育 241, 249
標準化 245
標準偏差 22
ビリベルジン 32
ビリルビン 32
貧血 44, 82, 167

〈ふ〉

ファイトケミカル 35, 44
フィトケミカル 35, 44
フェニルケトン尿症 256
フォローアップミルク 106
不可欠アミノ酸 42
不感蒸泄 18, 248, 280
複合脂質 39
副菜 49
不健康やせ 166
浮腫 258
不随意運動 277
不定愁訴 13, 162, 167
不適切なダイエット 158
ぶどう糖 13, 37
不飽和脂肪酸 39
不溶性食物繊維 38

フルクトース 37
フレイル 176, 177
プロゲステロン 76, 86
プロバイオティクス効果 95, 104
プロラクチン 86, 89, 94
プロラクチン受容体 86
分娩後大量出血 77
噴門 31

〈へ〉

平均寿命 3
ペクチン 38
臍の緒 76
ペットボトル症候群 167
ベビーフード 116, 117, 138
ペプシン 37, 42
ヘム鉄 51, 83
ヘモグロビン 83, 88
偏食 149, 150
便秘 127, 252

〈ほ〉

保育所給食 216, 226, 241
保育所児童保育要録 210
保育所におけるアレルギー対応ガイドライン 268, 270, 271
保育所におけるアレルギー疾患生活管理指導表 265, 268
保育所における食事の提供ガイドライン 224, 225
保育所の献立 216
保育所保育指針 187, 196, 226, 285
飽和脂肪酸 39, 40, 258
保健機能食品 58
ポジショニング 97
母子相互作用 11, 94
母子同室 97
捕食 26, 120, 276
補食給食 171
ホスピタリズム 11
捕捉反射 26, 91
母乳 92, 214
母乳育児成功のための10のステップ 97, 99
母乳栄養 93, 103
哺乳行動 25
母乳性黄疸 103
母乳摂取不足 99
母乳のフリーザーバッグ 101
哺乳反射 25, 26, 28, 91
哺乳瓶 106
母乳不足感 99
母乳分泌不全 99

骨 18, 158
ポリフェノール 35, 44, 51

〈ま〉

膜消化 37
膜消化酵素 37
マグネシウム 46, 172
マス・スクリーニング検査 256
マタニティーブルー 87, 94
マニュアル化 245
マラスムス 12
マルターゼ 37
マルトース 37
マンガン 46

〈み〉

味覚 29, 149
味覚異常 167
ミネラル 44, 71, 73, 95
味蕾 149
ミルク給食 171

〈む〉

無機質 35, 44, 80
無菌操作法 107, 109
むし歯 145, 146, 179
むせ 276
むせない誤嚥 276
6つの基礎食品 35, 36
無脳症 81

〈め〉

メタボリックシンドローム 4, 164, 257
メタボリックシンドロームの診断基準 5, 164
目安量 64
免疫 20, 93
免疫グロブリン 20, 43, 93
免疫グロブリンIgA 20, 93, 96, 102
免疫グロブリンIgG 20, 93

〈も〉

目標量 64
モノグリセリド 37, 39

〈や〉

夜間保育 241
野菜摂取量 8, 9
やせ 14, 76, 83, 166
やせた妊婦 4

〈ゆ〉

誘導脂質 39
幽門 31
ユニセフ 96

指握り　133, 139

〈よ〉

葉酸　45, 72, 81, 178
幼児後期　131
幼児前期　131
羊水　25
ヨウ素　46
幼稚園教育要領　190, 286
洋なし型肥満　4
幼保連携型認定こども園教育・保育要領　190
洋風化　8
予防接種　248

〈ら〉

ライフステージ　174
ラクターゼ　37
ラクトース　37
ラクトフェリン　93, 96
ラッチ・オン　97
卵胞ホルモン　86

〈り〉

リステリア菌　82
離乳　111, 112, 113
離乳期　111, 122, 123, 228
離乳食　92, 111, 120, 122, 123, 124, 125, 214
リノール酸　40, 41
リパーゼ　37, 39, 102
リボース　38
リポたんぱく質　40
良質のたんぱく質　42, 43
緑黄色野菜　49
緑便　32
リン　46
臨界期　17
りんご型肥満　4
リン脂質　39
リンパ管　40

〈れ〉

レシピの提供　240
レンニン　37, 42
連絡帳　211, 240

〈ろ〉

ローレル指数　22
ロコモティブシンドローム　3, 178

企画・編著者紹介

≪企　画≫
小舘静枝　小田原短期大学 名誉学長

≪編　者≫
堤ちはる　相模女子大学 栄養科学部 健康栄養学科 教授
土井正子　元 社会福祉法人 恩賜財団母子愛育会 総合母子保健センター愛育病院 栄養科 科長

≪著者（五十音順）≫
大塚　周二　元 社会福祉法人 鶴風会 東京小児療育病院・みどり愛育園 栄養科長
大槻　恵子　元 文京学院大学 人間学部 児童発達学科 准教授
塚田　信　　女子栄養大学 栄養科学研究所 客員研究員
辻　ひろみ　東洋大学 食環境科学部 健康栄養学科 教授
堤　ちはる　上記
土井　正子　上記
成瀬　宇平　鎌倉女子大学 名誉教授（故人）
山川美恵子　元 社会福祉法人 恩賜財団母子愛育会 東京都認証保育所 ナーサリールーム 園長
　　　　　　あいいく病児保育室 室長
山本　妙子　元 社会福祉法人 恩賜財団母子愛育会 総合母子保健センター愛育病院 栄養科 科長

≪執筆担当一覧≫
口絵
　　（献立作成・調理）山本妙子，大塚周二
　　（フードコーディネート）伊藤知恵子
　　（写真撮影）有限会社 石森スタジオ
第1章　成瀬宇平，辻ひろみ　　　　　　　第8章　土井正子
第2章　大槻恵子　　　　　　　　　　　　第9章　塚田信，辻ひろみ
第3章　土井正子，成瀬宇平，大塚周二　　第10章　辻ひろみ，塚田信，成瀬宇平，
第4章　堤ちはる　　　　　　　　　　　　　　　　大槻恵子
第5章　堤ちはる，土井正子，大槻恵子　　第11章　大槻恵子，土井正子
第6章　土井正子，大槻恵子　　　　　　　第12章　土井正子
第7章　土井正子　　　　　　　　　　　　第13章　大塚周二
「保育の現場から」　山川美恵子
保育写真提供　山川美恵子
　　　　　　　酒井幸子（元 愛育幼稚園 園長，現 武蔵野短期大学 幼児教育学科 客員教授）

＜装　丁＞　永井佳乃

子育て・子育ちを支援する
子どもの食と栄養

2011年3月18日	初版発行
2012年3月14日	第2版　第1刷
2012年9月15日	第2版　第2刷
2013年10月7日	第3版　第1刷
2014年9月10日	第3版　第2刷
2015年3月7日	第4版　第1刷
2016年2月24日	第5版　第1刷
2016年9月10日	第5版　第3刷
2017年3月1日	第6版　第1刷
2018年2月15日	第7版　第1刷
2019年4月1日	第7版　第2刷
2020年4月30日	第8版　第1刷
2021年2月1日	第9版　第1刷
2021年11月30日	第10版　第1刷
2023年4月1日	第10版　第2刷
2024年2月20日	第11版　第1刷
2025年3月3日	第12版　第1刷

〈検印省略〉

©編著者　堤ちはる
　　　　　土井正子

発行者　服部直人

発行所　㈱萌文書林

〒113-0021 東京都文京区本駒込6-15-11
tel(03)3943-0576　fax(03)3943-0567
(URL) http://www.houbun.com
(e-mail) info@houbun.com

印刷／製本　シナノ印刷（株）

ISBN 978-4-89347-154-3　C3037